U0741515

王肯堂六科证治准绳丛书

（精校版）

女科证治准绳

明·王肯堂　辑

温佳雨　校注

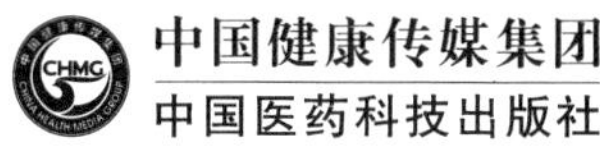

中国健康传媒集团
中国医药科技出版社

内 容 提 要

《女科证治准绳》为明代医家王肯堂所辑医书《六科证治准绳》的女科论治部分，共五卷。其中卷一为治法通论，列通治妇人诸疾方，次为调经门；卷二、卷三为杂证门；卷四为胎前门；卷五为产后门。各门又分病证论述，每证有论有方，且所辑选诸方多偏于温补，体现了王肯堂遵奉东垣之学术特点，为明代妇产科学的代表。本书内容丰富，体例有序，经整理点校，又增方名索引等内容，更加方便读者参阅，对中医临床、教学、科研工作者及中医爱好者有较高参考价值。

图书在版编目（CIP）数据

女科证治准绳 / 温佳雨校注 .— 北京：中国医药科技出版社，2024.8

（王肯堂六科证治准绳丛书）

ISBN 978-7-5214-4394-3

Ⅰ . ①女… Ⅱ . ①温… Ⅲ . ①中医妇科学—辨证论治 Ⅳ . ① R271.1

中国国家版本馆 CIP 数据核字（2023）第 235641 号

美术编辑 陈君杞

版式设计 也 在

出版 **中国健康传媒集团** | 中国医药科技出版社

地址 北京市海淀区文慧园北路甲 22 号

邮编 100082

电话 发行：010-62227427 邮购：010-62236938

网址 www.cmstp.com

规格 880 × 1230 mm 1/32

印张 16 1/2

字数 522 千字

版次 2024 年 8 月第 1 版

印次 2024 年 8 月第 1 次印刷

印刷 北京印刷集团有限责任公司

经销 全国各地新华书店

书号 ISBN 978-7-5214-4394-3

定价 58.00 元

获取新书信息、投稿、为图书纠错，请扫码联系我们。

前言

王肯堂（1549—1613），明代著名医家。字宇泰，号损庵，自号念西居士，金坛（今属江苏常州）人。王肯堂出身于官宦之家，博览群书，因母病习医，渐精其术，求诊者众，其父以为害举业，戒止之。万历十七年（1589）中进士，授翰林院检讨。万历二十年（1592）因上书直言抗倭，不见纳，遂称病辞归。家居14年，精研医理，潜心著述。万历三十四年（1606）受吏部侍郎杨时乔力荐，补南京行人司副，以福建参政致仕。王氏交友甚广，与缪仲淳友谊颇笃，与传教士利玛窦有往来。其著述甚富，历11年编成《证治准绳》44卷，另著有《医镜》《医论》《医辨》《胤产全书》《灵兰要览》《医学穷源集》等，辑有《古今医统正脉全书》，含书44种，在整理、保存中医古代文献方面做出了贡献。

《证治准绳》又称《六科证治准绳》，或《六科准绳》。本书编撰始于万历二十五年（1597），讫于万历三十六年（1608），前后历时11年之久。本书是一部包涵内、外、妇、儿、五官等临床各科病证与辨治，集明以前医学之大成的综合性医学丛书。所载病证均以证治为主，先综述明以前历代名家治疗经验，后阐明王氏个人见解。全书包括《杂病证治准绳》8卷、《类方证治准绳》8卷、《伤寒证治准绳》8卷、《女科证治准绳》5卷、《幼科证治准绳》9卷、《疡医证治准绳》6卷，计44卷。其中《杂病证治准绳》是《证治准绳》中最早成书和刊行的两部之一，书中分门阐述内科、五官科等病证治，涉及诸中门、诸伤门、寒热门等13门，计150种病证，主要论述病、因、脉、证、治。《类方证治准绳》为《杂病证治准绳》的姊妹篇，两者刊行时间相同，收载病证基本一致，是以明以前历代名方为主，兼及王氏自制经验效方。《伤寒证治准绳》为王氏积30年《伤寒论》研究心得写成，编撰体例主要参考楼英《医学纲目》之“伤寒部”，并有所完善，书中内容兼收并蓄，又有独到见解。《女科证治准绳》以宋·陈自明《妇人大全良方》及明·薛己《校注妇人大全良方》为蓝本，博采张仲景、孙思邈、朱丹溪等诸贤精论与方药，并结合王氏个人经验编撰而成，内容涉及经、带、胎、产等妇人常见病证的诊疗。《幼科证治准绳》刊行时间与《女科证治准绳》相同，王氏参阅明以前各家医论，详细介绍了儿科诸病的证治方药，列证详备，兼顾论方。《疡医证治准绳》内容广博，涵盖了外科、皮肤科、骨伤科病证，并载有多种手术疗法，且选方精要，切于实用。在此书中王氏博采明以前名医名著名方之精要，且能融入个人学术见解与临证经验，推陈出新，成就鸿篇巨帙。

本次整理，力求原文准确，底本选用上海科学技术出版社 1959 年出版的《证治准绳》缩影本，该本是根据上海图书馆所藏的万历初刻本与南京图书馆所藏的虞衙藏版重镌本（万历间刊本）参酌取舍，缩影成书，被现代中医界公认为通行本和善本，主校本为清代修敬堂金氏藏本。若底本与校本有文字存疑之处，择善而从。整理原则如下。

（1）全书采用简体横排，加用标点符号。底本中的繁体字、异体字径改为规范简体字，古字以今字律齐。凡古籍中所见“右药”“右件”“左药”等字样中，“右”均径改为“上”，“左”均改为“下”。

（2）凡底本、校本中有明显的错字、讹字，经校勘无误后予以径改，不再出注。

（3）古籍中出现的中医专用名词术语规范为现代通用名。如“藏府”改为“脏腑”，“旋复花”改为“旋覆花”，“黄檗”改为“黄柏”，“瓜蒌根”改为“栝楼根”，“葫芦巴”改为“胡芦巴”等。

（4）凡方药中涉及国家禁猎及保护动物（如虎骨、羚羊角等）之处，为保持古籍原貌，未予改动。但在临床应用时，应使用相关代用品。

本丛书六科，是由李柳骥（“杂病”）、马明越（“类方”）、陈昱良（“伤寒”）、温佳雨（“女科”）、孙鑫（“幼科”）、孙灵芝（“疡医”）6 位同志分工完成。由于水平有限，书中难免会有疏漏和不当之处，敬请批评指正。

李柳骥

2024 年 5 月于北京

本书导读

本书以上海科学技术出版社1959年出版的《证治准绳》的缩影本为底本，以清代修敬堂本为主校本，旁参他本及他书，择善而从。

除前言中所言整理原则外，另有其他药物名在此说明，如底本中作“钓藤”“钓藤钩”均统一作“钩藤”“钩藤钩”；“蘹香”均统一作“茴香”……

《女科证治准绳》集明代以前妇产科医学之大成，现明代妇产科之秤谌。全书共五卷，首列治法通论，分述调经门、杂证门、胎前门、产后门四大门类。对女子的“经、带、胎、产、杂”从病因病机、辨证治法上进行了全面论述。

其内容丰富，切合临床实际，至今仍为妇产科学提供着文献参考，且对现代中医妇科临床有着重要的指导意义。

1. 广征博引，体例完善

《女科证治准绳》以陈自明《妇人良方大全》为蓝本，广集各家之说，引用典籍之数超过70。不仅包括中医经典医籍，如《黄帝内经》《伤寒论》《难经》《针灸甲乙经》《丹溪心法》《卫生宝鉴》，还有诸多非医学典籍中的涉医资料，如《史记》《毛诗》《洪范》《悦生随抄》《夷坚志》等。对于诸家医论之引述逾60人，如王冰、陈自明、朱丹溪、李仲南、戴思恭、深师、许仁则、崔氏、张文仲、薛己等。收录医案531例，方剂共1805首。

全书采用以卷分门、以门列证、以证列方的编排。“以证治独详，是书出，而不知医不能脉者，因证检书而得治法故也”。卷一为治法通论和调经门，主要阐述妇科治疗方法总论，以及月经病证的病因病机和治疗，包括4种常见病证。卷二、卷三是杂证门，主要阐述以妇科杂病为主的各种内科疾病的病因病机和治疗，共有54种常见病证。卷四是胎前门，主要阐述从怀孕到生产阶段各种病证的病因病机和治疗，共有51种常见病证。卷五是产后门，主要阐述产后病证的病因病机和治疗，共有57种常见病证。每种病证下均先引述病因病机，后列治疗诸方，所采用方剂内服、外用治法齐全，内治法包括丸散膏丹，外治法中狼牙汤沥阴中，蛇床子散纳阴中，开创了妇科外洗药的先河。整体上分类清晰、篇目清楚、便于使用。

2. 标注明确，异同立见

综观全书，几乎每有引文都标明了书名或人名，少有遗漏不书之处。其中，每当引录一方而又见于其他医书者，则采用尾注的方法来标记用以区别。如“琥珀散”方后有“《济生方》无菊花、蒲黄，有玄胡索、乌药”；“逍遥散《和剂》”方后有“薛新甫加牡丹皮，山栀炒各五分，名加味逍遥散；《神巧万全方》无当归、芍药、甘草，有人参、黄芪各等分”；“通经丸《本事》”方药后有“本草入鸡子清同丸。畏漆，入肠胃生疮也。《济生》去川乌，加红花，等分”；“硫黄丸”方药后面有“《百一方》云：中暑者，以冰水服之，下咽即洒然”；“《集验方》一方”方药后面有“《千金》、文仲、《备急》同”……王肯堂所做标注之工作为后世文献和临床研究均提供了坚实的基础，且其所引用之书，有一部分已经亡佚，书中的明确标注更起到了保存佚本佚文的作用，是极为重要的史料，对于当今的中医古籍整理和保护工作功莫大焉。

3. 歌诀记忆，病例佐证

大型方书的编纂已实属不易，为了读者的方便使用，体例的完备是一方面，另外在行文上也可感受到王肯堂的用心之处。将一些诊断及治疗的方法以歌诀形式呈现，也是本书的特色之一。如治经血不止证中，引用的一首诗“又经血不止。诗云：妇人经血久淋漓，旧蕊莲蓬烧作灰，热酒一杯调八字，自然安乐更无疑”；治难产一证时引用一首诗，即“三宁四豆脱衣裳，研碎将来入麝香，若有妇人遭产难，贴在脐中两分张”；皂角散中有歌曰：“妇人吹奶治如何，皂角烧灰蛤粉和，热酒一杯调八字，须臾揉散笑呵呵”……

除此之外，在书中也以大量的病例来佐证所述理论及所用方药，既有效果显著的正面病例，也有用药后疗效欠佳的反面病例，所用病案详略得当，为使用者提供了良好的参考。如腹痛下，引用多个病例，简略者如“新荷姐头痛口干，经行后身痛，腰甚痛”直接施方，分析病因且持续追踪记录的如“一妇人经行腹痛，食则呕吐，肢体倦怠，发热作渴。此乃素禀气血不足，用八珍汤二十余帖而愈。后生子二年而经不行，前证仍作，服八珍汤、逍遥散百余剂方愈”，亦有病情复杂多次诊疗后的详细病例，如“一妇年二十一岁，六月经行，腹痛如刮，难忍求死，脉得细软而快，尺则沉弱而近快，汪曰：细软属湿，数则为热，尺沉属郁滞也。以酒煮黄连半斤，炒香附六两，五灵脂半炒半生三两，归身尾二两，为末粥丸，空心汤下三四钱。服至五六料，越九年得一子。又越四年，经行两月不断，腹中微痛，又服前丸而愈。续后经行六七日，经止则流清水，腹中微痛，又服前丸而痛亦止。又经住只有七八日，若至行时或大行五六日，续则适来适断，或微红，或淡红，行后常流清水，小腹大痛，渐连遍身，胸背腰腿骨里皆痛，自巳至酉乃止，痛则遍身冷热，汗大出，汗止痛减，尚能饮食，自始痛至今，历十五年，前药屡服屡效，今罔效者何也？汪复诊之，脉皆洪滑无力，幸其尚有精神。汪曰：此非旧日比矣。旧乃郁热，今则虚寒。东垣曰：始为热中，终为寒中是也。经曰，脉至而从，按之不鼓，乃阴盛格阳，当作寒治。且始病时而形敛小，今则形肥大矣。医书曰：瘦人血热，肥人气虚，岂可同一治耶？所可虑者，汗大泄而脉不为汗衰，血大崩而脉不为血减耳。其痛日重夜轻，知由阳虚不能健运。故亦凝滞而作痛。以证参脉，宜用助阳，若得脉减痛轻，方为佳兆。遂投参、芪、归、术大剂，加桂、附，一帖，来早再诊，脉皆稍宁，服至二三十帖，时当二月至五月，病且愈，盖病有始终寒热之异，药有前后用舍不同，形有肥瘦壮少不等，岂可以一方而通治哉”……

王肯堂所撰《女科证治准绳》实为具有承上启下作用的集大成之作，如《四库全书提要》云：“其书采摭繁富，而参验脉证，辨别异同，条理分明，具有端委，故博而不杂，详而有要，于寒温攻补，无所偏主”，对于当今的文献研究和临床应用都将持续发挥重要作用！

校注者

2024 年 3 月

自序

妇人有专治方，旧[①]矣。《史》称扁鹊过邯郸，闻贵妇人，即为带下医，语兼长也。然带下直妇人一病耳，调经杂证，怀子免[②]身，疗治万方，一带下宁渠尽之乎？世所传张长沙《杂病方论》三卷，妇人居一焉。其方用之奇验，奈弗广何。孙真人著《千金方》，特以妇人为首。盖《易》基乾坤，《诗》首关雎之义。其说曰：特须教子女学习此三卷妇人方，令其精晓，即于仓卒之秋，何忧畏也。而精于医者，未之深许也。唐大中初，白敏中守成都，其家有因免乳死者，访问名医，得昝殷《备集验方》三百七十八首以献，是为《产宝》，宋时濮阳李师圣得《产论》二十一篇，有说无方，医学教授郭稽中以方附焉。而陈言无择于《三因方》评其得失，确矣。婺医杜莪又附益之，是为《产育宝庆集》。临川陈自明良甫，以为诸书纲领散漫而无统，节目谆略而未备，医者局于简易，不能深求遍览。有才进一方不效，辄束手者，有无方可据，揣摩臆度者。乃采摭诸家之善，附以家传验方，编葺[③]成篇，凡八门，门数十余体，总二百六十余论，论后列方，纲领节目，灿然可观，是为《大全良方》。《良方》出而闺闱之调将大备矣。然其论多采巢氏《病源》，什九归诸风冷，药偏犷热，未有条分缕析其宜不者。近代薛己新甫，始取《良方》增注，其立论酌寒热之中，大抵依于养脾胃、补气血，不以去病为事，可谓救时之良医也已。第陈氏所葺，多上古专科禁方，具有源流本末，不可昧也；而薛氏一切以己意芟除变乱，使古方自此湮没。余重惜之。故于是编，务存陈氏之旧，而删其偏驳者，然亦存什之六七而已。至薛氏之说，则尽收之，取其以养正为主，

---

① 旧：通"久"。

② 免：通"娩"。

③ 葺：通"辑"。

且简而易守，虽子女学习无难也。若易水、濲水师弟，则后长沙而精于医者，一方一论，具掇是中，乃他书所无有。挟是而过邯郸，庶无道少之患哉。其积德求子，与夫安产藏衣，吉凶方位，皆非医家事，故削不载云。稿成而兵宪蔡虚台公、明府涂振任公助之赀，刻行之，以为此亦二公仁政万分之一，遂不复辞。

万历丁未早秋念西居士王肯堂宇泰甫书于无住庵

目录

卷之一

治法通论

〔**《保》**〕妇人童幼天癸未行之间，皆属少阴，天癸既行，皆属厥阴，天癸既绝，乃属太阴经也。治胎产之病从厥阴者，是祖气生化之原也。厥阴与少阳相表里，故治法无犯胃气及上二焦，为三禁，不可汗、不可下、不可利小便。若发汗者同伤寒下早之证，利大便则脉数而已动于脾，利小便则内亡津液，胃中枯燥。制药之法，能不犯此三禁，则荣卫自和，而寒热止矣。外则和于荣卫，则内[①]调于清便，先将此法为初治，次后详而论之。见证消息，同坏证伤寒，为之缓治。或小便不利，或大便秘结，或积热于肠胃之间，或已成痿[②]，或散血气而为浮肿。盖产理多门，故曰同伤寒坏证。如发渴而用白虎，气弱而用黄芪，血刺痛而用当归，腹痛而加芍药，以上例证，不犯三禁，谓产后之久病也。若产后暴病，又不可拘也。如产后热入血室者，用桃仁承气、抵当汤等药，胃坚燥者，大承气不可以泄药言之。产后世人多用乌金、四物汤，是不分四时之寒热，不分血气之虚实，盲然一概用药，如此而愈加增剧，是误也。大抵产病，天行则增损柴胡，杂证则加减四物；又春夏从柴胡，秋冬从四物。药性寒热，病证虚实，不可不察也。四物汤常宜服饵，今立四时增损法于后。

〔**养血**〕**四物汤**　益荣卫，滋气血。治月水不调，脐腹㽲痛；妇人经病，或前或后，或多或少，疼痛不一，腰足腹中痛；或崩中漏下，或半产恶露过多，或停留不出；妊娠腹痛下血，胎不安；产后血块不散，或亡血过多，恶露不止。四物汤加茱萸煎服。若入阳脏，少使茱萸，阴脏多使茱萸。一方加香附。

---

① 则内：内则。

② 痿：《保命集》作“瘘”。

熟地黄补血。如脐下痛非此不能除，乃通肾经之药也。

川芎治风，泄肝木。如血虚头痛，非此不能除，乃通肝经之药也。

芍药和血理脾。如腹中虚痛，非此不能除，乃通脾经之药也。

当归和血。如血刺痛，刺如刀割，非此不能除，乃通心经之药也。

上为粗末，水煎服。

春倍川芎一曰春，二曰脉弦，三曰头痛。

夏倍芍药一曰夏，二曰脉洪，三曰泄。

秋倍地黄一曰秋，二曰脉涩，三曰血虚。

冬倍当归一曰冬，二曰脉沉，三曰寒而不食。

若春则防风四物，加防风倍川芎。若夏则黄芩四物，加黄芩倍芍药。若秋则门冬四物，加天门冬倍地黄。若冬则桂枝四物，加桂枝倍当归。

若血虚而腹痛，微汗而恶风，四物加茂[①]、桂，谓之腹痛六合。若风[②]眩运，加秦艽、羌活，谓之风六合。若气虚弱，起则无力，尫然而倒，加厚朴、陈皮，谓之气六合。气不足而用泄气之药，可乎？当以参、芪易之。若发热而烦，不能睡卧者，加黄连、栀子，谓之热六合。若虚寒脉微自汗，气难布息[③]，清便自调，加干姜、附子，谓之寒六合。若中湿，身沉重无力，身凉微汗，加白术、茯苓，谓之湿六合。若妇人筋骨肢节疼，及头痛、脉弦、憎寒如疟，宜治风六合。或伤损气血，乘虚而晕者，四物汤四两，羌活、防风各一两。若血气上冲心腹，胁下满闷，宜治气六合：四物汤四两，木香、槟榔各一两。若脐下虚冷，腹痛及腰脊间闷痛，宜玄胡六合小腹痛同用：四物汤四两，玄胡、苦楝各一两，碎，炒焦。若气冲经脉，故月事频并脐下多痛，宜芍药六合：四物汤四两，芍药倍加，黄芪一两。若经事欲行，脐腹绞痛，临经痛者，血涩也，宜八物汤：四物汤四两，玄胡、槟榔、苦楝碎、炒焦，木香各一两。

若妇人血虚，心腹㽲痛不可忍者，去地黄，加干姜，名四神汤。

---

① 茂：疑为“芪”。

② 风：《保命集》卷下，风下有“虚”字。

③ 气难布息：《保命集》卷下此句下有“不渴”二字。

补下元，加干姜半两，甘草七分。气筑小腹痛，加玄胡索煎服。若腹中刺痛，恶物不下，倍加当归、芍药。若腹痛作声，经脉不快，加熟地黄一倍，添桂心半倍煎。经行腹痛，腰背痛，加芸苔、牛膝、红花、吴茱萸、菴蔄、甘草、银器、灯心、热服。

若经水涩少，宜四物汤内加葵花煎；又加红花、血见愁。若经水少而色和者，四物汤加熟地黄、当归各一两。若经水暴下，四物汤内加黄芩。若腹痛加黄连。如夏月不去黄芩。若经水如黑豆汁者，加黄芩、黄连各一两。若经水过多，别无余证，宜黄芩六合汤：四物汤四两，黄芩、白术各一两。经血淋漓不断，加干瑞莲房，炒，入药。阴阳交合，经脉行，加赤石脂、黄芪、肉桂、百草霜、藕节、败棕灰、肉豆蔻、当归、木香、龙骨、白术、茯苓、地榆。若经水适来适断，或有寒热往来者，先服小柴胡汤去其寒热，后以四物汤和之。如寒热不退，勿服四物，是谓变证，表邪犹在，不能效也。依前论中变证，随证用药调治。

若血崩者，加生地黄、蒲黄。补血住崩，加百草霜、棕灰、首绵灰、蒲黄炒过、龙骨、白姜。血成片，加地黄、藕节。黑血片，人参、白术。若血脏虚冷。崩中去血过多，加阿胶、艾。月水不调，血崩，或多少。或前后，呕逆心膨，陈艾、黄芪。

若赤白带下，宜香桂六合：四物汤四两，桂枝、香附各五钱。四物汤为细末，炼蜜丸梧子大，空心米饮下三四十丸，治年高妇人白带良验。白淫浊，龙骨、地黄、当归。五色，研麝香、好酒。鲜红，温酒、盐汤。带下，加肉桂、蒲黄、百草霜、甘草、黑豆、白术、玄胡索、白姜、龙骨，空心盐酒下。白带，加白龙骨酒下。若妇人血积者，加广术、京三棱、桂、干漆炒烟尽，各一两。若经血凝滞，腹内血气作疼，加广术、官桂，等分用之。王石肤云：熟地黄滞血，安能止痛？不若以五灵脂代之。血滞不通，加桃仁、红花各二钱半。

经闭，加枳壳、大黄、荆芥、黄芩、青皮、滑石、木通、瞿麦、海金沙、山栀子、车前子。血寒，加甘草、乌梅、柴胡、桃柳枝。月经久闭，加肉桂、甘草、黄芪、姜钱、枣子、木通、红花。月水不通，加野苎根、牛膝、红花、苏木、旧酒、水同煎。血气不调，加吴茱萸一两、甘草半两。四物汤加甘草半两，为细末，炼蜜丸，每两作八丸，酒、醋共半盏，煎汤同化调下，名当归煎。去败血，生好血。如人行五里，再进一服，无时。若虚热病，四物汤与参苏饮相合，名补心汤主之。添柴胡名五神汤，大能补虚退虚热。潮热加黄芩、地骨皮，柴胡。一方加柴胡、干葛、黄芩、人参。虚热口干，加麦门冬、黄芩一两。虚渴，加人参、干葛、乌梅、栝楼根。虚而多汗，加煅牡蛎、麻黄根各半两。虚寒潮热，加柴胡、地骨皮、白术、茯苓、甘草、秦艽、知母、黄芩、麦芽、贝母、人参、乌梅、枣子。若四肢肿痛，不能举动，宜与苍术各半汤主之。有大便燥结，四物汤与调胃承气汤各半，名玉烛散主之。若流湿润燥，宜四物理中各半汤。若气血俱虚，四物与四君子汤各半，名八珍汤主之。加缩砂仁保胎气，令人有子。有热加黄芩。若因热生风者，加川芎、柴胡、防风一方无。血气劳，加荆芥、柴胡。血风两胁筑痛，或盘肠成块，加大黄、荜茇、乳香。血弱生风，四肢痹疼，行步艰难，加人参、乳香、没药、麝香、甘草、五灵脂、羌独活、防风、荆芥、地龙、南星、白附子、泽兰，为末，蜜丸，木瓜盐汤下。血风膨胀，加甘草、木香、枳壳、马兜铃、葶苈、紫苏、藿香、地黄，空心服。脏腑秘，加大黄、桃仁。滑泄，加官桂、附子。虚泻，加人参、川芎、白芷、蒲黄、炒阿胶、白术、茱萸、续断、干姜、附子、肉桂、黄芪、赤石脂、甘草，蜜丸。盐梅汤下。呕加白术、人参一方有生姜。呕吐不止，加藿香、白术半两，人参二钱半。呕逆饮食不入，加白术、乳香、甘草、人参、缩砂、益智仁、胡椒。若咳嗽，加桑白皮、半夏、人参、生姜、北五味子、甘草。感风劳嗽，加款冬花、知母、阿胶、半夏、麻黄、甘草、马兜铃、黄芩、杏仁、柴胡、姜钱、诃子、乌梅。若发寒热，加干生姜、牡丹皮、柴胡一方加芍药。如寒热往来，加炮干姜、牡丹皮各一分。若平常些少虚眩，肢体瘦倦，月信不通，只用生姜、薄荷。此是妇人常服之药，盖味寡而性缓，效迟而功深。若大渴，加知母、石膏。若水停心下，微吐逆者，加猪苓、茯苓、防己。若心腹胀满，加枳壳、青皮。虚汗，加麻黄根。汗多，加浮麦。大便下血。四肢寒，膨胀，肠胃有风，槐花、枳壳、漏芦、荆芥、木香、白鸡冠花、木通、红内消、紫草、石榴皮、陈皮、青皮、黄芩、甘草、白茅根、槐角。肠风下血，加槐角、槐花、枳壳、荆芥、黄芩、大腹皮、红内消、地榆、石楠叶、白鸡冠花，为散煎，一半为末，空心、盐汤、旧酒调下。鼻衄吐血，加竹青、蒲黄、藕节、半夏、丁香、诃子、桂花、红枣、飞罗面、白茅根、蚌粉。若头昏项强，加人参、黄芩。若虚寒似伤寒者，加人参、柴胡、防风。若虚烦不得睡，加竹叶、人参。若诸痛有湿者，四物与白术相半，加天麻、茯苓、穿山甲，用酒煎服。治老人风秘，加青皮等分，煎服。治疮疾，荆芥酒煎常服。奶痛，加连翘、茨菰子、红内消、白芷、菰片、荆芥、牛膝，山蜈蚣、乳香、没药、漏芦、生地黄。赤眼头风疾，加薄荷、清茶。赤眼生风，加防风、黄芩。风疮赤肿，加荆芥、牛蒡子、何首乌、甘草、防风、羌活、地黄、盐、酒。脚肿，加大腹皮、赤小豆、茯苓皮、生姜皮。若妇人伤寒，汗下后饮食减少，血虚者，宜八物汤：四物汤四两，黄芪、白术、茯苓、甘草各一两。

若妊娠伤寒，中风表虚自汗，头痛项强，身热恶寒，脉浮而弱，太阳经病，宜表虚六合汤：四物汤四两，桂枝、地骨皮各七钱。若妊娠伤寒，头痛身热无汗，脉浮紧，太阳经病，宜表实六合：四物汤四两，麻黄、细辛各半两。若妊娠伤寒，中风湿之气，肢节烦疼，脉浮而热，头痛，此太阳标病也，宜风湿六合汤：四物汤四两，防风、苍术各七钱。若妊娠伤寒，下后过经不愈，温毒发斑如锦纹，宜升麻六合：四物汤四两，升麻、连翘各七钱。若妊娠伤寒，胸胁满痛，脉弦，少阳头昏、项强，宜柴胡六合：四物汤四两，柴胡、黄芩各七钱。若妊娠伤寒，大便硬、小便赤，气满而脉沉数，阳明太阳本病也，急下之，宜大黄六合：四物汤四两，大黄半两，桃仁十个，去皮尖，麸炒。若妊娠伤寒，汗下后咳嗽不止，宜人参六合汤：四物汤四两，人参、五味子各半两。若妊娠伤寒，汗下后虚痞胀满者，阳明本虚也，宜厚朴六合汤，亦治咳嗽喘满：四物汤四两，厚朴、枳实麸炒，各半两。若妊娠伤寒，汗下后不得眠者，宜栀子六合汤：四物汤四两，栀子、黄芩各半两。若妊娠伤寒、身热大渴，蒸蒸而烦，脉长而大者，宜石膏六合：四物汤四两，石膏、知母各半两。若妊娠伤寒，小便不利，太阳本病，宜茯苓六合汤：四物汤四两，茯苓、泽泻各半两。若妊娠伤寒，太阳本病，小便赤如血状者，宜琥珀六合汤：四物汤四两，琥珀、茯苓各半两。若妊娠伤寒，汗下后血漏不止，胎气损者，宜胶艾六合汤：四物汤四两，阿胶、艾各半两。一方加甘草，同上。一方加干姜、甘草、黄芪。若妊娠伤寒，四肢拘急，身凉微汗，腹中痛，脉沉而迟，少阴病也，宜附子六合汤：四物汤四两，附子炮去皮脐、桂各半两。若妊娠伤寒蓄血证，不宜堕胎药下之，宜四物大黄汤：四物汤四两，生地黄、大黄酒浸，各半两。四物与麻黄、桂枝、白虎、柴胡、理中、四逆、茱萸、承气、凉膈等，皆可作各半汤，不能殚述，此易老用药大略也。

安胎及漏胎下血，加阿胶、大艾、甘草、蒲黄炒过。若胎动不安，下血不止，每服加艾叶五七片，更加葱白、阿胶末、黄芪，减四味之半，当归只用小半。如疾势甚者，以四味各半两，细剉，以水四盏，熟艾一块，如鸡子大，阿胶五七片，煎至二盏半，去滓，分作四服，一日令尽。一方加粉草、干姜、黄芪，日二三服，至二腊以一七日为一腊。胎前产后，每日可一二服。亦治血痢不止，腹痛难忍，宜加阿胶、艾叶煎服，名六物汤。如气虚血海不调。不妨一方：四物加黄芪、柏叶、阿胶、甘草、续断。平常经血淋沥不断，或多或少，或赤或白，非时漏下，多服有效。受胎小肠气痛，加木香、茴香；胎前嗽，加枳壳、甘草、款冬、知母、马兜铃、半夏、木通、葶苈、人参、苦梗、麦门冬。胎气冲肝，腰脚痹，行步艰难，加枳壳、木通、连翘、荆芥、地黄、羌、独、山栀、甘草、灯心，空心服。妊娠心烦，加竹茹一块。如有败血，则用当归近上节，白芍药以赤易，熟地黄以生者。妊娠作恶，生寒面青，不思饮食，憔悴，加陈皮、枳壳、白术、茯苓、甘草。损孕下血不止，头痛、寒热、耳鸣，气血劳伤所致，加黄芩、荆芥、生地黄、赤芍药、生姜。临产小腹紧痛，加红花、滑石、甘草、灯心、葵子。产后恶露，腹痛不止，加桃仁、苏木、牛膝。产后腹痛，血块攻肠，加大艾、没药、好酒。若因产后欲推陈致新，补血海，治诸疾，加生姜煎。若产后被惊，气滞，种种积滞败血，一月内恶物微少，败血作病，或胀或疼，胸膈痞闷，或发寒热，四肢疼痛，加玄胡索、没药、香白芷，与四物等分为细末，淡醋汤或童子小便、酒调下。如血风于产后乘虚发作，或产后伤风，头疼发热，百骨节痛，每四物汤一两，加荆芥穗、天麻、香附子、石膏、藿香各二钱五分。每服三钱，水一盏，煎至七分服。产后伤风头痛，加石膏一两、甘草半两。若产后虚劳，日久而脉浮疾者，宜柴胡四物汤，乃本方与小柴胡汤合用也。若产后诸证，各随六经，以四物与仲景药各半服之，甚效。产后虚惫，发热烦闷，加生地黄。产后腹胀，加枳壳、肉桂各三钱。产后寒热往来，加柴胡、麦门冬各半两。产后败血筑心，加地骨皮、芍药。产后潮热，加白术、北柴胡、甘草、牡丹皮、地骨皮。产后病眼，加北细辛、羌活、荆芥、菊花、甘草、木贼、石决明、草决明。产后浮肿，气急腹大，喉中水鸡声，加牡丹皮、荆芥、白术、桑白皮、赤小豆、大腹皮、杏仁、半夏、马兜铃、生姜、葱白、薄荷。产后失音不语，加诃子、人参、沙蜜、百药煎。产后闷乱，加茯苓、远志各半两。

胎前产后痢后风，加乳香、龙骨、茱萸、木香、肉桂、苍术、牡丹皮、白薇、人参、甘草、泽兰、大椒、茴香，炼蜜为丸，木瓜酒下。一方：等分为粗末，每服四钱，水一盏半，煎至八分，去滓，取六分清者，带热、食前服。若平常血气不调及常服，只用本方日二三服。一方：为细末，汤酒调服，或以醋糊炼蜜为丸。治带下、赤白痢、陈米饮下。心腹胀，炒姜酒下。血气，艾醋汤下。浑身劳倦，为末，炒姜、酒、陈青蒿、盐和调下。虚证四肢黄，甘草、牡丹皮、泽兰、白薇、苍术、桂心、茴香，蜜丸，盐汤、温酒下。

陈氏《经验方》云：吴兴周端仁郎中，顷赴省试，照瞩一邻云：某本医家，凡妇人百病，只以四物汤加茱萸，无不效者，产难及胎衣不下，子死腹中，入酒同煎。凡用有效，谨以此为报。此药不知起于何氏，或云自魏华佗，佗之术精微，方类单省。传称佗针灸不过数处。《千金方》云：自三代以来，医方药论，未有如此详备。其间有汉晋名公诸方，今《产宝》方乃朱梁时节度巡官昝殷所撰，其中有四物散，后修入《圣惠方》。自后医者，易散为汤。盖用者若驭良马，当随意无不得至焉。命名医于四物中增损品味，随意虚实寒燠，皆得其要者，然亦非止妇人之疾可用而已。

芎归汤（《元戎》）　治一切去血过多，眩晕闷绝，伤胎去血，产后崩中去血，拔牙去血，金疮去血不止，举头欲倒，悉能治之。

当归　川芎各等分

上每服五钱，水煎服，不拘时。产后眩晕，加芍药。产后腹痛不可忍，加官桂、童便，酒浸。妊娠子死，或不死胎动，酒水合煎即下，未死者即安。若虚损腹痛少气，头眩自汗，每服加羊肉一两，生姜十片，水煎。若临月服之，则缩胎易生。若室女、妇人心腹疞痛，经水不调，水煎服。若妊娠胎气不安，产后诸疾，酒煎服。若难生倒横，子死腹中，先用黑豆一大合炒熟，与小便合煎服。若难产，用百草霜、香白芷等分，童便、好醋各一盏，沸汤浸服，甚者再服，即分娩矣。若伤脏毒，每服加槐花末五分，三日取下血块即愈。若吐血亦服此。若血气上喘下肿，空心煎艾汤调下。若产后恶血注心，迷闷喘急腹痛，依前用黑豆加生姜自然汁煎服。若产后头痛，加荆芥。若崩中漏下，失血不止，加炒香附，每两入甘草一钱，沸汤点服。若有白带者，加芍药半两，干姜等分，米饮调下。

〔**抑气**〕**异香四神散**（又名四神汤） 专调理妇人室女血气不调，胎前产后诸疾皆主之。盖女人以气血为主，殊不知因气先不调，然后血脉不顺，即生诸证，此方大有奥理。

香附子去毛，炒，半斤 乌药炒，四两 甘草炙，一两

上㕮咀，每服五钱重，水一盏，生姜三片，枣一个，煎至七分，去滓空心温服。或用葱白三寸同煎。如治诸证，依后加减用之，立见功效。

妇人气血不顺，心胸痞满，加紫苏叶同煎。惊忧闷气，喜怒伤神，心满腹痛，面目虚浮及一切气疾，并加石菖蒲同煎。血脉不调，血膈翻胃，呕吐饮食，以老姜一块，烧令黑，切作五片，入盐少许同煎。脾胃感冷，亦依前用。血积、血晕闷、血癥、血刺血[1]，煎熟，入好醋一呷服。经血行时，被风雨或惊忧相并，经候不时，名曰搐脉，腹痛紧胀，腰腿疼痛，每服加炒茴香一撮同煎。血气不顺，喘满气急，面目浮肿，加生姜、紫苏叶同煎。唾血，咯红痰，喉中腥气，加黄桑叶三四片，花桑尤佳。血涩气秘，大便结滞不通，宜加枳壳数片，或去白青皮亦可。凡血脏虚冷，血涩腹痛；血海久冷，血崩，赤白带下，小便频数；又血脉妄行，渗入大肠，有似肠风，

① 血积…刺血：文义不顺，疑有脱文。

并入炒吴茱萸末一匕同煎，亦名温经汤。经络感热，经水沸溢，血脉妄行，病曰热崩，加生地黄。凡败血攻冲脾胃，血噎气血咳逆，加生姜三片，柿蒂五个。血气昏闷，心腹刺痛，加良姜、赤芍药，以水酒各半盏同煎。胎娠伤食，胸膈不快，噎气食臭，心腹紧满，加南木香或缩砂仁煎。怀胎临月，近上逼心，名曰子悬，依旧用姜片、紫苏同煎。产后诸疾，不明血脉去留，不辨虚实冷热，且宜此药通顺血气，不致差互，然后随证调理。产后寒气入腹硬紧，脐下刺痛，名曰寒疝，加炒吴茱萸煎服。产后因产中用力太过，子宫脱下，俗名癞病，先用此顺气安肠，兼以樗树根或枝梗，同葱白以花椒煎汤，熏洗，子肠自定。及平居女人，患此亦然。

蒲黄黑神散　调理室女、妇人风虚劳冷，一切气血之疾，及胎前产后血滞血晕，恶露不快，败血为疾，并宜服之。凡生产之后，首先进乌金散压血晕、逐恶血；第二日即便常进此药，逐败血，安新血，自然百病不生。此方常用，百发百中，悉得效验。若将调理女人诸疾，用炼蜜为剂，每一两三钱重，分作十丸，或用酒煮面糊为丸，如梧桐子大，每服三五十丸，随证用汤，使各以其病立名称之，名益阴丹，又名通真丸，又名胜金丹，又名金钗煎，又名保生丸，又名四顺理中散。

黑豆一升，炒熟去皮　香附子末四两　干姜炮　生姜　蒲黄各一两

上为末，每服二钱，食前温酒调下。或以酒煮面糊为丸，如梧桐子大，每服三十丸，温酒米汤任下。

新产败血不散，儿枕块硬疼痛者，童子小便下。临产胎死腹中，或死胎不下，以黑豆一合，醋煮豆熟为度，调药七分盏服，暖其胎，即自下。临产之时，胞衣不下，以童子小便同煎，酒调下。产后恶露不快，血晕冲心，眼昏黑，闷昏口噤，不省人事，并用温酒调下。若稍重，可用秤锤淬酒服。前项黑神散，以炼蜜和剂为丸，如梧桐子大，名四顺理中丸。新产五脂暴露，羸弱少气，体常自汗，以米饮吞下三十丸，空心服。若以炼蜜为丸如弹子大，治胎前，名保生丸。理妇人初受胎时胎气不安，多卧少起，不进饮食，名曰恶阻。每服一丸，细嚼，以苎根、糯米煎饮送下，或以秦艽、糯米煎饮亦可。又漏胎下血不止，或下黄赤汁，腰腹痛重，以温酒咽下，兼以

胶艾汤、法艾汤、六物汤、安胎饮。又有初结胎气盛、烦壅、呕逆痰涎、不喜饮食、过腹膨胀，以淡竹刮青，同橘皮煎汤送下，兼以茯苓半夏汤或二陈汤下。若因房劳动胎下血，名曰伤胎，温酒下。若妊娠数经堕胎，多至半产漏下，用温酒服。气顺摄血，自然胎息安固。若妊娠日月不足，而一向似欲产者，以真知母煎汤下。若妊娠胎上逼心，胎不近下，川芎煎汤下。若妊娠至七八月，常服养胎益血，安和子脏，仍令易产，以枳壳、糯米煎汤下。但糯米饮下亦得。若产后用，名胜金丹，治产后一切诸疾，并以温酒或米饮下。若补理血虚、血劳、血气、血风等病，名益阴丹，以温酒米饮下。若女人血冷，面白脱色，青筋迸露，以酒服良验。若调理经候，滋养少女，名金钗煎丸，是经候不调，月水湛浊，腹常刺痛，及室女血弱阴虚，经脉不匀，并依前酒饮送下。又一等少女经脉已行一二次，复至一二年又不行，或有四季一行，或有三五个月复至，此本血脉柔弱，木克，故行脉断续，宜以此药顺气润血，血旺自通，不必攻之。不尔成血癥积块，成血劫劳气，传为骨蒸劳瘵，兼《百一方》沉香胜金丹、滋血汤佐之。若妇人时行杂病，用大圣通真丸。治诸中风中噤，角弓反张，手足亸曳[①]，并以羌活同黑豆炒酒下，兼以小续命汤、乌荆丸之类。又妇人漏下五色，及治血少气寒，面色青白，及产后百日内常服，能除宿血，生养新血，兼益气补虚，调和冲任，不生诸疾，皆以温酒、米饮下。

前蒲黄黑神散，其中药品佐助温和，看不上眼，而自有妙理，与大局方法不同。临产对证，且如妊娠一节，至精才媾，一气方凝。经云：秘法潮养胞源，稍著寒温，即致损坠。故经云：举寒为痛，伤热而惊，峻僭汤剂，勿可妄用。怒伤胎气，及其生产之后，百节开张，去血过多，津液燥少，阴阳俱虚，脏腑怯弱，偶有疾伤，即成危殆。故经云：犯时微若秋毫，感病重于嵩岳。故凉冷之剂，刚燥之药尤戒，轻用转生他病。若委有冒风感热之疾，亦是和解随证调理，纵有虚寒极冷之候，亦宜用性温平和之药救疗，渐次加进大温药调治，切戒粗疏。若依此说，则产后胎前，百无一失，不可取

① 亸曳：亸音朵。亸曳，形容肢体弛缓不收摄也。

目前之急，乱投汤剂，反致其祸，罪福非轻，切须记之。

〔**抑气养血**〕**莪术散**　随证斟量加入。

莪术煨　川芎　当归去泥　熟地黄酒蒸，洗　白芷　茴香　杨芍药　甘草各一两

上为细末，每服二钱，盐酒调下。月水不调，银器、灯心。安胎，黄芪、生地黄。补虚调气，生姜、红枣。遍身虚肿，当归、酒。小便不通，滑石末。心虚，朱砂研末调。败血冲心，腹疼如刀刺，烧秤锤红淬酒，如不退，五灵脂、酒。血闭身疼，炒姜、酒。吐酸水，丁香七粒煎汤。血风上攻，眼目浮肿，荆芥。小腹痛，木瓜。浑身浮肿，姜汤或葱汤。胃虚恶心，藿香。头面肿，赤豆、荆芥汤下。血不止，木香汤。冷嗽，桑白皮、干柿。头痛，川芎、细辛。血风潮热，生姜、红枣。虚汗，麻黄根。吐不止，青、陈皮。

血风腰痛，芸苔子锤碎。女人血结不通，手发挛急，不知其数，荠菜一撮，顺流水挪汁。手足痹，樟柳根浸酒。女人血气成块筑心，银子、灯心。血崩、赤白带，真龙骨末，好红酒调。血风中心，狂言乱语，浑身壮热，桃柳枝七寸。

血刺成块不散，菴蕳。女人癖气、膈气，炒茴香、酒。妇人不问虚热、伤风、潮热、憎寒，一切百病，先以三服，随证汤引投之，服以他药调理，无不应验。冷嗽，猪血。心燥，猪肝、酒。

催生，顺流水、滑石、禹余粮、榆白皮、坯子、乳香、葵子、酸车草汁煎汤，黄柞叶垂下者。胎衣不下，再加莪、术、地黄、竹青。行血，菴蕳、生地黄、红花、苏木、陈艾、减杨芍药，加赤芍药梢。

玉仙散　治妇人诸疾。

香附子瓦器炒黑色，勿焦　白芍药各一两　甘草一钱

上为细末，每服三钱，沸汤下。血崩不止，竹叶煎汤下。月水不行，手足热，加生姜、炒当归，煎木通汤下。月水不匀，当归、酒下。频频下血不住，米饮下。气痛及老妇人忽下血，加炒姜黄、炒陈皮汤任下。

〔**理气活血消积**〕**济阴丹**　治妇人血海虚冷，久无子息，及产后败血冲心，中风口噤，子死腹中，擘开口灌药，须臾生下，便得无

羌。治堕胎腹中攻刺痛，横生逆产，胎衣不下，血晕、血癖、血崩、血滞、血入四肢，一应血脏有患，及诸种风气，或伤风、吐逆、咳嗽、寒热往来，遍身生疮，头痛恶心，经脉不调，赤白带下，乳生恶气，胎脏虚冷，数曾坠胎，崩中不定，因此成疾。室女经脉不通，并宜服之。常服暖子宫，和血气，悦颜色，退风冷，能消除万病。

三棱二两　蓬术一两，切片，煨　苍术泔浸，去皮　枳壳去穰　大艾去梗　刘寄奴　香附子净　败姜各一两半　乌豆三合。以上九味，以谷醋三升，煮干取出，焙干。

当归身酒蒸　橘皮去白，细红者佳　白芍药各一两半　蒲黄隔纸炒　牡丹皮去骨　官桂去粗皮　赤芍药　片姜黄　青皮去白。各一两　生地黄酒浸　熟地黄酒浸　川芎各七钱半　玄胡索炒　五灵脂酒煮　白术煨。各半两

上为细末，以糯米粉、谷醋打糊为丸，如梧桐子大，每服五十丸，空心，沉香汤送下。苏汤、盐汤下亦可。

南岳魏夫人济阴丹　治妇人血气久冷无子，及数经坠胎，皆因冲任之脉虚损，胞内宿挟疾病，经水不时，暴下不止，月内再行，或前或后，或崩中漏下，三十六疾，积聚癥瘕，脐下冷痛，小便白浊。以上诸疾，皆令孕育不成，以致绝嗣。此药治产后百病，百晬内常服，除宿血、生新血，令人有子，亦生子充实。亦治男子亡血诸疾。

木香炮　京墨煨　茯苓　桃仁去皮尖，麸炒。各一两　蚕布烧　藁本　秦艽　石斛酒浸，炒　桔梗炒　人参　甘草各二两　牡丹皮去心　干姜炮　细辛　桂心　当归　川芎各半两　苍术米泔浸，八两　大豆卷炒，半升　川椒去目并合口，炒出汗　山药各三两　泽兰叶　熟地黄酒浸蒸焙　香附子炒，各四两　糯米炒，一升

上为细末，炼蜜和丸，每两作六丸，如弹子大，每服一丸，细嚼温酒送下，淡醋汤化服亦可，空心食前服。一方山药、川椒各三两[①]。或以醋糊为丸，如梧桐子大，每服五十丸。依前服亦可。

〔理气行血〕皱血丸　治妇人血海虚冷，百病变生，气血不调，时发寒热，或下血过多，或久闭不通，崩中不止，带下赤白，癥瘕

① 一方…三两：据《局方》卷九，疑为衍文。

癖块，攻刺疼痛，小便紧满，胁肋胀痛，腰重脚弱，面黄体虚，饮食减少，渐成劳状，及经脉不调，胎气多损，产前产后，一切病患，无不治疗。

菊花去梗　茴香　玄胡索炒　香附炒，酒浸一宿，焙　肉桂去粗皮　当归　芍药　熟地黄　牛膝　蒲黄　蓬术各三两

上为细末，用乌豆一升，醋煮候干为末，再入醋二碗，煮至一碗，留为糊，丸如梧桐子大，每服二十丸，温酒或醋汤送下。血气攻刺，炒姜、酒下。癥瘕绞痛，当归酒下。忌鸭肉、羊血。此药暖子宫，令人有子，及治皱血损，调冲任，暖血海，及胞络伤损，宿瘀干血。

〔理气和血〕加味五积散

苍术一两，米泔浸炒　白姜　陈皮各一两三钱　厚朴去粗皮，姜汁炒　半夏洗　枳壳炒　杨芍药　香附子炒去毛　桔梗　人参去芦　茯苓去皮　川白芷　川芎　当归去土　茴香炒　木香　肉桂　粉草各一两

上剉碎，生姜、木瓜入盐煎服。阴证伤寒，生姜、附子。血脉不匀，紫苏。气嗽，乌梅、姜钱。匀经，枣子、姜钱。补益血海，苏、盐。产后，生姜、醋炒陈艾。胃冷不纳食，陈皮、缩砂。赤白带，陈米。冷气疾，木香、茱萸。心燥，背筋急，头晕，腰脚酸，生地黄、当归。脾虚，苏叶、粉草。月中被惊，或因争触，心头结块，五膈、五噎，茴香、枣子。口苦舌干，吞酸噫气，此为胃冷，生姜、盐。腰痛，桃仁、木瓜、杜仲、川续断。身疼，秦艽。诸虚，脾胃不和，羸瘦冷气，苏、盐。冷泻，炒过生姜、乌梅、肉豆蔻、陈米。各煎汤。

〔养血润燥〕卷柏丸　治妇人冲任本虚，血海不足，不能流通经络，月水不调，赤白带下，三十六疾，并皆治之。常服和经络，暖五脏，润肌肤，长发去皯，除风，令人有子。

卷柏去根　当归洗焙　艾叶炒，各二两　熟地黄洗焙　川芎　白芷　柏子仁微炒　肉苁蓉　牡丹皮各一两

上为细末，炼蜜和丸，如梧桐子大，每服五十丸，用温酒或米饮送下，空心食前服。

〔温经之剂气血攻补备焉〕乌鸡煎丸（《和剂》）　治妇人胎前产

后诸般疾患，并皆治之。

乌雄鸡一只　乌药　石床　牡丹皮　人参　白术　黄芪各一两　苍术米泔浸，切、焙，一两半　海桐皮　肉桂去粗皮　附子炮去皮脐　白芍药　蓬莪术　川乌炮　红花　陈皮各二两　玄胡索　肉豆蔻　木香　琥珀　熟地黄洗焙　草果各半两

上细剉，用乌雄鸡一只，汤挦去毛及肠肚，将上件药安放鸡肚中，用新瓷瓶以好酒一斗同煮令干，去鸡骨，以油单盛，焙干为细末，炼蜜和丸，如梧桐子大。每服三十丸。胎前产后伤寒，蜜糖、酒下。胎前气闷壮热，炒姜、酒下。赤白带下，生姜、地黄煮酒下。产后败血注心，童子小便、炒姜、酒下。产后血块填筑，心腹疼痛，玄胡索、酒下。胎前呕逆，姜汤下。催生，炒蜀葵子、酒下。安胎，盐、酒下。室女经脉当通不通，四肢疼痛，煎红花、酒下。血气攻刺，心腹疼痛，煎当归、酒下。血晕，棕榈烧灰，酒调吞下。血邪，研朱砂、麝香，酒下。血闷，煎乌梅汤，研朱砂下。子宫久冷，温酒或枣汤下，空心日一服。血风劳，人参、酒吞下。小腹疠痛，炒茴香，盐、酒吞下。血散四肢，遍身虚浮黄肿，赤小豆、酒下，常服，温酒、醋汤任下，并空心食前服。

〔温经涩脱〕小白薇丸（《和剂》）治妇人冲任虚损，子脏受寒，久无子息，及断续不产。此由上热下冷，百病滋生。或月水崩下，带漏五色，腰腹疼重，面黄肌瘦；或因产乳不能将护，路[①]厕太早，或久坐湿地，或冷风从下入，血脏既虚，风邪内乘；或月水当行，失于调摄，伤动胞络，阴阳不和，上焦虚阳壅燥，下藏邪冷结伏，致使胎孕不成，冷极伤败，月水不匀，饮食减少，夜多盗汗，面上皯黯，齿摇发落，脚膝疼重，举动少力，并宜服之。

覆盆子去梗　菖蒲微炒　远志去心　桃仁去皮尖，麸炒黄　白茯苓去皮　藁本去苗　卷柏去根　肉桂去粗皮　人参　白芷各三分　白龙骨　川椒去目并合口者，炒出汗　白薇去苗。各一两　干姜炮　细辛去苗　蛇床子炒　当归去芦　车前子　芎䓖各半两　熟地黄　麦门冬去心。各一两半

上为细末，炼蜜和丸，如梧桐子大，每服三十丸，空心用温酒

① 路：四库本作“临”，《局方》卷九作“登”。

或米饮送下。此药常服壮筋骨，益血气，暖子宫，除风冷，令人有子。

白垩丹（《和剂》）　治妇人三十六病，崩中漏下，身瘦，手足热，恶风怯寒，咳逆烦满，抑息短气，心胁、腰背、肚腹与子脏相引痛，漏下五色，心常恐惧，遇恚怒忧劳即发，皆是内伤所致。

白垩　牡蛎煅，研　细辛　禹余粮火煅红，醋淬，研　龙骨煅，研　附子炮去皮脐　石韦去毛　乌贼鱼骨煅　黄连去毛　茯苓去毛　肉桂去粗皮　瞿麦穗　白蔹　芍药　白芷　白石脂煅　当归去苗　干姜炮　人参　甘草炙。各一两　川椒去目并合口者，炒出汗，半两

上为细末，炼蜜和丸，如梧桐子大，每服三十丸，空心，用温酒送下。一方无人参。

〔温经养血〕琥珀泽兰煎（《和剂》）　治妇人三十六种血气，八风、五痹，七癥八瘕，心腹刺痛，中风瘫痪，手足酸疼，乳中结瘀，妊娠胎动，胎死不出，产衣不下，败血凑心，头旋眼花，血疰四肢，浑身浮肿，冲任久虚，绝产无嗣，早晚服食。或因有子，经脉不调，赤白带下，恶心呕逆，身体瘦倦，怀胎入[①]月，一日一服，滑胎易产。

琥珀　泽兰叶去梗　牡丹皮去心　紫巴戟去心，糯米炒　茴香　五味子去梗　五加皮　刘寄奴草去枝　白芷　川当归酒浸　赤芍药　金钗石斛去根，酒浸　川芎　白芍药　生地黄洗焙　熟地黄洗焙　人参　白术　附子　艾叶醋炒，糯米糊调成饼，焙干为末。各一两

上为细末，炼蜜和丸如弹子大，每服一丸，食前用温酒磨化服。漏胎刺痛，煮糯米饮下。寒热往来，四肢烦疼，煎青蒿酒下。妇人、室女经闭，煎红花酒下。血晕不省人事，童子小便和暖酒下。催生，鸡子清和酒下。血气，血块攻刺心腹，烧秤锤淬酒下。伤寒及中风口噤，煎麻黄汤下，以被盖，出汗即愈。心惊悸及头痛，薄荷酒下。咳嗽，煎桑白皮汤下。血风攻疰，浑身瘙痒，头面麻痹，炒黑豆浸酒下。产后产前常服，不生诸疾，甚效。

〔温经理气和血〕内灸散（《和剂》）　治妇人产前产后一切血疾，

---

① 入：四库本作“八”。

血崩虚惫，腹胁满痛，气逆呕吐，冷血、冷气凝积，块硬刺痛，泄下青白，或下五色，腹中虚鸣，气满坚胀，沥血腰疼，口吐清水，频产血衰，颜色青黄，劳伤劣弱，月水不调，下血堕胎，血迷、血晕、血瘕，时发疼痛，头目眩晕，恶血上心，闷绝昏迷，恶露不干，体虚多汗，手足逆冷，并宜服之。

茴香　藿香　丁皮　熟地黄洗焙　肉桂去粗皮。各一两半　川芎　藁本　黄芪去芦　干姜炮。各二两　木香一两　陈皮去白，四两　白芍药十两　当归去芦　山药　白术　白芷　甘草炙赤。各八两

上为末，每服三钱，水一大盏，入生姜五片，艾一团，同煎至七分，空心食前热服，温酒调，亦得。如产后下血过多，加蒲黄煎。恶露不快，加当归、红花煎。水泻，加肉豆蔻末煎。呕吐，加藿香、生姜煎。上热下冷，加荆芥煎。但是腹中虚冷，血气不和，并宜服之。产后每日一服，则百病不生。丈夫虚冷气刺心腹疼痛，尤宜服之。

〔和血温经〕胜金丸　治妇人久虚无子，及产前后一切病患，兼治男子下虚无力。此药能安胎催生，妊胎临月服五七丸，产时减痛。妇人无子，是子宫冷，如服二十丸，男女自至。又治积年血风，脚手麻痹，半身不遂，赤白带下，血如山崩，及治产后腹中结痛，吐逆心痛，子死腹中，绕脐痛，气满烦闷，失盖汗不出，月水不通，四肢浮肿无力，血劳虚劳，小便不禁，中风不语口噤，产后痢疾，消渴，眼前见鬼迷晕，败血上冲，寒热头痛，面色痿黄，淋沥诸疾，血下无度，血痢不止，饮食无味，产后伤寒虚烦劳闷，产后血癖，产后羸瘦。凡妇人众疾，不问年深日近，并宜服之。一方名不换金丸，治妇人诸虚不足，心腹疼痛。

藁本　当归　石脂赤白皆可　白芍药　人参　白薇　川芎不见火　牡丹皮　桂心　白芷　白术米泔浸　白茯苓　玄胡　甘草炙　没药各一两　江西安抚司甘草、没药减半

上为细末，炼蜜和丸如弹子大，每服一丸，温酒化下。初产子用热醋汤下，食前服。此方系王承宣德祖传，渠家凡妇怀身，便服此药，甚有神效，常服尤妙。系在京师于能家传。一方有沉香，无没药。一方有附子，无沉香。

〔**温经理气**〕**沉香煎丸**

沉香二钱半 丁香一两 麝香二两 白术七钱 官桂 干姜 缩砂仁 白豆蔻 槟榔各五钱半 青皮 南木香 肉豆蔻 胡椒 人参 生姜屑 诃子肉 陈皮 甘草各半两

上为细末，炼蜜和丸如枣子大，每服一丸，细嚼，生姜汤下，温红酒亦可。空心食前，日进三服。

〔**涩脱燥湿**〕**温中龙骨散** 治腹下十二经绝产，一曰白带，二曰赤带，三曰经水不利，四曰阴胎，五曰子脏坚，六曰脏癖，七曰阴阳患痛，八曰内强，九曰腹寒，十曰脏闭，十一曰五脏酸痛，十二曰梦与鬼交。并宜服之。

龙骨三两 半夏 黄柏 灶中黄土 桂心 干姜各二两 石韦 滑石各一两 乌贼鱼骨 代赭各四两 白僵蚕五枚

上治下筛，酒服方寸匕，日三。白多者，加乌贼骨、僵蚕各二两。赤多者，加代赭五两。小腹冷，加黄柏二两。子脏坚，加干姜、官桂各二两。以上各随病增之，服药三月，有子即住，药太过多生两子，当审方取好药。寡妇、童女不可妄服。

〔**治错杂之邪**〕**妙应丹** 治妇人众疾，无所不治。

晚蚕砂炒 鲤鱼鳞烧为末 当归去芦 石膏煅，研 泽兰去梗 附子炮去皮脐 木香炮。各二两 熟地黄酒洗，蒸焙 防风去芦 芜荑炒 马牙硝 柏子仁微炒，别研 川芎 人参 黄芪 蝉蜕去足，洗焙 白薇 槟榔不见火 川椒微炒。各一两 吴茱萸汤泡七次 红花炒。各半两 藁本去苗 白姜炮 厚朴去粗皮，姜制 甘草炙。各三两

上为细末，炼蜜搜和，杵数千下，丸如弹子大，每服一丸。血瘕块病[①]，绵灰酒下。催生，细嚼温酒下。血劳血虚，桔梗酒下。血崩，棕榈灰酒下。血气痛，炒白姜酒下。血风，荆芥酒下。血晕闷绝，胎死腹中，胞衣不下，并用生地黄汁、童子小便、酒各一盏，煎二沸，调下。常服，醋汤、温酒化下，并空心食前服。

〔**攻积**〕**万应紫菀丸** 疗脐腹久患痃癖如碗大，及诸黄病，每地气起时，上气冲心，绕脐绞痛。一切虫咬，十种水病，十种蛊

---

① 病：《局方》卷九作“痛”。

病，反胃吐食，呕逆恶心，饮食不消，天行时病，妇人多年月水不通，或腹如怀孕，多血，天阴即发。又治十二种风，顽痹不知年岁，昼夜不安。梦与鬼交，头白多屑，或哭或笑，如鬼魅所著。腹中积聚腹痛，及治小儿惊痫，大人癫狂，一切风，及无孕妇人身上顽麻，状如虫行，四肢俱肿，呻吟等疾，并皆治之。功效不可具述。

紫菀去苗土　柴胡去须　菖蒲　吴茱萸汤泡七次，焙干　厚朴姜制。各一两　桔梗去芦　茯苓去皮　皂角去皮子，炙　黄连去须　桂枝　干姜炮。各八分　川乌泡去皮，七钱　羌活去芦　独活去芦　防风去芦　巴豆去皮，出油　人参去芦　蜀椒去目并闭口者，微炒出汗。各半两

上为细末，研匀炼蜜和丸，如梧桐子大，每服三丸，渐加至五七丸，食后临卧生姜汤送下。初有孕者不宜服。痔漏肠风，酒下。赤白痢，诃子汤下。脓血痢，米饮汤下。堕伤血闷，四肢不收，酒下。蛔虫咬心，槟榔汤下。气噎、忧噎，荷叶汤下。打扑伤损，酒下。中毒，帚灰、甘草汤下。一切风，升麻汤下。寸白虫，槟榔汤下，霍乱，干姜汤下。咳嗽，杏仁汤下。腰肾痛，豆淋酒下。阴毒伤寒，温酒下。吐逆，生姜汤下。食饮气块，面汤下。时气，井花水下。脾风，陈皮汤下。头痛，茶下。心痛，温酒下。大小便不通，灯草汤下。因物所伤，以本物汤下。吐水，藜芦汤下。热病，干姜汤下。小儿天风吊搐[①]，防风汤下，防已亦可。小儿疳痢，葱白汤下。小儿乳食伤，白汤下。月信不通，煎红花酒下。妇人腹痛，川芎汤下。怀孕半年后漏胎，艾汤下。有子气冲心，酒下。产血晕，温酒下。血气痛，当归酒下。产后心腹胀满，豆淋汤下。难产，益智汤下。产后血痢，当归汤下。赤白带下，酒煎艾汤下。解内外伤寒，粥饮下。室女血气不通，酒下。子死，葵子汤下。

温白丸　治妇人诸疾继续而生，带下淋沥，五邪失心，忧愁思虑，意思不乐，饮食无味，月水不调，及腹中一切疾病，有似怀孕，连年累月，羸瘦困弊，或歌或哭者，或如鬼所使。但服此药，无不愈者。

---

① 天风吊搐：当是“天吊风搐”之误。

桔梗 柴胡 菖蒲 吴茱萸汤泡七次，焙干 紫菀去苗土 黄连去毛 肉桂去粗皮 厚朴去粗皮，姜汁炙 人参去芦 茯苓去皮 皂角去皮子，炙 蜀椒去目并合口，炒出汗 巴豆去皮心膜，出油炒，细研。各半两 川乌炮去皮脐，二两半

上为细末，研匀炼蜜丸梧子大，每服三丸，渐加至五七丸，食后临卧姜汤送下。

调经门

◎ 经候总论

〔《良》〕岐伯曰：女子七岁肾气盛，齿更发长。二七而天癸至，任脉通，太冲脉盛，月事以时下。天谓天真之气，癸谓壬癸之水。壬为阳水，配丁而化木。癸为阴水，合戊而化火。故曰：水火者，阴阳之征兆也。女子阴类，故得癸焉。冲为血海，任主胞胎，二脉流通，经血渐盈，应时而下，天真气降，与之从事，故曰天癸也。常以三旬一见，以像月盈则亏，不失其期，又名月信也。若遇经行，最宜谨慎，否则与产后证相类。若被惊恐劳役，则血气错乱，经脉不行，多致劳瘵等疾。若逆于头面肢体之间，则重痛不宁。若怒气伤肝，则头晕、胁痛、呕血，而瘰疬、痈疡。若经血内渗，则窍穴淋沥无已。凡此六淫外侵，而变证百出，犯时微若秋毫，成患重如山岳，可不畏哉。

〔薛〕血者，水谷之精气也，和调五脏，洒陈六腑，在男子则化为精，在妇人上为乳汁，下为血海。故虽心主血，肝藏血，亦皆统摄于脾，补脾和胃，血自生矣。凡经行之际，禁用苦寒、辛散之药，饮食亦然。

〔《良》〕妇人月水不调，由风邪乘虚客于胞中，而伤冲任之脉，损手太阳、少阴之经。盖冲任之脉，皆起于胞中，为经络之海，与手太阳小肠、手少阴心经为表里，上为乳汁，下为月水。然月水为经络之余，苟能调摄得宜，则经应以时矣。

〔薛〕经曰：饮食入胃，游溢精气，上输于脾，脾气散精，上归于肺，通调水道，下输膀胱，水精四布，五经并行。东垣先生谓脾

为生化之原，心统诸经之血，诚哉是言也。窃谓心脾平和，则经候如常，苟或七情内伤，六淫外侵，饮食失节，起居失宜，脾胃虚损，心火妄动，则月经不调矣。有先期而至者，有后期而至者，其说详见后条。盖血生于脾土，故云脾统血。凡血病当用苦甘之剂，以助阳气而生阴血也。

辨色

〔**丹**〕经水者，阴血也，阴必从阳，故其色红，禀火色也。血为气之配，气热则热，气寒则寒，气升则升，气降则降，气凝则凝，气滞则滞，气清则清，气浊则浊。往往见有成块者，气之凝也。将行而痛者，气之滞也。来后作痛者，气血俱虚也。色淡者，亦虚也，而有水混之也。错经妄行者，气之乱也。紫者，气之热也。黑者，热之甚也。今人但见其紫者、黑者、作痛者、成块者，率指为风冷，而行温热之剂，则祸不旋踵矣。良由《病源》论月水诸病，皆曰风冷乘之，宜其相习而成俗也。或曰：黑，北方水色也。紫淡于黑，非冷而何？予曰：经曰，亢则害，承乃制，热甚者必兼水化，所以热则紫，甚则黑也。况妇人性执而见鄙，嗜欲加倍，脏腑厥阳之火，无日不起，非热而何？若曰风冷，必须外得，设或有之，盖千百一二者也。冷证外邪初感，入经必痛。或不痛者，久则郁而变热矣。且寒则凝，既行而紫黑，故非寒也。

〔**海**〕**四物加黄芩黄连汤**　治经水如黑豆汁。

四物汤四两　黄芩　黄连各一两

上为末，醋糊丸服。

〔**丹**〕月经黑，口渴倦怠，形短色黑，脉不匀似数。

赤芍药　香附米各半两　黄柏炒　黄芩各三钱　甘草二钱

上为末，醋糊丸，白汤下五六十丸。

永康胡八娘子，二十岁。二月经事不来，忽行，小腹痛，有块，血紫色。

白芍药　白术　陈皮各半两　黄芩　川芎　木通各二钱　甘草炙，少许

何孺人，气滞血涩，脉不涩，经不调，或前或后，紫色，口苦，

两大腿外臁麻木，有时痒，生疮，大便秘滞。

麻子仁　桃仁　芍药各二两　枳壳　白术　归头　威灵仙　诃子肉　生地黄　陈皮各五钱　大黄煨，七钱

各为末，粥丸如桐子大，白汤下五六十丸。

〔丹〕经水色淡者，气血俱虚也，宜八物汤之类。八物者，四物、四君子也。如兼它证，随证加药。

〔楼〕妇人年四十八，因有白带，口渴，月经多，初血黑色，后来血淡，倦怠食少，脐上急。

白术一钱半　白芍药　陈皮各一钱　木通　枳壳　黄芩各五分　缩砂仁　甘草炙。各三分　红花豆许

上煎汤下保和丸三十丸、抑青丸二十丸。

审多少

妇人病多是月经乍多乍少，或前或后，将发疼痛，医者不审，一例呼为经病。不知阳胜阴，阴胜阳，所以服药无效。盖阴气乘阳，则包藏寒气，血不运行，经所谓天寒地冻，水凝成冰，故令乍少而在月后。若阳气乘阴，则血流散溢，经所谓天暑地热，经水沸溢，故令乍多而在月前。当和血气，平阴阳，斯为福也。

阳胜阴，月候多者，当归饮。

当归饮　抑阳助阴，调理经脉。

当归微炒　地黄酒蒸，焙　川芎　白术　白芍药　黄芩各等分

每服三钱，水一盏半，煎至八分，空心温服。

阴胜阳，月候少者，七沸汤。

七沸汤　治荣卫虚，经水愆期，或多或少，腹痛。

当归　川芎　白芍药　蓬术　熟地黄　川姜　木香各等分

每服四钱，水一盏半，煎至八分，温服。

经水过多为虚热，为气虚不能摄血。

〔海〕**四物加黄芩白术汤**　治经水过多。

四物汤四两　黄芩　白术各一两

〔丹〕经水过多。

黄芩炒　芍药炒　龟板炙。各一两　椿树根皮七钱半　黄柏炒，三

钱　香附二钱半

上为末，酒糊丸，空心白汤下五六十丸。

〔**丹**〕一妇人脉弦而大，不数，形肥。初夏时倦怠，月经来时多。此禀受弱，气不足摄血，故行多。

白术一钱半　黄芪生　陈皮各一钱　人参五分　甘草炙，三分

经水涩少，为虚为涩，虚则补之，涩则濡之。

〔**海**〕**四物加葵花汤**　治经水涩少。

四物汤四两　葵花一两　一方：又加红花、血见愁。

四物汤加熟地黄当归汤　治经水少而色和。

四物汤四两　熟地黄　当归各一两

〔**《脉》**〕师曰：有一妇人来诊，言经水少，不如前者，何也？师曰：曾更下利，若汗出小便利者可。何以故？师曰：亡其津液，故令经水反少。设经下多于前者，当所苦困，当言恐大便难，身无复汗也。

先期后期

王子亨曰：经者，常候也。谓候其一身之阴阳愆伏，知其安危，故每月一至。太过不及，皆为不调。阳太过则先期而至，阴不及则后时而来，其有乍多乍少，断绝不行，崩漏不止，皆由阴阳衰盛所致。

〔**丹**〕经不及期者血热，四物汤加黄连。肥人不及日数而多痰者，血虚有热，南星、白术、苍术、黄连、香附、川芎作丸。

〔**薛**〕先期而至者，有因脾经血燥者，宜加味逍遥散。有因脾经郁滞者，宜归脾汤方见杂病健忘门。有因肝经怒火者，宜加味小柴胡汤方见伤寒少阳病。有因血分有热者，宜加味四物汤即四物加柴胡、丹皮、山栀。有因劳役火动者，宜补中益气汤方见杂病劳倦门。

先期汤　治经水先期而来，宜凉血固经。

生地黄　川当归　白芍药各二钱　黄柏　知母各一钱　条芩　黄连　川芎　阿胶炒。各八分　艾叶　香附　炙甘草各七分

水二盅，煎一盅，食煎温服。

《金匮》土瓜根散　治带下经水不利，小腹满痛，经一月再见者

土瓜根　芍药　桂枝　䗪虫各七钱半

右四味，杵为散，酒服方寸匕，日三服。

按：仲景此方，乃破坚下血之剂，则经不及期有汗血者矣，前论所未及也。欲知汗血有无，须以小腹满痛与不满痛别之。

〔**丹**〕经水过期血少，川芎、当归、人参、白术与痰药。过期色淡者，痰多也，二陈汤加芎、归。过期色紫有块，血热也，必作痛，四物汤加香附、黄连。

〔**薛**〕过期而至者，有因脾经血虚者，宜人参养荣汤。有因肝经血少者，宜六味地黄丸。有因气虚血弱者，宜八珍汤三方并见杂病虚劳门。

过期饮　治经水过期不行，乃血虚气滞之故，法当补血行气。

熟地黄　白芍药　当归　香附各二钱　川芎一钱　红花七分　桃仁泥六分　蓬莪术　木通各五分　甘草　肉桂各四分

水二盅，煎一盅，食前温服。

滋血汤　治妇人心肺虚损，血脉虚弱，月水过期。

人参　山药　黄芪各一钱　白茯苓去皮　川芎　当归　白芍药　熟地黄各一钱半

上作一服，水二盅，煎至一盅，食前服。

〔**《脉》**〕师曰：脉微血气俱虚，年少者亡血也。乳子下利为可。否者，此为居经，三月一来。师曰：寸口脉微而涩，微则卫气不足，涩则血气无余。卫不足，其息短，其形躁。血不足，其形逆，荣卫俱虚，言语谬误。趺阳脉浮而涩，涩则卫气虚，虚则短气，咽燥而口苦，胃气涩则失液。少阴脉微而迟，微则无精，迟则阴中寒，涩则血不来，此为居经，三月一来。问曰：妇人妊娠三月，师脉之，言此妇人非躯，今月经当下，其脉何类？何以别之？师曰：寸口脉卫浮而大，荣反而弱，浮大则气强，反弱则少血，孤阳独呼，阴不能吸，二气不停，卫降荣竭，阴为积寒，阳为聚热，阳盛不润，经络不足，阴虚阳往一作实。故令少血，时发洒淅，咽燥汗出，或溲稠数，多唾涎沫，此令重虚，津液漏泄，故知非躯。畜烦满血，月禀一经，三月一来，阴盛则泻，名曰居经谓右脉浮大，左脉反弱也。

调经平剂

《简易方》当归散　治经脉不匀，或三四月不行，或一月再至。

当归　川芎　白芍药炒　黄芩炒。各一两　白术　山茱萸肉一两半

上为细末，空心温酒调下二钱，日三服。如冷去黄芩，加肉桂一两。

人参养血丸（《和剂》）　治女人禀受素弱，血气虚损。常服补冲任，调经候，暖下元，生血气。

乌梅肉三两　熟地黄五两　当归二两　人参　川芎　赤芍药　蒲黄[①]炒。各一两

上为细末，炼蜜丸梧子大。每服八十丸，温酒米饮任下。

逍遥散（《和剂》）　治血虚烦热，月水不调，脐腹胀痛，痰嗽潮热。

当归　白术　白芍药　柴胡　茯苓各一两　甘草炙，半两

上㕮咀，每服半两，入姜、薄荷叶煎服。

薛新甫加牡丹皮，山栀炒各五分，名加味逍遥散。

《神巧万全方》无当归、芍药、甘草，有人参、黄芪各等分。

增损四物汤　治月事不调，心腹疼痛，补血温经，驻颜。

川芎　当归　芍药　熟地黄　牡丹皮　白术各一钱半　地骨皮一钱

上作一服，用水二盅，煎至一盅，食前服。

《济生方》论曰：《内经》云，百病皆生于气。经有所谓七气，有所谓九气。喜、怒、忧、思、悲，恐、惊者，七气也。七情之外，益之以寒热二证，而为九气也。气之为病，男子妇人皆有之，惟妇人血气为患尤甚。盖人身血随气行，气一壅滞，则血与气并，或月事不调，心腹作痛。或月事将行，预先作痛。或月事已行，淋沥不断，心腹作痛。或遵腰胁，或引背膂，上下攻刺。吐逆不食，甚则手足搐搦，状类惊痫。或作寒热，或为癥瘕，肌肉消瘦。非特不能受孕，久而不治，转而为瘵疾者多矣。

戴复庵云：妇人每月经水应期而下，不使有余，犹太阴之缺也。其有或先或后，或少或多，或欲来先病，或遇来而断续，皆谓之不

---

① 蒲黄：《局方》卷九作“菖蒲”。

调。和气饮加香附子半钱，兼咽独附丸。

升麻和气饮见杂病水肿门。

澹寮煮附丸　治经候不调，血气刺痛，腹胁膨胀，头晕恶心，崩漏带下，并宜服之。

香附子擦去皮，不以多少，米醋浸一日，用瓦铫煮令醋尽。

上醋糊为丸，梧子大，日干，每五十丸淡醋汤下。

一方：香附一斤，艾叶四两，当归二两，制同。名艾附丸。

沉香降气散　顺气道，通血脉。

乌药　木香　香附子　缩砂仁　甘草各等分

上为细末，每服二钱，空心盐汤调下。

严氏抑气散　治妇人气盛于血，变生诸证，头晕膈满。

香附子四两　茯神　甘草炙。各一两　陈皮二两

上为末，每二钱，食前沸汤调下。

绀珠正气天香汤　治妇人一切气，气上凑心，心胸攻筑，胁肋刺痛，月水不调。

台乌药二钱　香附子八钱　陈皮　苏叶各一钱　干姜半钱

上㕮咀，每七八钱，水煎服。

上抑气例。

煮附丸醋制，佐以当归，则气中之血药也。今世以童便、酒、醋、盐水四制，而以四物佐之，皆本于此，人人知之，故不著。气郁多者，宜于杂病气证门中选用，不必拘此。

东垣益胃升阳汤　治妇人经候不调，或血脱后脉弱食少，水泄日二三行。

黄芪二钱　白术三钱　炒曲一钱半　当归身　陈皮　炙甘草　人参各一钱　升麻　柴胡各半钱　黄芩半钱，秋去之

上㕮咀，每服半两，水煎。腹痛加芍药，嗽去人参。

补中益气汤　治妇人、室女经候不调，脉微食少，体倦或热方见杂病首册劳倦门。

四君子汤　**六君子汤**方见杂病首册虚劳门。

上补气例。

调经暖剂

大温经汤（《金匮》） 治冲任虚损，月候不调，或来多不已，或过期不行，或崩中去血过多，或经损娠，瘀血停留，小腹急痛，五心烦热，并皆治之。

吴茱萸汤泡 牡丹皮 白芍药 肉桂去粗皮 人参 当归去芦 芎䓖 阿胶碎、炒 甘草炙。各一钱 麦门冬去心，二钱 半夏二钱半

上作一服，用水二盅，生姜五片，煎至一盅，食前服。

小温经汤（《简易》） 治经候不调，血脏冷痛。

当归 附子炮。各等分

上㕮咀，每服三钱，水一盏，煎八分，空心温服。

温经汤（《和剂》） 治妇人血海虚寒，月水不调。

川芎 当归 芍药 蓬术各一钱半 人参 牛膝各二钱 桂心 牡丹皮各一钱 甘草半钱

水二盅，煎至一盅，不拘时服。

滋血汤 滋养荣血，补妇人，治血海久冷。

当归一钱半 川芎 麦门冬去心 牡丹皮 人参 芍药 琥珀另研。各一钱 半夏曲 官桂 阿胶炒 酸枣仁 甘草各半钱

上作一服，水二盅，生姜三片，煎至一盅，食前服。

加味吴茱萸汤 治冲任衰弱，月候愆期，或前或后，或崩漏不止，赤白带下，小腹急痛，每至经脉行时，头眩，饮食或少，气满心怯，肌肉不泽，悉皆治之。

半夏二钱 吴茱萸 当归各一钱半 麦门冬去心 干姜 白茯苓 苦梗 南木香 防风 牡丹皮 甘草各一钱 官桂 北细辛各半钱

上作一服，水二盅，生姜三片，红枣一枚，煎至一盅，食前服。

桃仁散 治妇人月水不调，或淋沥不断，断后复来，状如泻水，四体虚倦，不能饮食，腹中坚痛，不可行动，月水或前或后，或经月不来，多思酸物。

桃仁 半夏 当归 川牛膝 桂心 人参 蒲黄 牡丹皮 川芎 泽兰叶各一钱 赤芍药 生地黄各一钱半 粉草半钱

上作一服，水二盅，生姜三片，煎至一盅，食前服。

姜黄散 治血脏久冷，月水不调，脐腹刺痛。

姜黄片子者 白芍药各二钱 玄胡索 牡丹皮 当归各一钱半 蓬术 红花 桂心 川芎各一钱

上作一服，水二盅，酒半盅，煎至一盅，不拘时服。

紫石英丸（《本事》） 治妇人病多是月经乍多乍少，或前或后，时发疼痛。医者一例呼为经病，不曾说是阴胜阳，是阳胜阴，所以服药少效。盖阴气乘阳。则胞寒气冷，血不运行，经所谓天寒地冻，水凝成冰，故令乍少，而在月后。若阳气乘阴，则血流散溢，经所谓天暑地热，经水沸溢，故令乍多，而在月前。当别其阴阳，调其血气，使不相乘，以平为期。宜服此丸。

紫石英细研，水飞 川乌炮 杜仲炒去丝 禹余粮煅，醋淬 远志去心 泽泻 桑寄生 桂心 龙骨别研 当归 人参 肉苁蓉酒浸 石斛 干姜炮 五味子 甘草炙。各一两 牡蛎煅 川椒去目并合口者不用，炒出汗。各半两

上为细末，炼蜜和丸，如梧桐子大。每服二十丸，食前用米饮汤下。

暖宫丸 治冲任虚损，下焦久冷，月事不调，不成孕育。崩漏下血，赤白带下，并皆治之。

生硫黄六两 赤石脂火煅 海螵蛸 附子炮去皮脐。各三两 禹余粮九两，火煅醋淬

上为细末，醋糊为丸，如梧桐子大，每服三十丸，空心用温酒或醋汤送下。

内补当归丸 治血气虚损，月水不调，或崩中漏下，去血过多，肌体羸困，及月水将行，腰腿重痛，并皆治之。

当归去芦，炒 阿胶炒 白芷 续断 干姜炮 芎䓖 甘草炙。各四两 熟地黄半两，焙 附子炮去皮脐 白芍药 肉桂各二两 吴茱萸汤泡，焙 白术各三两 蒲黄八钱，炒

上为细末，炼蜜和丸，如梧桐子大，每服五十丸，空心用温酒送下。

熟干地黄丸 治妇人风虚劳冷，胃弱水谷不化，或肠虚受冷，大便时泄，或月水不调，淋沥不止，或闭断不通，结聚癥瘕，久不成胎，一切诸虚之证。

熟地黄　五味子各一两半　柏子仁炒，另研　牛膝去苗，酒浸焙　芎䓖　禹余粮火煅，醋淬　白茯苓去皮　肉苁蓉酒浸　卷柏去根　山药　厚朴去粗皮，制　干姜炮　白芷　细辛去苗　防风以上各一两　赤石脂二两，煅，另研　杜仲去粗皮，炙　芜荑炒　人参去芦　川椒去目并合口者　蛇床子　艾叶炒　续断各七钱半　紫石英煅，另研，水飞　石膏煅，另研。各三两　当归去芦，炒　泽兰去梗　官桂去粗皮。各二两二钱半　石斛一两一钱半　甘草炙，一两七钱半

上为细末，炼蜜为丸，如梧桐子大，每服五十丸，空心用温酒或米饮送下。

禹余粮丸　治血虚烦热，月水不调，赤白带下，渐成崩漏。

禹余粮火煅，醋淬　白石脂各一两　附子炮去皮脐　鳖甲去裙，醋炙　桑寄生　白术　厚朴去粗皮，制　当归去芦　柏叶炒　干姜炮。各一两　白芍药　狗脊去毛。各七钱半　吴茱萸汤泡焙，半两

上为细末，炼蜜和丸，如梧桐子大。每服五十丸，空心用温酒或米饮汤送下。

鹿茸丸　治冲任虚损，又为风寒所乘，尺脉微小。甚者可灸关元穴。

鹿茸炙　赤石脂　禹余粮各一两　续断二两　柏叶　附子炮　熟地黄　当归酒浸　艾叶各七钱半

上为末，酒糊丸梧子大。每服五十丸，空心温酒下。

按：此足少阴厥阴药也。今人多用之，故收入。治血虚湿胜带下甚捷。

升阳举经汤（东垣）　治经水不调，右尺脉按之空虚，是气血俱脱，大寒证。轻手其脉数疾，举指弦紧或涩，皆阳脱之证。阴火亦亡，见热证于口鼻眼或渴，此皆阴躁阳欲去也。当温之、降之、引之、燥之，此法大升浮血气，补命门之下脱也。诸药言根，近苗处去苗便是。

柴胡根　当归根　白术　黄芪各三钱　藁本去土　羌活根　防风根各二钱　红花　白芍药各五分　独活根一钱半　桃仁去皮尖研，十枚　细辛六分　川芎　熟地黄水中沉者　人参去芦　黑附子炮去皮脐　甘草梢炙。各一钱　肉桂去粗皮，秋冬五分，夏不用

上为粗末，每服二钱，水二盏，煎至八分，空心稍热服。

调经破血之剂

红花当归散　治妇人血脏虚竭，或积瘀血，经候不调，或断续不定，时作腹痛，腰胯重疼攻刺，小腹紧硬，及室女月水不通，并皆治之。

红花　紫葳　牛膝　白芷　苏木捶碎。各一钱　桂心一钱半　当归尾　刘寄奴各二钱　赤芍药三钱　甘草半钱

上作一服，水一盅，酒一盅，同煎至一盅，空心服。

大玄胡索散　治妇人经病，并产后腹痛，或腹满喘闷，或癥瘕癖块及一切心腹暴痛。

玄胡索　赤芍药　川楝子去核　蓬莪术　京三棱煨　厚朴姜制　当归　黄芩　川芎　桔梗　槟榔各一钱　木香　官桂去粗皮　甘草各半钱　大黄二钱

上作一服，水二盅，煎至一盅，食前服。

鳖甲丸　治妇人月经不调，肌肉黄瘁，胁下积气结痛，时发刺痛，渐成劳状。

鳖甲去裙，醋炙　桂心　三棱醋煮，炒　牡丹皮　牛膝去苗　琥珀　诃子取肉　桃仁去皮尖双仁者，麸炒　土瓜根　大黄煨，以上各等分

上为细末，炼蜜为丸，如梧桐子大，每服十五丸，食前用桃仁汤送下。

针灸

〔**《心》**〕月经不调　阴独三分，此穴大效，须待经定为度。在足四指间，三壮。

〔**东**〕又法：内踝下白肉际青脉上，灸随年壮。

〔**《集》**〕又法：中极　三阴交　肾俞　气海

〔**《心》**〕经闭久，忽大崩，复又断绝，复又大行不调者。丰隆六分，止血。　石门五分，断经

妇人五旬经断后再行，或多或少，或瘀或红并下，腹中气满如胎孕。天枢　中脘　气海各五分，立愈。

〔**《甲》**〕妇人漏下，苦[1]血闭不通，逆气胀。血海主之。女子胞中痛，月水不以时休止，天枢主之《千金》作腹胀肠鸣，气上冲胸。小腹胀满，痛引阴中，月水至则腰脊痛，胞中瘕，子门有寒引髌髀。水道主之《千金》引髌髀作大小便不通。

身痛

〔**《产宝》**〕经水者，行气血、通阴阳以荣于身者也。气血盛，阴阳和，则形体通。或外亏卫气之充养，内乏荣血之灌溉，血气不足，经候欲行，身体先痛也。

越痛散　治血气虚寒，身体作痛。

虎骨五铢　茯苓　甘草　藁本　防风　白芷　当归　芍药　续断　白术　附子各三铢

上为粗末，每服五钱，水二盏，姜五片，枣二枚，煎至一盏，不拘时服。

腹痛

〔**《良》**〕妇人经来腹痛，由风冷客于胞络冲任，或伤手太阳、少阴经，用温经汤、桂枝桃仁汤。若忧思气郁而血滞，用桂枝桃仁汤、地黄通经丸方见经闭。若血结而成块，用万病丸。

〔**薛**〕前证若风寒伤脾者，六君子加炮姜方见杂病虚劳。思虑伤血者，四物加参、术方见杂病虚劳。思虑伤气者，归脾加柴、栀方见杂病健忘。郁怒伤血者，归脾、逍遥兼服。余参前后论治之。

〔**戴**〕经事来而腹痛者，经事不来而腹亦痛者，皆血之不调故也。欲调其血，先调其气，四物汤加吴茱萸半钱，香附子一钱。和气饮加茱萸半钱亦可用。痛甚者玄胡索汤。然又恐感外邪、伤饮食致痛，痛不因血，尤宜详审。和气饮却能兼治，因冷而节，因节而痛，宜大温经汤；冷甚者，去麦门冬不用。

〔**丹**〕**抑气丸**　治临经之时腹痛。

以四物汤加玄胡索、陈皮、牡丹皮、甘草。痛甚以豆淋酒，痛

---

① 苦：《甲乙经·妇人杂病》第十作“若”。

少以童便煮香附，入条芩为丸。经水将来而痛者[1]，四物汤加桃仁、香附、黄连。

〔海〕**八物汤**　治经事将行，脐腹绞痛，临经痛者，血涩故也。

川芎二钱　当归　芍药　熟地黄各二钱　木香　槟榔　玄胡索　苦楝碎、炒焦。各一钱

上作一服，水二盅，煎至一盅，食前服。

〔《本》〕治妇人月经壅滞，每发心腹脐疞痛不可忍，及治产后恶露不快，血上抢心，迷闷不省，气绝欲死者，**琥珀散**。

京三棱　蓬莪术　赤芍药　刘寄奴　牡丹皮　熟地黄　官桂　菊花　真蒲黄　当归各一两　《济生方》无菊花、蒲黄，有玄胡索、乌药。

上前五味，用乌豆一升，生姜半斤，切片，米醋四升，同煮豆烂为度，焙干入后五味，同为末，每服二钱，温酒调下，空心食前服。一方不用菊花、蒲黄，用乌药、玄胡索，亦佳。予家之秘方也。若是寻常血气痛，只一服，产后血冲心，二服便下，常服尤佳。予前后救人急切不少，此药亦宜多合以济人。

〔《大》〕**交加散**　治荣卫不和，月经湛浊，逐散恶血。腹痛经血诸疾，并皆治之。

生姜二斤，捣取汁，存滓用　生地黄二斤，取汁存滓　白芍药　当归　桂心各一两　红花炒，无恶血不用　没药另研。各半两　玄胡索醋纸包，煨热，用布擦去皮　蒲黄隔纸炒。各一两

上将地黄汁炒生姜滓，生姜汁炒地黄滓。各焙干，用诸药为细末，每服三钱，温酒调下。若月经不依常，苏木煎酒调下。若腰痛，糖酒调下。

交加地黄丸　治妇人经不调，血块气瘩，肚腹疼痛。

生地黄捣汁，存滓　老生姜捣汁，存滓。各一斤　玄胡索　当归　川芎　芍药各二两　明没药　木香各一两　桃仁去皮尖　人参各半两　香附半斤

上为末，先以生姜汁浸地黄滓，以地黄汁浸生姜滓，晒干，皆

---

① 痛者：《丹溪心法·妇人》此二字下有“血实也”三字。

以汁尽为度，共十一味，作一处晒干，研为末，醋糊为丸，空心以姜汤下。

〔**大**〕**交加散**　治妇人荣卫不通，经脉不调，腹中撮痛，气多血少，结聚为癥，产后中风。

生地黄　生姜各五两，各研取汁

上交互取汁浸一夕。各炒黄，渍汁尽为度，末之。寻常腹痛，酒调下三钱。产后尤不可阙。

温经汤方见前。

〔《**云**》〕**桂枝桃仁汤**　治经候前先腹痛不可忍。

桂枝　芍药　生地黄各二两　桃仁四十枚　甘草一两

上为粗末，每服五钱，水二盏，姜三片，枣一枚，同煎去滓，温服。

玄胡索汤（《济生》）治妇人、室女，七情伤感，遂使血与气并，心腹作痛，或连腰胁，或引背膂，上下攻刺，甚作搐搦，经候不调，但是一切血气疼痛，并可服之。

当归去芦，酒浸，剉炒　玄胡索炒去皮　蒲黄炒　赤芍药　官桂不见火，各半两　片子姜黄洗　乳香　没药　木香不见火。各三钱　甘草炙，二钱半

上㕮咀，每服四钱，水一盏半，生姜七片，煎至七分，去滓、食前温服。吐逆，加半夏、橘红各半两。

〔**丹**〕瘀血。

香附子醋煮，四两　桃仁去皮尖　牡丹皮　大黄蒸　当归各一两　川芎　红花各半两　瓦龙子煅，醋煮一昼夜，二两

上炊饼为丸，如桐子大。空心温酒下三、五十丸。

三神丸　治室女血气相搏，腹中刺痛，痛引心端，经行涩少，或经事不调，以致疼痛。

橘红二两　玄胡索去皮，醋煮　当归去芦，酒浸剉，略炒。各一两

上为细末，酒煮米糊为圆，如梧桐子大，每服七十圆，加至百圆，空心艾汤送下，米饮亦得。

〔**垣**〕**柴胡丁香汤**　治妇人年三十岁，临经预先脐腰痛，甚则腹中亦痛，经缩二三日。

柴胡　羌活　丁香　全蝎　当归身　生地黄

上都作一服，水四盏，煎至一盏，去渣稍热，食前服。

没药除痛散　逐寒邪，疗腹痛。

蓬术炮，一两　当归焙　玄胡索　五灵脂　肉桂去粗皮　良姜炒　蒲黄炒　甘草炙　没药各半两

上为末，每服五钱，温酒调服。

〔**楼**〕一妇人三十岁，每因浴后必用冷水淋通身，又尝大惊，遂患经来时必先少腹大痛，口吐涎水，然后经行，行后又吐水二日，其痛直至六七日经水止时方住，百药不效。予诊其脉，寸滑大而弦，关、尺皆弦大而急，尺小于关，关小于寸，所谓前大后小也。遂用香附三两，半夏二两，茯苓、黄芩各一两半，枳实、玄胡、牡丹皮、人参、当归、白术、桃仁各一两，黄连七钱，川楝、远志、甘草各半两，桂三钱，茱萸一钱半，分十五帖，水煎，入生姜汁两蚬壳热服，后用热汤洗浴得微汗乃已。忌当风坐卧，手足见水，并吃生冷，服三十帖全愈。半年后，又因惊忧，前病复举，腰腹时痛，小便淋闭，心惕惕跳，惊悸。予意其表已解，病独在里。先与灸少冲、劳宫、昆仑、三阴交止悸定痛，次用桃仁承气大下之，下后用香附三两，蓬术、当归身各一两半，三棱、玄胡索、桂、大黄、青皮，俱醋制，青木香、茴香、滑石、木通、桃仁各一两，乌药、甘草、缩砂、槟榔、苦楝肉各半两，木香、吴茱萸各二钱，分作二十帖，入新取牛膝湿者二钱，生姜五片，用荷叶汤煎服，服讫渐安。

上行血例。

加味乌沉汤　治妇人经水欲来，脐腹疞痛。

乌药　缩砂　木香　玄胡索各一两　香附炒去毛，二两　甘草一两半

上细剉，每服七钱，水一盏半，生姜三片，煎至七分，不拘时温服。

上抑气例。

〔**薛**〕一妇人经行腹痛，食则呕吐，肢体倦怠，发热作渴。此乃素禀气血不足，用八珍汤二十余帖而愈。后生子二年而经不行，前证仍作，服八珍汤、逍遥散百余剂方愈八珍汤即杂病虚劳门八物汤。

上补虚例。

〔**汪**〕一妇人瘦小，年二十余，经水紫色，或前或后，临行腹痛，恶寒喜热，或时感寒，腹亦作痛，脉皆细濡近滑，两尺重按略洪而滑，此血热也。或谓恶寒如此，何谓为热？曰：热极似寒也。遂用酒煮黄连四两，香附、归身尾各二两，五灵脂一两，为末，粥丸，空腹吞之而愈。一妇年二十一岁，六月经行，腹痛如刮，难忍求死，脉得细软而快，尺则沉弱而近快，汪曰：细软属湿，数则为热，尺沉属郁滞也。以酒煮黄连半斤，炒香附六两，五灵脂半炒半生三两，归身尾二两，为末粥丸，空心汤下三四钱。服至五六料，越九年得一子。又越四年，经行两月不断，腹中微痛，又服前丸而愈。续后经行六七日，经止则流清水，腹中微痛，又服前丸而痛亦止。又经住只有七八日，若至行时或大行五六日，续则适来适断，或微红，或淡红，行后常流清水，小腹大痛，渐连遍身，胸背腰腿骨里皆痛，自巳至酉乃止，痛则遍身冷热，汗大出，汗止痛减，尚能饮食，自始痛至今，历十五年，前药屡服屡效，今罔效者何也？汪复诊之，脉皆洪滑无力，幸其尚有精神。汪曰：此非旧日比矣。旧乃郁热，今则虚寒。东垣曰：始为热中，终为寒中是也。经曰：脉至而从，按之不鼓，乃阴盛格阳，当作寒治。且始病时而形敛小，今则形肥大矣。医书曰：瘦人血热，肥人气虚，岂可同一治耶？所可虑者，汗大泄而脉不为汗衰，血大崩而脉不为血减耳。其痛日重夜轻，知由阳虚不能健运。故亦凝滞而作痛。以证参脉，宜用助阳，若得脉减痛轻，方为佳兆。遂投参、芪、归、术大剂，加桂、附，一帖，来早再诊，脉皆稍宁，服至二三十帖，时当二月至五月，病且愈，盖病有始终寒热之异，药有前后用舍不同，形有肥瘦壮少不等，岂可以一方而通治哉。

〔**丹**〕经过后而作痛者，乃虚中有热，所以作痛。

新荷姐头痛口干，经行后身痛，腰甚痛。

生地黄　白术　芍药各一钱　芎䓖　归身尾各五分　黄柏炒　甘草炙。各三分

上用水入少酒，煎服。

按：经后腹痛为虚明甚。若脉不数，证无头热，未可断其为热

也。无热八珍为宜，有热逍遥为宜。

上寒热例。

发热

吴茭山治一妇经血过多，五心烦热，日晡潮热，诸药不效，以四物加胡黄连，三服而愈。

薛新甫治一妇人发热口干，月经不调，两腿无力，服祛风渗湿之剂，腿痛体倦，二膝浮肿，经事不通。薛作肝脾肾三经血虚火燥证，名鹤膝风。用六味、八味二丸，兼服二月，形体渐健，饮食渐进，膝肿渐消，不半载而痊。前证若脾肾虚寒，腿足软痛，或足膝枯细，用八味丸。若饮食过多，腿足或臀内酸胀，或浮肿作痛，用补中益气加茯苓、半夏主之。一妇人经候过期，发热倦怠，或用四物、黄连之类，反两月一度，且少而成块，又用峻药通之，两目如帛所蔽。薛曰：脾为诸阴之首，目为血脉之宗，此脾伤五脏皆为失所，不能归于目矣。遂用补中益气、济生归脾二汤，专主脾胃，年余寻愈。一妇人月事未期而至，发热自汗，服清热止汗之剂，反作渴头痛，手掉身麻，此因肝经风热，用柴胡、炒芩、连、炒山栀、归、芍、生地、丹皮各一钱，参、芪、苓、术各一钱五分，川芎七分，甘草五分，二剂其汗全止，更以补中益气而愈。凡发热久者，阳气亦自病，须调补之。一妇人气血素虚，经行不调，饮食少思，日晡热甚，用十全大补加山茱萸、山药、丹皮、麦门冬、五味子而愈。次年秋，患寒热，或用清脾饮而元气愈弱，仍以前药而愈。一妇人素勤苦，冬初患咳嗽发热，久而吐血、盗汗，经水两三月一至，遍身作痛。或用化痰降火药，口噤筋挛，此血虚而药益损耳。用加减八味丸及补中益气加麦门、五味、山药治之，年余而痊。

寒热

经水适来适断者，或有往来寒热者，先服小柴胡汤以去其寒热，后以四物汤和之。

〔《本》〕妇人血脉不调，往来寒热，状如劳倦。

当归　川芎　甘草　黄芪　官桂去粗皮。各一两　熟地黄　白术　白芍药各二两　柴胡　阿胶各半两为细末，每服五钱，枣一枚，水煎空心温服。白汤点服亦得。常服不生带下，调血脉，养子宫，终身无病。

太仓公治一女，病腰背痛，寒热。众医皆以为寒热也。公诊之曰：内寒月事不下也。即窜以药，旋下，病已。病得之欲男子不可得也。所以知其病者，诊其脉时，切之肾脉也涩而不属，涩而不属者其来难坚，故曰月不下。肝脉弦出左口，故曰欲男子不可得也。盖男子以精为主，妇人以血为主，男子精盛则思室，女子月盛则怀胎。夫肝，摄血者也。厥阴弦出寸部，又上鱼际，则阴血盛可知矣别详师尼寡妇条内。

薛新甫治一妇人耳内或耳后项侧作痛，寒热口苦，月经不调，此肝火气滞而血凝，用小柴胡加山栀、川芎、丹皮治之，诸证悉退。月事不行而寒热者，详经闭门。

热入血室

〔《良》〕妇人伤寒伤风发热，经水适来，昼则安静，暮则谵语，有如疟状，此为热入血室。治者无犯胃气及上二焦，宜服小柴胡汤。若脉迟身凉，当刺期门穴，下针病人五吸停针，良久，徐徐出针。凡针期门穴，必泻勿补。肥人二寸，瘦人寸半也。

〔薛〕前证若因劳役，或怒气发热，适遇经行而患前证者，亦用小柴胡汤加生地黄治之。血虚，用四物加柴胡。若病既愈而热未已，或元气素弱，并用补中益气汤。脾气素郁，用济生归脾汤。血气素虚，用十全大补汤。

许学士治一妇病伤寒发寒热，遇夜则如见鬼状，经六七日忽然昏塞，涎响如引锯，牙关紧急，瞑目不知人，病势危困。许视之曰：得病之初，曾值月经来否？其家云：经水方来，病作而经遂止，得一二日发寒热，昼虽静，夜则有鬼祟，从日昨不省人事。许曰：此乃热入血室证。仲景云，妇人中风，发热恶寒，经水适来，昼则明了，暮则谵语，如见鬼状，发作有时，此名热入血室。医者不晓，以刚剂与之，逐致胸膈不利，涎潮上脘，喘急息高，昏冒不知人。当先化其痰，后除其热。乃急以一呷散投之，两时顷，涎下得睡，省人事；次授以小柴胡汤加生地黄，三服而热除，不汗而自解矣。

一妇人患热入血室证，医者不识，用补血调气药治之，数日遂成血结胸。或勸用前药，许公曰：小柴胡已迟，不可行也。无已，刺期门穴斯可矣。予不能针，请善针者治之。如言而愈。或问：热入血室，何为而成结胸也？许曰：邪气传入经络，与正气相搏，上下流行，遇经水适来适断，邪气乘虚入于血室，血为邪所迫，上入肝经，肝受邪则谵语而见鬼，复入膻中，则血结于胸中矣。何以言之？妇人平居，水养木，血养肝。方未受孕，则下行之为月水，既孕则中蓄之以养胎，及已产则上壅之以为乳，皆血也。今邪逐血并归于肝经，聚于膻中，结于乳下，故手触之则痛，非药可及，故当刺期门也。

虞恒德治一少妇，夏月行经得伤寒似疟，谵语狂乱，诸医皆以伤寒内热，投双解散、解毒汤服之，大汗如雨，反如风状，次以牛黄丸金石之药，愈投愈剧。一日延虞诊视，脉弦而大，虞思伤寒内热狂乱，六阳俱病，岂不口干舌黑，况脉不数，病体扪之或热或静，其腹急痛，意必有内伤在前，伤寒在后。今伤寒得汗虽已，内伤则尚存故也。因细问之，患者曰：正行经时，因饮食后多汗，用冷水抹身，因得此证。方知冷水外闭其汗，内阻其血，邪热入室，经血未尽，血得邪热，乍静乍乱，寒热谵语，掉眩类风，须得玉烛散下之而愈。下后谵语已定，次以四物、小柴胡汤调理，五日热退身凉，其患遂瘳。

《衍义》云：一妇人温病已十二日，诊之其脉六七至而涩，寸稍大，尺稍小，发寒热，颊赤口干，不了了，耳聋。问之，病数日经水乃行，此属少阳热入血室也，若治不对病，则必死。乃按其证与小柴胡汤服之，二日，又与小柴胡汤加官桂、干姜一日，寒热遂止。又云：脐下急痛，又与抵当丸微利，脐下痛痉，身渐凉，脉渐匀，尚不了了，乃复与小柴胡汤。次日，但胸中热躁，口鼻干，又少与调胃承气汤，不得利。次日心下痛，又与大陷胸汤半服，利三行。次日虚烦不宁，时妄有所见，复狂言，虽知其尚有燥屎，以其极虚，不敢攻之，遂与竹叶汤去其烦热，其夜大便自通，至晚两次，中有燥屎数枚，而狂言虚烦尽解。但咳嗽唾沫，此肺虚也。若不治，恐乘虚而成肺痿，遂与小柴胡汤去人参、大枣、生姜，加干姜五味子汤，一日咳减，二日而病悉愈。以上皆用仲景方。

薛立斋治一妇人经行，感冒风寒，日间安静，至夜谵语，用小柴胡加生地治之顿安。但内热头晕，用补中益气加蔓荆子而愈。后因恼怒，寒热谵语，胸胁胀痛，小便频数，月经先期，此是肝火血热妄行，用加味逍遥加生地黄而愈。一妇人因怒，寒热头痛谵语，日晡至夜益甚，而经暴至。盖肝藏血，此怒动火而血妄行，用加味逍遥散加生地黄治之，神思顿清。但食少体倦，月经未已。盖脾统血，此脾气虚，不能摄血，用补中益气治之，月经渐止。一妇人怀抱素郁，感冒经行谵语，服发散之剂不应，用寒凉降火，前证益甚，更加月经不止，肚腹作痛，呕吐不食，痰涎自出。此脾胃虚寒，用香砂六君，脾胃渐健，诸证渐退，又用归脾汤而全愈。

加味小柴胡汤 治妇人伤风，续得寒热，发作有时，经水适断，此为热入血室，其血必结，致如疟状。

柴胡三钱 半夏 黄芩各二钱 生地黄 人参各一钱半 甘草半钱

作一服，水二盅，姜五片，枣二枚，煎一盅，不拘时服。

干姜柴胡汤 治妇人伤寒，经脉方来，热入血室，寒热如疟，或狂言见鬼。

柴胡一钱 桂枝三分 栝楼根五分 牡蛎煅 干姜炮 甘草炒。各三分

上水煎服，汗出而愈。

海蛤散 治妇人伤寒，血结胸膈，宜服此药，及针期门穴。

海蛤 滑石煅，水飞 甘草各五钱 芒硝一两

上为末，每服二钱，用鸡子清调下。小肠通利，其结血自散。更用桂枝红花汤发其汗则愈方见。

泄泻

汪石山治一妇经行，必泻三日然后行，诊其脉皆濡弱，此脾虚也。脾属血，属湿。经水将动，脾血先已流注血海，然后下流为经。脾血既亏，则虚而不能营运其湿。令作参苓白术散，每服二钱，一日米饮调下二三次，月余经行不泻矣。一妇年逾四十，形长色脆，病经不调，右脉浮软而大，左脉虚软而小近驶，当时经前作泄。今

年四月，感风咳嗽，用汤洗浴汗多，因泄一月。六月，复因洗浴，发疟六七次，疟虽止而神思不爽。至八月尽而经水过多，白带时下，泻泄，遂觉右脚疼痛。旧曾闪肭脚跟，今则假此延痛臀腿、腰胁、尻骨，颈项右边筋皆掣痛，或咳嗽一声，则腰眼痛如腰札，日轻夜重，叫号不已，幸痛稍止，饮食如常。今详月水过多，白带时下，日轻夜重，泻泄无时，亦属下多亡阴，宜作血虚论治，服四物止痛之剂益甚。九月，汪复诊视，始悟此病乃合仲景所谓阳生则阴长之法矣。夫经水多，白带下，常泄泻，皆由阳虚陷下而然，命曰阳脱是也。日轻夜重，盖日阳旺而得健运之职，故血亦无凝滞之患，而日故轻也。夜则阴旺而阳不得其任，失其健运之常，血亦随滞，故夜重也。遂以参、术助阳之药，煎服五七帖，痛减。此亦病证之变，治法殊常，故记之。

月水不断

妇人月水不断，淋沥无时，或因劳损气血而伤冲任，或因经行而合阴阳，皆令气虚不能摄血。若时止时行，腹痛脉沉细，此寒热邪气客于胞中，非因虚弱也。

〔薛〕前证若郁结伤脾，用归脾汤。恚怒伤肝，逍遥散。肝火妄动，加味四物汤。脾气虚弱，六君子汤。元气下陷，补中益气汤。热伤元气，前汤加五味、麦门、炒黑黄柏。儒者钱思习子室，年三十余无嗣，月经淋沥无期，夫妇异处几年矣。思习欲为娶妾，以谋诸余。余谓此郁怒伤肝，脾虚火动，而血不归经。乃肝不能藏，脾不能摄也。当清肝火、补脾气，遂与加味归脾、逍遥二药四剂，送至其家，仍告其姑曰：服此病自愈，而当受胎，妾可无娶也。果病愈，次年生子。一妇人性急，每怒非太阳、耳、项、喉、齿、胸乳作痛，则胸满吞酸，吐泻少食，经行不止。此皆肝火之证，肝自病则外证见，土受克则内证作。余先以四物加白术、茯苓、柴胡、炒栀、炒龙胆，清肝养血。次用四君子加柴胡、芍药、神曲、吴茱萸、炒黄连，以培土制肝，渐愈。惟月经不止，是血分有热，脾气尚虚，以逍遥散倍用白术、茯苓、陈皮，又以补中益气加酒炒芍药，兼服而安。一妇人多怒，经行旬余方止，后淋沥无期，肌体倦瘦，口干内热，盗汗如洗，日晡热甚。皆由肝脾亏损，无以生发元气，用参、芪、归、术、茯神、远志、枣仁、麦门、五味、丹皮、龙眼肉、炙草、柴胡、升麻治之，获痊。一妇人怀抱不舒，腹胀少寐，饮食素少，痰涎上涌，月经频数。余曰：脾统血而主涎，此郁闷伤脾，不能摄血归源耳。用补中益气、济生归脾而愈。

胶艾汤 治劳伤血气，冲任虚损，月水过多，淋沥不断。

阿胶炒 川芎 甘草炙。各二两 当归 艾叶炒。各三两 熟地黄 白芍药各四两

上㕮咀，每服半两，水煎。一方有黄芪。

续断丸（《大全》） 治月水不断，口干心烦，四肢羸乏，饮食减少。

川续断 当归 乌贼骨 黄芪 牛角鰓烧 五味子 甘草 龙骨煅研 赤石脂 熟地黄各一两 地榆半两 艾叶 附子 干姜 川芎各七钱半

上为末，炼蜜丸梧子大，每服三十丸，空心温酒下。

禹余粮丸 治久冷，月水不断，面黄肌瘦，虚烦减食。

禹余粮二两 鹿角胶七钱半，粉、炒 紫石英 续断 赤石脂 熟地黄 川芎各一两 干姜 黄芪 艾叶 柏叶炒 当归炒 人参 白茯苓各半两

上为末，炼蜜丸梧子大，每三十丸，空心米饮下。

牡蛎丸 治血海虚损，月水不断。

牡蛎粉 赤石脂 代赭石各一两 阿胶 川芎 当归 鹿茸 续断 干姜各三两 甘草二钱半

上为末，炼蜜丸梧子大，每服三十丸，空心温酒下。

《经验方》 治经血不止。

黄芩五分 当归 柏叶 蒲黄各四分 生姜二分 艾叶一分 生地黄二十四分 伏龙肝十二分

上㕮咀，用水二升，煎取八合，分二服。

又经血不止，诗云：妇人经血久淋漓，旧蕊莲蓬烧作灰，热酒一杯调八字，自然安乐更无疑。

又方 莲蓬壳 拒霜花二味等分

为末，每服二钱，空心米饮调下。

伏龙肝散（《和剂》）　治血气劳伤，冲任脉虚，经血非时注下，或如豆汁，或成血片，或五色相杂，脐腹冷痛，月经不止。

伏龙肝　麦门冬去心　赤石脂各一钱　熟地黄　艾叶炒，各一钱半　当归去芦，炒　川芎各二钱半　肉桂去粗皮　干姜炮　甘草各半钱

上作一服，水二盅，红枣二枚，煎至一盅，食前服。

固经丸　治经水过多不止，乃阴虚挟热所致，法当补阴清热。

黄柏三两　龟板炙，四两　黄芩二两　白芍药三两　樗根皮一两半　香附子童便制，一两半

上为细末，酒糊丸梧子大，每以空心食前白汤下五、七十丸。

月水不利

〔《良》〕妇人月水不利者，由劳伤气血，体虚而风冷客于胞内，伤于冲任之脉故也。若寸脉弦，关脉沉，是肝病也，兼主腹痛，孔窍生疮。尺脉滑，血气实，经络不利，或尺脉绝不至，兼主小腹引腰痛，气攻胸隔也。

〔薛〕前证属肝胆二经，盖肝胆相为表里，多因恚怒所伤。若本经风热，用补肝散方见胁痛门。血虚用四物加酸枣仁，若肾水不足用六味丸，若患诸疮疡，治见后。

牛膝散　治月水不利，脐腹作痛，或小腹引腰，气攻胸膈。

牛膝酒制，一两　桂心　赤芍药　桃仁去皮尖　玄胡索炒　当归酒浸　牡丹皮　木香各七钱半

上为末，每服一钱，空心温酒调下。

牡丹散　治月候不利，腹脐疼痛，不欲食。

牡丹皮　大黄炒，各一两　赤茯苓　桃仁　生地黄　当归　桂心　赤芍药　白术各七钱半　石韦去毛　木香各半两

上㕮咀，每服三钱，水一盏，姜三片，煎七分，空心温服。

《产宝》方　治女人月经不利，脐下气胀，上攻欲呕，不得睡。

当归四钱　干漆三钱，炒令烟尽

上为细末，蜜丸梧子大，空心温酒下十五丸。

养荣汤　治妇人血海虚弱，心中恍惚，时多惊悸，或发虚热，

经候不调。

白芍药　川芎　熟地黄　姜黄　当归　川姜　青橘皮　五加皮　牡丹皮　海桐皮　白芷各等分

每服五钱，水一盏半，生姜五片，乌梅一个，煎至一盏，温服，不拘时，送紫桂丸五十粒紫桂丸方见带下。

过期不止

《产宝》云：男子生于寅，寅属木，阳中有阴，故男子得八数。女子生于申，申属金，阴中有阳，女子得七数。男以气为主，八八则卦数已尽，尽则阳精痿。女以血为主，七七则卦数已终，终则经水绝，任冲脉虚衰，天癸绝，地道不通而无子矣。或劳伤过度，喜怒不时，经脉衰微之际，又为邪气攻冲，所以当止不止而崩下也。

许学士云：妇人经脉过期不及，腰腹疼痛，或七七数尽而月经下者，宜用当归散治之。

当归散　治妇人天癸已过期，经脉不匀，或三四月不行，或一月再至，腰腹疼痛。

《素问》云：七损八益。谓女子七数尽而经不根据时者，血有余也，不可止之，但令得依时，不腰痛为善方见前调经平剂条。

〔竹〕芩心丸　治妇人四十九岁以后，天癸当住，每月却行，或过多不止。

用黄芩心枝条者二两，米泔浸七日，炙干，又浸又炙，如此七次，为末，醋丸如桐子大，每服七十丸，空心温酒送下，日进二服。

上二方热者宜之。

茸附汤　补任冲，调血气。

干姜四两　肉桂去粗皮　附子　龙骨生用　防风各一两　牡蛎煅　当归各二两　鹿茸三两，酒炙

每服半两，水二盅，煎八分，温服。

补中芎劳汤　治风虚冷热，劳伤冲任，月水不调，崩中暴下，产后失血过多，虚羸腹痛，或妊娠胎动不安，下血。

当归　干姜炮。各三两　川芎蜜炙　黄芪　甘草炙　吴茱萸炮黄　杜仲炒　熟地黄　人参各一两

每服三钱，水一盅半，煎一盅，空心服。

上二方寒者宜之，盖亦有血海虚寒而不禁者也。

〔**薛**〕前证若肝肾虚热，用当归散。肝血虚热，四物加柴、栀、丹皮。肝火内动，小柴胡加山栀、丹皮。肝火血燥，加味逍遥散。脾经郁火，加味归脾汤。肝脾郁火，归脾、逍遥兼服。肝肾亏损，归脾、六味兼服。仍与前后月经不调治验同用。一妇人年五十，内热晡热，经水两三月一至。此血虚有热，用逍遥散加山茱萸治之而愈。后有痰作渴，或小便不调，或头晕白带，用六味丸而安。

〔**《脉》**〕问曰：妇人年五十数[①]，一朝而清血二三日不止，何以治之？师曰：此妇人前绝生，经水不下，今反清血，此为居经，不须治，当自止。经水下常五日止者，五日愈。

◎ 经闭

《内经·阴阳别论》云：二阳之病发心脾，有不得隐曲，女子不月；其传为风消，为息贲者，死不治。

洁古曰：女子月事不来者，先泻心火，血自下也。《内经》曰：二阳之病发心脾，有不得隐曲，故女子不月，其传为风消。王启玄注曰：大肠、胃热也，心脾受之。心主血，心病则血不流。脾主味，脾病则味不化。味不化则精不足，故其病则不能隐曲，脾土已亏，则风邪胜而气愈消也。又经曰：月事不来者，胞脉闭也。胞脉属于心，络于胞中。今气上迫肺，心气不得下通，故月事不来。先服降心火之剂，后服《局方》中五补丸，后以卫生汤治脾养血也。

李东垣曰：经闭不行有三，补前人之阙。妇人脾胃久虚，形体羸弱，气血俱衰，而致经水断绝不行。或病中消胃热，善食渐瘦，津液不生。夫经者血脉津液所化，津液既绝，为热所烁，肌肉渐瘦，时见渴燥，血海枯竭，名曰血枯经绝。宜泻胃之燥热，补益气血，经自行矣。此病或经适行而有子，子亦不成，而为胎病者有矣此中焦胃热结也。或心包络脉洪数，躁作时见，大便秘涩，小便虽清不利，而经水闭绝不行，此乃血海干枯，宜调血脉，除包络中火邪，而经

① 数：《脉经》卷九作“所”。

自行矣此下焦胞脉热结也。或因劳心，心火上行，月事不来者，胞脉闭也。包脉者，属于心而络于胞中，今气上迫肺，心气不得下通，故月事不来。宜安心、补血、泻火，经自行矣此上焦心肺热结也。裴泽之夫人病寒热，月事不至者数年，又加喘嗽，医者率以蛤蚧、桂、附投之。曰：不然。夫人病阴为阳所搏，温剂太过，故无益反害，投以凉剂，凉血和血药，则行矣。已而果然。

五补丸（《局方》） 补诸虚，安五脏，坚骨髓，养精神。

熟地黄　人参　牛膝酒浸，去芦，焙干　白茯苓　地骨皮各等分

上为细末，炼蜜丸如梧子大。每服三、五十丸，温酒下，空心服。

卫生汤

当归　白芍药各二两　黄芪三两　甘草一两

上为末，每服半两，水二盏，煎至一盏，温服，空心。如虚者，加人参一两。

上东垣、洁古治血枯之法，皆主于补血、泻火也。补血者，四物之类。泻火者，东垣分上中下，故火在中则善食消渴，治以调胃承气之类。火在下则大小秘涩，治以玉烛之类，玉烛者四物与调胃承气等分也。火在上则得于劳心，治以芩、连及三和之类。三和者，四物、凉膈、当归等分也。洁古先服降心火之剂者，盖亦芩、连、三和、玉烛之类，后服五补、卫生者，亦补气之剂也。

〔**《素》**〕帝曰：有病胸胁支满者，妨于食，病至则先闻腥臊臭，出清液，先唾血，四肢清，目眩，时时前后血，病名为何？何以得之？岐伯曰：病名血枯。此得之少年时有所大脱血。若醉入房中，气竭肝伤，故月事衰少不来也。帝曰：治之奈何？岐伯曰：以四乌贼骨一芦茹二味并合之，丸以雀卵，大如小豆，以五丸为后饭，饮以鲍鱼汁，利肠中及伤肝也。腹中论　王注云：乌贼鱼骨主血闭，芦茹主散恶血，雀卵主血痿，鲍鱼主瘀血。河间《宣明论方》乌贼骨、芦茹各等分，雀卵不拘数，和丸小豆大，每服五丸至十丸，煎鲍鱼汤下，食后日三服，压以美膳。

上岐伯、河间治血枯之法。

〔**丹**〕血枯经闭者，四物汤加桃仁、红花。阴虚经脉久不通，小便短涩身疼者，四物加苍术、牛膝、陈皮、生甘草作汤。又用苍莎

丸加苍耳、酒芍药为丸，就煎前药吞下。

上丹溪治血枯大法。

〔薛〕夫经水阴血也，属冲任二脉，主上为乳汁，下为月水。其为患，有因脾虚而不能生血者，有因脾郁伤而血耗损者[①]，有因胃火而血消烁者，有因脾胃损而血少者，有因劳伤心而血少者，有因怒伤肝而血少者，有因肾水不能生肝而血少者，有因肺气虚不能行血而闭者。治疗之法，若脾虚而不行者，调而补之，脾郁而不行者，解而补之。胃火而不行者，清而补之。脾胃损而不行者，温而补之。劳伤心血而不行者，静而补之，怒伤肝而不行者，和而补之。肺气虚而不行者，补脾胃。肾虚而不行者，补脾肺。经云：损其肺者，益其气，损其心者，调其荣卫。损其脾者，调其饮食，适其寒温。损其肝者，缓其中。损其肾者，益其精。审而治之，庶无误矣。一妇人停食，饱闷发热，或用人参养胃汤，益甚。再用木香槟榔丸，泄泻吐痰，腹中成块，饮食少思。又用二陈、黄连、厚朴之类，前证益甚，腹胀不食，月经不至。余以为胃气亏损，用补中益气加茯苓、半夏，三十余剂，脾胃健而诸证愈，又二十余剂而经自行。一妇人饮食后，或腹胀，或吞酸。彼服枳术丸，吞酸益甚，饮食日少，胸膈痞满，腿内酸痛，畏见风寒。又服养胃汤一剂，腿内作痛。又一剂，腿膝浮肿，月经不行。余谓郁结所伤，脾虚湿热下注。侵晨用四君、二陈、芎、归，午后以前汤送越鞠丸，饮食渐进，诸证渐愈。又用归脾、八珍二汤。兼服，二月余而经行。一妇人性沉多虑，月经不行，胸满少食，或作胀，或吞酸。余以为中气虚寒，用补中益气加砂仁、香附、煨姜，二剂，胸膈和而饮食进。更以六君加芎、归、贝母、桔梗、生姜、大枣数剂，脾胃健而经自调矣。一妇人素有胃火。或用清胃散而安。后因劳役，燥渴内热，肌肉消瘦，月经不行。余谓此胃火消烁阴血，用逍遥散加丹皮、炒栀以清胃热，用八珍汤加茯苓、远志以养脾血，而经自行矣。一妇人久患疟，形体怯弱，内热晡热，自汗盗汗，饮食少思，月事不行。或用通经丸，虚证大具。余曰：此因虚而致疟，因疟以闭经也。用补中益气及六

① 有因…耗损者：《校注妇人良方》作“有因脾郁而血不行者”。

味地黄丸各百余剂，疟愈而经行。一妇人久患疟，疟作则经不行，形虚脉大，头痛懒食，大便泄泻，小便淋沥，口干唇裂，内热腹膨。盖由久疟，正气已虚，阴火独旺。用补中益气汤治之，寻愈。惟不时头痛，乃加蔓荆子而痛止，又兼用六味地黄丸而经行。一妇人因劳耳鸣，头痛体倦。此元气不足，用补中益气加麦门、五味而痊。三年后得子，因饮食劳倦，月经不行，晡热内热，自汗盗汗，用六味地黄丸、补中益气汤，顿愈。一妇人胃气素弱，为哭母吐血咳嗽，发热盗汗，经水三月不行。余以为悲则伤肺，思则伤脾，遂朝服补中益气加桔梗、贝母、知母，夕用归脾汤送地黄丸而愈。一疬妇少寐，经水二月余一至。误服通经丸，展转无寐，午前恶寒，午后发热，余以为思虑亏损脾血，用归脾汤作丸，午前以六君送下，午后以逍遥散送下，两月余得寐，半载经行如期，年余而疮愈。

上薛氏治血枯大法，以补养真元为主。盖本易水师弟之旨而广之，王道也。

〔**《脉》**〕问曰：妇人病下利，而经水反断者，何也？师曰：但当止利，经自当下，勿怪。所以利不止而血断者，但下利亡津液，故经断。利止津液复，经当自下。问曰：妇人病经水断一二月，而反经来，今脉反微涩，何也？师曰：此前月中若当下利，故令妨经，利止月经当自下，此非躯也。妇人血下，咽干而不渴，其经必断。此荣不足，本自有微寒，故不引饮。渴而引饮者，津液得通，荣卫自和，其经必复下。

〔**仲**〕妇人之病，因虚积冷结气为证，经水断绝，至有历年，血寒积结胞门，寒伤经络，凝坚在上，呕吐涎沫[①]，久成肺痈，形体损分，在中盘结，绕脐寒疝。或两胁疼痛，与脏相连。或结热中，病[②]在关元，脉数无疮，肌若鱼鳞，时着男子，非止女身。在下未多，经候不匀，令阴掣痛，少腹恶寒，或引腰脊，下根气冲[③]，气冲急痛，膝胫疼烦，奄忽眩冒，状如厥颠。或有忧惨，悲伤多嗔，此皆带下，

① 沫：《金匮要略》作“唾”。
② 气冲：《金匮要略》作“气街”。
③ 病：《金匮要略》作“痛”。

非有鬼神。久则羸瘦，脉虚多寒，三十六病，千变万端。审脉阴阳，虚实紧弦，行其针药，治危得安。其虽同病，脉各异源，子当辨记，勿谓不然。

〔丹〕经候过期不行，杜牛膝捣汁大半盅，以玄胡末一钱，香附末、枳壳末各半钱，早调服。

〔《大》〕**万病丸** 治经事不来，绕脐痛。

干漆杵碎，炒烟尽 牛膝去苗，酒浸一宿，焙干。各一两

上为末，以生地黄汁一升，入二味药末，银器内慢火熬可丸即丸，如桐子大。每服二[①]丸，空心米饮或温酒下。

土牛膝散 治妇人、室女血闭不通，五心烦热。

土牛膝 当归尾各一两 桃仁去皮，麸炒，另研 红花各半两

上为细末，每服二钱，空心温酒下。

当归干漆丸，疗月经不利，脐下憋，逆气胀满见调经门月水不利。

治月经壅滞，脐腹疠痛

当归 玄胡索

上为粗末，每服三钱，姜三片，水一盅半，煎至七分，去滓，稍热服。

当归散 治血脉不通。

当归 穿山甲灰炒 蒲黄炒。各半两 辰砂另研，一钱 麝香少许

上为细末，研匀，每服二钱，食前热酒调下。

琥珀散 治心膈迷闷，腹脏撮痛，气急气闷，月信不通等疾。

天台乌药二两 当归 莪术各一两

上为细末，每服二钱，温酒调下，后以食压之。忌生冷、油腻。产后诸疾，炒姜、酒调下。

小肠移热于大肠，为伏瘕，为沉。王注云：血涩不利，则月事沉滞而不行。

〔《圣》〕治妇人月水涩滞不快，结成瘕块，筋胀大欲死。用马鞭草根苗五斤，剉细，水五斗煎至一斗，去渣，别以净器盛，熬成膏，食前温酒调下半匙。《本草》云：马鞭草，辛凉，破血瘕。

---

① 二：《校注妇人良方》作“二十”。

〔罗〕**血极**[1]**膏**　治妇人干血气。以川大黄为末，用酽醋熬成膏子，丸如鸡头大，每服一丸，酒化开，临卧温服，大便利一二行后，红脉自下。是妇人之仙药也。加当归头。

〔**仲**〕妇人经水不利，抵当汤主之亦治男子膀胱满急有瘀血者。方见伤寒蓄血。

《产宝》方　月经不通，腹中痛。

牛膝六分　大黄　桃仁去皮尖，炒　细辛各五分　川芎　当归各四分　水蛭三分，糯米炒黄

上为细末，炼蜜丸梧子大，每服二十丸，空心温酒下。

《千金》桃仁煎　治血积癥瘕，月水不行。

大黄湿纸裹蒸　朴硝　桃仁制炒。各二两　虻虫一两，去足翅，炒黑。

上为细末，醋二升半，银石器中慢火熬膏。却入大黄、桃仁、虻虫末，不住搅，度可丸，却入朴硝，再搅良久，出之，丸如梧子大。五更初，温酒下五丸，至日午取下如赤豆汁、鸡肝、蛤蟆衣样，候鲜红住服，仍以调气药补之。

三棱丸　治妇人经脉不通，气痛带下，兼治血瘕。

三棱醋炒　川芎　牛膝　玄胡索　蓬术醋炒　蒲黄　菴蕳　牡丹皮　芫花醋炒　白芷　当归　地龙去土，酒浸炒　干姜炮。各一两　大黄二两，为末，以米醋熬成膏，和药

上为细末，以大黄膏和丸如梧子大，每服三、五十丸，空心醋汤下，或红花煎酒下。

上经一节，方七首，皆治污血有热而经闭。前一方轻剂，后六方重剂也。

〔**云**〕**红花当归散**　治妇人经候不行，或积瘀血，腰腹疼痛，及室女月经不通。

红花　当归尾　紫葳　牛膝　甘草　苏木细剉。各二两　赤芍药九两　刘寄奴五两　桂心　白芷各一两半

上为细末，空心热酒调三钱服之，食前临卧再服。若久血不行，浓煎红花酒下，孕妇休服。一名凌霄花散，即紫葳。

---

① 血极：《卫生宝鉴》作“血竭”。

牛膝散见调经门月水不利条。**温经汤**见前调经门。**桂枝桃仁汤**，治妇人月事不通，小腹膨胀疼痛见前调经门腹痛条。　**牡丹散**见前调经门月水不利条。

通经丸（《本事》）治妇人、室女月候不通，或成血瘕本草入鸡子清同丸。畏漆，入肠胃生疮也。

桂心　青皮去白　大黄炮　干姜炮　川椒炒出汗　川乌炮　蓬莪术　干漆炒烟尽　当归　桃仁制炒，各等分

上为末，先将四钱用米醋熬成膏，和余六钱末成剂，臼中杵丸如桐子大，晒干。每服二十丸，用淡醋汤下，加至三十丸。温酒亦得，空心食前服。《济生》去川乌，加红花，等分。

滋血汤　治劳动致脏腑冲任气虚，不能约制经血，以致崩中，或下鲜血，或下五色，连日不止，淋漓不断，形羸血劣，倦怠困乏，月水闭绝。

马鞭草　牛膝　荆芥穗各二两　当归　肉桂　牡丹皮　赤芍药　川芎各一两

上每服四钱，乌梅一个，水二盏，煎一盏，食前服。日进四五服，服至半月或一月，经脉自通。

上方七首，皆治污血有寒而经闭。前四方轻剂，后二方重剂也。

〔**《大》**〕治月水不通，屡试有验。厚朴不以多少，姜汁炙香，细切浓煎，去渣空心服，不过三四剂瘥形实气盛者宜之。

〔**丹**〕积痰伤经不行，夜则妄语。

栝楼子一两　黄连半两　吴茱萸十两[①]　桃仁五十粒　红曲二钱　缩砂三两　山楂末一两[②]

上生姜汁研，炊饼为丸。

躯脂满，经闭，导痰汤加芎、连。不可服地黄，如用，姜汁拌炒。导痰汤即二陈加枳实、黄连是也。

杨村妇人年二十余，二年经闭，食少乏力。

黄连二钱　白术一钱半　陈皮　滑石各一钱　黄芩半钱　木通三分

---

① 两：《丹溪心法》作“粒”。

② 山楂末一两：《丹溪心法》无。

桃仁十二个　甘草炙，少许。此方分两有讹。

上丹溪治痰结胸腹而经闭之法，皆用轻剂导痰降火也。

经云：气上迫肺，则心气不得下通，故月事不来。今用连、朴之类，导痰降火，使不上迫于肺，故心气下通而月事来也。

丹溪治一妇人久疟，食少经闭，两手无脉，每日与三花神祐丸十余粒，津咽之，月余食进脉出。又半月脉愈，又一月经行。亦此意也。详见久疟。

予尝体丹溪之意，治陈氏妇二十余岁，形肥痞塞不食，每日卧至未牌，吃一盏薄粥，吃粥后必吐水半碗，仍复卧，经不通三月矣。前番曾暗通黑色，脉之，辰时寸关滑，皆有力，午后关滑寸不滑。询之，因乘怒饮食而然。遂以白术一两半，厚朴、黄连、枳实各一两，半夏、茯苓、陈皮、山楂、人参、滑石各八钱，缩砂、香附、桃仁各半两，红花二钱，分作十帖，每日服一帖，各入姜汁二蚬壳，间三日以神祐丸、神秘沉香丸微下之，至十二日吐止，食渐进，四十日平复如故。又汪氏妇三十余，形瘦，亦痞不食，吐水，经不通，以前药方加参、术、归为君，煎熟，入竹沥半盏，姜汁服之。但不用神祐丸下，亦平复。若咳嗽寒热而经闭者，当于咳门湿痰条求之。

〔**子和**〕凡妇人月事不来，用茶调散吐之，次用玉烛散、芎归汤、三和汤、桂苓白术散之类，降心火，益肾水，开胃进食，分阴阳，利水道之药也。一妇人月事不行，寒热往来，口干颊赤，饮食少，旦暮间咳一二声，诸医皆用虻虫、水蛭、干漆、硇砂、芫青、红娘子、没药、血竭之类。惟戴人不然，曰：古方虽有此法，奈病人服之必脐腹发痛，饮食不进。乃命止药，饮食少进。《内经》曰：二阳之病发心脾。心受之则血不流，故女子不月。既心受积热，宜抑火升水，流湿润燥，开胃诱食。乃涌出痰一二升，下泄水五六行，湿水上下皆去，血气自然湍流，月事不为水湿所隔，自依期而至矣。亦不用虻虫、水蛭之类有毒之药，如用之则月经总来，小溲反闭，他证生矣。凡精血不足，宜补之以食，大忌有毒之药，偏胜而致夭阏多矣。一妇人年三十四岁，经水不行，寒热往来，面色痿黄，唇焦颊赤，时咳三二声。问其所服之药，黑神散、乌金丸、四物汤、烧肝散、鳖甲散、建中汤、宁肺散，针艾千百，转剧。家人意倦，不欲求治。戴人悯之，先涌痰五六升，午前涌毕，午后食进，余证悉除。后三日，复轻涌之，又去痰一二升，食益进，不数日又下通经散，泻讫一二升，后数日，去死皮数重，小者如麸片，大者如苇膜，不月余经水自行，神气大康矣。月事不来者，胞脉闭也。胞脉者，属心而络于胞中，今气上迫肺，心气不得下通，故月事不来也。全文见水肿。

〔《**大**》〕室女月水不来，用雄鼠屎一两，烧存性，为细末，空心温酒调下一钱，神效。

〔**海**〕**掌中金丸**　治妇人干血气。

穿山甲炮　甘草　苦丁香　川椒　苦葶苈　白附子　猪牙皂角　草乌头各三钱　巴豆一钱，全用研

上为细末，以生葱绞汁，和丸弹子大，每用一丸，新绵包之，内阴中，一日即白，二日即赤，三日即血，神效。

〔**仲**〕妇人经水闭不利，脏坚癖不止，中有干血，下白物。**矾石丸**　主之。

矾石三钱，烧　杏仁一分

上二味末之，炼蜜丸枣核大，内脏中。剧者再内之。

室女经闭成劳

寇宗奭曰：夫人之生，以气血为本。人之病，未有不先伤其气血者。若室女童男，积想在心，思虑过度，多致劳损。男子则神色消散，女子则月水先闭。盖忧愁思虑则伤心而血逆竭，神色先散，月水先闭。且心病则不能养脾，故不嗜食。脾虚则金亏，故发嗽。肾水绝则木气不荣，而四肢干痿，故多怒，鬓痺焦，筋骨痿。若五脏传遍则死。自能改易心志，用药扶持，庶可保生。切不可用青蒿、虻虫等凉血、行血，宜用柏子仁丸、泽兰汤益阴血、制虚火。

〔**薛**〕经云：五谷入于胃，其糟粕、津液、宗气分为三隧。故宗气积于胸中，出于喉咙，以贯心肺[①]而行呼吸。荣气者，泌其津液，

① 肺：《灵枢》作“脉”。

注之于脉，化以为血，以荣四末，内养[①]五脏六腑。若服苦寒之剂，复伤胃气，必致不起。一室女年十七，疬久不愈，天癸未通，发热咳嗽，饮食少思，欲用通经丸。余曰：此盖因禀气不足，阴血未充故耳。但养气血，益津液，其经自行。彼惑于速效，仍用之。余曰：非其治也。此乃剽悍之剂，大助阳火，阴血得之则妄行，脾胃得之则愈虚。后果经血妄行，饮食愈少，遂致不救。

柏子仁丸（《大全》） 治如上证，兼服泽兰汤。

柏子仁炒，别研　牛膝　卷柏各半两　泽兰叶　续断各二两　熟地黄三两

为细末，炼蜜丸如梧子大。空心米饮下三十丸。

泽兰汤

泽兰叶三两　当归　芍药各一两　甘草半两

为粗末，每服五钱，水二盏，煎一盏温服。

沉香鳖甲散　室女经候凝滞，或头目昏闷，停痰，五心虚烦，少食多困。

沉香　甘草炙　槟榔各三分　木香　常山　当归　柴胡　人参　半夏　桂心　生地黄　白茯苓　青皮　净陈皮各一两　鳖甲一两半

上为细末，每二钱，姜二片，水煎七分，空心温服。

劫劳散　疗心肾俱虚，水火不交，初则微嗽，遇夜发热即冷，有盗汗，倦怠瘦弱，减食恍惚。或微嗽，唾中有红线，名曰肺痿，为不治。

白芍药六两　黄芪　甘草　人参　当归　半夏　白茯苓　北五味子　阿胶炒　熟地黄洗。各二两

上㕮咀，每三大钱，水盏半，姜十二片，枣三枚，煎温服。百药不效，一料除根。

麦煎散　治少男、室女骨蒸，妇人血风攻疰四肢，心胸烦壅，口臭，肌热盗汗。

鳖甲　大黄煨　常山　赤茯苓　柴胡　白术　当归　干漆炒烟尽　生地黄　石膏各一两　甘草半两

---

① 养：《灵枢》作“注”。

上为细末，每服二钱，水一盏，小麦五十粒，食后临卧温服。有虚汗，加麻黄根一两。

牡丹散（《和剂》） 治血气虚损，内则月水不行，外发潮热，肢体羸困，渐成骨蒸。

干漆炒，二两 苏木 蓬莪术 鬼箭各一分 甘草 当归 桂心 牡丹皮 芍药 延胡索炒 净陈皮 红花 乌药 没药别研。各一两

上㕮咀，每服三钱，水一盏，煎七分，温服无时。

六神汤（《御药》） 治血气不足，肌体烦热。四物汤加黄芪、地骨皮。各等分，㕮咀，水煎。又治冲任虚损，月水不行，肌肤发热如瘵状。四物汤各一两，柴胡半两，黄芩一分。水煎。

桃仁散 治妇人、女子血闭不通，五心烦热。

红花 当归 桃仁炒 牛膝各等分

上为末，每服三钱，酒调下，空心服。

〔**《脉》**〕师曰：有一妇人，将一女子，年十五所，来诊言：女子年十四时，经水自下，今经反断，其母言恐怖。师曰：若是夫人亲女，必夫人年十四时，亦以经水下，所以断，此为避年，勿怪，后当自下，此真气犹怯，禀赋素弱而然也。宜固天元真气，使水升火降，则五脏自和，而经脉通矣。

又方 鹿茸 山茱萸 当归各四两 麝香一两

为细末，入麝香拌匀，和酒糊为丸，每服百丸，或五十丸，温酒、盐汤任下。

针灸

〔**《心》**〕经脉不通，已有寒热，此穴大效。三阴交三分，立有效，如疼时，乃经脉要通也。

〔**《摘》**〕经脉不通（《心术》同） 曲池 支沟 三里 三阴交此四穴壅塞不通，则泻之，如虚耗不行，则补之。

〔**《集》**〕月经断绝 中极 三阴交 肾俞 合谷

〔**东**〕又法 四满在丹田傍一寸半。

〔**《心》**〕经脉不通，变成瘕证，饮食如常，腹渐大如蛊。气海用针通管去其泻水恶物。阴交取法亦如上，去其恶物。

〔《甲》〕月水不通，奔，泄气，上下引腰脊痛，气穴主之。女子不下月水，照海主之。妇人少腹坚痛，月水不通，带脉主之。月水不利，见血而有身，则反败及乳肿。临泣主之。

诊

肾脉微涩为不月。

◎ 血崩杀血心痛附

大法

〔丹〕紫色成块者血热，四物加黄连、柴胡[①]之类。气虚血虚者，皆于四物内加参、芪。急则治其标，白芷汤调百草霜，甚者棕榈灰，后用四物加炒干姜调理。因劳者，用人参[②]带升补药。因热者，用黄芩。因寒者，用炒干姜。

〔戴〕血大至曰崩中，或清或浊，或纯下瘀血，或腐，势不可止，证状非一，所感亦异，甚则头目昏晕，四肢厥冷，并宜胶艾汤咽震灵丹，佐以三灰散。或以童子小便煎理中汤，或以沉香降气汤加入百草霜，米饮调下。血崩甚而腹痛，人多疑恶血未尽，又见血色瘀黑，愈信恶血之说，不敢止截。大凡血之为患，欲出未出之际，停在腹中，即成瘀色，难尽以瘀为恶，又焉知瘀之不为虚冷乎？若必待见瘀血之后截之，恐并与人无之矣。此腹痛更有说瘀而腹痛，血通而痛止，崩而腹痛，血住则痛止，宜芎归汤加干姜、熟附一钱，止其血而痛自止，仍以刺花绣拭黑片烧灰研末，米饮调下。一方，以毛蟹壳烧存性，米饮下。亦有以早黄麻根烧灰为末，米饮下。

〔薛〕经云：阴虚阳搏，谓之崩。又云：阳络伤则血外溢，阴络伤则血内溢。又云：脾统血，肝藏血。其为患因脾胃虚损，不能摄血归源。或因肝经有火，血得热而下行。或因肝经有风，血得风而妄行。或因怒动肝火，血热而沸腾。或因脾经郁结，血伤而不归经。或因悲哀太过，胞络伤而下崩。治疗之法：脾胃虚弱者，六君子汤加当归、川芎、柴胡。脾胃虚陷者，补中益气汤加酒炒芍药、山栀。

---

① 柴胡：《丹溪心法》无此药。

② 人参：《丹溪心法》作“参、芪”。

肝经血热者，四物汤加柴胡、山栀、苓、术。肝经风热者，加味逍遥散，或小柴胡汤加山栀、芍药、丹皮。若怒动肝火，亦用前药。脾经郁火者，归脾汤加山栀、柴胡、丹皮。哀伤胞络者，四君子汤加柴胡、升麻、山栀。故东垣、丹溪诸先生云：凡下血证须用四君子以收功，斯言厥有旨哉。若大去血后，毋以脉诊，当急用独参汤救之。其发热、潮热、咳嗽、脉数，乃是元气虚弱，假热之脉也，尤当用人参之类。此等证候，无不由脾胃先损，故脉洪大。察其有胃气受补则可救，设用寒凉之药，复伤脾胃生气，反不能摄血归源，是速其危也。

《经验》《简要》治崩中等证。冷者，脉紧细，手足寒，红去、淡黑或五色，当归建中加白龙骨、血竭、附子，下紫石英丸、震灵丹。灸火。热者，脉洪，四肢温，心烦口苦燥，血沸而成，用黄芩汤、荆芥散，或清心莲子饮加竹沥、生地黄汁，甚者，生地黄汁磨京墨、百草霜冷服。虚者，胶艾汤加麦门冬、鹿茸、龙骨、酸枣仁，或养荣汤加龙骨、血竭，送震灵丹。实者，腹中痛，煮附丸、四物汤加香附子。心虚者，恍忽多梦，健忘，舌强，小便多，面红盗汗，柏子仁汤、酸枣仁汤加龙骨、京墨、百草霜，吞灵砂丹。又灵砂、当归、莲肉、龙骨、枣肉丸，参汤送下。崩中作麝香、当归，香者，心气已散，急服灵砂、龙骨等。

有田妇崩中，断下者，用大芜根酒煎，清早服。生麦中，如蓬蒿花。或云：即蓟根也。

《产宝》分阴崩、阳崩。受热而赤，谓之阳崩。受冷而白，谓之阴崩。

胶艾汤 治阳崩不止，小腹疼痛见前月水不断条。

固经丸 治阴崩不止。

艾叶醋炒 鹿角霜 伏龙肝 干姜各等分为末

上熔鹿角胶和药乘热丸，食后淡醋汤下五十丸。

丹溪云：涎郁胸中，清气不升，故经脉壅遏而降下，非开涎不足以行气，非气升则血不能归隧道。此论血泄之义甚明，盖开胸膈浊涎则清气升，清气升则血归隧道不崩矣。故其证或腹满如孕，或脐腹疠痛，或血结成片，或血出则快，止则闷，或脐上动。其治法宜开结痰，行滞气，消污血。

开痰

江氏妇三十余岁，坠胎后血不止，食少中满，倦怠不起，躁烦，六脉沉伏而数，重取微弦。予作怒气伤肝，感动胃气。二陈加川芎、白术、缩砂，二十帖而安。

〔仲〕**旋覆花汤**　治半产漏下，脉弦而大。

旋覆花三两　葱十四茎　新绛少许

上三味，以水三升，煮取一升，顿服之。《本草》云：旋覆主留饮结气。

半夏丸（《直指》）治下血、吐血、崩中、带下，痰喘急满，虚肿。亦消宿瘀百病。

圆白半夏，刮净捶扁，姜汁调飞白面作饼，包，炙黄色，去面取半夏作末。

米糊为丸，绿豆大，每服十丸，温熟水下。芎归汤、沉香降气汤各半煎送下。止血之要药。

〔《千》〕治妇人崩中下血不止。以衣中白鱼、僵蚕等分为末，以井花水服之，日三服，瘥。

上三方开痰。

行气

〔罗〕**备金散**　治妇人血崩不止。

香附子四两，炒　当归尾一两二钱　五灵脂一两，炒

上为细末，每服五钱，醋汤调，空心服立效。

〔《本》〕治下血不止，或成五色崩漏。用香附子舂去皮毛，中断之，略炒为末，每服二钱，清米饮调下。此方徐朝奉传。其内人有是疾，遍服药不效，后服此遂愈。久服为佳。亦治产后腹痛，大是妇人仙药，常服益血调气。

〔《大》〕煮附丸见前调经平剂。一方：用香附子、白芷为丸。

缩砂散　治血崩。用缩砂仁不以多少，于新瓦上炒香为细末，米饮调下三钱。

上四方行滞气。

消污血

〔《世》〕治血崩。用干荷叶浓煎汤一碗，空心服之立愈。或调醋炒香附末，尤妙。

五灵脂散　治妇人血崩，及治男子脾积气。

五灵脂不以多少，炒令烟尽，研末

上为末，每服一钱，温酒调下。此药兼能解毒及蛇蝎蜈松咬，涂伤处立愈。一方：每服三钱，水酒、童便各半盏，煎至八分，通口服，名抽刀散。治产后有病，服三服，散恶血或心腹、胁肋、脚痛不可忍者。或止用童子小便尤佳。或中风，即入草乌头半钱同煎。亦治肠风下血，如不饮酒者，煎乌梅柏叶汤调下。如心烦口干渴者，加蒲黄炒减半。一方：烧存性，霹雳酒下。然此药气恶难吃，烧之存性极妙。一方：治妇人经血不止，加当归两片，酒一盅，与药末同煎服。昔亲戚黄守正卿为和剂局日，内子凌夫人忽苦此疾危殆，百药不效，偶得此方，旋服遂愈。

〔云〕**治血崩不止**

五灵脂二钱，炒热，加当归酒同煎，或水酒、童便各半盏同煎服。一方：五灵脂半生半熟为末，酒调服。一方：水煎五灵脂半干，去渣澄清，再煎成膏，入神曲末为丸，如桐子大，空心温酒下二、三十丸，便止。

又方：鹿茸醋炙　当归各二钱　蒲黄半两，炒

上为末，温酒调下五钱匕，日三服。

〔仲〕桂枝茯苓丸治妇人有癥在脐上动，下血不止。方见胎动下血。

上四方消污血。

补养

〔垣〕**当归芍药汤**　治妇人经脉漏下不止，其色鲜红。时值七月处暑之间，先因劳役，脾胃虚弱，气短气逆，自汗不止，身热闷乱，恶见饮食，亦不思食，沉困懒倦，四肢无力，大便时泻。后复因心气不足，其经脉再下不止，惟觉气下脱，其元气逆上全无，惟觉心腹中气不[①]行，气短少不能言，是无力以言，非懒语也。此药主之。

① 不：《兰室秘藏》作“下”。

黄芪一两半　白术　苍术泔浸，去皮　当归身　白芍药各五钱　甘草炙　生地黄各三分　柴胡二分　熟地黄　陈皮去白[①]，各五分

上十味为粗末，作二服，水煎去滓，热服，空心。一服之后，渐减。次日诸证悉去，顿喜饮食。所以者何？盖气通而闻饮食之香，得平康故也。

〔薛〕一妇人面黄或赤，觉腰间或脐下作痛，四肢困倦，烦热不安，经行先发寒热，两肋如束，血涌如崩。此脾胃亏损，元气下陷，与相火湿热所致。用补中益气加防风、芍药、炒黑黄柏，间以归脾汤调补，而血始归经。

汪石山治一妇年逾四十，形色苍紫，忽病血崩，医者或用凉血，或用止涩，俱罔效。诊之六脉皆沉濡而缓，按之无力，乃气病，非血病也。当用甘温之剂，健脾理胃，使胃气上腾，血循经络，则无复崩矣。遂用补中益气汤多加参、芪兼服参苓白术散，崩果愈。

《金匮》胶艾汤　治劳伤血气，月水过多，淋沥漏下，连日不止，脐腹疼痛，及妊娠将摄失宜，胎动不安，腹痛下坠，或劳伤胞络，胞阻漏血，腰痛闷乱；或因损动，胎上抢心，奔冲短气，及因产乳冲任气虚，不能约制，延引日月，渐成羸瘦。方见前月水不断条。

〔薛〕一妇人久患血崩，肢体消瘦，饮食到口，但闻腥臊，口出津液，强食少许，腹中作胀，此血枯之证，肺、肝、脾、胃亏损之患。用八珍汤、乌贼鱼骨圆兼服两月而经行，百余剂而康宁如旧矣。

柏子仁汤　治妇人忧思过度，劳伤心经，不能藏血，遂致崩中下血不止。

柏子仁炒　香附子炒、去毛　芎䓖　鹿茸火燎去毛，酒蒸焙　茯神去皮、木　当归各一钱半　阿胶　小草各一钱　川续断二钱　甘草炙，半钱

上作一服，水二盅，生姜五片，煎至一盅，空心服。

补脾升阳

〔垣〕经水漏不住有三，补前人之阙。妇人脾胃虚损，致命门脉沉细而数疾，或沉弦而洪大有力，寸关脉亦然，皆由脾胃有亏，下

---

① 去白：《兰室秘藏》作“不去白”。

陷于肾，与相火相合，湿热下迫，经漏不止，其色紫黑，如夏月腐肉之臭。中有白带者，脉必弦细，寒作于中。有赤带者，其脉洪数，病热明矣。必腰痛或脐下痛，临经欲行而先发寒热往来，两胁急缩，兼脾胃证出见，或四肢困热，心烦闷不得眠卧，心下急，宜大补脾胃而升降气血，可一服而愈。或先贵而后贱，或先富而后贫，病名脱营者，心气不足，其火大炽，旺于血脉之中，又致脾胃饮食失节，火乘其中，形质肌肉颜色似不病者，此心病也。不形于脉，故脾胃饮食不调，其证显矣，而经水不时而下，或适来适断，暴下不止。治当先说恶死之言，劝论令惧死而心不动，以大补气血之剂，补养脾胃，微加镇坠心火之药，治其心，补阴泻阳，经自止矣。《痿论》云：悲哀太甚则胞络绝，胞络绝则阳气内动，发则心下崩，数溲血也，故经曰：大经空虚，发则肌痹，传为脉痿。此之谓也。

益胃升阳汤 治血脱益气，古人之法也。先补胃气以助生长，故曰阳生阴长。诸甘药为之先务，举世皆以为补气，殊不知甘能生血，此阳生阴长之理也。故先理胃气，人之一身，纳谷为宝。

黄芪二钱 人参有嗽者去之 神曲炒。各一钱半 升麻 柴胡各五分 白术三钱 当归身酒浸 甘草炙 陈皮各一钱 生黄芩二钱，泻盛暑之伏金肺逆，秋凉不用 一方用生地黄。

上为粗末，每服三钱或五钱，如食添再加之，如食减，已定三钱内更减之，不可多服。每服二钱，水煎去滓，热服。如腹痛，每服加白芍药二分，中桂少许。如渴、口干，加干葛二分。如嗽，去人参，服不计时候。盖先服此益胃气升阳汤不止，却服后方柴胡调经汤，大举大升之也。

升阳

宣德侯经历家人病崩漏，医莫能效。切脉之后，且以纸疏其证至四十余种，为制调经升阳除湿汤疗之，明日而十减其八，前后五六日良愈。

调经升阳除湿汤 治女子漏下恶血，月事不调，或暴崩不止，多下水浆之物。皆由饮食不节，或劳伤形体，或素有心气不足，因饮酒劳倦，致令心火乘脾，其人必怠惰嗜卧，四肢不收，困倦乏力，无气以动，气短上气，逆急上冲，其脉缓而弦急，按之洪大，皆中指下得之，脾土受邪也。脾主滋荣周身者也，心主血，血主脉，二者受邪，病皆在脉。脉者血之府也，脉者人之神也。心不主令，胞络代之，故曰心之脉，主属心系。心系者胞络、命门之脉也，主月事、主孕，皆由脾胃虚而心胞乘之，故漏下血水不调也。况脾胃为血气阴阳之根蒂，当除湿去热，益风气上伸以胜其湿。又云：火郁则发之。

柴胡　防风　甘草炙　藁本　升麻各一钱　羌活　苍术　黄芪各一钱半　独活　当归酒浸。各五分　蔓荆子七分

上㕮咀，水五大盏，煎至一大盏，去滓稍热服，空心。服药毕，待少时以早膳压之，可一服而已。如灸足太阴脾经中血海穴二七壮或三七壮，立已。此药乃从权衡之法，用风胜湿，为胃气下陷而气迫于下，以救其血之暴崩也。若病愈，经血恶物已尽，主病虽除，后必须以黄芪、甘草、人参、当归之类数服以补之，于补气升阳汤中加和血药是也。若经血气恶物下之不绝，尤宜救其根源，治其本经，只益脾胃，退心火之亢，乃治其根蒂也。若遇夏月白带下脱漏不止，宜用此汤，一服立止。

柴胡调经汤　治经水不止，鲜血[①]，项筋急，脑痛，脊骨强痛，不思饮食。

羌活　独活　藁本　升麻各五分　苍术一钱　柴胡根七分　葛根　当归身　甘草炙。各三分　红花少许

上㕮咀，作一服，水煎去滓，稍热空心服，微汗立止。

一妇人经候黑血凝结成块，左厢有血瘕，水泻不止，谷食有时一化，有时不化。至今岁四月，血块暴下，并水注俱作，是前后二阴有形之血，脱竭于下，既久，经候尤不调，水泻日见三两行，食罢心烦不快，饮食减少，甚至瘦弱。东垣先生曰：夫圣人治病，必本四时升降浮沉之理，权变之宜。若不本四时，以顺为逆，非其治也。且治之大法，必先岁气，无伐天和。无盛盛，无虚虚，遗人夭殃。无致邪，无失正，绝人长命。故圣人云：阳盛阴虚，下之则

① 血：《兰室秘藏》作“红”。

愈，汗之则死。阴盛阳虚，汗之则愈，下之则死。大抵圣人立法，各自有义。且如升阳或发散之剂，是助春夏之阳气，令其上升，乃泻秋冬收藏殒杀寒凉之气，此病是也。当用此法治之，乃升降浮沉之至理也。夫天地之气，以升降浮沉乃从四时，如治病逆之则杀人矣。故经云：顺天者昌，逆天者亡。可不畏哉。夫人之身亦有天地四时之气，不可止认在外，人体亦同天地也。今经漏不止，是前阴之气血已下脱矣。水泻又数年不愈，是后阴之气血又下陷矣。后阴者，主有形之物也，前阴者，精气之门户，俱下竭是病人周身之气常行秋冬之令。阴主杀，此等收藏之病是也。阳生阴长，春夏是也。在人身之中，令气升浮者，谷气上行是也。既病则周身血气皆不生长，谷气又不升，其肌肉消少，是两仪之气，俱将绝矣。既下元二阴俱脱，血气消竭，假令当日元是热证，令下焦久脱，已化为寒矣。此病久沉久降，寒湿太胜，当急救之。泻寒以热，除湿以燥，大升大举，以助生长，补养气血，不致偏枯。圣人立治之法，云湿气大胜，以所胜助之，助甲风木上升是也。故经云：风胜湿，是以所胜平之也。当调和胃气，次用白术之类，以燥其湿而滋元气。如其不止，后用风药以风胜湿，此之谓也。此药便是大举大升，以助春夏二湿之久陷下之至治也。又一本云：此病次用四物，随湿证加减。

〔《大》〕**独圣散**　治妇人血崩不止。

用防风去芦，不以多少，为细末，酒煮白面清调下二钱，空心食前，日二服，更以面作糊，酒投之极验。

治血崩　夏枯草为细末，每服二钱，米饮调下，无时服。

〔《千》〕治崩中不止。芎䓖八两，清酒五升，煎至二升半，分三服。不耐者，徐徐进之。《衍义》云：芎不可久服，令人暴死。

上大举大升之剂，治崩脉沉弦而洪，或沉细而数者，皆胃气下陷也。或崩而又久泻者，亦胃气下陷也。故举之、升之，其病愈也。

养血行气

加减四物汤　治室女二七天癸至，亦有当时未至而后至者，亦有卒然暴下，淋沥不止至有若崩漏者，失血过多，变生诸证，悉宜服之。

川芎　熟地黄洗焙　川当归去芦，酒润、切焙　白芍药各一两　香附子炒去毛，一两半

上㕮咀，每服四钱，水一盏半，生姜五片，煎至七分，去滓食前温服。如血色鲜而不止者，去熟地黄加生地黄煎服。

补中去积

丁未年冬，郭大方来说，其妻经水暴崩不止，先曾殒身失血，自后一次经数日而来，今次不止。其人心窄，性急多惊，以予料之，他日必因心气不足，饮食失节得之。大方曰容。到彼诊得掌中寒，脉沉细而缓，间而沉数，九窍微不利，四肢无力，上喘气短促，口鼻气皆不调，果有心气不足，饮食失节，脾胃虚弱之证。胃脘当心而痛，左胁下急缩有积，当脐有动气，腹中鸣下气，大便难，诸虚证极多，不能尽录。拟先治其本，余证可以皆去。与安心定志，镇坠其惊。调和脾胃，大益元气。补其血脉，养其心神。以大热之剂，去其冬寒凝在皮肤内。少加生地黄，去命门相火。不令四肢痿弱。**黄芪当归人参汤**。

黄芪　人参　麻黄不去节，实表闭汗　黄连镇心惊。各一钱　当归一钱半　草豆蔻七分　神曲消食，去脾胃寒　桂枝必先岁气，无伐天和也　陈皮各五分　杏仁九个，研如泥　生地黄三分，去肾火，大去冬月相火之旺

上为粗末，水三大盏，先煮麻黄数沸，去滓入前药，同煎至一大盏，于巳午之前，食消尽服之。其胃脘痛乃胃上有客寒，与大热药草豆蔻丸一十五丸，其痛立止。再与肝之积药，除其积之根源而愈。

地黄丸　治足三阴亏损，经行数日不止，或兼带下无子。

熟地黄自制　山茱萸肉　芜荑仁　白芍药微炒　代赭石各一两　干姜炮　白僵蚕炒　厚朴姜制。各三钱

上为末，蜜丸桐子大。每服五十丸，空心温酒下，日三服。

上虚挟积滞而崩。尝治一老妇人血崩不止，流流不绝，满床皆血，起床不得者三月矣，腹满如孕。予作虚挟痰积污血治之，用四

物四两，参、术各一两，甘草半两以治虚；香附三两，半夏一两半，茯苓、陈皮、枳实、缩砂、玄胡各一两，以破痰积污血。分二十帖，每帖煎干，加荷叶、侧柏叶汤再煎服之，服尽良愈，今再不发，神效。

凉剂

〔《素》〕阴虚阳搏，谓之崩。

〔**垣**〕**凉血地黄汤**　治妇人血崩不止，肾水阴虚，不能镇守包络相火，故血走而崩也。

生地黄　当归尾各半钱　黄连　黄柏　知母　藁本　川芎　升麻各二分　红花少许　柴胡　防风　川羌活　黄芩　细辛　荆芥穗　蔓荆子　甘草炙。各一分

㕮咀作一服，水三盏，煎至一盏，去滓空心稍热服。

足太阴脾之经中血海二穴，在膝膑上内廉白肉际二寸中，治女子漏中[①]恶血，月事不调，逆气腹胀，其脉缓者是也，灸三壮。足少阴肾之经中阴谷二穴，在膝内辅骨后大筋下小筋上，按之应手，屈膝取之，治膝如锥不得屈伸，舌纵涎流，烦逆溺难，少腹急引阴痛，股内痛，妇人漏下不止，腹胀满不得息，小便黄，如蛊，女子如妊身，可灸三壮。

〔《**大**》〕**小蓟汤**　治崩漏不止，色明如水，得温则烦闷者，此阳伤于阴，令人下血。当补其阴。脉数疾小者顺，大者逆。

小蓟茎叶研取汁　生地黄研取汁。各一盏　白术半两，剉

上三件，入水一盏，煎减一半，去滓温服。

芎劳酒　治崩中昼夜不止，医不能治。

芎劳一两　生地黄汁一盏

上用酒五盏，煮芎劳一盏，去滓，下地黄汁再煎二三沸，分为三服。

治崩中去血不止

大小蓟根五两　白茅根三两

上二味细切，用酒五升，煮取四升，去渣分四服。

① 中：《兰室秘藏》作“下”。

〔**丹**〕漏下乃热兼虚，四物加黄连。

奇效四物汤　治有热，久患血崩。

当归头尾俱用　白芍药　大川芎　熟地黄洗焙　大艾叶　阿胶蛤粉炒如珠子　黄芩去黑者。各半两

上剉碎，每服四钱，水一盏半，生姜五片，煎七分，空心温服。

有一医疗血崩，往㕮咀药铺市药，其方则四物汤加阿胶、大艾也。就铺分作八服，又为铺索黄芩半两，加入药内。铺家亦医者，曰：此药何为加黄芩？医曰：非汝所知，吾与此药，政[①]以黄芩为主。夫心主血，血得热则行，得寒则止。病者一服而愈，服至八服，至今无恙。又见数妇血崩者，亦用此。医以黄连解毒汤加大艾治，无不效者，又当量其虚实用之。

〔**云**〕**金华散**　治血室有热，崩下不止，服温药不效者。

延胡索　瞿麦穗　当归　干姜　牡丹皮各一两　石膏二两　桂心别研　威灵仙各七钱半　蒲黄半两

上为细末，每服三钱，水一盏半，空心温服，日二。

治崩中下血方　崩中药多是用止血药及补血药，惟此方治阳乘阴，所谓天暑地热，经水沸溢者。

黄芩不以多少

上为细末，每服一钱，霹雳酒调下。一方：荆芥煎汤下。近朝有王御医直[②]夜，有一宫女血如山崩，其时暑月，药笥中只有大顺散两帖，以冷水调服，旋即奏效。以此知医者要在权变也。

治漏下五色，亦治呕血，令人黄瘦虚弱

上用地榆三两，剉碎，以醋一升，煮十余沸，去滓，食前稍热服一合。《本草》注云：地榆主带下十二病。一曰多赤，二曰多白，三曰月水不通，四曰阴蚀，五曰子脏坚，六曰子门澼，七曰合阴阳患痛，八曰小腹寒痛，九曰子门闭，十曰子宫冷，十一曰梦与鬼交，十二曰五脏不定。一方：竹叶水煎服代茶，甚解热。

〔**丹**〕经水多去不能住，以三补丸加莎根、龟板、金毛狗脊。三

---

① 政：通“正”

② 直：同值

补丸者，芩、连、柏也。

〔**子和**〕孟官人母，年五十余，血崩一载，佥用泽兰丸、黑神散、保安丸、白薇散补之，不效。戴人见之曰：天癸已尽，本不当下血，盖血得热而流散，非寒也。夫女子血崩，多因大悲哭，悲甚则肺叶布，心系为之急，血不禁而下崩。《内经》曰：阴虚阳搏谓之崩。阴脉不足，阳脉有余，数则内崩，血乃下流。举世以虚损治之，莫有知其非者，可服大剂，大剂者，黄连解毒汤是也。次以香附二两炒，白芍药二两焙，当归二两焙，三味同为细末，水调下。又服槟榔丸，不旬日而安。西园公治一妇人年六十二岁，血崩不止，投黄连解毒汤四帖后，服凉膈散合四物，六帖即愈。此妇因悲哀太过，则心闷急，肺布叶举而上焦不通，热气在中，血走而崩，故效。

〔**薛**〕一妇人年将七十，素有肝脾之证，每作则饮食不进，或胸膈不利，或中脘作痛，或大便作泻，或小便不利。余用逍遥散加山栀、茯神、远志、木香而愈。后忧女孀居，不时吐紫血，其病每作，先倦怠而后发热。经曰：积忧伤肺，积思伤脾。肺布叶举，是令子母俱病，不能摄血归经而致前证。遂以前药加炒黑黄连三分，吴茱萸二分，顿愈。复因怒吐赤血甚多，躁渴垂死，此血脱也，法当补气。乃用人参一两，苓、术、当归各三钱，陈皮、炮黑干姜各二钱，炙草、木香各一钱，一剂顿止。一妇人年六十四，久郁怒，头痛寒热，春间乳内时痛，服流气饮之类益甚，不时有血如经行。

又大惊恐，饮食不进，夜寐不宁，乳肿及两胁，焮痛如炙，午后色赤。余以为肝脾郁火血燥，先以逍遥散加酒炒黑龙胆一钱，山栀一钱半，二剂，肿痛顿退，又二剂而全消。再用归脾加炒栀、贝母，诸证悉愈。一妇人因怒，崩血久不已，面青黄而或赤，此肝木制脾土而血虚也。用小柴胡合四物，以清肝火，生肝血。又用归脾、补中二汤，以益脾气，生肝血而瘥。此证若因肝经有风热而血不宁者，用防风一味为丸，以兼证之药煎送。或肝经火动而血不宁者，用条芩炒为丸，以兼证之药煎送，无有不效。一妇人性急，每怒非太阳、耳、项、喉，齿、胸乳作痛，则胸满吞酸，吐泻少食，经行不止。此皆肝火之证，肝自病则外证见，土受克则内证作。若自病见，用四物加白术、茯苓、柴胡、炒栀、炒龙胆。若内证作，用四君子加柴胡、芍药、神曲、吴茱萸、炒过黄连，诸证渐愈。惟月经不止，是血分有热，脾气尚虚，以逍遥散倍用白术、茯苓、陈皮，又以补中益气加酒炒芍药，兼服而调。

温剂

〔垣〕**丁香胶艾汤**　治崩漏不止。盖心气不足，劳役及饮食不节所得，经隔少时，其脉两尺俱弦紧而洪，按之无力。其证自觉脐下如冰，求厚衣被以御其寒，白带白滑之物虽多，间下如屋漏水，下时有鲜血不多，右尺脉时微洪。屋漏水多，暴下者是，急弦脉，为寒多。而洪脉时见，乃热少。合而言之，急弦者，北方寒水多也。洪脉时出者，命门包络之火也。黑物多，赤物少，合成屋漏水之状也。

川芎　丁香各四分　熟地黄以泻大洪脉　白芍药各三分　阿胶炒，六分，另后入　当归身一钱二分　生艾叶一钱，后入

为细末，作一服，水二盏，煎至五沸，去滓，入胶、艾再上火煎至一大盏，空心，宿食消尽带热服，三服效。

〔《大》〕**治血崩**

熟艾如鸡子大　阿胶半两　干姜一钱

上粗末，用水五盏，先煎艾叶、姜至二盏半，入胶消，温分二服，空心服。

芎䓖汤一名芎䓖温中汤　治带下漏血不止，及风虚冷热，劳损冲任，月水不调，崩中暴下，腰重里急，淋沥不断；及产后失血过多，虚羸腹痛；或妊娠胎动不安，下血，连日小便频数，肢体烦倦，头运目暗，不欲饮食。

芎䓖　黄芪　芍药　干地黄　吴茱萸　甘草各二两　当归　干姜各一两

上㕮咀，以水一斗，煮取三升，分三服。若月经后因有赤白不止者，除地黄、茱萸，加杜仲、人参各二两。

断下汤　治冲任气虚，崩中漏下，经脉不调，每遇月候将来，脐腹腰脚先痛，渐减饮食，四肢乏力及带下，三十六疾，悉能疗之。

人参去芦　熟地黄洗焙　艾叶醋炒。各一两　乌贼骨烧灰　当归酒洗。

各二两 川芎七钱 干姜炮，半两 阿胶蛤粉炒成珠，七钱半

上㕮咀，每服五钱，水一盏半，煎至七分，去滓食前温服。

治崩漏方

四物汤一两 人参二钱 吴茱萸一钱

上剉碎，每服半两，姜枣煎服，食前五六服。寒热腹痛皆退，崩漏未止，续服后熟附丸。

熟附丸

熟附子 木贼去节 龙骨煅 赤石脂煅，各半两 川芎 当归各一两

上为细末，醋糊为丸，如梧子大。每服五六十丸，食前米饮下。一妇人年五十已上，经断七年，忽然经行，遂成崩漏，发热腹痛，二月不瘥。予诊其脉虚细疾数。予曰：此乃阴虚而致，宜服此药。

鹿茸丸 治经候过多，其色瘀黑，甚者崩下，吸吸少气，脐腹冷极则汗出如雨，尺脉微小，由冲任虚衰，为风冷客乘胞中，气不能固。可灸关元百壮，在脐下正中三寸。

鹿茸燎去毛，酥炙 赤石脂制 禹余粮制。各一两 艾叶一方无 柏叶 附子炮。各半两 熟地黄 当归 续断各二两

上为细末，酒糊和丸梧子大。每服三十丸，空心温酒下。一方炼蜜丸亦可。

赤龙丹 治崩中不止。

禹余粮炒 乌贼骨 鹿茸 龙骨 石燕煅 阿胶 当归 干姜各等分

上为末，酒醋糊为丸。每服五十丸，温酒下。

紫金散 治月水过多，崩漏带下，淋沥不断，腰腹重痛，一切五色带疾。

禹余粮煅赤，醋淬七次，细研水浥飞浥干，秤三两 白芍药 川芎 熟地黄 附子 当归各一两 干姜炮 肉桂各半两 赤石脂 龙骨各煅，并一两，别研

上为细末，每服二钱，入麝香少许，米饮空心调下。

白芷暖宫丸 暖血海，实冲任。治子宫虚弱，风寒客滞，断绪不成孕育，及数坠胎；或带下赤白，漏下五色，虚眩少气，胸腹满

痛，心下烦悸，自汗，下血过多。

禹余粮制，一两　干姜炮　芍药　白芷　川椒制　阿胶粉炒　艾叶制　川芎各七钱半

上为细末，蜜丸梧子大。每服四十丸，米饮、温酒、醋汤任下。

《和剂》震灵丹　治崩中下血不止，或脉虚细，手足或冷。以芎归汤加木香煎送下，或陈皮、香附子煎汤下三丸，或灵砂丹亦可。兼治暴惊风，九窍出血。独参汤下方见杂病泄泻门。

又方　治崩中不止。

丁香二两为细末，用酒三升，煮取一升，空心顿服。《必效方》用丁香百颗，酒煎服。

又方　益智炒为细末，盐米饮调下。

和剂暖宫丸　内补当归丸　熟干地黄丸　济阴丹　禹余粮丸　内灸散　皱血丸　紫石英丸

上诸方并治崩中带漏，并见前通治门及调经门。

〔薛〕表弟方健甫内，五十岁，辛丑患血崩，诸药罔效。壬寅八月，身热体痛，头晕涕出，吐痰少食，众作火治，展转发热，绝粒数日。余诊之曰：脾胃久虚，过服寒药，中病未已，寒病复起。遂用八味丸料一服，翌早遂索粥数匙，再服食倍，热减痛止。乃服八味丸而愈，癸卯秋，因劳役忧怒，甲辰夏，病复作，胸饱发热，脊痛腰疼，神气怫郁，或作内伤，或作中暑，崩血便血，烦渴引饮，粒米不进，昏愦时作，脉洪大按之微弱，此无根之火，内虚寒而外假热也。以十全大补加附子一剂，遂食粥三四匙，崩血渐减。日服八味丸，始得全愈。大尹王天成之内，久患崩，自服四物凉血之剂，或作或辍。因怒发热，其血不止，服前药不应，乃主降火，更加腹胁大痛，手足俱冷。余曰：此脾胃虚寒所致。先用附子理中汤，体热痛止；又用济生归脾、补中益气二汤，崩血顿愈。若泥痛无补法，则误矣。锦衣杨永兴之内，患前证过服寒凉之剂，其证益甚，更加肚腹痞闷，饮食不入，发热烦躁，脉洪大而虚。余曰：此脾经气血虚而发躁也。当急用八珍汤加炮姜以温补之，缓则不救。不信，乃服止血降火之剂，虚证蜂起，始信余言，缓不及治矣。

涩剂

〔《大》〕治崩中下血不止，小腹痛。

芍药一两，炒黄　柏叶六两，微炒。丹溪云：柏叶性多燥。

上用水一升，煎取六合，入酒五合，煎取七合。空心分为二服。一方为细末，酒调二钱。一方有鹿角胶等分，酒调治白带脐腹痛。

〔《世》〕**牡蛎散**　治月水不止，众药不愈者。

牡蛎火煅研细，用醋调成丸，再煅过通红，候冷研细，出火毒，却用醋调艾末，熬成膏，和丸如桐子大。每服五十丸，醋艾汤下。

燥剂

〔云〕**柏黄散**　疗经血不止。

黄芩一两二钱半　侧柏叶　蒲黄各一两　伏龙肝二两

上㕮咀，水二升，煎取八合，分为二服。

又方　治患崩中不止，结作血片，如鸡肝色，碎烂。

芎䓖十二分　阿胶　青竹茹各八分　续断　地榆　小蓟根各三分　当归六分　生地黄　伏龙肝各十一分

上用水九盏，煮取三盏，去滓分三服。

〔《衍》〕治妇人血露，蚕砂一两炒，伏龙肝半两，阿胶一两，同为末。温酒调，空心二三钱，以知为度。《大全》名无比散，无阿胶。

〔罗〕**伏龙肝散**　治气血劳伤，冲任脉虚。经云：非时忽然崩下，或如豆汁，或成血片，或五色相杂，或赤白相兼，脐腹冷痛，经久未止，令人黄瘦，口干，饮食减少，四肢无力，虚烦惊悸。

伏龙肝一两　甘草半两　赤石脂一两　芎䓖三两　肉桂半两　熟地黄　艾叶微炒。各二两　当归　干姜各七钱半　麦门冬去心，一两半

上为粗末，每服四钱，枣一枚，水同煎。

地榆散　治妇人崩中漏下不止。

地榆剉　蒲黄　白芍药　白茯苓　柏叶微炒　蟹爪微炒　熟地黄　鹿角胶捣碎，炒令黄燥　漏芦各一两　芎䓖　当归剉炒。各七钱半　伏龙肝一两半　干姜炮　桂心　甘草剉，炙赤。各半两

上剉碎，每服三钱，水一中盏，入竹茹一分，煎至七分，去滓，食前温服。

上五方，伏龙肝例，盖燥可去湿也。前二方去湿热，后二方去寒湿。按伏龙肝为止血之圣药，先贤治崩，用旋覆花、半夏治膈间湿痰而崩止者，亦此意。

补涩

鹿茸散 治崩中漏下不止虚损羸瘦。

鹿茸二两，去毛涂酥，炙微黄 白龙骨 鳖甲涂酥炙令黄，去裙 熟地黄 白芍药 白石脂 乌贼鱼骨炙黄 续断各一两 肉苁蓉一两半，酒浸一宿，刮去皱皮，炙干

上为细末，每服二钱，食前粥饮调下。

柏叶散 治妇人崩中漏下，不问年月远近，渐至黄瘦，四肢无力，腹内疼痛，不思饮食。

柏叶 续断 川芎 生地黄 当归 龟甲 鳖甲各一两半 禹余粮二两半 阿胶 牡蛎 地榆 赤石脂 艾叶 鹿茸各一两

上为细末，每服二钱，食前粥饮调下。一方有丹参，加鹿茸炼蜜和丸，如梧子大。每服三四十丸，空心用温酒送下。或醋汤亦可。

补宫丸 治妇人诸虚不足，久不妊娠，骨热形羸，崩中带下。

白薇 牡蛎 白芍药 鹿角霜 山药 白术 白茯苓 乌贼鱼骨 白芷各等分

上为细末，面糊和丸，如梧子大。每服五十丸，空心用米饮送下。

镇宫丸 治妇人崩漏不止，或下五色，或赤白不定，或如豆汁，或状如豚肝，或下瘀血，脐腹胀痛，头晕眼花，久而不止，令人黄瘦，口干，胸烦不食。

代赭石火煅，醋淬 紫石英 禹余粮制并同上 香附子醋煮。各二两 阳起石火锻，细研 鹿茸燎去毛，醋蒸焙 茯神去皮、木 阿胶剉碎，蛤粉炒成珠 当归去芦，酒浸 蒲黄炒 芎䓖各一两 血竭半两，别研

上为细末，用艾煎醋汁，煮糯米粉糊丸，如梧子大。每服七十丸，空心米饮下。

血见黑则止

治暴崩下血。京墨为末二钱匕，同烧露蜂房为末三指撮，酒调服。

又方：百草霜二钱，狗胆汁拌定，分作二服，当归酒调下。

〔《世》〕治血崩。用葫芦去子穰，实荆芥穗烧存性，饮汤调服。

治室女血崩，不以冷热皆可服。

荆芥　莲房壳各等分，各烧灰存性

上为细末，每服二钱，空心米饮调下。

十灰丸　治崩中下血不止。

锦灰　黄绢灰　马尾灰　艾叶灰　藕节灰　莲房灰　油瘅灰　赤松皮灰　棕榈灰　蒲黄灰各等分

上研匀，用醋煮糯米糊和丸，如梧子大。每服七十丸，加至一百丸，空心米饮送下。

十灰散　治下血不止。

锦片　木贼　棕榈　柏叶　艾叶　干漆　鲫鱼鳞　鲤鱼鳞　血余　当归以上逐味火化存性，各等分，研末　麝香少许研

上研匀，每服二钱，空心温酒调服。

一笑散　治妇人血崩。

上用新绵一口，烧灰研末，空心酒调下，立止。

治妇人经年血崩

香附子二两，炒赤　莲壳五枚，烧存性

上为细末，每服二钱，空心陈米饮调下。

〔《世》〕**香矾散**　治血崩。香附子不以多少，极酸醋浸一宿，炒焦为灰存性。每一两入白矾末二钱，米饮调服，空心，神效。一法，用荷叶汤尤妙。

〔《大》〕用香附子去毛，炒焦黑存性，为细末，用极热酒调下二钱，放温服，不过两服立愈，昏迷甚者三钱匕。如血山崩不止者，亦能解之。米饮调亦可。

许学士云：治下血不止，或成五色崩漏，香附子是妇人仙药也。砂仁不以多少，新瓦上炒黑为末，米饮调。一方，益智仁炒黑为末，盐米饮调下。

〔《世》〕妇人血崩不止。用槟榔烧灰存性，碾末，以温酒调下甚妙。

〔《大》〕**五灵脂散**　治妇人血崩诸药不止者。五灵脂炒令烟尽

为末，每服一钱，温酒调下。一法，每服一钱，水酒、童便各半盏，煎服。名抽刀散。

琥珀散 治崩暴不止。

赤芍药 香附子 枯荷叶 男子发皂荚水洗 当归 棕榈炒焦存性 乌纱帽是漆纱头巾，取阳气上冲故也

上等分，除棕榈外，其余并用粗片，新瓦上煅成黑灰存性三分，为细末。每服五钱，空心童便调下，如人行十里，再一服，七八服即止。若产后血去多，加米醋、京墨、麝香少许。一法，先以五积散加醋煎，投一二服，次服五灵脂散。

〔**《衍》**〕黄牛角䚡，用尖，烧为黑灰，微存性。治妇人血崩，大便血及冷痢、白痢。

〔**《大》**〕治漏下不止者。鹿角烧灰细研，食前温酒调下二钱。又方，桃仁烧灰研细，食前温酒调下二钱。又方，乱发，皂角水洗净，烧为细末，空心温酒调二钱。

〔**《世》**〕治血久崩。夏枯草烧存性为末，空心米饮调下。此用灰，与前用草不同。

〔**《大》**〕**荆芥散** 治妇人崩中不止。用好麻油点灯，多着灯心，就上烧荆芥焦色，为细末，每服三钱，童便调下。

〔**《简》**〕治妇人漏下血不绝。槐花鹅不以多少，烧作灰，细研，食前温酒调二钱匕。

〔**《产宝》**〕治崩中不止，不问年月远近。用槐耳烧作灰为末，以酒服方寸匕。

〔**《大》**〕**神应散** 治血崩不止。桂心不以多少，炒极焦存性，为末，每服一二钱，米饮调下。

《杨氏家藏》黑金散 治妇人血气虚损，经候不调，崩中漏下。

鲤鱼皮 黄牛角䚡 棕榈皮 破故纸 乱发各一两 乌贼鱼骨 熟地黄 干姜炮 当归洗，焙 木贼各半两

上剉拌入磁瓶内，盐泥固济，候干，炭火五斤煅通赤，烟尽埋土内令冷，取研细。每三钱，入麝少许，米饮空心调下。

如圣散 治血山崩。

棕榈 乌梅肉各一两 干姜一两五钱，并烧存性

上为细末，每服二钱，乌梅酒调下，空心食前服。久患不过三服愈。

治血崩屡效方

当归　白芍药　干姜　棕榈各等分

上各煅存性，研为细末，醋调以有节朱箸左搅四十九转，食前服。

又方　用棕榈、白矾煅为末，酒调二钱服。

乌金散　治血崩不止。

棕榈毛烧存性，一两　龙骨煅过，二钱

上为细末，研匀，每三钱，空心好酒调服，二服立止。

梅饮子　治妇人血崩。

上以盐白梅烧灰存性，为末，空心米饮调下。

治妇人血崩方

上用乌梅烧灰研末，以乌梅汤调下。酒调亦可。

又方

乌梅肥大者半斤，以酸醋浸，经一宿取出，去核，研为膏　百草霜研细

上捣和丸如梧桐子大。每服三四十丸，空心，以淡醋汤送下，日进一服。

上三十二方，皆烧灰黑药。经云：北方黑色，入通于肾。皆通肾经之药也。夫血者，心之色也，血见黑即止者，由肾水能制心火故也。

〔**海**〕治崩不定，或淋淫经年者。

白矾溶开成汁，一两　没药一钱　硇砂　黄丹各五分

上件将白矾溶开成汁，下余药细末，一处搅匀，就成丸子，如弹子大。每用一丸，新绵裹纳阴中，立效。

运气

运气血崩，皆属风火。经云：少阳司天之政，初之气，风胜乃摇，候乃大温，其病血崩是也。

针灸

〔**《摘》**〕经血过多不止，并崩中。《心术》同。　三阴交　行间各针

讫灸之。　通里足小指上二寸，刺二分，灸二七壮。

〔桑〕漏下不止。《心术》《摘英》同。三阴交　太冲

〔东〕胞门不闭，漏下恶血不禁。气门在关元傍三寸，刺入五分。

〔《集》〕血崩并漏下。中极补　子宫二寸半。败血不止。三阴交　百劳　风门　中极　肾俞　膏肓　曲池　绝骨。

〔《甲》〕妇人不字，阴暴出，经水漏。然谷主之。妇人漏血，腹胀满不得息，小便黄。阴谷主之。《千金》云：漏血，少腹满如阻，体寒热，腹偏肿。女子血不通。会阴主之。女子漏血。太冲主之。

〔《脉》〕问曰：五崩何等类？师曰：白崩者形如涕，赤崩者形如绛，黄崩者形如烂瓜，青崩者形如蓝色，黑崩者形如衃血也。寸口脉弦而大，弦则为减，大则为芤，减则为寒，芤则为虚，寒虚相搏，此名曰革，妇人则半产漏下又见诸见血。

〔仲〕寸口脉微而缓，微者卫气疏，疏则其肤空，缓者胃弱不实，则谷消而水化也。谷入于胃，脉道乃行，水入于经，其血乃成，荣盛则其肤必疏，三焦绝经，名曰血崩。

〔《脉》〕诊妇人漏下赤白，日下血数升，脉急疾者死，迟者生。诊妇人漏下赤白不止，脉小虚滑者生，大紧实数者死。

尺寸脉虚者漏血，脉浮者俱不治。峻实其下，亦有得全者。

〔《良》〕妇人冲任二脉，为经脉之海，外循经络，内荣脏腑。若阴阳和平，经下依时。

若劳伤不能约制，则忽然暴下，甚则昏闷。若寸脉微迟，为寒在上焦，则吐血、衄血。尺脉微迟，为寒在下焦，则崩血、便血。大抵数小为顺，洪大为逆。大法当调补脾胃为主。

◎ 杀血心痛

〔《良》〕妇人血崩而心痛甚，名曰杀血心痛，由心脾血虚也。若小产去血过多而心痛甚者亦然。用乌贼鱼骨炒为末，醋汤调下。失笑散亦效。

〔薛〕前证若阴血耗散，用乌贼丸收敛之。若瘀血不散，用失笑散行散之。若心血虚弱，用芎归汤补养之。若郁结伤血，用归脾汤调补之。一妇人血崩兼心痛三年矣，诸药不应，每痛甚虚证

悉具，面色萎黄。余曰：心主血，盖由去血过多，心无所养，以致作痛，宜用十全大补汤，参、术倍之。三十余剂稍愈，百余剂全愈。

◎ 赤白带下

〔**严**〕巢氏《病源》论妇人有三十六疾者，七癥、八瘕、九痛、十二带下也。而带下不显其证，今人唯知赤、白二带耳。此由劳伤冲任，风冷据于胞络。妇人平居，血欲常多，气欲常少，百疾不生。或气倍于血，气倍生寒，血不化赤，遂成白带。若气平血少，血少生热，血不化经，遂成赤带。寒热交并，则赤白俱下。其脉右手尺浮，浮为阳，阳绝者无子，若足冷带下，轻则漏下，甚则崩中，皆心不荣血，肝不藏血所致。其脉寸口弦而大，弦则为减，大则为芤，减为寒，芤为虚，寒虚相搏，其脉为革，主半产漏下。又尺寸脉虚者漏血，漏血脉浮者不可治。

〔**《产宝》**〕带下三十六疾者，是十二癥、九痛、七害、五伤、三固，谓之三十六疾也。十二癥者，是所下之物，一者如膏，二者如青血，三如紫汁，四如赤皮，五如脓痂，六如豆汁，七如葵羹，八如凝血，九如清血似水，十如米泔，十一如月浣，十二如经度不应期也。九痛者，一阴中痛，二阴中淋痛，三小便痛，四寒冷痛，五月来时腹痛，六气满来时足痛，七汗出阴中如虫啮痛，八胁下皮痛，九腰痛。七害者，一害食，二害气，三害冷，四害劳，五害房，六害妊，七害睡。五伤者，一窍孔痛，二寒冷痛，三小腹痛，四脏不仁，五子门不正，引背痛。三固者，月水闭塞不通，其余二者，文缺不载。而仲景所说三十六种疾，皆由子脏冷热劳损而夹下起于阴内也。

〔**丹**〕赤白带，罗先生法，或十枣汤方见伤寒胁满病。或神祐丸方见杂病痰饮。或玉烛散即四物加调胃承气。皆可用之。虚者不可峻攻，实者可行。血虚，加减四物汤。气虚，以术、参、陈皮间与之。赤属血，白属气，主治燥湿为先。湿甚者，固肠丸方见后。相火动者，诸药中加炒檗。滑者，加龙骨、赤石脂。滞者，加葵花白者治白带，赤者治赤带。性躁者，加黄连。寒月少加姜、附。临机应变，先须断厚味。

带下与梦遗同法治之。肥人有带，多是湿痰，用海石、半夏、南星、炒檗、青黛、苍术、川芎。瘦人带病少，如有多是热，用炒檗、蛤粉、滑石、川芎、青黛、樗皮。带漏俱是胃中痰积，流下渗膀胱，出于大肠、小肠。宜升提，甚者上必用吐，以提其气，下用二陈汤加白术、苍术，仍用丸子。

〔**戴**〕赤白带下，皆因七情内伤，或下元虚冷，感非一端。大率下白带多间有下赤者，并宜顺气散吞震灵丹，仍佐艾附丸，或米饮调沙参末。带下不止成尪羸者，四物汤加牡蛎粉半钱，吞固阳丸，多服取效固阳丸方见杂病遗精门。有带疾愈后一二月或再发，半年一发，先血而后下带，来不可遏，停蓄未几，又复倾泻，此名漏带，最为难治。下截之血，小腹主之。有因血虚而虚热陷入小肠，致小便涩痛，色白如泔，或成沙粒，皆不可作淋治，用冷剂。宜以四物汤、五苓饮各半帖和煎。

〔**《良》**〕妇人带下，其名有五，因经行、产后，风邪入胞门传于脏腑而致之。若伤足厥阴肝经，色如青泥；伤手少阴心经，色如红津；伤手太阴肺经，形如白涕；伤足太阴脾经，黄如烂瓜；伤足少阴肾经，黑如衃血。人有带脉横于腰间，如束带之状，病生于此，故名为带。

〔**薛**〕徐用诚先生云：前证白属气而赤属血。东垣先生云：血崩久则亡阳，故白滑之物下流，未必全拘于带脉。亦有湿痰流注下焦，或肾肝阴淫之湿胜，或因惊恐而木乘土位，浊液下流，或思慕为筋痿。戴人以六脉滑大有力，用宣导之法，此泻其实也。东垣以脉微细沉紧，或洪大而虚，用补阳调经，乃兼责其虚也。丹溪用海石、南星、椿根皮之类，乃治其湿痰也。窃谓前证皆当壮脾胃，升阳气为主，佐以各经见证之药。色青者属肝，用小柴胡加山栀、防风。湿热壅滞，小便赤涩，用龙胆泻肝汤。肝血不足，或燥热风热，用六味丸。色赤者属心，用小柴胡加黄连、山栀、当归。思虑过伤，用妙香散等药。色白者属肺，用补中益气加山栀。色黄者属脾，用六君子加山栀、柴胡；不应，用归脾汤。色黑者属肾，用六味丸。气血俱虚，八珍汤。阳气下陷，补中益气汤。湿痰下注，前汤加茯苓、半夏、苍术、黄柏。气虚痰饮下注，四七汤送六味丸。不可拘肥人多痰，瘦人多火，而以燥湿泻火之药轻治之也。

〔**洁**〕治带下少腹冤结而痛者，先以十枣汤下之；次服苦楝丸、大玄胡散调之。是先攻后补之法也。

治结痰白带，以小胃丹，半饥半饱，津液下数丸，候郁积行，欲服补药。

白术一两　苍术半两　红白葵花二钱半　白芍药七钱半

上蒸饼为丸，空心，煎四物汤下二十丸。

陶遵道外姑，年七十，形瘦善啖，白带。食前姜汤吞大补丸五十丸一二次，午膳后及临卧时，各与小胃丹十五丸，愈。

〔**子和**〕顷，顿丘一妇人，病带下连绵不绝，白物或来，已三载矣。命予脉之，诊其两手脉俱滑大而有力，得六七至，常上热、口干、眩晕，时呕酢水，余知其实有寒痰在胸中，以瓜蒂散吐出冷痰二三升，皆酢水也。间如黄涎，状如烂胶。次以浆粥养其胃气，又次用导水禹攻以泻其下，然后以淡剂渗泄之药，利其水道，不数日而愈。息城李左衙之妻，病白带如水窈漏中，绵绵不绝，臭秽之气不可近，面黄食减，已三年矣。诸医皆云积冷，阳起石、硫黄、姜、附之药，重重燥补，污水转多。戴人断之曰：此带浊水本热乘太阳经，其寒水不禁固，故如此也。夫水自高而趋下，宜先绝其上源。乃涌痰二三升，次日下沃水斗余，行三遍，汗出周身，至明旦病患云：污已不下矣。次用寒凉之剂，服及半载，产一男。

燥剂

有湿痰而弱不禁攻者燥之，热湿宜凉燥，寒湿宜温燥。

樗皮丸　治赤白带有湿热者。

芍药五钱　良姜三钱，烧灰　黄柏二钱，各炒成灰　椿根皮一两半

上为末，粥丸。每服三、五十丸，空心米饮吞下。

赤白带因湿热胜而下者。

苍术盐炒　白芍药各一两　枳壳三钱　椿根皮炒，二两　干姜煨，二两　地榆半两　甘草三钱　滑石一两，炒

为末，粥丸，米饮下。

治带下。

椿根皮二两　神曲炒　麦皮曲炒　黄柏炒。各一两　芍药一两半　滑石　枳壳各半两　苍术一两

上为末，糊丸桐子大。每服五十丸，空心下。

固肠丸　治湿气下利，大便血，白带。去脾胃陈积之后，用此以燥下湿。亦不曾单用，看病作汤使。

椿根皮为末，粥糊为丸。此药性凉而燥，须炒用。一方加滑石一半。

治白带因七情所伤，脉数者

黄连炒　侧柏叶酒蒸　黄柏炒。各半两　香附子醋炒　白术炒。各一两　白芷烧存性　木香各三钱　椿根皮二两，炒　白芍药一两

上为末，饭粥为丸。米饮汤送下。

上五方治带，椿皮例凉燥之剂，湿热盛者宜之。后一方有黄连、香附、木香，故可治七情所伤。

〔**《大》**〕**乳香散**　治赤白带下。

草果一枚，去皮，入麝香一小块，用面饼裹，火炮焦黄，留性，取出和面用之。

上为细末，每服二钱，陈皮饮调下。重者三钱。

〔**丹**〕带下不止，用椒目、白芷。治白带，用椒目为末，米饮调服。

治带下方

上用云母粉，温水调下三钱，立见神效。

伏龙肝散　治赤白带下，久患不瘥，尫悴乏力，六脉微濡。

棕榈不拘多少，烧赤，急以盆盖，荫冷存性　伏龙肝于灶直下去取赤土，炒令烟尽　屋梁上悬尘炒令烟尽，出火毒

上等分研匀，入脑、麝各少许，每服三钱，温酒或淡醋汤下。患十年者，半月可安。

马蹄丸　治白漏不绝。

白马蹄　禹余粮各四两　龙骨三两　乌贼鱼骨　白僵蚕　赤石脂各二两

上为细末，炼蜜和丸，如梧桐子大。每服十丸，空心酒送下。不止，加三十丸。

又方　治白带。

用白芷以石灰炒去皮，茜草少许，粥糊丸服。

〔《大》〕**白芷散**　治赤白带下。

白芷二两　海螵蛸二个，煅　胎发一团，煅

上为细末，空心温酒调下二钱。

〔**丹**〕赤白带，用生狗头骨烧灰存性，酒调服或入药服。

润剂

带下久而枯涸者濡之。凡大补气血，皆所以濡之。如以四物汤为末，炼蜜丸梧子大，空心米饮下三四十丸，以疗年高妇人白带良验，皆润剂也。以另有补剂，故止著葵花、郁李仁之例于此条耳。

补经固真汤　白文举正室白带常漏久矣，服诸药不效。诊得心胞尺脉极微，其白带流而不止。叔和《脉经》云：崩中日久为白带，漏下多时骨水枯。言崩中者始病血崩不已，久下则血少复亡其阳，故白滑之物下流不止，是本经血海将枯，津液复亡，枯干不能滋养筋骨。以本经行经药为引，用为使；以[①]大辛甘油腻之药，润其枯燥，而滋溢津液。以大辛热之气味，补其阳道，生其血脉。以苦寒之药，泄其肺而救其上。热伤气，以人参补之，以微苦温之药佐而益元气。名曰补经固真汤。

人参二钱　橘皮不去白，半钱　干姜末，二钱　白葵花十六朵，去萼，碎　柴胡　甘草炙　郁李仁去皮尖，研　生黄芩各一钱，另剉

上除黄芩外，以水三大盏，煎至一盏七分，再入黄芩，同煎至一盏，去滓空心带热服，候少时，以早膳压之。

补真润肠汤　治白带下，阴户中痛，控心而急痛，身黄皮缓，身重如山，阴中如冰。一名助阳汤。

柴胡一钱二分　良姜二钱　白葵花七朵　防风　郁李仁　干姜　甘草各一钱　陈皮　生黄芩各五分

上为细末，剉散，只作一服，水二盏，煎至一盏，去滓，食前热服。

上葵花、郁李仁之滑以润燥，盖枯涸滞着者宜之。

---

① 以：以下原衍“以”字，据石经堂本删。

补剂

脉微食少，及久病曾经攻下者，俱作虚治。有热用凉补，无热用温补。

〔丹〕治白带

龟板炙　枳子各二两　黄柏一两，炒　白芍药七钱半　干姜炒，二钱半　香附子　山茱萸　苦参　樗皮　贝母各半两

上为末，以酒糊为丸，空心米饮下。

治赤白带

龟板二两，涂酒炙　黄柏一两，炒　干姜炒，一钱　枳子二钱半

上为末，酒糊为丸。日二服，每服七十丸。

又方　**治带下脉数者**

枸杞根一斤　生地黄五两

上二味，以水一斗，煮取五升，分三服。

上三方治带，龟板、黄柏、地黄例，肾水真阴虚者宜之。

〔**丹**〕胡安人白带下，月经甚多，食少倦怠，面黄，经中有如血块者，有如筋膜者，与参、术等补血气，调脾胃，后诸证皆退。惟带未止，以樗皮丸主之方见前。

上法治带下虚而有热者。若虚而有寒，脉微、面白不泽，无力以言者，东垣补经固真汤、丁香胶艾汤、香桂六合汤是也。

温补

白蔹丸（《济生》）治室女冲任虚寒，带下纯白。

鹿茸酒蒸焙，二两　白蔹　狗脊燎毛制。各一两

上为细末，艾煎醋汁，打糯米糊丸，如梧子大。每服五十丸，空心温酒送下。

当归煎　治赤白带下，腹内疼痛，不欲饮食，日渐羸瘦。

当归酒浸　赤芍药　牡蛎火煅，取粉　熟地黄酒蒸，焙　阿胶　白芍药　续断酒浸。各一两　地榆半两

上为末，醋糊丸如梧子大。每五十丸，空心米饮下。

〔**韩**〕山妻年三十余，十八胎九殒八夭。会先君松潘难作，贱兄弟皆西奔，妻惊忧过甚，遂昏昏不省人事，口唇舌皆疮，或至封喉，

下部虚脱，白带如注。如此四十余日，或时少醒，至欲自缢，自悲不能堪。医或投凉剂解其上，则下部疾愈甚。或投热剂，及以汤药熏蒸其下，则热晕欲绝。四弟还，脉之，始知为亡阳证也。大哭曰：宗嗣未立，几误杀吾嫂。急以盐煮大附子九钱为君，制以薄荷、防风，佐以姜、桂、芎、归之属，水煎入井，冰冷与之。未尽剂，鼾鼻熟睡通宵，觉即能识人。时止一嗣子、二女，相抱痛哭，疏戚皆悲。执友赵宪长惊曰：君何术也。弟曰：方书有之，假对假，真对真尔。上乃假热，故以假冷之药从之，下乃真冷，故以真热之药反之，斯上下和而病解矣。继后主以女金丹，错综以二三方，不但去其疾，且调治元气。庚午生一子，今应袭也。壬申生一子。去年又患疟疾十三月，亦主以养元气、调生气，待饮食大进，然后劫以毒药，吐下块物甚多，投以附子汤三钱而愈，不责效旦暮间。其用女金丹，即胜金丸也，得之异人。倍加香附，而视气血之偏者，又加姜黄、条芩，倍川芎之属，取效甚多。予念无子者往往有之，翻思予得子之难，其苦何如。乃次第录其方，并女金丹以济人云。雪翁识。女金丹方见求子门。

〔薛〕一孀妇腹胀胁痛，内热晡热，月经不调，肢体酸麻，不时吐痰，或用清气化痰，喉间不利，带下青黄，腹胁膨胀。又用行气之剂，胸膈不利，肢体如麻。此乃郁怒伤损肝脾，朝用归脾汤以解脾郁、生脾气。夕用加味逍遥散，以生肝血、清肝火。百余剂而愈。一妇人久疟兼带，发热口干体倦，用七味白术散加麦门、五味，大剂煎与恣饮，再发稍可。乃用补中益气加茯苓、半夏，十余剂而愈。一妇人头晕吐痰，胸满气喘，得食稍缓，苦于白带二十余年矣，诸药不应。此气虚而痰饮也，痰饮愈而带自愈。遂朝用六君子汤，夕用六味地黄丸，不月而验。一妇人耳鸣胸痞，内热口干，喉中若有一核，吞吐不利，月经不调，兼之带下。余以为肝脾郁结，用归脾汤加半夏、山栀、升麻、柴胡，间以四七汤下白丸子而愈。一妇人吞酸饱满，食少便泄，月经不调。服清气化痰丸，两膝渐肿，寒热往来，带下黄白，面痿体倦。此脾胃俱虚，湿痰下注，用补中益气倍用参、术，加茯苓、半夏、炮姜而愈。一妇人带下，四肢无力。余曰：四肢者，土也。此脾胃虚弱，湿痰下注，以补中益气、济生归脾二药治之而愈。一妇人带下黄白，怒则胸隔不利，饮食少思。或用消导利气之药，痰喘胸满，大便下血。余曰：此因脾气亏损，不能摄血归源。用补中益气加茯苓、半夏、炮姜，四剂顿减。又用八珍加柴胡、山栀而痊。

补涩温

牡蛎散　治带下兼经水过多，或暴下片血，不限年月远近。

牡蛎　龙骨　赤石脂　肉苁蓉酒浸，切焙　石斛去根　乌贼骨去甲　黄芪剉。各一两半　牛角鳃灰　阿胶炒燥　熟地黄焙　芍药炒。各二两　干姜炮　当归切，焙　人参　白术　桑耳各一两二钱半　桂去粗皮　芎䓖　附子炮，去皮脐　艾叶炒。各一两

上为细末，每服三钱，平旦米饮调服，日再。

茯苓散　治妇人血伤兼带下，积久不止，面黄体瘦，渐成虚劳，腰脚沉重，胎气多损。

白茯苓去黑皮　木香　熟地黄焙　诃黎勒皮　柏子仁研　杜仲去粗皮，炙　青橘皮去白，焙　乌贼鱼骨去甲　五加皮剉　艾叶烧灰　菖蒲　牛角鳃灰　秦艽去苗土　赤石脂　菟丝子酒浸，另捣　当归切、焙。各一两

上为细末，每服二钱，温酒调下。糯米饮亦得。或有胎息，用鲤鱼糯米粥下药。

卷柏丸　治妇人室女，腹脏冷热相攻，心腹绞痛，腰腿疼，赤白带下，面色痿黄，四肢羸乏。

卷柏醋炙　鹿茸醋炙　白石脂　赤石脂各火煅，醋淬七次　芎䓖　艾叶醋炒　桑寄生　代赭石火煅，醋淬七次　鳖甲醋炙　当归去芦，酒浸炒　地榆各一两　木香不见火　龙骨各半两　干姜炮，七钱半　黄芪去芦，蜜炙　熟地黄洗。各一两半

上为细末，醋煮糯米糊和丸，如梧桐子大。每服七十丸，空心米饮送下。

艾煎丸（《百一》）　治妇人一切虚寒，胎前产后，赤白带下，或成血瘕，久服此药，自然融化。

伏道艾揉去尘土，择净枝梗，取叶秤五两，先用大肥淮枣一十二两，砂瓶内

煮烂，去核，同艾叶一处捶烂如泥，捻作薄饼子，猛火焙干，乘热急碾为末 大汉椒去目枝梗及合口者，净秤五两，以阿胶二两，米醋三升，同椒于砂瓶内煮极干，取出焙干燥，碾为细末 当归去芦，酒浸 白芍药 川芎 白薇 附子大者，炮，去皮脐 卷柏取青叶 泽兰去枝梗取叶，以上各焙干秤用 熟地黄如铺上买者，须净洗漉去浮者，晒干，酒浸蒸晒，再入酒浸蒸五七次，如糖煎香美方可用，亦焙干，秤各一两。

上同为细末，与前艾末、椒末拌匀，米醋煮糊和丸，如梧桐子大。每服五、七十丸，至百丸、二百丸，空心艾醋汤送下。

一妇人因产后虚寒，呕恶不食，腹痛如割，时作寒热，复出盗汗，瘦悴骨立，脐腹之左，结成硬块，其大如掌，冰冷，虽盛暑此处独无汗，每块微动则痛不可忍，百药治不效。梦中忽有人授以此方，因服之，恶心寒热盗汗辄止，尽一料遂平复，独血块如故。服至五六料，其块自融化而出，如鱼冻。

沉香牡丹丸 治妇人血海久虚，经候不利，赤白带下，血气冲心，多发刺痛，四肢烦困。

沉香七钱半 牡丹皮去心 赤芍药 吴茱萸汤泡去苦，炒 当归 桂心 川芎 黄芪去芦，蜜炙 人参 茯苓 山药 川巴戟去心 白术 橘红 木香 干生姜 白龙骨 牛膝去苗，酒洗 枳壳去穰，麸炒 肉豆蔻 厚朴制。各半两

上为细末，炼蜜和丸，如梧桐子大。每服二十丸，空心温酒下。若心腹痛，白芷煎酒下。

紫桂丸 补益血海。治冲任气虚，经脉不调，腰痛腹痛，冷滞崩漏。

禹余粮火煅，醋淬七次，三两 龙骨 艾叶醋炒 赤石脂 牡蛎煅 地榆各二两 牡丹皮 厚朴 当归 阿胶蛤粉炒成珠子 吴茱萸汤洗 香白芷 肉桂去粗皮，各一两 附子炮，半两

上为末，面糊为丸，梧桐子大。每服三十丸，浓煎醋汤下。

涩剂

固真丸 治白带久下不止，脐腹冷痛，其寒扪之如冰，阴中亦然，目中溜火上壅，视物䀮䀮无所见，齿皆恶热饮痛，须得黄连末

擦之，其痛乃止，惟喜干食，大恶汤饮。此病皆寒湿乘其胞内，故喜干而恶湿。肝经阴火上溢走于标，故上壅而目中溜火。肾水侵肝而上溢，故目中䀮䀮无所见。齿恶热饮者，是少阳、阳明经中伏火也，当大泻寒湿，以丸药治之。故曰：寒在下焦，治主宜缓，大忌汤散。以酒制白石脂、白龙骨以枯其湿。以炮干姜，大辛热泻寒水。以黄柏之大寒为因用，又为向导。治法云：古者虽有重罪，不绝人之后。又为之伏其所主，先其所因之意，又泻齿中恶热饮也。以柴胡为本经之使，以芍药半钱以导之，又恐辛热之药太甚，损其肝经，故微泻之，以当归身之辛温，大和其血脉。此用药之法备矣。

白石脂烧赤，水飞研细，晒干　柴胡各一钱　白龙骨二钱，酒煮水飞　当归酒洗，三钱　干姜炮，四钱　黄柏酒洗　白芍各五分

上为细末，水煮稀糊为丸，如鸡头大。每服三十丸，空心宿食消尽，煎白沸汤放温送下，无令胃中停住，待少时以早膳压之，是不令热药犯胃。忌生冷硬物与酒、湿面。

上石脂、龙骨之涩以去脱，盖湿多滑脱者宜之。

治妇人赤白带下，不问远年近日，并皆治之

龙骨半两　舶上硫黄三钱

上为细末，每服半钱，空心无灰酒下。

茅花散　治妇人血崩不止，赤白带下。

茅花一握　棕树皮三寸　嫩荷叶三张　甘草节二寸

上为细末，空心酒调半匙服。

〔**山**〕治赤白带下。旧莲房为末，入麝香，空心米饮下。

凉剂

少腹热痛为热瘕。以刘河间法治之。

〔**《保》**〕赤者热入小肠，白者热入大肠。原其本，皆湿热结于脉，故津液涌溢，是为赤白带下。本不病结，缘五经脉虚，结热屈滞于带，故女子脐下痛，阴中绵绵而下也。经曰：任脉为病，男子内结七疝，女子带下瘕聚。王注云：任脉自胞上过带脉，贯于脐上，故男子内结七疝，女子带下。带脉起于季胁章门，似束带状，今湿

热冤结不散，故为病也。经曰：脾传之肾，名曰疝瘕，小肠冤结而痛出白，一名曰蛊，所以为带下冤结也。冤，屈也。屈滞而病热不散，先以十枣汤下之，后服苦楝丸、大延胡散调下之，热去湿除，病自愈矣。十枣汤见前注。大延胡散，方见调经门破血条。

苦楝丸　治妇人赤白带。

苦楝碎，酒浸　茴香炒　当归各等分

上为末，酒糊丸。每服三五十丸，空心温酒下。如腰腿疼，四物汤四两，加羌活、防风各一两，煎汤送下。

〔《大》〕**地榆膏**　治赤白带下骨立者。

地榆一斤，用水三升，煎至一半，去渣再煎如稠饧，绞净空心服三合，日二服。

治漏下五色

地榆三两，锉，用醋一升，煮十余沸，去滓稍热，食前服一合。

〔《千》〕治妇人赤白带下。

三叶酸浆草，阴干为末，空心温酒下三钱匕。

上三方治带，地榆例寒涩之剂，亦湿热盛而滑脱者宜之。按：三叶酸浆草，叶细如萍，丛生，茎端有三叶，俗又名布谷饭，布谷者，鸠也。盖鸠常食之，故又名鸠浆草。《衍义》误入苦葴条。即曰三叶酸浆草，岂苦葴即酸浆欤？苦葴有子，大如金柑，味酸可食，故亦名酸浆，非三叶也。三叶酸浆，小草布地而生，叶皆三瓣，惟开黄花，其茎叶皆酸者。

按：地榆本血分之药，而其性寒，故凡血分有热而妄行者能止之，非涩剂也。

〔丹〕**治赤白带下，腰痛或少腹痛有热者**

樗皮二两　延胡索　桃仁　侧柏叶　川楝肉　茴香　当归各半两　香附子八钱　官桂去粗皮　乌药各三钱　麦皮曲一两，炒

上末之，酒糊为丸。每服五六十丸，神效。

麒麟竭汤　治妇人血伤，赤白带下，小腹疼痛。

麒麟竭　黄柏去粗皮，炙　地榆各一两　禹余粮火煅，醋淬七次　赤芍药炒，各一两半　熟地黄切，炒，四两。一作生干地黄

上剉碎，每服三钱，水一盏，煎至七分，去滓，不拘时服。一方，为细末，粥饮调下二钱。

治白崩方

棕榈烧灰　丝瓜俗云鱼鲅，夏月人家栽作凉棚者是也。

上等分为细末，空心酒调下。

豆花散　治妇人白崩。

上用白扁豆花焙干为末，炒米煮饮，入烧盐，空心服数次即效。紫花勿用。

温剂

调经补真汤　冬后一月，微有地泥冰泮，其白带再来，阴户中寒，一服立止，大进饮食。

麻黄半钱，不去节　杏仁三枚　桂枝少许　甘草炙，五分　良姜一钱　黄芪七分　人参　当归身　白术各五分　苍术二分　泽泻一钱　羌活四分　防风二钱　柴胡四分　独活　藁本各二分　升麻根　黄芩各五分　干姜二分，炮　白葵花七朵，去萼

上除黄芩、麻黄外，都为粗末。先将二味，水二盏，煎麻黄一味令沸，掠去沫，入余药同煎至二盏，又再入生黄芩煎至一盏，去滓，稍热服，空心宿食消尽，日高服之，一时许可食早膳。

〔**《本》**〕治妇人月经不调，每行数日不止，兼有白带，渐渐瘦悴，饮食少味，累年无子。

地黄丸

熟地黄二两　山茱萸　白芜荑　干姜　白芍药微炒　代赭石醋淬。各一两　厚朴　白僵蚕各半两

上细末，炼蜜丸，如桐子大。每服四五十丸，空心酒下，日三服。此庞老方，妇人有白带是第一等病，令人不产育，宜急治之。此扁鹊过邯郸，闻贵妇人，所以专为带下医也。

〔**垣**〕**桂附汤**　治白带腥臭，多悲不乐，大寒。

肉桂一钱　附子三钱　黄柏　知母各五分

为粗末，作一服，水二盏，煎至一盏，法如常食，远热服。如少食常饱，有时似腹胀，加白芍药半钱。如不思饮食，加五味子二十个。如烦恼，面上麻木如虫行，乃胃中元气极虚，加黄芪一钱，人参七分，甘草二分，升麻半钱。

〔海〕**香附六合汤** 治赤白带下。即四物加茴香、桂也。

〔《大》〕治赤白带下，年月深久不瘥。

白芍药二两 干姜半两

上各炒黄色，同为末，空心米饮调下二钱，日二服。

二豆散 治耳鸣心躁，腰脚疼重，腹内虚鸣，脐下虚冷，频下白水，如痡湛浊证。

白豆蔻 肉豆蔻 丁香 白茯苓 巴戟 丁皮 苍术 黑附子火煨 桂心各一两 人参 白术 山药 桔梗 茴香 粉草各半两

上剉碎，每服三钱，水一盏半，生姜三片，紫苏叶三片，同煎至七分，去滓，空心温服。

鹤顶丸 治带下之证有三。未嫁之女，月经初下，止而即得，或浴之以冷水，或热而扇，或当风，此室女病带下之由，有家之妇，阴阳过多，即伤胞络，风邪乘虚而入，胞经触冷，遂使秽液与血水相连而下之。产后带下，由亡血失气，伤动包络，门开而外风袭，肌体虚而冷风入，冷风与热气相连，故成液而下。冷则多白，而热则多赤，冷热相交，赤白俱下。

当归七钱半，酒浸 附子半两，炮去皮 龙骨盐泥煅 吴茱萸汤泡去涎 赤石脂火煅，醋淬 干姜炮。各一两半 牡蛎一两三钱，盐泥煅 艾叶一两，以醋半盏煮干，为末

上为细末，研匀醋糊和丸，如梧子大，以赤石脂末为衣。每服五十丸，空心，用艾叶、盐汤、乌梅煎汤下。

《济生》**白垩丸** 治妇人白带，久而不止，腰膝冷痛，日渐羸困。

白垩煅 禹余粮 鳖甲 乌贼骨各用醋淬及炙 当归酒浸 鹊巢灰 干姜 紫石英醋煅淬七次 附子炮 狗脊制净 川芎 鹿茸醋炙。各一两 香附[①]醋煮，二两。以上并为末

用醋煮糯米糊丸，如梧子大。每服七十丸，温酒下。

养气活血丹 治劳伤冲任，赤白带下。

大艾叶炒焦，取末，五两 干姜炒末，二两半

上二味，用醋二升，无灰酒二升，生姜自然汁二升，将姜、艾

---

① 香附：《济生方》白垩丸无“香附”。有“艾叶灰半两”。

末调于银器，用慢火熬成膏。

附子　白芍药　白术　橘红　川芎　当归　巴戟去心，糯米炒　人参　五味子各二两

上为细末，入前膏内，并炒热熟白面二两半，和为剂，杵千下，丸梧子大。每服五十丸，温酒或米饮下。

茱萸浴汤　治下焦虚冷，脐腹疼痛，带下五色，月水崩漏，淋沥不断。

吴茱萸汤泡　杜仲炒去丝　蛇床子　五味子　丁皮各一两　木香　丁香各半两

上剉如麻豆大，每用半两，以生绢袋盛，水三大碗，煎数沸，乘热熏下部，通手淋浴，早晚二次熏洗。

〔垣〕坐药龙盐膏

丁香　木香　川乌头炮。各一钱半　全蝎五枚　龙骨　当归尾　茴香　炒黄盐　酒防己　肉桂　红豆各二钱　玄胡索五钱　厚朴三钱　良姜　木通各一钱　枯矾半钱

上为末，炼蜜丸弹子大，绵裹留丝在外，纳阴户内。

又方　**胜阴丹**。为上药力小，再取三钱，内加行性热药。

三柰子　川乌头　大椒各五分　柴胡　羌活各二钱　全蝎三个　大蒜一钱　破故纸与蒜同焙，一钱　甘松三分　升麻　枯白矾各二分　麝香少许

上为细末，同前法用制。

又方　**回阳丹**

全蝎　升麻　甘松各二分　草乌头　羌活各三分　大椒　三柰子　荜茇　枯矾各五分　川乌头　柴胡各七分　水蛭三条，炒焦　虻虫三个，去翅足，炒　大蒜　破故纸各二钱　炒黄盐一钱，必用之药，去之则不效

上为极细末，依前制如指尖大，用绵裹纳阴户中，觉脐下暖为效。

酒煮当归丸　治癫痫，白带，下疰脚气，腰以下如在冰雪中，以火焙炕，重厚绵衣盖上，犹冷不任，寒之极也。面白如枯鱼之象，肌如刀削，消瘦之速也。小便不止，与白带长流而不禁固，自不知觉。面白目青蓝如菜色，目𥉂𥉂无所见，身重如山，行步攲

侧，不能安地，腿膝枯细，大便秘结，口不能言，无力之极。食不下，心下痞，烦心懊侬，不任其苦。面停垢，背恶寒，小便遗而不知，此上中下三阳真气俱竭，故哕呕不止，胃寒之极也。其脉沉厥紧而涩，按之空虚，若脉洪大而涩，按之无力，犹为中寒之证，况按之虚空者乎。按之不鼓，是为阴寒之极也，其空虚乃气血俱虚之极也。

当归一两　茴香半两　黑附子炮，去皮脐　良姜各七钱

上四味，剉如麻豆大，以好酒一升半，同煎煮至酒尽为度，炭火焙干，同为极细末，入

炒黄盐　丁香各半两　全蝎三钱　柴胡二钱　升麻根　木香各一钱　苦楝子　甘草炙，各半钱　玄胡索四钱

上与前四味药末，同为细末，酒煮面糊为丸，如桐子大。每服二十丸，空心宿食消尽，淡醋汤下。忌油腻、冷物、酒、面。

当归附子汤　治脐下冷痛，赤白带下。

柴胡七分　良姜　干姜　附子各一钱　升麻　蝎梢各五分　甘草炙，六分　炒黄盐三分　当归二钱　黄柏少许，上件并为粗末

上用五钱，水二盏，煎至一盏，去滓热服。为丸亦得。

上炒盐例。东垣回阳丹注云：必用炒黄盐，无则不效。盖寒疝之要药也。

排脓

治带下，并肠有败脓淋露不已，腥秽殊甚，遂至脐腹更增冷痛。此盖败脓血所致，卒无已期，须以此排脓。

白芷一两　单叶红蜀葵根二两　白芍药　白矾各半两　矾烧枯另研，余为末，同以蜡丸如桐子大。空肚及饭前米饮下十丸或十五丸。候脓尽，仍别以补药佐之。

〔《大》〕**伏龙肝散**　治妇人赤白带下久不瘥，肌瘦瘁黄。有人经年崩漏不止，诸药不效，脉濡微，与此伏龙肝散，兼白矾丸服之愈。方见前。

白矾丸

白矾四两　附子二两　黄狗骨头四两，烧灰，以上并为末

上粥丸桐子大，每服三十丸。

消瘀血

〔**仲**〕问曰：妇人年五十所，病下利数十日不止，暮即发热，少腹里急腹满，手掌烦热，唇口干燥，何也？师曰：此病属带下。何以故？曾经半产，瘀血在少腹不去。何以知之？其证唇口干燥，故知之。当以温经汤主之。

温经汤

吴茱萸三两　当归　芎䓖　芍药　人参　桂枝　阿胶　牡丹皮　生姜　甘草各二两　半夏半升　麦门冬一升

上十二味，以水一斗，煮取三升，分温三服。亦主妇人少腹寒，久不受胎，兼取崩中去血，或月水来过多，及至期不来。

〔**丹**〕治赤白带　用五灵脂半生半熟为末，酒调服。

益母散　治带下赤白，恶露下不止。

益母草开花时采，捣为细末，空心温酒下二钱，日三服。

香矾散神效。方见崩中血见黑止条。即醋炒香附灰也。

〔**丹**〕赤白带皆属于血，有出于大小肠之分。

黄荆子炒焦为末，米饮调服。

〔**《大》**〕治带下　用芍药炒黑为末，每服三钱匕，调酒下。

治妇人赤白带下，不问年月深远，日渐羸瘦，起止不得。

用刺蓟根不以多少，曝干秤，每一斤以童子小便五升，浸一伏时，取出晒干。

上为细末，每服二钱，食前暖酒调下。

玳瑁丸　治赤白带下不止。

玳瑁　续断各一两　安息香　麒麟竭　乳香　没药各半两　故锦灰七钱半

上为细末，以蜜及安息香熬，和药末丸如绿豆大。每服三十丸，食前温酒送下。

室女带下

《产宝》第十四问：未出女子有三病，何也？答曰：女子一病者，经水初下，阴中热，或当风卧，或扇风。二病者，太冲脉盛，气盛则内热，以冷水洗之。三病者，或见丹下惊怖者。若三者一有所受，后必有带下之证也。

神仙聚宝丹　治妇人血海虚寒，外乘风冷，搏结不散，积聚成块，或成坚瘕，及血气攻注，腹胁疼痛，小便[①]急胀，或虚鸣，呕吐涎沫，头旋眼花，腿膝重痛。面色痿黄，肢体浮肿，月候欲行，先若重病，或多或少，带下赤白，崩漏不止，惊怖健忘，小便频数或白[②]，时见虚热，盗汗羸瘦。此药不问胎前、产后、室女，并皆治之。常服安心去邪，逐败血，养新血，令有子。

木香另研　琥珀另研　当归焙，作末　没药合末。各一两　滴乳二钱半，研　麝香研　辰砂研。各一钱

上为末，滴冷热[③]杵为丸，每一两作十五丸，每服一丸，温酒磨下。胎息不顺，腹内疼痛，一切产难，酒和童便磨下。产后血晕，败血奔心，口噤舌强，或恶露未尽，发渴面浮，煎乌梅汤和童便磨下。室女月候不调，温酒磨下半丸。产后血气不调，童便磨下，不拘时服。

崔氏四花穴，治赤白带如神取穴法见。

〔《玉》〕赤白带　中极二寸半，赤泻、白补。白环俞一寸半，泻六吸，补一吸。

〔《撮》〕又法　中极　白环俞各十五壮。肾俞二寸半，灸随年壮。

〔《集》〕又法　气海　中极　白环俞不效，取后穴。三阳交补多泻少，灸七壮。三阴交

〔《东》〕又法　荥池三分，灸三十壮。在内踝前后两边池中脉，一名阴阳穴。又法　阴阳在足拇指下，屈里表头白肉际是也。又法　三阴交五分，灸。　交仪二寸，灸。　漏阴在内踝下五分，微有动脉，是穴，刺入一分，灸三十壮。

〔《桑》〕赤带《心术》如下赤带不已，渐渐如蛊，亦用此法。气海六分　中极　委中各五分。白带《心术》如下白带不已，渐渐如蛊，亦用此法。曲骨　承阴各七分。中极在两傍柱骨下六分。

---

① 小便：《局方》作“小腹”。

② 或白：《局方》作“或下白水”。

③ 热：《局方》作“熟”。

〔《心》〕妇人得子，多变成白水淋漓而下，经久身面虚肿。阴谷二寸半　绝骨二寸半　如喘满　鱼际透大渊。左右共四十九呼，治肺经水气极妙。

〔海〕带病，太阴主之，灸章门穴麦粒大各三壮，效。

〔《甲》〕妇人下赤白沃后，阴中干痛，恶合阴阳，少腹膜坚，小便闭，曲骨主之。女子赤白带，腰腧主之。女子赤淫，大赫主之。女子绝子，阴挺出不禁，白沥，上窌主之。女子赤白沥，心下积胀，次窌主之。女子赤淫，时白，气癃，月事少，中窌主之。女子下苍汁不禁，赤沥，阴中痒痛，引少腹控胁不可俯仰，下窌主之。女子疝，少腹肿，赤白淫时多时少，蠡沟主之。月事不利，见赤白而有身及前阴寒，行间主之。女子疝及少腹肿，溏泄，癃，遗溺，阴痛，面尘黑，目下眦痛，太冲主之。女子侠脐疝，中封主之。女子疝瘕，按之如以汤沃两股中，小腹肿，阴挺出痛，经水来下，阴中肿或痒，漉清汁若葵羹，血闭[①]，曲泉主之。妇人下赤白，里急瘛疭，五枢主之。

〔《素》〕肾脉小急，肝脉小急，心脉小急，不鼓皆为瘕。《大奇论》王注云：小急为寒甚，不鼓则血不流，血不流而寒薄，故血内凝而为瘕也。

三阳急为瘕，三阴急为疝。王注云：太阳受寒，血聚为瘕。太阴受寒，血聚为疝。脉急者曰疝瘕，少腹痛《平人气象论》。

〔《脉》〕师曰：妇人带下，六极之病，脉浮则为肠鸣腹满，紧则为腹中痛，数则为阴中痒，痛则生疮，弦则阴疼掣痛。妇人带下脉浮，恶寒[②]者不治。

胎前白带

〔丹〕治有孕白带。

苍术三钱　山茱萸去核　白芍药各二钱半　黄芩炒　白芷各二钱　樗根皮炒　黄连炒　黄柏炒。各一钱半

上为末，糊丸，空心温酒下五十丸。

---

① 血闭：《甲乙经》此下有“无子，不嗜食”。

② 恶寒：《脉经》此下有“漏下”二字。

◎ 白浊白淫

〔《大》〕妇人小便白浊白淫者，皆由心肾不交养，水火不升降，或因劳伤于肾，肾气虚冷故也。肾主水而开窍在阴，阴为溲便之道，胞冷肾损，故有白浊白淫。宜服《局方》金锁正元丹杂病遗精。或因心虚而得者，宜服平补镇心丹杂病惊。降心丹、威喜丸杂病遗精。若因思虑过当，致使阴阳不分，清浊相干而成白浊者，然思则伤脾故也，宜用四七汤杂病气。吞白丸子杂病中风。此药极能分利，更宜小乌沉汤杂病鼻衄。每帖加茯苓一钱，重者益智二十枚去壳碾，盐煎服。

〔薛〕前证若元气下陷，用补中益气汤。脾胃亏损，六君加升麻、柴胡。脾经郁结，归脾加黄柏、山栀。肝经怒火，龙胆泻肝汤。虚则用加味逍遥散。宜与带下参看主治。一妇人善怒，或小腹痞闷，或寒热往来，或小便频数，时下白淫，药久不愈，面青口苦。余以为积愤而不能发散所致，用龙胆泻肝汤而愈。用加味逍遥散、八珍汤而安。

姜黄散 治血脏久冷，腹胀疼痛，小便浓白如泔。

片姜黄二两 大附子炮，一两 柳桂 赤芍药 红蓝子 三棱各半两 木香 牡丹皮 芫花醋浸，炒 郁李仁去皮 没药各二钱半

上为细末，每服一钱，酒煎服。如腹痛用当归、没药为末，以水七分，酒三分，同煎热服。

内金鹿茸丸 治妇人劳伤血脉，胞络受寒，小便白浊，日夜无度，脐腹疼痛，腰膝无力。

鸡内金 鹿茸 黄芪 肉苁蓉 五味子 远志肉 牡蛎 桑螵蛸 龙骨 附子各等分

上为细末，炼蜜和丸，如梧子大。每服五十丸，食前用温酒或米饮送下。

二豆散 治耳鸣心躁，腰脚疼重，腹内虚鸣，脐下冷痛，频下白水如泔，名湛浊证。方见前赤白带下。

乌金散 治身热口燥，气块筑痛，下黄水如葵汁。

百草霜炒 紫金皮米泔浸煮，炒黄 粉草炙。各等分

上为末，每服二钱，艾汤或醋汤空心调下。心嘈，猪血入盐酒

下。白带，用鲤鱼一尾，去肠不去鳞，将油痺一团，入鱼肚内，黄泥固济，炭火内煅存性，去泥研鱼为末。每用一钱，以陈酒调同前药服。

四七汤煎成，送下青州白丸子，常服最效。

加味四七汤　治妇女小便不顺，甚者阴户疼痛。

半夏汤洗七次，一两　厚朴姜汁制　赤茯苓　香附子炒。各五钱　紫苏　甘草各二钱

上㕮咀分四帖，每服水二盅，姜五片，煎八分，去滓，加琥珀末一钱，调服。

锁精丸　治小便白浊。

破故纸炒　青盐　白茯苓　五味子各等分

为末，酒糊丸。空心盐汤或酒，任下三十丸。

固精丸　治下虚胞寒，小便白浊，或如泔，或如凝脂，腰重。

牡蛎煅粉　菟丝子酒蒸，焙　韭子炒　龙骨　五味子　白茯苓　桑螵蛸酒炙　白石脂各等分

为末，酒糊丸梧桐子大。每服七十丸，空心盐汤下。

治妇人久积虚寒，小便白浊，滑数不禁。

上用鹿茸屑炒黄为细末，每服二钱，空心温酒调下。

又方　用鸡膍胵炙为末，空心酒调服二钱。

卷之二

杂证门上

杂证男女一也。此二卷方论，出女科书，多杂病书所遗，故存之耳。

◎ 虚劳

劳倦所伤，用补中益气汤证治，乃暴病也。失治而有发热、潮热、盗汗、咳嗽诸证出焉，谓之虚劳。又复失治而有皮聚毛落，饮食不为肌肤，骨髓中热，经闭不行诸证出焉，谓之瘵。骨蒸热至于传尸之疾，别自一种，其源不起于劳𠊱①，其流或至于灭门。余于杂病首册，则既条分而备列矣。然男以精为主，女以血为主，其致病既殊，其施治亦异，故应别著方法。而陈氏《良方》分劳瘵、骨蒸劳、血风劳、气虚风劳、冷劳、热劳、客热等门，未免惑乱后人，靡所适从。今厘正如下，医者更参杂病虚劳、传尸劳二门而用之，则无道少之患矣。

初病大法

〔**《保》**〕治妇人虚劳，《局方》中谓首尾六合，如大圣散、熟地黄丸，是治无热虚劳也，中道药牡丹煎丸，空心食前，人参荆芥散临卧食后，是治有热虚劳也。

〔**戴**〕有病后血虚者，有本体血虚者。其人往来寒热，或五心发热，言语无力，面色痿黄，头目昏晕，变生诸疾，芎归汤加羊肉少许；或十全大补汤、四物汤、养荣汤服之；血虚而气旺者，宜抑气汤，即香附末。

增损四物汤（《易简方》） 治妇人气血不足，四肢惰怠，乏力少气。兼治产后下血过多，荣冲虚损，阴阳不和，乍寒乍热。

当归　川芎　人参　干姜炮　甘草炙　白芍药各等分

---

① 𠊱：音及，疲劳、疲倦之意。

上㕮咀，每服四钱，水一盏，煎至六分，去滓热服。

六神汤（《御药院方》） 治脾气不和，荣卫不足，怠惰困倦，不嗜饮食。服之补养真气，进美饮食，充泽肌肤。

当归　熟地黄　白芍药　川芎　黄芪　地骨皮各等分

上为粗末，每服五钱，水一盏半，煎至八分，去滓，空心温服。

加减大建中汤（《普济》） 治妇人胎前产后一切虚损，月水不调，脐腹疞痛，往来寒热，自汗口干烦渴。

芍药二两　当归　川芎　黄芪桂各一两　甘草炙　白术各七钱半

上为末，每服二钱半，水一盏半，姜枣煎六分，去滓温服，食前。

清气汤（《普济》） 治肌热骨瘦者，阴衰阳盛也。是气弱而血热，则外蒸肌肉，内蒸骨髓，烦渴口干，颊赤头疼，饮食无味，心神惊悸，肢体酸疼，或时盗汗，或时咳嗽，或月家断绝，或经极少，俗谓血劳，产后白蓐劳，及羸瘦之人，与清气汤、羊乳丸治之。

紫苏子　五味子　大腹子　枳壳　桑白皮微炒　菖蒲　地骨皮　白术　柴胡　秦艽　独活　干葛　甘草炙。各等分

上㕮咀，每服五钱，水一盏，入紫苏七片，乌梅一个，煎至七分，温服。

黄芪散一名防风汤　治劳气食后身疼倦，夜间盗汗。此因失血，荣卫损也。

黄芪一两　白芍药　防风　当归　干地黄各七钱五分　甘草半两

上㕮咀，每服五钱，水一盏，姜三片，枣一枚，煎至七分，去滓温服，食前。

四白散　治男子妇人血虚发热，夜多盗汗，不进饮食，四肢羸瘦，骨节拘挛，脚痛不能行。

黄芪　厚朴　益智仁　藿香　白术　白扁豆　陈皮各一两　半夏　白茯苓　人参　白豆蔻仁　天台乌药　甘草各半两　京南芍药　檀香　沉香各一两

上为细末，每服四钱，水一盏，姜三片，枣一个，煎至七分，温服。

桔梗饮子（《大全良方》） 治心气不足，解劳倦，益血。

黄芪 人参 麦门冬 苦梗 甘草各一两 青皮半两

上为末，每服三钱，水一盏，煎至七分，温服。

如圣散（《大全良方》） 治妇人所禀血气不足，不耐寒暑，易冒疾伤，月水不调，久而心虚，状若心劳，四肢倦怠，筋骨少力，盗汗易惊。或时不宁，五心烦热，肌肤不长，间作头昏，饮食无味，胸膈不利。或产前产后受病，并可服之。

北柴胡 白茯苓 甘草 熟地黄 人参 当归各一两 鳖甲 胡黄连 沉香 知母各半两 桑寄生 干葛各七钱半

上为细末，每服二钱，水一盏，乌梅一个，枣二枚，麦门冬数粒，煎至八分，服无时。

劫劳散 治心肾俱虚，劳嗽二三声，无痰。遇夜发热，热过即冷，时有盗汗，四肢倦怠，体劣黄瘦，饮食减少，夜卧恍惚，神气不宁，睡多异梦。此药能治微嗽有唾，唾中有红线，名曰肺痿，失治便成羸劣之疾。

白芍药六两 绵黄芪蜜炙，四两 甘草炙 人参去芦 当归去芦，酒洗 半夏 白茯苓去皮 熟地黄洗净，焙干 五味子 阿胶各二两，炒

上㕮咀，每服三钱，水一盏，生姜七片，枣三枚，煎至九分，温服，无时，日三。

筒骨煎（《大全良方》） 治诸虚疾羸瘦乏力，腰背引痛，心烦喘嗽，唾脓呕血，顽涎壅盛，睡卧有妨，胸满气促，夜多盗汗，发焦耳鸣，皮寒骨热，一切五劳七伤，骨蒸等候，并皆疗治。

地骨皮 粉草 北柴胡 前胡 乌药 麻黄不去节 干葛 青蒿 苦梗 知母 天仙藤 条黄芩各一两 人参 生干地黄 秦艽 鳖甲 黄芪各半两

上㕮咀，每服三钱，水一盏，酒一分，猪筒骨一茎，炙焦，分为四服，桃柳枝各七寸，杏仁五粒，去皮尖、捶碎，煎至七分，去滓温服。加乌梅半个尤妙。一方，加当归、芍药。

滋血汤 治妇人经候不通，或血聚肢体麻木，肌热身重，倦怠少力，将成劳瘵。不可妄行破血，宜滋养润利。见经闭。

补中丸（《余居士选方》） 治妇人虚损诸疾。

白术 地黄各一两 川芎 白芍药 当归 黄芪 人参 陈皮各半两

上为细末，炼蜜丸如梧桐子大，每服五七十丸，温水下。

温中丸（《普济》） 治冲任虚损，血气亏伤，月水断续，来不应期，或多或少，腹中疞痛不实，寒热烦壅，咽燥舌干，心神松悸，头目眩晕，肢体倦怠，腰背引痛，筋脉拘急，带下赤白，饮食进退，或发寒热。

生地黄　生姜二味各一斤，切碎。各研取汁，将姜汁炒地黄滓，却将地黄汁炒生姜滓　白芍药二两　人参去芦　蒲黄炒　当归酒洗　琥珀另研　白茯苓去皮　黄芪蜜炙　延胡索炒　麦门冬去心　乌梅肉焙。各一两

上为末，别用白艾叶一斤，水一斗，煎取浓汁，熬成膏，和前药丸如梧桐子大。每服五十丸，温米饮下，空心食前。

人参丸（《十便良方》）养阴生血补虚。

人参　鹿角胶炒　熟地黄　芍药　当归　白术　川芎各等分

上为末，炼蜜丸如梧桐子大。每服三十丸，空心米饮下。

秘方十补丸　治妇人诸虚百损，荣卫不调，形体羸瘦，面黄背倦，口苦舌干，心忪多汗，血衰气盛，寒热往来，一切血崩带下，坠胎落孕，此药皆治。孕妇服之，尤有神效。

熟干地黄净洗，酒浸蒸过，焙干，秤重四两　肉苁蓉酒浸，焙干　人参　绵黄芪去芦，蜜炙　川芎　当归去芦，酒浸，焙　白芍药洗　白茯苓　白术去芦，洗净炒。各二两　甘草炙，半两　肉桂一两，去皮

上为细末，用好酒调山药末打糊为丸，如梧桐子大。每服六七十丸，食前米汤或温酒下。

五圣丸　调益荣卫，滋养气血。治冲任虚损，月水不调，脐腹疞痛，崩中漏下，血瘕块硬，发渴疼痛，妊娠宿冷，将理失宜，胎动不安，血下不止，及产后乘虚风寒内搏，恶露不下，结生瘕聚，小腹坚痛，时作寒热。

当归　川芎　白芍药　熟干地黄各一两　生干地黄二两

上为细末，酒煮面糊为丸，如梧桐子大。每服六七十丸，食前温酒下。

七补丸（《十便良方》） 治妇人气血虚弱，冲任不和，腹中经结，状若怀孕，月候尚来，未分经脉，宜服此方。

当归　芍药　川芎各三分　白芷　白术　熟地黄　阿胶炒。各二分

上为细末，炼蜜丸如梧桐子大。每服五六十丸。空心米饮下。

羊乳丸　治虚劳羸瘦。

秦艽　柴胡　地骨皮　山茱萸肉　黄芪蜜炙　地黄酒浸蒸过。各等分

上为末，炼蜜丸如梧桐子大。每服五十丸，煎人参汤下，不拘时候，日进三服。

人参鳖甲丸（《普济》）　治妇人一切虚损，肌肉瘦瘁，盗汗心忪，咳嗽上气，经脉不调，或作寒热，不思饮食。

杏仁汤浸，去皮尖，炒　人参　当归　赤芍药　甘草炙　柴胡　桔梗去芦。各一两　地骨皮　宣黄连去须　胡黄连各七钱半　肉桂去粗皮　木香各半两　麝香另研，半钱　鳖甲一枚，重二两者，醋炙黄色

上为细末，用青蒿一斤，研烂绞汁，童子小便五升，酒五升，同熬至二升，次入真酥三两，白沙蜜三两，再熬成膏，冷方下众药末，搜和令匀，丸如梧桐子大。每服五十丸，温酒送下，无时。

艾煎丸（《东垣》）　治妇人诸虚。

北艾叶　大当归各二两　香附子四两

上醋煮半日，焙干为末，再用醋煮糊丸，艾醋汤下。

芪味丸（《东垣》）　补虚败。

黄芪四两，盐水浸，火炙　北五味二两

上为末，秫米糊丸，空心盐酒下。

无热虚劳

〔**《大》**〕妇人冷劳，属血气不足，脏腑虚寒，以致脐下冷痛，手足时寒，月经失常，饮食不消，或时呕吐，恶寒发热，骨节酸疼，肌肤羸瘦，面色痿黄也。

〔**薛**〕前证有内外真寒，然有内外真热，亦有内真热而外假寒者，又有内真寒而外假热者。若饮食难化，大便不实，肠鸣腹痛，饮食畏寒，手足逆冷，面黄呕吐，畏见风寒，此内外真寒之证也。宜用附子理中汤以回阳，八味地黄丸以壮火。若饮食如常，大便坚实，胸腹痞胀，饮食喜冷，手足烦热，面赤呕吐，不畏风寒，此内外真热之证也。宜用黄连解毒汤以消阳，六味丸以壮水。若饮食如

常，大便坚实，胸腹痞胀，饮食喜寒，手足逆冷，面黄呕吐，畏见风寒，此内真热而外假寒也。亦用解毒汤、六味丸。若饮食少思，大便不实，吞酸嗳气，胸腹痞满，手足逆冷，面赤呕吐，畏见风寒，此内真寒而外假热也。亦用附子理中汤与八味丸。当求其属而治之。经曰：益火之源，以消阴翳，壮水之主，以制阳光。使不知真水火之不足，泛以寒热药治之，则旧疾未去，新病复生矣。夫所谓属者，犹主也，谓心肾也。求其属也者，言水火不足而求之于心肾也。火之源者，阳气之根，即心是也。水之主者，阴气之根，即肾是也。非谓火为心，原为肝，水为肾，主为肺也。一妇食少作呕，口吐痰涎，面黄腹痛，月经不调，手足逆冷。此内外俱寒之证，以六君加附子、木香治之而愈。一妇忽呕吐酸水，内热作渴，饮食不进，惟喜冷水，面色青赤，投之以药，入口即吐。此内外真热之证，积十余日，以黄连一味，煎汤饮之。徐加白术、茯苓，仍加陈皮、当归、炙甘草。至月余始进米饮稀粥，调理而愈。一妇内热作渴，大便秘结，畏恶风寒，手足逆冷。此内真热而外假寒，先用黄连解毒汤，后用六味丸而愈。一妇初患痰喘热渴，医以降火散气治之，肌日削而气日索，延至甲辰，木旺痰盛，身热口腐，腹胀神昏，绝食几死，此虚热无火，投以壮水生土之剂，随服随效。越数岁夏初，坐则头坠不能起视，卧则背冷觉风透体，烦热晕眩，咳呕痰涌，手足麻冷。此内真寒外假热之证也，遂以大补姜附之剂投之，不三四服而大势已平，仍以前药加减而愈。

韩懋治其嫂年三十余，十八胎九殰八夭，会家难作，惊忧过甚，遂昏昏不省人事，口唇舌皆疮，或至封喉，下部虚脱，白带如注。如此四十余日，或时少苏，至欲自缢，悲不能堪。医或投凉剂解其上，则下部疾愈甚；或投热剂，及以汤药熏蒸其下，则热晕欲绝。此亡阳证也，急以盐煮大附子九钱为君，制以薄荷、防风，佐以姜、桂、芎、归之属，水煎入井，冰冷与之，未尽剂鼾睡通宵，觉即能识人。或曰：此何谓也？曰：方书有之，假对假，真对真尔。上乃假热，故以假冷之药从之，下乃真冷，故以真热之药反之，斯上下和而病解矣。续以女金丹错综以三二方，不但去其疾，且调治元气。无何，连生二子。以上论及治验，有无当于虚劳者，而实治寒热变通之大法，不可不察也。

〔《局》〕**大圣散** 治妇人血海虚冷，久无子息，及产后败血冲心，中风口噤，子死腹中，擘开口灌药，须臾生下，便得无恙。治坠胎腹中攻刺疼痛，横生逆产，胎衣不下，血运血癖，血滞血崩，血入四肢，应血脏有患，及诸种风气。或伤寒吐逆咳嗽，寒热往来，遍身生疮，头痛恶心，经脉不调，赤白带下，乳生恶气，胎脏虚冷，数曾坠胎，崩中不定，因此成疾。室女经脉不通，并宜服之。常服暖子宫，和血气，悦颜色，退风冷，消除万病，兼疗丈夫五劳七伤虚损等病。

泽兰叶 石膏研。各二两 卷柏去根 白茯苓去皮 防风去芦 厚朴去粗皮，姜汁炙 细辛去苗 柏子仁微炒 桔梗 吴茱萸汤洗七次，焙炒。各一两 五味子拣净 人参 藁本去苗 干姜炮 川椒去目、闭口者，微炒出汗 白芷 白术 黄芪去苗 川乌炮，去皮脐 丹参各三分 芜荑微炒赤 甘草炙 川芎 芍药 当归各一两三分 白薇 阿胶碎，炒燥。各半两 肉桂一两一分 生干地黄一两半

上为细末，每服二钱，空心临卧热酒调下。若急疾有患，不拘时候，日三服。

浑身碎痛饮子 治妇人劳倦。

虎骨五钱 防风 藁本 甘草 白芷 茯苓各二钱 当归 芍药 续断 白术 附子各二钱

上为粗末，姜枣煎服，不拘时。

十全大补汤治妇人冷劳最妙。方见杂病虚劳。

当归木香汤 治妇人血气虚劳，令人头目昏眩，语声沉重，舌根强硬，言语謇涩，口苦不食，白日困睡，夜有虚汗，神思恍惚，梦寝惊悸，面色痿黄，频发喘嗽，遍身疼痛，脚气走注，四肢沉重，背胛拘急，时发寒热，五心烦躁，唇干多渴，胸膈不利，咽喉噎塞，尫羸瘦弱。经曰：大脉为劳，宜服。

当归 青皮 五加皮 海桐皮 陈皮 丁皮 桑白皮 地骨皮 牡丹皮 棕榈皮烧存性。各一两 赤芍药 木香各半两

上为末，每服一钱，水一盏，入香油一二点，古钱一文，洗，同煎至七分，不拘时温服。

熟干地黄丸方见前通治门。

木香丸　治妇人冷劳，经脉不调，脏腑气滞，四肢疼痛，饮食无味，渐加羸瘦。

木香　琥珀　吴茱萸炮　当归　牡丹皮　赤芍药　三棱　附子炮　延胡索　川芎各三分　干姜　人参　桂心各半两　北柴胡　白术　鳖甲醋煮去裙，炙　厚朴　熟地黄　陈橘皮各一两

上为末，炼蜜丸如梧桐子大。每服三十丸，空心温酒下。

煮肝散　治妇人冷劳，脾胃虚乏，大肠转泄，水谷不化，四肢羸瘦，口内生疮，不思饮食，渐加无力。

北柴胡　缩砂仁　莳萝　荜茇各三分　白术　白芷　胡椒　白姜　陈皮　山茵陈　人参　芜荑仁　木香　紫菀　白芍药　北细辛　桂心各半两

上为细末，以豮猪肝一具，去脂膜切如柳叶片，以新汲水洗过，入葱白三寸，细切，入药末半两于铫内，以新水二大盏，入盐醋少许，以瓷碗合煮令水尽，空心以意食之。吃前饮下食后良久，饮暖酒一盏为妙，晚食前热服。

硇砂煎丸　治妇人冷劳，心腹积聚，腹肋疼痛，四肢羸瘦，不食。

鳖甲醋炙　桃仁去皮、尖，麸炒　木香　五灵脂去土石，炒　当归各一两　硇砂二两，醋一升，熬成膏

上为细末，用硇砂膏为丸，如梧桐子大。空心温酒下二十丸。此方硇砂太多，不宜轻用。

有热虚劳

〔**《大》**〕妇人热劳，由心肺壅热，伤于气血，以致心神烦躁，颊赤头疼，眼涩唇干，口舌生疮，神思昏倦，四肢壮热，饮食无味，肢体酸疼，心忪盗汗，肌肤日瘦，或寒热往来。当审其所因，调补气血，其病自愈矣。

〔**薛**〕前证乃壮火食气，虚火煎熬真阴之所致也。王太仆云：如大寒而甚，热之不热，是无火也。热来复去，昼见夜伏，夜发昼止，是无火也。当治其心。如大热而甚，寒之不寒，是无水也。热动复止，倏忽往来，时动时止，是无水也。当助其肾。心盛则生热，肾

盛则生寒，肾虚则寒动于中，心虚则热收于内。窃谓前证，若肝脾血虚，用四物、参、术。肝脾郁怒，小柴胡合四物汤。脾胃气虚，补中益气汤。肝脾血虚，加味逍遥散。肝经风热，加味小柴胡汤。心经血虚，天王补心丹。肺经气虚，人参补肺汤。肝经血虚，加味四物汤。大抵午前热属气分，用清心莲子饮方见杂病赤白浊。午后热属血分，用四物汤、参、术、牡丹皮。热从左边起，肝火也，实则四物汤、龙胆、山栀；虚则四物、参、术、黄芪。热从脐下起，阴火也，四物、参、术、黄柏、知母酒拌，炒黑、五味子、麦门冬、肉桂，如不应，急用加减八味丸。不时而热，或无定处，或从脚心起，此无根虚火也，用加减八味丸，及十全大补汤加麦门、五味主之。一妇经行不调，饮食少思，日晡热甚，此肝脾气血俱虚，用十全大补加山茱萸、山药、牡丹皮、麦门、五味而愈。次年秋，寒热如疟，仍用前药而愈。一妇生育多胎，月经不调，两足发热，年余其身亦热，劳则足酸痛，又年许，唇肿裂痛，又半年唇裂见血，形体瘦倦，饮食无味，月水不行，此气血俱衰之证，彼误用通经丸等药，复伤气血，遂致不起。

黄芪散（《圣惠》） 治妇人热劳羸瘦，四肢烦疼，心躁口干，不欲饮食。

人参 黄芩 当归各七钱半 北柴胡去皮，一两半 黄芪 地骨皮 赤茯苓 麦门冬去心 生地黄 赤芍药各一两 甘草炙，一钱半

上㕮咀，每服四钱，水一盏，姜五片，煎六分，去滓，温服无时。

逍遥散（《集成》） 治血虚劳倦，五心烦热，肢体疼痛，头目昏重，心忪颊赤，口燥咽干，发热盗汗，减食嗜卧，及血热相传，月水不调，脐腹胀痛，寒热如疟。又主室女血弱阴虚，荣卫不和，痰嗽潮热，肢体羸瘦，渐成骨蒸。

白茯苓 白术去芦 白芍药 当归去芦，酒浸半日，微炒 北柴胡去苗。各一两 甘草炙，一两半

上剉散，每服三钱，水一盏半，姜三片，麦门冬二十粒，去心，煎服，不拘时候。一方加知母、地骨皮。一方薄荷汤下，无门冬。一方名人参散。治妇人血热虚劳骨蒸，兼治邪热客于经络，痰嗽烦

躁，头目昏痛，夜多盗汗。补真气，解劳倦。用人参、白术、茯苓、柴胡、半夏、当归、赤芍药、干葛、甘草、黄芩。各等分，㕮咀。每服四钱，水一盏半，生姜五片，枣二个，煎至六分，不拘时候温服。应有劳热之证，皆可服之，热退即止。

子芩散（《拔粹》）凉心肺，解劳除热，使荣卫顺，血不绝。

黄芪一两　白芍药　子芩　人参　白茯苓　麦门冬去心　生干地黄各半两　苦梗二钱半

上为粗末，先用竹叶一握，小麦七十粒，水三盏，姜三片，煎至一盏半，入药末三钱，重煎至七分，去滓温服。

知母散（《圣惠》）治妇人热劳，体瘦壮热，四肢烦疼，咽喉不利，少思饮食。

知母　黄芩各七钱半　柴胡去苗　生干地黄各一两　赤芍药　麦门冬去心　射干　川升麻各七钱半　甘草半两，炙微赤，剉

上为粗散，每服四钱，水一中盏，入生姜半分，淡竹叶二十七片，同煎至六分，去滓，不计时候温服。

半夏散（《大全》）治妇人热劳，烦渴口干，体瘦无力，四肢疼痛，或时寒热，痰逆呕吐，不思饮食。

半夏　知母　苦梗　人参　赤茯苓　秦艽　赤芍药　麦门冬　乌梅肉各半两　鳖甲醋炙　北柴胡　黄芪各一两　大腹皮七钱半　甘草二钱半

上为粗末，每服四大钱，水一盏半，生姜三片，煎至七分，去滓温服，无时。

秦艽散（《大全》）治血经有热，月脉凝滞，五心烦倦。

麦门冬　秦艽各一两　生地黄　当归各半两　地骨皮　郁金　苏木各二钱半

上为细末，每服一钱半，水一盏，红花少许，同煎至七分，温服。若经脉调，不用红花。忌酒与热物。此方可服一年。

鳖甲地黄汤（《补遗》）治热劳，手足烦、心怔忡、悸闷，妇人血室有干血，身体羸瘦，不为肌肉。

柴胡去芦　当归去芦，酒浸　麦门冬去心　鳖甲醋　石斛　白术　熟地黄酒浸　茯苓　秦艽去芦。各一两　人参　肉桂不见火　甘草炙。

各半两

上剉，每服四钱，姜四片，乌梅半个，煎温服。

胡黄连散（《圣惠》） 治妇人热劳，体瘦，经脉不通，四肢疼痛，口干烦渴，不得眠卧，饮食全少。

鳖甲一两半，醋炙黄，去裙襕 天灵盖酥炙黄 柴胡去芦 生干地黄 地骨皮 黄芪剉 川大黄一两，剉，微炒 犀角屑各一两 胡黄连 当归 青蒿 黄芩各七钱半 赤芍药 木香 麝香细研入，各半两

上为粗末，每服四钱，以水一中盏，入生姜一钱三分，桃柳心各七茎，煎至六分，去滓，不拘时温服。

犀角散（《圣惠》） 治妇人热劳，心胸烦热，不思饮食，四肢多疼，经脉涩滞。

犀角屑 黄芩 甘草炙微赤，剉。各半两 赤芍药 虎杖 茯苓 地骨皮 麦门冬去心 当归 枳壳麸炒微黄。各七钱半 柴胡去苗 红蓝花 鳖甲醋炙黄，去裙襕。各一两

上为粗散，每服三钱，以水一中盏，入生姜半分，煎至六分，去滓温服，无时。

红蓝花散（《圣惠》） 治妇人热劳，四肢羸瘦，经脉不通。

柴胡一两半，去苗 红蓝花 当归 生干地黄 赤芍药 鬼箭羽 虎杖 大腹皮剉 麦门冬去心 土瓜根 地骨皮 枳壳麸炒微黄，去穰。各一两 甘草炙微赤，半两

上为粗散，每服四钱，以水一中盏，入生姜半分，煎至六分，去滓温服，无时。

鳖甲散（《圣惠》） 治妇人热劳，发渴壮热，四肢烦疼，渐渐黄瘦，心胸躁闷。

鳖甲醋炙令黄，去裙襕 柴胡去芦。各一两半 麦门冬去心，一两 知母 川大黄剉碎，微炒 地骨皮 赤芍药 人参去芦 黄芩 黄芪剉 桑根白皮各七钱半 甘草炙微赤，半两

上为粗散，每服四钱，以水一中盏，入生姜半分，葱白五寸，豉五十粒，煎至六分，去滓温服，无时。

治妇人骨槽劳热，宫脏不调，因感劳气，子母相传，邪气干心，非时惊恐，如人将捕，战栗不安。杨子建《护命方》。

桑寄生半两 人参 茯苓 鳖甲醋炙 柴胡去苗 独活 天灵盖酥炙黑色 川芎各二钱半 沉香九分 木香一钱二分半

上细杵，罗为末，每服三钱，水一盏，煎两三沸，急泻出，空心去滓吃。

猪肚丸（《圣惠》） 治妇人热劳羸瘦。

北柴胡 赤茯苓 人参 黄芪各一两 黄连三两 地骨皮 木香各半两 桃仁 鳖甲各一两半

上为细末，用好嫩猪肚一枚，净洗，将药末入猪肚内，以线缝合，蒸令烂熟，于砂盆内研如膏，丸如梧桐子大。食前粥饮下三十丸，午食前再服。

胡黄连丸（《普济》） 治妇人热劳烦闷，四肢黄瘦疼痛，时有咳嗽，不欲饮食。

胡黄连 知母 川升麻 玄参 人参去芦 当归 甘草炙微赤 槟榔 桔梗去芦。各半两 赤芍药 犀角屑 地骨皮 茯神 杏仁汤浸，去皮尖双仁，麸炒微黄 紫菀洗去苗土 川大黄剉碎，微炒 秦艽去苗 枳壳麸炒微黄，去穰。各七钱半 柴胡去苗，一两 麦门冬去心焙，一两半 鳖甲二两，醋炙黄，去裙襴

上为末，炼蜜和捣三二百杵，丸如梧桐子大。不计时候，以汤饮下三十丸。

益母草煎丸（《圣惠》） 治妇人热劳烦闷，四肢疼痛，经脉滞涩，腹胁妨闷，不欲饮食。

益母草汁一升 青蒿汁一升 无灰酒一升 生姜汁三合 童子小便一升

以上五味，于银器中以慢火熬成膏。

柴胡去苗 麦门冬去心 赤芍药 桃仁汤浸去皮尖双仁，麸炒微黄 生干地黄 鬼箭羽各一两 鳖甲二两，醋炙，去裙襴 人参去芦 琥珀研细 地骨皮 白术 枳壳麸炒微黄，去穰 桔梗去芦 当归各七钱半 麝香二钱半，细研

上为末，用前膏子和捣三二百杵，丸如梧桐子大。食前以温水下三十丸。

青蒿丸（《圣惠》） 治妇人热劳咳嗽，肌体消瘦，心膈烦热，夜

多盗汗，四肢酸痛，食少无力。

青蒿 杏仁汤浸，去皮尖双仁，麸炒黄 天灵盖酥炙黄 鳖甲醋炙黄，去裙襕。各一两半 天门冬去心，焙 柴胡去苗 地骨皮 旋覆花 紫菀洗去苗土 贝母 人参去芦 秦艽去头 葳蕤 黄芪 川大黄剉，微炒 枳壳麸炒微黄，去穰。各一两 甘草炙微赤，剉，七钱半 龙胆草半两 朱砂一两，细研，水飞过 麝香半两，细研

上为末，入研了药令匀，炼蜜和捣三五百杵，丸如梧桐子大。每以麦门冬汤下二十丸，不计时候。

鳖甲丸（《普济》） 治热劳尤佳。

河车一具，治法详见后条 鳖甲醋炙，一两 桔梗 白芍药 大黄煨 甘草 苦参 贝母 知母 秋石 豉心 草龙胆 黄药子 莪术 犀角屑 硝石各半两

上为末，以前膏子为丸，汤使如前。

鸡苏丸（《拔粹》） 治虚热昏冒倦怠，下虚上壅，嗽血衄血。

鸡苏叶半斤 黄芪 苦梗各半两 防风 荆芥穗 生干地黄各一两 甘草 川芎 甘菊花各二钱半 真脑子半钱

上为细末，炼蜜丸如弹子大。每服一丸，用麦门冬去心煎汤嚼下。又治肺损吐血，日渐乏力瘦弱，行步不得，喘嗽痰涎，饮食不美，或发寒热，小便赤涩，加车前子二钱半，每服一丸，煎桑枝汤嚼下，日可六七服。桑枝剉，炒香，每用水三盏，煎至一盏，去滓下药。

瘵骨蒸热

五劳、六极、七伤诸证治，已见杂病虚劳门，兹不赘叙。妇人致此，多因经行胎产，或饮食起居，七情重伤肝脾之所致。又或失于调摄，或过于攻伐而成，与男子治法稍有不同，故汇集古今禁方专治妇人者于此，若欲穷其源流，更当稽之彼籍。

补虚

治瘵疾得效方河车丸 治劳嗽，一切劳瘵虚损骨蒸等疾。

河车一枚，初生男子者尤良，于长流水中荡洗血净，入瓷器内重汤煮烂入药 雪白茯苓半两 拣参一两 干山药二两

上为细末，入河车汁，加面糊为丸，如梧子大，以少麝香末为衣。每服三五十丸，米饮、温酒、盐汤送下，空心服。嗽甚者，五味子汤下。

十全大补汤方见杂病虚劳。治气血虚热，加柴胡、地骨皮、秦艽。

补虚退热润燥

黄芪丸（《圣惠》） 治妇人骨蒸烦热，四肢羸瘦疼痛，口干心躁，不得眠卧。

黄芪 麦门冬去心 茯神 北柴胡 甘草 生干地黄各一两 酸枣仁炒 郁李仁 杏仁去皮尖、双仁，麸炒黄 枸杞子 人参去芦 黄芩各七钱半 百合 枳壳去穰，麸炒 赤芍药 知母 秦艽各半两 鳖甲二两，制

上为细末，炼蜜为丸，如梧桐子大。清粥吞下三十丸，无时候。

地黄煎丸（《永类》） 解劳生肌进食，活血养心。

生地黄汁 杏仁汁 生姜汁 藕汁各五升 薄荷汁 鹅梨汁各一升 法酒二升 沙蜜四升

上慢火熬成膏，入后药。

北柴胡三两 木香 人参 茯苓 山药 柏子仁去皮，炒研 远志肉 枳实制炒 白术各一两 秦艽 苦梗各二两 麝香半两，研 熟地黄洗、焙，酒蒸，四两

上为细末，以前膏子和丸，如梧子大。食后甘草汤下二三十丸。

攻补兼施

人参散（《普济》） 治妇人骨蒸劳，身体壮热，手臂疼痛，月水不通，日渐瘦悴，两胁气刺，四肢羸弱，腹内块生，时有咳嗽，不欲饮食。

人参去芦 鳖甲醋炙黄，去裙襕 柴胡去苗 地骨皮各三两 羚羊角屑 赤茯苓 枳壳麸炒微黄，去穰 牛膝去芦 贝母 栝楼根各二两 知母一两半 赤芍药 桃仁汤浸，去皮、尖、双仁，麸炒微黄。各一两 黄芩 当归各七钱五分

上为细末，每服半两，以豮猪肝一具，用盐、醋、葱白各少许和煮，空心食之，后饮温酒二盏。

赤茯苓散（《圣惠》）[1] 治妇人骨蒸及血劳等疾，面色黄瘦，四肢无力烦疼，痰壅涕唾稠黏，不思饮食。

鳖甲制如前，二两 赤茯苓 柴胡去苗 麦门冬去心 川大黄剉碎微炒。各一两 人参去芦 木香 桃仁制如前 白术 瞿麦 赤芍药 当归 半夏汤洗七遍，去滑。各七钱半

上为粗散，每服四钱，以水一中盏，入生姜半分，煎至六分，去滓温服，无时。

攻积

天门冬丸（《大全》） 治伏连传注，腹中有坚硬积气壅心胸作痹，痛引胁背，脘膈满闷。

鬼臼 天门冬去心。各七钱半 巴豆 莽草 不蛀皂角 叶子雄黄各一两

上为细末，炼蜜为丸，如小豆大。每服一丸，渐加至三五丸，空心汤水吞下，临卧一服。常宜斟酌，勿令泄泻。忌鲤鱼、山猪、芦笋。

破血劫痰

麦煎散（《永类》） 治少男室女骨蒸，妇人血风攻疰四肢，心胸烦壅。

赤茯苓 当归 干漆生 鳖甲醋炙 常山 大黄煨 北柴胡 白术 石膏 生干地黄各一两 甘草半两

上为细末，每服二钱，水一盏，小麦五十粒煎，食后临卧温服。有虚汗，加麻黄根一两。东坡云：在黄州疗骨蒸黄瘦，口臭肌热盗汗，极效，宝此方如希世之珍。

通经破血

牡丹汤（《普济》） 治妇人骨蒸，经脉不通，渐增瘦弱。

牡丹皮一两半 桂去粗皮 木通剉、炒。各一两 芍药 土瓜根各一两半 鳖甲醋炙、去裙襕，二两 桃仁制如前，一两

上粗捣筛，每服五钱，水一盏半，煎至一盏，去滓温服，空心、食后。

---

① 赤茯苓散（《圣惠》）：原方尚有“桂心半两、甘草半两，炙微赤，剉”。

鳖甲丸（《圣惠》） 治妇人骨蒸劳，月水不通，胁下癥[1]癖，往往腹痛。

鳖甲二两，醋炙黄 土瓜根 桂心 京三棱 牡丹皮 牛膝去苗 川大黄剉碎，微炒 诃梨勒皮 琥珀各一两，细研 桃仁制，一两

上为末，炼蜜和捣三二百杵，丸如梧桐子大。不计时候，以桃仁汤下三十丸。

清肺

柴胡散（《圣惠》） 治妇人骨蒸劳热咳嗽，胸膈痰壅，腹胁妨闷，不欲饮食。

柴胡去苗 桑根白皮 麦门冬去心 赤茯苓各一两 川大黄剉碎，微炒 枳壳麸炒，去穰 百合 秦艽去苗 紫菀洗 黄芩 赤芍药 知母 木通剉。各七钱半 半夏汤洗七遍，去滑 甘草炙微赤。各半两 鳖甲醋炙，二两

上为粗散，每服二钱，以水一中盏，入生姜一钱二分，煎至六分，去滓温服，无时。

凉剂

黄连散（《圣惠》） 治妇人骨蒸劳热，四体昏沉，背膊疼痛，面色痿黄，渐渐无力。

黄连去须 知母各一两 鳖甲醋炙，二两 柴胡 木通各一两半 麦门冬去心 白术 地骨皮 黄芩 犀角屑各七钱半 龙胆去芦 甘草炙微赤。各半两

上为粗散，每服四钱，以水一中盏，生姜一钱，大淡竹叶二七片，煎至六分，去滓温服，无时。

青蒿散（《圣惠》） 治妇人骨蒸劳热，四肢烦疼，日渐羸瘦。

青蒿 鳖甲醋炙。各二两 柴胡去苗，一两半 黄连去须 黄芪 桑根白皮 白术各一两 栀子仁 知母各七钱半 地骨皮 甘草炙微赤。各半两 龙胆草去芦，二钱半

上为粗散，每服四钱，以水一中盏，入生姜一钱三分，煎至六

① 癥：《圣惠方》作“痃”。

分，去滓温服，无时。

猪肚丸（《永类》） 治骨蒸劳，唇颊赤，气粗口干，壮热虚汗，大肠秘涩，小便赤黄，减食。

青蒿 鳖甲醋炙 北柴胡 木香 生干地黄各一两 青皮半两 宣连二两

上为细末，以猪肚一个，洗净，入药在内，缚定，蒸令极软，研如泥，为丸如绿豆大。汤下十五丸，空心，日三服。忌湿面、毒物。

石膏散（《灵苑》） 治女人骨蒸，外寒内热，附骨蒸盛之时，四肢微瘦，足趺肿者，病在脏腑中。

真石膏不以多少，研极细。每用，新汲水和服方寸匕，取身无热为度。此方非实热、能食、大便实者，不可服。

寒热并用

青蒿鳖甲煎丸（《圣济》） 治妇人骨蒸劳，退热解肌进食。

九肋鳖甲一个 北柴胡二两 甘草 杏仁 桔梗 当归 人参 地骨皮 赤芍药各一两 胡黄连 宣连各二钱半 官桂 木香各半两 麝香一字 酥 蜜各三两

上为细末，用青蒿一斤，童子小便五升，好酒一升，熬青蒿汁约二升已来，摝去青蒿不用，入酥蜜再熬成膏，冷后入药末，搜和为丸，如梧桐子大。每服十五丸，温酒下，米饮亦得，日三服。如秋后合，再入桃柳枝七茎。此药甚妙，即《局方》人参鳖甲丸也。

传尸

天灵盖散（《圣惠》） 治妇人骨蒸劳，四肢无力，每至晚间即热，两颊红色，饮食不下，心神烦躁。

天灵盖酥炙 安息香 地骨皮 当归 人参去芦 山栀子仁 贝母去心 黄连 桃仁去皮尖、双仁，麸炒黄 槟榔各一两 鳖甲醋炙 北柴胡 生干地黄 赤茯苓 麦门冬各一两半 阿魏半两

上为粗末，以童子小便一大盏，桃柳枝各七寸，姜五斤，葱白五寸，药四钱，煎至七分，去滓温服。

益母草丸（《普济》） 治妇人骨蒸劳瘦，月候不通，心神烦热，

四肢疼痛，不能饮食。

益母草　青蒿各二斤　桃枝一握，长一尺　柳枝一握，长一尺

以上四味，细剉，用童子小便一斗，于银锅中煎至三升，绞去滓，煎成膏。

柴胡去苗　赤芍药　犀角屑各二两　朱砂一两，细研水飞过　天灵盖酥炙微黄　木香　甘草炙微赤。各一两　鳖甲三两，制　桃仁五两，制净　麝香半两，细研

上为末，用益母草煎，都和捣五七百杵，丸如梧桐子大。每以乌梅、甘草汤下三十丸，无时。

獭肝丸（《圣惠》）治妇人骨蒸劳热，体瘦烦疼，不欲饮食。

獭肝一具　鳖甲醋炙　北柴胡各一两半　川升麻　桃仁制　天灵盖酥炙　犀角屑　栀子仁　地骨皮　知母各一两　黄芪七钱半　甘草半两　麝香二钱半，另研　朱砂一两，细研水飞

上为细末，炼蜜丸如梧桐子大。温水下三十丸，无时。

杀鬼方（《圣惠》）治妇人骨蒸，传尸劳瘦，鬼气伏连。

麝香七钱半　犀角屑　木香　白术　鬼箭羽各一两　虎头骨酥炙黄色　天灵盖醋炙黄　桃仁去皮、尖、双仁，麸炒黄　雄黄另研　朱砂光明者，另研。各一两半

上为细末，入研了药和匀，炼蜜丸如梧桐子大。温水下二十丸。此药辟瘟疫，亦可带。

止嗽

温金散（《永类》）治劳嗽。

甘草　黄芩　桑白皮　防风各一两　杏仁二十七枚，制　人参　茯神各半两　麦门冬一分

上前五味以米泔浸一宿，晒干，次入人参、茯神、麦门冬三味，同为细末。每服二钱，水一盏，蜡一豆大，煎八分，食后温服。

一方（《永类》）调荣卫，消瘀血，出声音，治痰嗽。

当归　牡丹皮　白芍　子芩　木通　麦门冬　甘草　细辛各半两　生干地黄各一两

上㕮咀，每服三钱，姜三片，水煎温服。

一方（《永类》）治肌瘦、咯血、肺痿等疾。

蛤蚧一双全者，酒浸一宿，酥炙　知母　贝母去心　人参　甘草　杏仁制，炒　枇杷叶去毛，炒　鹿角胶炒。各一两

上为细末，每服三钱，水一盏，入桑白皮温服。

补肺汤（《永类》）治劳嗽。

桑白皮　熟地黄各二两　人参　紫菀　黄芪　五味子各一两

上为细末，每服二钱，水一盏，入蜜少许，食后温服。

四君子汤加秦艽、黄蜡煎服，尤妙。

治胸痹

一方（《永类》）治心胸积气作胸痹，引两胁痛，昏闷不收，音声不清，虚热上壅，作鼻衄。

桑白皮三分　枳壳　木通　子芩　生干地黄　白芍药　甘草各半两

上为粗末，每服三钱，水煎，食后温服。

一方（《永类》）治伏瘀血在心肺，时作衄，心胸彻背痛。

白芍药　牡丹皮各一两　生犀屑半两　生地黄三两，别捶

上㕮咀，每服半两，水煎温服。

瓜蒌汤（《永类》）治胸痹。

瓜蒌一个　枳壳四枚　厚朴　薤白各一两　桂枝一两，有热者除

上㕮咀，水煎温服。

一方（《永类》）治积气坚硬，作气噎，胸胁引背痛。

白芍药一两半　鳖甲醋炙　枳壳制　北柴胡各一两　甘草　赤茯苓各半两

上㕮咀，每服三钱，生姜三片，枣一枚，水煎温服。

出音声

一方（《永类》）治失声音。

诃子肉　木通各一两　甘草半两

上㕮咀，水三升，煎至升半，入生地黄一合，再煎数沸，放温，分六服，食后。日作半料。

治喉痛

一方（《永类》）咽喉痛。

百药煎去黑皮　硼砂　甘草　生白矾各等分

上为细末，每服一钱，食后米饮调，细细呷咽。

以上诸方，辰阳李倅传，屡救人甚效。服药止可食淡煮猪蹄肉，仍须煮熟肉去原汁，再以白汤熟煮。仍忌房劳、生冷、鱼腥、咸、腌藏等。修合煎药，忌一切生人男女、猫犬鸡畜见，仍不令病患知药味，方有效。

血风劳

〔**《大》**〕妇人血风劳证，因气血素虚，经候不调，或外伤风邪，内挟宿冷，致使阴阳不和，经络痞涩，腹中坚痛，四肢酸疼，月水或断或来，面色痿黄羸瘦。又有因产后未满百日，不谨将护，脏腑虚损，百脉枯竭，遂致劳损。久不瘥则变寒热，休作有时，饮食减少，肌肤瘦瘁。遇经水当至，即头目昏眩，胸背拘急，四肢疼痛，身体烦热，足重面浮，或经水不通，故谓之血风劳气也。

〔**薛**〕东垣云：喜怒不节，起居不时，有所劳伤，皆损其气，气衰则火旺，火旺则乘其脾土，脾主四肢，故困热懒言，动作喘乏，表热自汗，心烦不安，当病之时，宜安心静坐，存养其气，以甘寒泻其热气，以酸味收其散气，以甘温补其中气。经言：劳者温之，损者温之。《要略》云：平人脉大为劳，以黄芪建中汤治之。一妇人劳则足跟热痛，此足三阴血虚，用圣愈汤而痊。后遍身瘙痒，误服风药，发热抽搐，肝脉洪数，此肝家血虚火盛而生风，以天竺黄、胆星为丸，用四物、麦门、五味、芩、连、炙甘草、山栀、柴胡煎送而愈。一妇素清苦，勤于女工，因感风邪，自用表散之剂，反朝寒暮热，自汗盗汗，形气虚甚。其脉或浮洪，或微细；其面或青白，或痿黄。此邪去而气血愈虚也。用十全大补汤三十余剂渐愈，又用加味逍遥散兼治，半载而痊。

人参荆芥散（《大全良方》） 治妇人血风发热，身体疼痛，头昏目涩，心忪烦倦，寒热盗汗，颊赤口干，痰嗽胸满，精神不爽；或月水不调，脐腹疞痛，痃癖块硬，疼痛发歇，或时呕逆，饮食不进，或因产将理失节，淹延瘦瘁，乍起乍卧，甚即着床。

人参 荆芥穗 生干地黄 北柴胡 鳖甲醋炙 酸枣仁炒 枳壳制 羚羊角别镑 白术各七钱半 桂心 甘草 防风 川芎 当归各半两

上为粗末，每服五钱，水一盏半，生姜三片，煎至八分，去滓热服，无时。

地骨皮散（《大全良方》） 治妇人血风，气体虚弱，寒热发渴。

地骨皮 桑白皮 枳壳 前胡 黄芪各一钱半 白茯苓 五加皮 白芍药 人参各一钱 柴胡二钱 官桂 甘草各半钱

上作一服，水二盅，生姜三片，煎至一盅，不拘时服。

地黄煎（《大全良方》） 治妇人血风劳，心忪，发热不退。

生干地黄 熟干地黄

上等分为细末，用生姜自然汁，和水打糊为丸，如梧桐子大。每服三十丸，用地黄汤下，或只茶、酒、醋汤下亦可，食后，日三服。觉脏腑虚冷，早间先服八味丸一服，不可谓地黄性冷，沮洳坏脾，大概阴虚则发热，盖地黄大能补阴，益阴血退热也。薛云：前方肝脾血虚发热，内热晡热，盗汗作渴，体倦，筋骨疼痛，筋脉拘挛，血虚发躁，虚热生痰咳嗽之良剂。若因肝脾肾精血燥热生痰，胸膈痞满，喘咳作渴及一切虚火证，必用六味丸为主。

乞力伽散（《大全良方》） 治血虚肌热。又治小儿脾虚，蒸热羸瘦，不能饮食。

白术 白芍药 白茯苓各一两 甘草半两

上为细末，姜、枣煎三钱服。

大效油煎散（《大全良方》） 治血风劳气，攻疰四肢，腰背疼痛，呕逆醋心，不思饮食，日渐羸瘦，面色痿黄，手足麻痹，血海冷败，神效。

五加皮 川乌炮 芍药 海桐皮 牡丹皮各一两 桂心 干姜 川芎各半两

上为细末，每服二钱，水一盏，生麻油浸钱一文，同煎至六分，温服。常服以油浸二钱。煎药时不可搅，吃药时不可吹。

治血风劳方（《大全良方》）

牡丹皮　地骨皮　防风　甘草　黑豆　白芷　白芍药各一两　荆芥穗二两　川芎二钱半

上为细末，每服二钱，水一中盏，姜三片，枣一个，葱白一寸，煎至八分，温服无时。

马鞭草散（《大全良方》）治血风攻透，肢体疼痛，或觉瘙痒，或觉痹麻，作寒作热，饮食减味。

马鞭草去梗　荆芥穗　北柴胡　乌梅肉各二两　枳壳　白术　羌活　白芍药各一两　秦艽　天台乌药　麻黄各一两半　木香半两　当归　川乌炮　甘草各一两

上为细末，每服三钱，水一盏，生姜三片，枣一枚，葱白二寸，煎至七分，日午临卧温服。常服无忌，有孕勿服。

琥珀散（《圣惠》）治妇人血风劳气，脐腹疼痛，经脉不调，渐加羸瘦。

琥珀细研　白术　当归　桃仁去皮、尖，麸炒　赤芍药各七钱半　柴胡去苗　鳖甲醋炙。各一两　延胡索　红花子　牡丹皮　桂心各半两

上为散，每服四钱，水一中盏，入生姜半分，煎至六分，去滓，食前稍热服。

茯神散（《圣惠》）治妇人血风劳气，头疼目赤，胸背气壅，四肢疼痛，心烦惊悸，少欲饮食。

柴胡去苗　石膏各二两　茯神　羚羊角　防风去芦　赤芍药　人参去芦　天门冬去心　独活　郁李仁去皮，微炒　生干地黄　枳壳麸炒，去穰。各一两　甘草炙，半两　桃仁汤浸，去皮、尖、双仁，麸炒黄，研如泥，一两半

上为散，每服四钱，以水一中盏，入生姜半分，煎至六分，去滓温服，无时。

逍遥散（《神巧万全方》）治血风劳，解五心烦躁，心多怔忪，恍惚忧惧，头目昏重，夜多盗汗。

人参　白茯苓去皮　柴胡去苗　白术炒　黄芪

上各等分为散，每服三钱，入甘草一寸，同煎六分，温服。

熟干地黄散（《神巧万全方》）治妇人血风劳，冷气攻心腹疼痛，四肢不和，食减少，日渐羸瘦。

熟干地黄 柴胡 黄芪 苍术 牛膝去苗。各一两 鳖甲醋炙黄，二两 白芍药 当归 姜黄 琥珀 浓朴去皮，姜汁涂，炙 川芎 陈橘皮去白，各七钱半 木香桂心 羌活各半两

上为散，每服四钱，以水一中盏，生姜半分，煎六分，热服。

琥珀丸（《博济方》） 治血风虚劳，上热下冷，或发动即心中烦躁，困乏无力，不美饮食，醋心口疮，月水不调，肌肉黄瘁，腹痛肠鸣，或有气块攻冲，或时作寒热，头旋痰逆，手足麻痹，大宜常服。

琥珀 当归 木香 川芎 防风 槟榔各一两 三棱炮 干姜炮 桂心各一两二钱半 吴白术洗 柴胡 人参各半两 青皮 吴茱萸洗炮 全蝎炒 附子炮 草豆蔻 赤芍药 柏叶 白芷 天麻各七钱半 桃仁去皮尖，麸炒 败龟甲醋炙 鳖甲醋炙。各一两半

上为细末，炼蜜丸如梧桐子大。每日空心酒下二十丸，午前近晚更进一服。如觉暖，近晚不须服。如腹内块积攻筑，于鳖甲、桃仁、槟榔、三棱各加一倍为妙。忌生冷、葱、苋菜、毒鱼等物。

鳖甲丸（《大全良方》） 治妇人血风劳气，四肢羸瘦疼痛，经脉不利，饮食无味，渐加虚困。

鳖甲 紫菀 桂心 川芎 防风 川牛膝 当归 秦艽 人参 桃仁 琥珀各一两 黄芪 赤芍药 虻虫制 水蛭制 鬼箭羽 白术 羌活各七钱五分 熟地黄一两半 麝香二钱半

上为细末，炼蜜丸如梧桐子大。空心食前温酒下三十丸。

牡丹丸（《圣济总录》） 治妇人血风劳气，气块攻心，日渐黄瘦，经脉不行。

牡丹皮 郁李仁汤浸、去皮。各二两 芍药 当归 芎䓖 桂心 苦参 大黄醋炒。各一两 贝母半两

上为细末，炼蜜丸如梧桐子大。每服二十丸，食前温酒下，日二。

柴胡丸（《圣济》） 治妇人血风劳气，头目昏眩，胸背拘急，四肢酸疼，心燥烦热，气满腹胀，腰膝无力，经脉不调。

柴胡去苗 黄连去须 知母焙 赤芍药 龙胆 黄芩去苗 地骨皮 麦门冬去心，焙 茯神去木 甘草炙。各一两 槟榔七钱半

上为末，炼蜜丸如梧桐子大。每服二十丸，温酒下，无时。

◎ 客热

〔《大》〕客热者，因体虚而将温过度，外热加之，非脏腑自生，故云客热。其状上焦胸膈之间虚热，口燥心烦，手足壮热者是也。

〔薛〕前证若客邪所侵，用补中益气加川芎、防风。肝虚血少，六味地黄丸，胃火饮冷，钱氏泻黄散。胃虚饮汤，七味白术散。潮热时热，八珍汤。晡热内热，逍遥散。发热体倦，补中益气汤。恚怒发热，小柴胡汤。郁怒发热，加味归脾汤。寅卯酉戌时热，升阳益胃汤。

〔《大》〕**麦门冬散**　治妇人客热，四肢烦闷疼痛，饮食不下。

麦门冬　赤茯苓　赤芍药　柴胡各一钱半　桑白皮　生地黄　黄芪　羚羊角屑各一钱　甘草半钱

上作一服，水二盅，生姜三片，煎至一盅，不拘时服。

犀角散　治妇人客热，四肢烦闷疼痛，饮食不下。

犀角屑　赤芍药　地骨皮　赤茯苓　红花　人参　枳壳　麦门冬各一钱　柴胡二钱　黄芪二钱半　甘草半钱

上作一服，水二盅，生姜三片，煎至一盅，不拘时服。

黄芪饮　治妇人客热，心胸壅闷，肢节烦疼，不思饮食。

黄芪　生地黄各二钱　人参　茯神炒　犀角屑　瓜蒌仁　黄芩各一钱　甘草半钱

上作一服，水二盅，淡竹叶五片，煎至一盅，不拘时服。

丹砂散　治妇人客热，心神烦躁，口干舌涩，饮食无味。

丹砂一两，细研，水飞过　犀角屑　天竺黄　胡黄连各半两　麦门冬去心焙，二两　寒水石细研　马牙硝细研。各一分　铅霜半两，细研

上为细末，入研了药和匀，每以竹叶汤调下一钱，无时。

玉霜散　治妇人客热，烦渴头痛，痰涌如泉。

石膏二两，细研，水飞过　寒水石一两，细研

上和匀，每以生地黄汁调下一钱，无时。

生干地黄丸　治妇人客热，面赤头疼，口舌生疮，心胸烦壅，饮食无味。

生干地黄一两　羚羊角屑　白藓皮　葳蕤各半两　黄连去须，七钱半　黄芪炙微赤，半两　麦门冬二两，去心焙　玄参　犀角屑　地骨皮　甘草炙微赤。各半两　川大黄一两

上为细末，炼蜜和捣二三百杵，丸如梧桐子大。每以温水下三十丸，无时。

败毒散　治妇人客热，四肢烦闷疼痛，不思饮食。甚者可加地骨皮、黄芩。方见杂病伤湿。

◎ 寒热师尼寡妇附

〔《大》〕经曰：阳不足则先寒后热，阴不足则先热后寒，皆由劳伤气血，阴阳不调，寒热如疟也。当分气血、虚实而治之。

〔薛〕前症若寸口脉微，名曰阳不足，则阴气上入于阳中，用补中益气汤。若尺部脉弱，名曰阴不足，则阳气下陷入阴中，用益阴肾气丸。若因气血俱虚，用八珍汤。若困怒动肝火，用小柴胡汤。若阴阳俱不足，则气血不归其本部，以致寒热交争也。一妇人年六十有四，久郁怒，头痛寒热。春间乳内时痛，服流气饮之类益甚，时有血如经行。又大惊恐，饮食不进，夜寐不宁，两乳肿胀，两胁焮痛，午后色赤。余以为肝脾郁怒火燥，先以逍遥散加酒炒黑龙胆一钱、山栀一钱五分，服二剂，肿痛顿愈，又二剂全愈。再用归脾汤加炒栀、贝母，诸症悉愈。

〔《大》〕**地骨皮散**　治血风气虚，时作寒热，或晡热内热。

柴胡　地骨皮各一两　桑白皮炒　枳壳麸炒　前胡　黄芪炒。各七钱五分　白茯苓　五加皮　人参　甘草　桂心　白芍药各半两

上㕮咀，每服三五钱，水一盏半，生姜三片，煎至七分，温服。

生地黄散　治妇人血气不调，或时寒热，体痛，不思饮食。

生干地黄　北柴胡各一两　羌活　木香　桂心　防风各半两　酸枣仁炒研　羚羊角屑　白芍药　白术　黄芪　川牛膝　白茯苓　当归　枳壳各七钱五分

上㕮咀，每服三五钱，水一盏，姜三片，煎至七分，去滓，空心温服。

异功散　治妇人血气虚冷，时发刺痛，头目昏闷，四肢无力，

寒热往来，状似劳倦，并宜服之。

乌药　川芎　苦梗　玄胡索　当归　陈皮各一钱半　官桂　牡丹皮　芍药　白芷　干姜各一钱

上作一服，用水二盅，生姜三片，煎至一盅，入酒半盏，再煎一二沸，不拘时。

上三方内有桂，唯寒多者宜之。第三方无滞气、污血，尤不宜服。

七宝汤　治寒热往来。

防风去芦　知母　生地黄各半两　柴胡去芦　秦艽　甘草炙　前胡去芦。各二钱半

上㕮咀，每服五钱，水一盏半，加人参三寸，煎至七分，热服。

柴胡散　治妇人寒热体瘦，肢节疼痛，口干心烦，不欲饮食。

北柴胡　赤茯苓　黄芪　白术各一钱　麦门冬三钱　鳖甲醋炙，二钱　人参　地骨皮　枳壳麸炒　生地黄　桑白皮　赤芍药　桔梗　甘草各半钱

上作一服，水二盅，生姜三片，煎至一盅，不拘时服。

桃仁丸　治妇人头目昏重，心神烦闷，或时寒热，肢节疼痛，不欲饮食。

桃仁汤浸，去皮、尖、双仁，麸炒微黄　芎䓖　白术　柴胡去苗　人参去芦　生地黄　酸枣仁微炒。各一两　赤茯苓　诃黎勒皮各七钱半　枳壳麸炒微黄，去穰　赤芍药各半两

上为末，炼蜜和捣三二百杵，丸如梧桐子大。每以生姜、荆芥、薄荷汤下三十丸。

青蒿散　治男子妇人肢体倦疼，虚劳寒热。

用青蒿八九月间将成实时采，去枝梗，以蒿用童子小便浸三日，晒干为末。每服二钱，乌梅一个，煎至七分服。

上三方，热多者宜之。

师尼寡妇异乎妻外家之治

〔罗〕刘宋褚澄疗师尼寡妇，别制方者，盖有谓也。此二种寡居，独阴无阳，欲心萌而多不遂，是以阴阳交争，乍寒乍热，全类

温疟，久则为劳。尝读《史记·仓公传》载：济北王侍人韩女，病腰背痛寒热，众医皆以为寒热病，治之不瘥。仓公曰：此病得之欲男子不可得也。众曰：何以知欲男子不可得？仓公曰：诊其脉，肝脉弦出寸口，是以知之。盖男子以精为主，妇人以血为主，男子精盛以思室，妇人血盛以怀胎，夫肝摄血者也，是厥阴肝脉弦出寸口上鱼际，则阴盛可知。故知褚氏之言，信有谓矣。

〔《大》〕师尼寡妇与室女出嫁愆期者，多因欲心萌而不遂，恹恹成病，乍寒乍热，久则为劳。又有经闭白淫，痰逆头风，膈气痞闷，面䵟瘦瘠等证，皆寡妇之病也。

〔薛〕前证若肝脉弦出鱼际，用小柴胡加生地黄送下生地黄丸。久而血虚，佐以四物汤。若兼怒动肝火而寒热者，佐以加味逍遥散。若兼亏损肝经而寒热者，佐以八珍汤。若兼亏损元气而寒热者，佐以补中益气汤。若兼郁伤脾气而寒热者，佐以《济生》归脾汤。一妇人因夫经商久不归，发寒热，月经旬日方止，服降火凉血药，反潮热内热，自汗盗汗、月经频数。余曰：热汗，气血虚也。经频，肝脾虚也。用归脾汤、六味丸而愈。尝治兼证既愈而寒热不衰，当仍用本证药。一妇人年三十有七，早孀居，两腿骨作痛，晡热体倦，月经不调，或发寒热，数年矣。一日颈项两侧结核，两胁胀痛，此系肝经郁火而成也。先用小柴胡汤合四物数剂，肝症顿愈。又用加味逍遥散加泽兰、乳香、没药，三十剂，血症渐痊。再用加味归脾汤，年余而安。一孀妇两腿作痛，或用除湿化痰等药，遍身作痛而无定处，此血症也。不信，乃服流气饮之类而殁。一放出宫人年四十余，臀腿内股作痛，晡热口干，月经不调，此系肝经血少不能养经络而然也。宜加味逍遥散加泽兰叶五十帖，诸症稍缓，又以归脾汤二百余剂而痊。一放出宫人，臀腿肿痛，内热晡热，恶寒体倦，咳嗽胸痞，月经过期而少，彼以为气毒流注，服清热理气之剂益甚，此肝经瘀血停留所致。盖肝经上贯鬲，布胁肋，循喉咙，下循腘内臁，绕阴器，抵少腹。主治之法，但当补其所不胜，而制其所胜。补者脾也，制者肝也。经曰：虚即补之，实则泻之。此定法也。彼不信，仍服前药，遂致不起。

〔本〕**生地黄丸**　许学士治一尼患恶风体倦，乍寒乍热，面赤心悸，或时自汗。是时疫气大行，医见其寒热，作伤寒治之，用大小柴胡汤杂进，数日病急，召予诊之，三部无寒邪脉，但厥阴弦长而上鱼际，宜服抑阴等药，故制此方。

生地黄二两　柴胡　秦艽　黄芩各半两　芍药一两

上为细末，炼蜜丸如桐子大。每服三十丸，用乌梅汤吞下，日三服，不拘时。

◎ 恶寒

〔**《大》**〕妇人恶寒者，亦有阴阳二证。发热而恶寒者，发于阳也。无热而恶寒者，发于阴也。发于阳者宜解表，脉必浮数。发于阴者宜温里，脉必沉细。又有汗后、利后恶寒，及背恶寒。以上疾证方治并载《百问》，不复繁引。仆尝治一妇人，但恶寒，别无他证，六脉平静，遂用败毒散而安。此药能去表中风邪故也。经云：恶寒家慎不可过当覆衣被及近火气，寒热相搏，脉道沉伏，愈令病患寒不可遏，但去被撤火，兼以和表之药，自然不恶寒矣。妇人恶寒，尤不可近火，寒气入腹，血室结聚，针药所不能治矣。

〔**薛**〕前证若怠惰嗜卧，洒淅恶寒，乃阳不能伸发，用升阳益胃汤。若劳伤形气而恶寒，乃无阳以护卫，用补中益气汤。若饮食伤脾胃而恶寒，乃元气虚损，用六君子汤。若加烦躁、妄言，或欲饮水，仍进前剂，但加姜、桂。若体倦烦渴，头痛自汗，用补中益气汤加五味、麦门。东垣云：昼则发热恶寒，是阴气上溢于阳分也，夜则恶寒，是阴血自旺于阴分也。海藏云：六月大热之气，反得大寒之证，当舍时从证，治以姜、桂之类。丹溪云：久病恶寒，乃痰郁于脾，抑遏阳气，不得外泄，治当解郁。

◎ 中风

药隐云：妇人中风，角弓反张，风痹，手足不随，偏枯口噤，口眼㖞斜，风眩头痛，血风，心神惊悸癫狂，骨节风，血风走注，瘙痒瘾疹，风痰诸证，虽各有方论，亦要先明其大体，察脉之虚实，辨证之冷热，相人强弱，入脏入腑，在络在经，首以方调治，未要猛速用药。今之治法，先宜顺气，然后治风，万不失一。盖有中风、中寒、中暍、中痰、中气，皆能令人涎潮昏塞，所谓朱紫相凌，玉石不分，医者不可不详而究之。如中风，若作中气治之，十愈八九。中气若作中风治之，十无一生，所以疑惑之间，不问中风、中气，首以苏合香丸、五积散加麝煎。如中痰，则有参苏饮。如中寒，则有理中汤。如中暍，则有白虎汤。如的然是中风，有三生饮、木香煮散、排风、续命、风引、大小竹沥、大八风汤。辨其冷热虚实而投之，未有不安者也。然此疾积袭之久，非一日所能致，今人服药三五服，便责无效，其责医者亦速矣，正宜大剂久服，方有其效。孟子曰：七年之病，求三年之艾也。

〔《大》〕夫中风者，虚风中于人也。风是四时八方之气，常以冬至之日，自坎而起。候其八方之风，从其乡来者，主长养万物。若不从其乡来者，名为虚风，贼害万物。人体虚者则中之，当时虽不即发，停在肌肤，后或重伤于风，前后重沓，因体虚则发。入脏腑俞，俞皆在背，中风多从俞入，随所中之俞而乃发病。妇人血气虚损，故令中风也。当察口眼开阖，以别重轻。涎沫有无，以明证治。如眼开口闭，手足不开，涎不作声者可治。如眼闭口开，声如鼾睡，遗尿不觉者死。按：卒仆暴厥之证，不论男子妇人，是风是寒，是气是食，是痰是湿，但要分得闭与脱二证明白，如牙关紧闭，两手握固，即是闭证，宜苏合香丸、三生饮之类开之。若口开手撒，即是脱证，宜用大剂黄芪、人参煎浓汤灌之。虽曰在法不治，亦十救五六。若误服苏合香丸之类，即不可救矣。盖斩关夺门之药，原为闭证设。若施之脱证，是人既入井，而又下之石也。

〔薛〕中风者，即《内经》所谓偏枯、风痱、风懿、风痹是也，而有中腑、中脏、中血脉之分焉。夫中腑者为在表，中脏者为在里，中血脉者为在中。在表者宜微汗，在里者宜微下，在中者宜调荣。中腑者多著四肢，如手足拘急不仁，恶风寒，此数者病浅皆易治，用加减续命汤之类。中脏者多滞九窍，如眼瞀者中于肝，舌不能言者中于心，唇缓便秘者中于脾，鼻塞者中于肺，耳聋者中于肾，此数者病深多难治。中血脉者，外无六经之证，内无便溺之阻，肢不能举，口不能言，用大秦艽汤主之，中腑者多兼中脏，如左关脉浮弦，面目青，左胁偏痛，筋脉拘急，目瞤，头目眩，手足不收，坐踞不得，此中胆兼中肝也，用犀角散之类。如左寸脉浮洪，面舌赤，汗多恶风，心神颠倒，言语謇涩，舌强口干，忪悸恍惚，此中小肠兼中心也，用麻黄散之类。如右关脉浮缓或浮大，面唇黄，汗多恶风，口㖞语涩，身重怠惰嗜卧，肌肤不仁，皮肉瞤动，腹膨不食，此中胃兼中脾也，用防风散之类。如右寸脉浮涩而短，面色白，鼻流清涕，多喘，胸中冒闷短气，自汗声嘶，四肢痿弱，此中大肠兼中肺也，用五味子汤之类。如左尺脉浮滑，面目黧黑，腰脊痛引小腹，不能俯仰，两耳虚鸣，骨节疼痛，足痿善恐，此中膀胱兼中肾也，用独活散之类。此皆言真中风也，而有气血之分焉。盖气虚而中者，由元气虚而贼风袭之，则右手足不仁，用六君子汤加钩藤、姜汁、竹沥。血虚而中者，由阴血虚而贼风袭之，则左手足不仁，用四物汤加钩藤、竹沥、姜汁。气血俱虚而中者，则左右手足皆不仁也，用八珍汤加钩藤、姜汁、竹沥。其与中风相类者，则有中寒、中湿、中火、中气、食厥、劳伤、房劳等证。如中于寒者，谓冬月卒中寒气，昏冒口噤，肢挛恶寒，脉浮紧，用麻黄、桂枝、理中汤之类。中于暑者，谓夏月卒冒炎暑，昏冒痿厥，吐泻喘满，用十味香薷饮之类。中于湿者，丹溪所谓东南之人，多因湿土生痰，痰生热，热生风也，用清燥汤之类加竹沥、姜汁。中于火者，河间所谓非肝木之风内中，六淫之邪外侵，良由五志过极，火盛水衰，热气拂郁，昏冒而卒仆也，用六味丸、四君子、独参汤之类。内有恚怒伤肝，火动上炎者，用柴胡汤之类。中于气者，由七情过极，气厥昏冒，或牙关紧急，用苏合香丸之类，误作风治者死。食厥者，过于饮食，胃气自伤，不能运化，故昏冒也，用六君子加木香。劳伤者，过于劳役，耗损元气，脾胃虚衰，不任风寒，故昏冒也，用补中益气汤。房劳者，因肾虚精耗，气不归源，故昏冒也，用六味丸。此皆类中风者也。夫《内经》主于风，河间主于火，东垣主于气，丹溪主于湿，愚之斯论，僭补前人之阙也。若夫地之南北，人之虚实，固有不同，其男子女人大略相似，当与后论参看通变治之。内方并见杂病中风。蕲阁老夫人先胸胁胀痛，后四肢不收，自汗如水，小便自遗，大便不实，口紧目瞤，饮食颇进，十余日矣，或以为中脏，公甚忧。余曰：非也。若风既中脏，真气既脱，恶证既见，祸在反掌，焉能延之。乃候其色，面目俱赤，面时或青，诊其脉，左三部洪数，惟肝尤甚。余曰：胸乳胀痛，肝经血虚，肝气痞塞也。四肢不收，肝经血虚，不能养筋也。自汗不止，肝经风热，津液妄泄也。小便自遗，肝经热甚，阴挺失职也。大便不实，肝木炽盛克脾土也。遂用犀角散四剂，诸证顿愈。又用加味逍遥散调理而安。后因郁怒，前证复作，兼发热呕吐，饮食少思，月经不止，此木盛克土，而脾不能摄血也，用加味归脾汤为主，佐以加味逍遥散调补肝脾之气，清和肝脾之血而愈。后每遇怒，或睡中手足抽搐，复用前药即愈。大参朱云溪母，于九月内，忽仆地痰昧不省人事，唇口㖞斜，左目紧小，或用痰血之剂，其热稍缓。至次年四月初，其病复作，仍进前药，势亦渐缓。至六月终，病乃大作，小便自遗，或谓风中于脏，以为不治。余诊之，左关弦洪而数，此属肝火血燥也，遂用六味丸加五味子、麦门、芎、归，一剂而饮食顿进，小便顿调，随用补中益气加茯苓、山栀、钩藤、丹皮而安。至十月，复以伤食腹痛作泻，左目仍小，两关尺脉弦洪鼓指，余以六君加木香、吴茱、升麻、柴胡，一剂而痛泻俱缓，复以六君加肉果、故纸，一剂诸脉顿平，痛泻俱止。余谓左关弦洪，由肝火血燥，故左目紧小。右关弦洪，由肝邪乘脾，故唇口㖞邪，腹痛作泻。二尺鼓指，由元气下陷。设以目紧口㖞，误作风中，投以风药，以腹痛泄泻，误作积滞，投以峻剂，复耗元气，为害甚矣。后以阳虚恶寒，围火过热，致痰喘，误服寒剂而卒。一妇人因怒仆地，语言謇涩，口眼㖞斜，四肢拘急，汗出遗尿，六脉洪大，肝脉尤甚，皆由肝火炽盛。盖肝主小便，因热甚而自遗也。用加味逍遥散加钩藤及六味丸，寻愈。一老妇两臂不遂，语言謇涩，服祛风之药，反致筋挛骨痛。余谓此肝火血虚所致，用八珍汤补气血，用地黄丸补肾水，佐以排风汤，年余而愈。一妇人经行口眼歪斜，痰涎壅盛，此血虚而肝火动，用加味逍遥散加丹皮治之，寻愈。后因饮食停滞，日吐痰涎，此脾气虚不能摄涎归经也，用六君子二十余剂而安。一妇人因怒，口眼㖞斜，痰涎上涌，口噤发搐，此脾肺气虚而肝木旺，用六君子加木香、钩藤、柴胡治之，渐愈。又用加味归脾汤调理而安。一产妇勤于女工，忽仆地牙关紧急，痰喘气粗，四肢不遂，此气血虚而发痉，朝用补中益气加茯苓、半夏，夕用八珍加半夏，各三十余剂，不应。此气血之未复，药之未及也。仍用前二汤，又五十余剂，寻愈。一妇人素性急，患肝风之证，常服搜风顺气丸、秦艽汤之类。后因大怒吐血，唇口牵紧，小便频数，或时自遗。余以为肝火旺而血妄行，遂用小柴胡汤加山栀、牡丹皮，渐愈。五年之后，又大怒吐血，误服降火祛风化痰之剂，大便频数，胸满少食。用清气化痰之剂，呕而不食，头晕口干，不时吐痰。用导痰降火之类，痰出如涌，四肢常冷。余曰：呕而不食，胃气虚弱也。头晕口干，中气不能上升也。痰出如涌，脾气不能摄涎也。四肢逆冷，脾气不能运行也。用补中益气加茯苓、半夏治之，诸证渐愈。又用加味归脾汤，兼服而安。

〔**陈**〕癸丑春，有一妇人年四十二三，其证语言气短，足弱，行得数步，则口若含霜，七十日内三次经行，则口冷、头目眩晕，足冷则透心冷痛，每行则口中冷气不相续，有时鼻中热，面赤翕然而热，身体不仁，不能行步，手足不随，不能俯仰，冷痹骨疼，有时悲伤，梦与前夫相随，则上气奄然而极心惊，志意不定，恍惚多忘，却能食。如此仅一年许，医者投热药则面翕然而热，气满胸中，咽中窒塞、闷绝，投冷药则泻。又一医者以十全汤服之，则发烦躁，心惊而跳。一医以双和汤服之，觉面上与腹中如火熰，心愈惊，欲吐不吐，大便秘，里急后重。求仆诊之，六脉弦缓，喜见于春，此是可治之疾。未供药间，忽然吐泻，泻后觉肛门如火，虽泻却不多。仆且与俞山人降气汤八服。次日诊之，脉差有力。云：服药后觉鼻热，心烦闷，齿噤，与参苏饮八服，黄连丸一两。越三日云：服药后如故，与茯苓补心汤服皆无效。仆以脉证详之，只是排风汤甚对。或曰：何以知之？一、能饮食，此风饥也。二、七十日三次经行，此是荣经有风，血得风散也。三、头目眩晕，此肝风也。四、面赤翕然而热，悲伤，此心风也。五、身体不仁，不能行步，梦与前夫相随，此脾风也。六、手足不随，腰痛难俯仰，冷痹骨疼，此肾风也。因令人心惊，恍忽多忘，真排风汤证也。或曰：风脉当浮，今脉弦缓微弱，恐非风也。予曰：风无一定之脉，大抵此证肾虚生风，然排风汤药品有十全大补汤料，亦有平补之资，却不僭燥，供十服，越三日，云服有效，脉亦差胜，只是腹中如烟生微热，大便秘，此真是风证，再与排风汤服，加牛黄清心丸、皂角丸助之。越三日云：服前药，大烦躁发热诸证悉除，只是足弱不能支持。与秘传降气汤十服，诸证悉退。只是梦里虚惊，大便滑泄频数，脉尚弱，与五积散加人参、盐煎，兼感应丸即愈。但头眩痛重，不能久立久坐，再与排风汤，脱然而安矣。缪安人年六十，忽中风不省人事，无汗有痰，众医为不可治，召仆诊之。脉浮缓，脾脉溢关，此真风脉。先以参苏饮六服，宽气下痰，次以木香煮散而愈。马观文夫人，于七月间病气弱倦怠，四肢厥逆，恶寒有汗，少饮食。一医谓伏暑，一医谓虚寒，治皆无效。召仆诊之，六脉虽弱，而两关差甚焉。问是何证？仆曰：六脉虽弱，而关独甚，此中焦寒也。中焦脾也，脾胃既寒，不但有此证，必有腹痛、吐泻，今四肢厥冷，脾属四肢，是脾胃虚冷无疑焉。曰：未见腹痛吐泻之证，合用何治？仆曰：宜附子理中汤。未服药间，旋即腹痛而泻，莫不神之，即投此药而瘥。

防风散　治妇人中风，言语謇涩，四肢拘急，身体壮热，头疼目眩，心胸不利。

防风去芦，一两　石膏二两半　麻黄去节　汉防己去皮。各七钱半　细辛去苗　黄芩　川升麻　当归去芦　桂心　芎䓖　赤茯苓去皮　甘草炙　羌活去芦。各半两

上为粗散，每服八钱，水一中盏半，煎至一大盏，去滓，入淡竹沥一合，更煎一两沸，温服，不拘时。

芎䓖散　治妇人卒中风，四肢不仁，善笑不息。

芎䓖一两半　石膏二两半　当归去芦，炒　麻黄去节　秦艽去芦　干姜炮　桂心各一两　杏仁二十枚，麸炒　黄芩一两

上为粗末，每服八钱，水一中盏半，煎至一大盏，去滓温服，不拘时候，日进二三服。

附子散　治妇人中风，筋脉拘急，四肢疼痛，言语謇涩，心胸不利。

附子炮去皮脐　细辛各七钱半　当归去芦，炒　芎䓖　前胡去芦　枳壳麸炒，去穰　黄芩　白鲜皮　茯神去木　羌活去芦　杏仁麸炒　汉防己去皮　甘草炙　麻黄去节　桂心各一两

上为粗末，每服五钱，水一中盏半，生姜五片，煎至一大盏，

去滓，不拘时温服。

羌活散　治妇人中风，筋脉拘急，肢节酸疼，言语謇涩，头目不利。

羌活去芦　天麻各一两　芎䓖　酸枣仁各七钱半，微炒　蔓荆子　白附子炮　柏子仁　牛膝酒浸　桂心　薏苡仁　当归去芦，炒　羚羊角屑　乌蛇肉酒拌炒令黄　蝉壳炒。各半两　麝香另研，一钱半

为细末，入研麝香匀，每服一钱，豆淋酒调下，无时。

南星散　治妇人中风，牙关紧急，四肢强直，心胸痰涎，咽膈不利。

天南星生姜制　麻黄　半夏汤洗七次，姜制　赤箭各半两　川乌头炮，去皮脐　桂心　蝎梢各二钱半，生用　麝香半钱，研

为细末，入研麝香令匀，每服一钱，豆淋酒调下，日进二服，不拘时候。

木香煮散　治左瘫右痪，并素有风湿，诸药不效。常服调气进食宽中。

羌活　麻黄去节。各一两　防风七钱半　白术　陈皮　黑附子炮　南木香　槟榔　牛膝　大川乌炮　草豆蔻连皮煨　杏仁去皮，麸炒　人参　白茯苓　川芎　当归　甘草　桂心各半两

上㕮咀，每服四钱，水一大盏半，生姜五片，煎至八分，去滓热服。大便不通，加大黄。心腹胀，加苦葶苈、滑石。膈上壅滞，咳嗽气促，加半夏、川升麻、天门冬、知母。

上古方专主妇人中风，故收之。率用麻黄、桂心，非真中外邪，不宜轻用。只以薛氏法调之为善，其余证治方药，详见杂病本门，男妇初无二治也。

角弓反张

〔《大》〕夫妇人角弓反张者，是体虚受风，风入诸阳之经。人之阴阳经络，周环于身，风乘虚入于诸阳之经，则腰背反折挛急，如角弓之状，宜服小续命汤。

〔薛〕仲景先生云：太阳病发汗太多致痉，风病下之则痉。《三因方》云：气血内虚，风寒湿热所中则痉。以风能散气，故有汗而

不恶寒曰柔痉，寒能涩血，故无汗而恶寒曰刚痉。非专于风湿，因内虚发汗亡血，筋无所荣而然，乃虚象也。窃谓伤寒汗下过度，与产妇溃疡等病，及因克伐之剂，伤损气血而变。若金衰木旺，先用泻青丸幼科肝脏。后用异功散幼科吐泻。肾水虚，用六味丸杂病虚劳。肝火旺，先用加味小柴胡汤热入血室。次用加味四物汤；发热，用加味逍遥散；若木侮脾土，用补中益气汤杂病伤劳倦。加芍药、山栀；脾经郁结，用加味归脾汤杂病健忘。脾土湿热，用大承气汤伤寒胃实。大凡病后气血虚弱，用参术浓煎，佐以姜汁、竹沥，时时用之，如不应，用十全大补汤杂病虚劳。更不应，加附子或用参附汤，缓则不救人参一两，附子二钱，水煎服。

白僵蚕散　治妇人中风，角弓反张，口噤不能言，皮肤顽麻，筋脉抽掣。

白僵蚕一两，炒　麝香二钱半，另研　乌蛇肉炒令黄　蝉壳炒　桑螵蛸炒　犀角屑　天麻　独活去芦　天南星炮　川乌头炮去皮脐　白附子炮　朱砂另研，水飞　防风去芦。各半两

上为细末，入研药令匀，每服二钱，温酒调下，不拘时，日三服。

羚羊角散　治妇人中风，角弓反张，筋脉拘急，言语謇涩，心神烦闷。

羚羊角屑　鹿角胶捣碎，炒令黄燥　赤箭　酸枣仁炒　薏苡仁各一两　白附子炮　芎䓖　当归炒去芦　人参去芦。各七钱半　羌活去芦　白鲜皮　地骨皮　柏子仁　蔓荆子　犀角屑各半两　牛黄另研　麝香各二钱半，另研

上为细末，入研药令匀，每服一钱，煎薄荷汤调下，日进三服，无时。

紫汤　治妇人中风，腰脊反张如弓之状。

鸡粪白一合，炒微黄　大豆二合，炒熟　防风一两，去芦

上为粗末，每服五钱，酒水各一中盏，煎至六分，去滓温服，不拘时候。

乌蛇丸　治妇人中风，角弓反张，或身体强直，牙关紧急。

乌蛇肉酒浸　犀角屑　白附子炮　天麻各一两　半夏汤洗七遍，生姜

制　天南星炮　麻黄去节　桂心　独活去芦　白僵蚕炒　晚蚕砂炒　干蝎微炒。各半两　麝香二钱半，另细研

上为细末，入研麝令匀，炼蜜和捣二三百下，丸如梧桐子大。每服三十丸，豆淋酒送下，日二服，无时。

余并详杂病痉门。

口噤

夫妇人中风口噤者，是体虚受风，风入颔颊夹口之筋也。手三阳之筋结入于颔颊，足阳明之筋上夹于口，而风挟冷乘虚入其筋，则筋挛，故引牙关急而口噤也。

〔薛〕前证若风邪客于手足阳明经，口眼㖞斜，用秦艽升麻汤杂病中风。若风热伤气，用省风汤杂病中风。当与后方同用。一妇人因怒经事淋沥，半月方竭，遇怒其经即至，甚则口噤筋挛，鼻衄头痛，痰痉搐搦，瞳子上视，此肝火炽甚，以小柴胡汤伤寒少阳。加熟地、山栀、钩藤治之，后不复发。一妇人素阴虚，患遍身瘙痒，误服祛风之药，口噤抽搐，肝脉洪数。余曰：肝血为阴为水，肝气为阳为火，此乃肝经血虚火盛耳，宜助阴血、抑肝火，用四物、麦门、五味子、柴胡、山栀、生甘草，热搐顿止；又以八珍、黄芪、麦门、五味、钩藤、炙草调理而痊。

天南星散　治妇人中风口噤，四肢拘急，或痰气上壅。

天南星姜汁炒黄　白附子炮　黑附子炮　乌蛇肉酒炙　全蝎炒，等分

上为细末，每服半钱，以生姜汁、温酒调，不拘时，拗开口灌之。

走马散　治妇人中风口噤，四肢强直。

附子炮，去皮脐　天麻各半两　桂心　石膏研如面　麻黄去节　川乌头炮，去皮脐　天南星炮　蝎梢各二钱半　麝另细研，半钱

上为细末，入麝香研令匀，每服二钱，豆淋酒调下，不拘时，斡开口灌之。

乌蛇散　治妇人中风口噤。

乌蛇肉酒浸　干蝎炒　白僵蚕炒　天南星炮　天麻各半两　腻粉半钱，另研

上为细末，入腻粉研匀，每服二钱，生姜酒调下，斡开口灌之。

白术酒 治妇人中风口噤，言语不得。

白术剉 黑豆各三两，炒熟

上以酒四升，煎至二升，去滓分四服，斡开口灌之。

治妇人中风口噤，舌本缩，语言难。

芥子一升细研，以醋三升，煎至一升，涂颊颔下效。

不语

巢氏论曰：脾脉络胃，夹咽连舌本，散舌下，心之别脉系舌本。今心脾二脏受风邪，故舌强不得语也。喉咙者，气之所以上下也，会厌者，音声之户，舌者声之机，唇者声之扇，风寒客于会厌之间，故卒然无音，皆由风邪所伤，故谓之中风失音不语。经云：醉卧当风，使人发喑，不能言也。

〔**薛**〕前证若因痰迷心窍，当清心火。若因湿痰舌强，当清脾热。若因风热牙关紧急，当清肝火。若因风痰塞喉，当导痰涎。若因虚火上炎，当壮水之主。若因气虚厥逆，当益火之源。若因肾虚舌暗而不语，当补肾气。一妇人因怒仆地，痰涌不语，灌牛黄清心丸稍苏，用神仙解语丹加山栀、柴胡、桔梗渐愈。又用六君、柴胡、山栀、枳壳而痊。一妇人忽然不语半年矣，诸药不应，两尺浮数，先用六味丸料加肉桂数剂，稍愈。乃以地黄饮子二十余剂而痊，男子多有此证，亦以此药治之。诸方并见杂证中风。

神仙解语丹 治心脾经受风，言语謇涩，舌强不转，涎唾溢盛，及疗淫邪搏阴，神内郁塞，心脉闭滞，暴不能言。

白附子炮 石菖蒲去毛 远志去心，甘草水煮十沸 天麻 全蝎酒炒 羌活 白僵蚕炒 南星牛胆酿，如无只煨。各一两 木香半两

上为细末，水煮曲糊丸如梧桐子大，量入辰砂为衣。每服二十丸至三十丸，生薄荷汤吞下，无时。

防风汤 治中风内虚，脚弱语謇。

石斛一两半，酒炒 干地黄 杜仲去粗皮，切，姜汁炒 丹参各一两二钱半 防风 川芎 麦门冬去心 桂心 川独活各一两

上㕮咀，每服五钱，水一盏半，枣二枚，煎至八分，去滓温服。

竹沥汤　治中风入肝脾，经年四肢不遂，舌强语謇。

威灵仙　附子炮　苦梗　蔓荆子　防风　枳壳去穰，麸炒　川芎　当归各等分

上㕮咀，每服四钱，水一盏，竹沥半盏，姜三片，煎至八分，温服，一日四服，忌茶。

地黄饮子等方，详杂病本门。

风痹手足不随

夫妇人风痹者，由风寒湿三气合而为痹。风多者为风痹，其状肌肤尽痛。诸阳之经皆起于手足而循行于身体，风寒之气客于肌肤，始为痹，复伤阳经，随其虚处而停滞，与血气相搏，血气行则迟缓，故风痹而复手足不随也。

〔薛〕经云：邪之所凑，其气必虚。前证若风邪淫旺，或怒动肝火，血燥筋挛，用加味逍遥散。脾肺气虚，肌肤不仁，手足麻木，用三痹汤。若肾水亏损，不能滋养筋骨，或肝脾血虚而筋痿痹，用六味丸。服燥药而筋挛者，用四物、生甘草。气血俱虚，用八珍汤。何《医林集要》等方，新刊《丹溪心法·附录》云：若人大拇指麻木不仁，或手足少力，或肌肉微掣，三年内必有大风之证，宜先服八风汤、天麻丸、防风通圣散以预防之。殊不知河间云：风者病之末也。所以中风有瘫痪者，非谓肝木之风内中，亦非六淫风邪外袭，良由五志过极，心火炽盛，肾水虚衰，不能制之，则阴虚阳实而热气怫郁，心神昏愦，筋骨无用而卒倒无知也。治当以固元气为主。若遽服八风等药，则反伤元气，适足以招风取中。一妇人因怒，吐痰胸满，服二陈、顺气、化痰之剂，半身不遂，内热口干，形气殊倦。余视之，乃肝火炽盛而侮脾土也，用逍遥散、补中益气汤、六味地黄丸。喜其慎疾，年余而愈。一孀妇胸胁胀痛，内热晡热，月经不调，肢体酸麻，不时吐痰，或用清气化痰药，喉间不利，白带腹胀，又用清热理气药，胸膈不宽，肢体时麻。余曰：此本郁怒伤肝脾，前药伤甚耳。朝用归脾汤以解郁结，生脾气，夕用加味逍遥散以生肝血、清肝火，百余剂而愈，后因怒肢体复麻，用补中益气加山栀、茯苓、半夏而痊。后复怒，病再作，月经如注，脉浮洪而

数，此肝火伤脾不能摄血所致也，用六君、芎、归、炮姜，一剂而血止。用补中益气加炮姜、茯苓、半夏，四剂而胃醒。更用归脾汤、逍遥散调理而痊。一妇人头晕吐痰，用化痰理气药，肢体或麻，服祛风化痰药，肢体常麻，手足或冷或热，此脾土虚而不能生肺金，用补中益气加茯苓、半夏、炮姜，二十余剂，脾气渐复，诸证稍愈。更用加味逍遥散三十余剂而愈。后因怒吐痰，自服清气化痰丸，饮食不进，吐痰甚多，胸胁胀满。余用六君子倍加参术，少加木香，数剂而康。

三痹汤 治血气凝滞，手足拘挛，风痹、气痹等疾。

川续断 杜仲剉，姜汁炒去丝 防风去芦 桂心 华阴细辛 人参去芦 白茯苓去皮 当归去芦 白芍药 甘草各一两，炙 秦艽去芦 生地黄 川芎 川独活各半两，去芦 黄芪去芦 川牛膝酒浸。各一两

上㕮咀，或为末，每服八钱，水二盏，生姜五片，枣一枚，煎至一盏，去滓热服，无时候，但腹稍空服。有人病左臂不随，后已痊平而手指不便无力，试诸药不效，服此药一料而愈。

独活汤 治妇人风痹，手足不随，身体疼痛，言语謇涩，筋脉拘急，并宜服之。

独活去芦 桑寄生 牛膝酒浸 秦艽去芦 赤茯苓去皮 桂心 防风去芦 附子炮，去皮脐 当归炒，去芦 生干地黄各一两 杜仲剉，炒去丝 细辛去苗 芎䓖 赤芍药各七钱半 甘草炙，半两

上为㕮咀，每服八钱，水一中盏半，煎至一大盏，去滓温服，无时。

乌蛇散 治妇人风痹，手足顽麻，筋脉搐搦，口眼不正，言语謇涩。

乌蛇肉酒拌炒 土蜂儿炒 天南星炮 天雄炮，去皮脐 赤箭麻黄去节 薏苡仁 芎䓖各一两 羚羊角屑 干蝎微炒 桑螵蛸微炒 桂心 朱砂研，水飞。各半两 当归炒，去芦 酸枣仁炒 柏子仁各七钱半

为细末，入朱砂药研匀，每服一钱，食前温酒调下。

东垣羌活汤 治湿热身重，或眩晕麻木，小便赤涩，下焦痿软，不能行履。

羌活 防风 柴胡各一钱 藁本 独活 茯苓 泽泻 猪苓 黄

芪炒　甘草炙　陈皮　黄檗酒炒黑　黄连炒　苍术　升麻　川芎各五分

上水煎服。

甘草附子汤　治风湿相搏，骨节烦疼，不时抽痛，不能伸屈，抑之则痛剧，汗出短气，小便不利，恶风不欲去衣，或微肿痛。

甘草炙，一两　附子一枚，重一两三四钱者方是。炮，去皮尖，不真不效　白术炒，一两　桂枝二两

上每服五钱，水煎。

八珍汤治肝脾气血俱虚，不能养筋，以致筋挛骨痛，或不能行履，或发热晡热，寒热往来等证。

加味逍遥散　治肝经风热，血燥筋挛，肢体不遂，内热晡热等证。八珍方见杂病虚劳，本方见本科调经。

自汗

药隐老人云：寻古治中风方，续命、排风、越婢等悉能除去，而《千金》多用麻黄，令人不得虑虚。凡以风邪不得汗，则不能泄也，然此治中风无汗者为宜。若治自汗者更用麻黄，则津液转使脱泄，反为大害。中风自汗，仲景虽处以桂枝汤，至于不住发搐，口眼动，遍身汗出者，岂胜对治。当此之时，独活汤、续命煮散，复荣卫，却风邪，不可阙也。

〔**薛**〕前证若腠理不固而自汗者，用桂枝汤或防风白术牡蛎汤。若过服风药而自汗者，用白术防风汤。若阳气虚弱而自汗者，用芪附汤。若兼盗汗，用补中益气汤送六味丸。如不应，用当归六黄汤。

独活汤　治风虚昏愦，不自知觉，手足瘛疭，坐卧不能，或发寒热，血虚不能服发汗药，及中风自汗，尤宜服之。

川独活　羌活　人参　防风　当归五味各去芦　细辛去苗　茯神去木　半夏汤洗七次，切片子　桂心　白薇　远志去心　菖蒲　川芎各半两　甘草七钱半，炙

上㕮咀，每服八钱，水一盏半，姜五片，煎七分，去滓温服，不拘时候。

续命煮散　治风气留滞，心中昏愦，四肢无力，口眼瞤动，有时搐搦，亡失津液，渴欲引饮。此能扶荣卫，去虚风，中风自汗及产

后中风自汗，尤宜服之。

防风　独活　当归　人参　细辛　葛根　芍药　川芎　甘草　熟地黄　半夏　远志去心　荆芥穗各半两　桂心七钱半

上㕮咀，每服五钱，水一盏，生姜三大片，煎至七分，去滓温服，不拘时。汗多不止者，加牡蛎粉一分半。

《补遗》防风白术牡蛎散　治中风自汗不止。

白术　牡蛎煅　防风各等分

为末，酒调下，米饮亦可，日三服，汗即止。如不止，可服黄芪建中汤。

贼风偏枯

药隐老人云：偏枯者，其状半身不遂，肌肉枯瘦，骨间疼痛，神智如常，名曰偏枯也。原其疾之由，皆因阴阳偏亏，脏腑怯弱，经络空虚，血气不足，当风冲坐，风邪乘虚而入。《内经》云：汗出偏沮，使人偏枯。详其义理，如树木或有一边津液不荫注而先枯槁，然后被风所害。人之身体，或有一边血气不能荣养而先枯槁，然后被风所苦，其理显然。王子亨云：舟行于水，人处于风，水能泛舟而亦能覆舟，风能养体而亦能害体。盖谓船漏水入，体漏风伤。古人有云：医风先医血，血行风自灭是也，治之先宜养血，然后驱风，无不愈者。宜用大八风汤、增损茵芋酒、续断汤。

〔**《大》**〕贼风偏枯者，是体偏虚受风，风客于半身也。人有劳伤血气，半身偏虚者，风乘虚入客于半体，名为偏风也。其风邪入深，真气去，邪气留，发为偏枯，此由血气衰损，为风所客，令血气不相周荣于肌，故令偏枯也。

〔**薛**〕医风先医血，此论得之。大抵此证多因胎前产后，失于调养，以致精血干涸，肝木枯槁，治法当滋其化源。考之《生气通天论》曰：风客淫气，精乃亡，邪伤肝也。

《阴阳应象大论》曰：风气通于肝，风搏则热盛，热盛则水干，水干则气不荣，故精乃亡。此风病之所由作也。一妇人性善怒，常自汗，月经先期。余以为肝火血热，不信，乃泛用降火之剂，反致月经过期；复因劳怒，口噤呻吟，肢体不遂，六脉洪大，面目赤色。

用八珍、麦门、五味子、山栀、丹皮，数剂渐愈。兼用逍遥散、六味丸各三十余剂全愈。

大八风汤　治中风偏枯、失音，半身不随，时复恍惚。

当归去芦　杏仁麸炒　甘草炙　桂心　干姜炮。各二两　五味子　升麻各半两　川乌头炮，去皮脐　黄芩　芍药　独活　防风各去芦　川芎　麻黄去节　秦艽　人参各去芦　石斛去根切，酒浸炒　茯神去木　石膏　黄芪去芦　紫菀各一两　大豆三两，去皮炒

上㕮咀，每服五钱，水两盏，酒一合，煎至一盏，去滓温服。恍惚者，不用酒煎。一方无茯神，有远志、赤茯苓。

增损茵芋酒　治半身不遂，肌肉干燥，渐渐细瘦，或时痟[①]痛，病名偏枯。

茵芋叶　川乌头炮，去皮尖　石楠叶　防风　川椒炒出汗　女萎　附子炮　北细辛　独活　卷柏　肉桂　天雄炮，去皮　秦艽　防己各一两　踯躅花炒　当归　生干地黄各二两　芍药一两

上㕮咀，酒二斗渍之，冬七日、夏三日、春秋各五日，初服一合，渐增之，以知为度，令酒气相续。

续断汤　治偏枯少血。

当归三两，去芦　陈皮去白　芍药　细辛各一两，去苗　生干地黄二两

上为㕮咀，每服五钱，水二盏，煎至八分，去滓温服。脏寒多利者，入熟附子一两，和前药服之。

《补遗》全生虎骨散　治半身不遂，肌肉干瘦。忌用麻黄发汗，恐津液枯竭，惟当润筋养血消风。

当归二两　赤芍药　续断酒浸，炒　白术　藁本　虎骨炙。各五两　乌蛇肉炙，半两

上为末，每服二钱，酒调下。骨痛加生地一两，自利加天雄半两。

虎胫骨酒　治中风偏枯，四肢不随，一切风痹，筋脉挛拳。

石斛　石楠叶　防风　虎胫骨炙　当归　茵芋叶　杜仲酒炒　牛

---

① 痟：音渊。骨节酸痛。

膝酒浸，炒　续断酒浸，炒　芎䓖　巴戟去心　狗脊去毛。各一两

上以绢囊盛药，用酒一斗渍十日，每服一盏，温饮。

偏风口㖞

夫妇人偏风口㖞者，是体虚受风，风入于夹口之筋也。足阳明之筋，上夹于口，其筋偏虚，风因虚而乘之，使其筋偏急不调，故令口㖞僻也。

〔薛〕一妇人怀抱郁结，筋挛骨痛，喉间似有一核，服乌药顺气等药，口眼歪斜，臂难伸举，痰涎愈多，内热晡热，食少体倦。余以为郁火伤脾，血燥生风，用加味归脾汤二十剂，形体渐健，饮食渐进。又用加味逍遥散十余剂，痰热少退，喉核少消。更用升阳益胃汤数剂，诸证渐愈。但臂不能伸，此肝经血少而筋挛耳，用六味地黄丸以滋肾水，生肝血而愈。

防风汤　治卒然口㖞斜，言语牵急。

防风去芦，一两　羌活去芦，半两　甘草二钱半，炙

上㕮咀，每服五钱，水二盏，煎至一盏，去滓，入麝香研一字，温服。

深师续命汤　疗中风口僻噤诸疾，卒死不知人。补虚起死神方。

人参　防己　麻黄去根节　芍药　川芎　甘草　黄芩　白术各半两　桂心　附子炮　防风各一两　生姜五两

上切，以水一斗二升，煮取三升，分为三服，不差更作。忌海藻、菘菜、桃、李、葱、生菜、雀肉、猪肉。

防风散　治妇人中风，言语謇涩，肢节疼痛，皮肤不仁。

防风　羌活各去芦　当归去芦，炒　天南星炮　天麻　桂心　芎䓖　乌蛇肉酒浸　白僵蚕炒　桑螵蛸炒。各半两　麝香研　朱砂细研化、飞。各二钱半　麻黄七钱半，去根节

为细末，入研药令匀，每服一钱，温酒调下，不拘时。

《千金方》

炒大豆三升令焦，以酒三升，淋取汁，顿服。

治口眼㖞斜

用蓖麻子七粒，去皮研细作饼子，安在手心右㖞安左手，左㖞安右手。

却用铜盂盛汤，坐于药上，才正即洗去。一用巴豆，不用蓖麻。出《本草》。

◎ 飞尸血厥

夫飞尸者，游走皮肤，穿脏腑，每发刺痛，变作无常。遁尸者，附骨入肉，攻凿血脉，每发不可得近，见尸丧闻哀哭便发。风尸者，淫濯四肢，不知痛之所在，每发昏沉，得风雪便作。沉尸者，缠骨结脏，冲心胁，每发绞切，遇寒冷便作。注尸者，举身沉重，精神错乱，常觉昏发，每节气至变，辄成大恶。皆宜用忍冬叶剉数斛，煮令浓，取汁煎之，服如鸡子大，日三服。

人平居无疾苦，忽如死人，身不动摇，默默不知人，目闭不能开，口噤不能言，或微知人，恶闻人声，但如眩冒，移时方寤。此由汗过多，血少，气并于血，阳独上而不下，气壅塞而不行，故身如死。气过血还，阴阳复通，故移时方寤。名曰郁冒，亦名血厥，妇人多有之。宜服白薇汤、仓公散。

丹溪云：凡人忽手足逆冷，肌肤起如米粒，头面青黑，精神恍惚，或错言妄语，或牙关紧急，或昏寐仆倒，吊死问丧，入庙登墓，多有此病。先以苏合香丸灌之，次服调气散杂病中气、平胃散杂病中食。《玉机微义》云：卒厥飞尸，客忤鬼击，口噤，用麻黄汤伤寒太阳。寒厥表热里寒，则下利清谷，食入则吐，脉沉，手足冷，用四逆汤伤寒厥。热厥腹满，身重难转，面垢谵语，遗溺，手足厥冷，自汗，脉沉滑，用白虎汤杂病发热。锦衣杨永兴举家避眚，有仆沉醉失避者，既而神思昏昧，遍身青伤，各煎金银藤即忍冬叶。汤灌之愈。一妇人忽昏愦发谵语，自云：为前谋赖某人银两，某神责我，将你起解往城隍理问，两脚踝、膝、臀处皆青肿，痛不可忍，口称苦楚。次日方苏，痛尚不止，用金银藤两许，水煎服即愈。一妇人入古墓，患前证，以紫金锭磨汁灌之即苏。通政余子华、太常汪用之，皆因往吊而卒死丧家，想即是证也。太乙神精丹方见杂病谵妄。苏合香丸方见杂病卒中。雄朱散方见杂病谵妄。

白薇汤

白薇　当归各一两　人参半两　甘草二钱半

上㕮咀，每服五钱，水二盏，煎至一盏，温服。

仓公散 治卒鬼击、鬼疰、鬼刺，心腹如刺，下血，即死不知人，及卧魇齿脚趾不觉者，并诸毒瓦斯等疾。

瓜蒂末《九龠卫生方》无瓜蒂末，有皂角末 藜芦末 雄黄研 矾石煅研。各等分

上为细末，研停，用少许吹入鼻中，得嚏气通便活。未嚏再吹，以得嚏为度。此药能起死人，恐皂角者为正。

《补遗》内鼻散 治尸厥脉动而无气，气闭不通，静而若死，名卒厥。

石菖蒲去毛，为末

上每用二字，内鼻中吹之令入，仍以桂末安舌下。

硫黄散 治尸厥奄然死去，四肢厥冷，不省人事，腹中气走如雷鸣。

焰硝半两 硫黄一两

上细研，分三服，酒调灌下，如人行五里，又进一服。不过三服即苏。

◎ 瘛疭

〔薛〕《医药纲目》云：瘛者筋脉急也，疭者筋脉缓也。急则引而缩，缓则纵而伸。或缩或伸，动而不止者，名曰瘛疭，俗谓之发搐是也。凡癫痫、风痉、破伤风三证，皆能瘛疭。但癫痫则仆地不省，风痉瘛疭则角弓反张，破伤风瘛疭则有疮口。窃谓瘛者属肝经风热血燥，或肝火妄动血伤，疭者属肝经血气不足，或肝火汗多亡血，以致手足伸缩不已，抽搐不利。若因风热血燥，用羚羊角散妊娠痉，加钩藤、山栀。若肝火妄动，用加味四物汤即四物加柴胡、丹皮、山栀，加钩藤钩、山栀。若肝经血气不足，用八珍汤即杂病虚劳门八物汤，加钩藤钩、山栀。若肝火亡血，用加味逍遥散调经，加钩藤钩、山栀。如不应须用六味丸杂病虚劳。以补肾水，生肝木为主，佐以前剂治之。若其脉长弦者，是肝之本脉，则易治。其脉短涩者，是肺金克肝木也，则难治。其面色青中见黑者，是水生木也，当自愈。青中见白者，是金克木也，必难愈。一妇人素口苦，月经不调，或寒热，妊娠五月，两臂或拘急、或缓纵，此肝火伤血所致也，用四物加柴胡、

山栀、丹皮、钩藤钩而愈。一妊妇因怒寒热颈项动掉，四肢抽搐，此肝火血虚风热，用加味逍遥加钩藤钩，数剂痊。

◎ 颤振

黄帝曰：人之颤者，何气使然？岐伯曰：胃气不实，则诸脉虚，诸脉虚则筋脉懈堕，筋脉懈堕则行阴，用力不复，故为颤，因其所在，补分肉间。《医学纲目》云：颤振与瘛疭相类，瘛疭则手足牵引而或伸或屈，颤振则但颤动而不伸屈也。胃虚有痰，用参、术以补气，茯苓、半夏以行痰；如实热积滞，用张子和三法。

〔**薛**〕颤振者，掉眩也。《易》曰：鼓万物者莫疾乎风。鼓之为言动也。大抵掉眩，乃风木之摇运也。诸风掉眩，皆属于肝。治法：若肝木实热，用泻青丸幼科肝。肝木虚热，用六味丸杂病虚劳。肺金克肝木，用泻白散杂病发热。肝木虚弱，用逍遥散调经，加参、术、钩藤钩。脾血虚弱，用六君子汤杂病虚劳，加芎、归、钩藤钩。胃气虚弱，用补中益气汤难病伤劳倦，加钩藤钩。若产后颤振，乃气血亏损，虚火益盛而生风也，切不可以风为论，必当大补，斯无误矣。一妇人性善怒，发热，经水非过期则不及，肢体倦怠，饮食少思而颤振，余谓脾气不足，肝经血少而火盛也。午前以调中益气汤加茯苓、贝母，送六味丸，午后以逍遥散送六味丸，两月余而愈。一妇人身颤振，口妄言，诸药不效。余以为郁怒所致，询其故，盖为素嫌其夫而含怒久矣，投以小柴胡汤伤寒少阳，稍可，又用加味归脾汤归脾汤加柴胡、山栀而愈。

交加散　治瘛疭或颤振，或产后不省人事，口吐痰涎。

当归　荆芥穗各等分

上为细末，每服三钱，水一盏，酒少许，煎至七分，灌下咽即有生理。

增损柴胡汤　治产后或经适断，致手足牵搐，咬牙昏冒异证。

柴胡八钱　黄芪炒，五钱　黄芩炒　石膏各四钱　半夏三钱　知母　甘草炙。各二钱

上为粗末，每服半两，姜五片，枣四枚，水煎温服。

《本事》青盐丸　治肝肾虚损，腰膝无力，颤振亸曳。

茴香末三两　菟丝子四两　干山药二两，末　青盐一两，研

上先将菟丝子洗净，无灰酒浸晒七日，冬天近火煨，炙干，另为细末和匀，酒糊丸梧子大。每服五七十丸，温酒或盐汤下。常服壮筋力，进饮食。一妇人素患足亸曳，服此药，履地如故。

《本事》星附散　治中风能言而手足亸曳，脉虚浮而数。

天南星制同半夏　半夏薄切片，姜汁浸透　黑附子炮　白附子炮　川乌头炮　白僵蚕炒　没药　人参　白茯苓各等分

上为粗末，每服二钱，酒水各一盏，同煎至八分，去滓热进三二服，汗出即瘥。

在桐庐有患此证，用前药三服，得汗，手足即能举动。

《三因》独活散　治气虚感风，或惊恐相乘，肝胆受邪，使上气不守正位，致头招摇，手足颤掉，渐成目昏。

独活　地骨皮　细辛　芎䓖　菊花甘味者　防风去叉　甘草炙。等分

上为粗末，每服三钱，水盏半，煎至一盏，去滓，煎取清汁六分，入竹沥少许，再煎一二沸，食后温服，日二服。

世传茯苓丸　治手臂抽牵，或战掉不能举物，服此药立愈。又治脾气虚弱，痰邪相搏，停伏中脘，以致臂内筋脉挛急而痛。

茯苓　半夏姜制，各二两　枳壳麸炒，半两　风化朴硝一两

上为末，姜汁糊丸桐子大。每服二十丸，食后姜汤下。

◎ 惊悸失血心神不安

妇人血风惊悸者，是风乘于心故也。心藏神为诸脏之主，若血气调和，则心神安定。若虚损则心神虚弱，致风邪乘虚袭之，故惊而悸动不定也。其惊悸不止，则变惚恍而忧惧也。排风汤亦可用。

〔薛〕丹溪先生云：惊悸者，血虚用朱砂安神丸。痰迷心窍用定志丸。怔忡者属火属痰，思虑便动者属虚，时作时止者火动也。假如病因惊而致惊，则神出其舍，痰乘而入矣。盖人之所主者心，心之所养者血，心血一虚，神气不守，此惊悸之所由生也。治当调养心血，和平心气而已。金氏妇暑月赴筵，因坐次失序，自愧成病，言语失伦，两脉弦数。予曰：当补脾导痰清热。不信，以数巫者喷水咒之而死。或谓病既无邪，以邪治之，何至于死？予曰：暑

月赴筵，外受蒸热，辛辣适口，内伤郁热，而况旧有积痰，加之愧闷，其痰愈盛。又惊以法尺，益惊其神而气血不宁，喷以法水，闭其肌肤而汗不得泄，内燔则阴既销而阳不能独立，不死何待？故滑伯仁先生云：若胆气虚寒，用茯神汤。胆气实热，用酸枣仁丸。心气虚热，用定志膏、茯苓补心汤。心气实热，用朱砂安神丸、茯神散。文学归云桥内人，月事不及期，忽崩血昏愦，发热不寐，或谓血热妄行，投以寒剂益甚。或谓胎成受伤，投以止血，亦不效。余曰：此脾气虚弱无以统摄故耳，法当补脾而血自止，用补中益气汤杂病伤劳倦。加炮姜，不数剂而验。惟终夜少寐惊悸，别服八物汤不效。余曰：杂矣，乃与归脾汤杂病健忘，加炮姜以补心脾，遂如初。一妇人劳则心跳怔忡，寒热往来，用归脾汤为主，佐以八珍汤，诸证渐愈，又用加味逍遥散、宁志丸而安。后复作，服归脾、定志二药即愈。一妇人患惊悸怔忡，日晡发热，月经过期，饮食少思，用八珍汤加远志、山药、酸枣仁，三十余剂渐愈，佐以归脾汤全愈。后因劳发热，食少体倦，用补中益气汤。又因怒，适月经，去血不止，前证复作，先以加味逍遥散热退经止，又用养心汤治之而痊。一妇人惊悸怔忡无寐，自汗盗汗，饮食不甘，怠惰嗜卧，用归脾汤而愈。至年余怀抱郁结，患前证兼衄血、便血，仍用前汤而愈。

茯神散　治妇人血风，五脏大虚，惊悸。安神定志。

茯神去木　人参去芦　龙齿另研　独活去芦　酸枣仁各一两，微炒　防风去芦　远志去心　桂心　细辛去苗　白术去芦。各七钱半　甘草炙　干姜炮。各半两

上㕮咀，每服五钱，水一中盏半，煎至一大盏，去滓温服，不拘时候。

龙齿丸　治妇人血风上攻，心神恍惚惊悸，眠卧不安。

龙齿另研　茯神去木。各一两　朱砂研，水飞　人参去芦　当归去芦　天麻各七钱半　槟榔　防风去芦　生干地黄　犀角屑各半两　远志去心　赤箭各二钱半　麝香一钱，另研

上为细末，炼蜜和捣三五百下，丸如梧桐子大。每服三十丸，薄荷汤送下，不拘时。

朱贲琥珀散 治妇人血风惊悸。

琥珀研 没药研 木香 当归 芍药 白芷 羌活 干地黄 延胡索 川芎各半两 土瓜根 牡丹皮去心 白术 桂心各一两

上为末，每服一钱，水一盏，煎至七分，加酒一分，再煎少时，热服。重者数服效。

茯苓补心汤 治心气不足，善悲愁怒，衄血面黄，五心烦热，或咽喉痛，舌本作强。

茯苓四两 桂心 甘草炒 麦门冬去心。各三两 紫石英煅 人参各一两 大枣二十枚 赤小豆二十四粒

上用水七升，煎二升半，分三服。

茯神汤 治胆气虚冷，头痛目眩，心神恐畏，不能独处，胸中烦闷。

茯神去木 酸枣仁炒 黄芪炒 柏子仁炒 白芍药炒 五味子杵炒。各一两 桂心 熟地黄自制 人参 甘草炒。各半两

上每五钱，姜水煎服。

酸枣仁丸 治胆气实热，不得睡卧，神思不安，惊悸怔忡。

茯神去木 酸枣仁炒 远志去心 柏子仁炒 防风各一两 枳壳麸炒 生地黄杵膏。各半两 青竹茹二钱五分

上为末，炼蜜丸梧桐子大。每服七八十丸，白汤下。

定志丸 治心神虚怯，神思不安，或语言鬼怪，喜笑惊悸。

人参 茯苓各一两五钱 菖蒲 远志去心。各一两

上为末，蜜丸如前服。

养心汤 治心血虚，惊悸怔忡不宁，或盗汗无寐，发热烦躁。

黄芪炒 白茯苓 茯神去木 半夏曲 当归酒拌 川芎各半两 辣桂去皮 柏子仁 酸枣仁炒 五味子杵炒 人参各三钱 甘草炙，四钱

上每服三五钱，姜、枣水煎服。

朱砂安神丸 治心经血虚，头晕，心神惊悸等证。

朱砂飞过，五钱 黄连酒洗，六钱 甘草炙，五分 生地黄 当归各一钱五分

上为末，饭糊为丸。每服十五丸，如一二服不应，当服归脾汤补之。

《治要》茯苓散　治心经实热，口干烦渴，眠卧不安，或心神恍惚。

茯神　麦门冬各一两半，去心　通草　升麻各一两二钱半　大枣十二枚　紫菀　桂心各七钱半　知母一两　赤石脂一两七钱半　淡竹茹五钱

上每服一两，水煎。

失血心神不安

〔薛〕前证若脾肝郁热，用加味逍遥散。脾肝郁结，用加味归脾汤，脾胃虚弱，气血不足，用八珍汤、十全大补汤。脾肺虚弱，气血不足，用补中益气汤、六君子汤。痰气郁滞，用六君、桔梗、贝母。如不应，审系气虚，但补脾胃，如不应，用独参汤。如恶寒发热，属气血俱虚。内热晡热，属血虚。作渴面赤，是血脱烦躁。皆宜甘苦之剂，以补阳气而生阴血。经云：血脱补气。若用寒凉之剂以降火，则误矣。仍审所属之因治之。

宁志膏　治妇人因失血过多，心神不安，言语失常，不得睡卧。

辰砂研　酸枣仁炒　人参　白茯神去木　琥珀各一分，研　滴乳香一钱，研

上为末，和停，每服一钱，浓煎灯心、枣汤，空心调下。一方无茯神、琥珀，蜜丸如弹子大，薄荷汤化下一丸。

茯苓补心汤　妇人以血旺气衰为本。心主血，肝藏血，今血衰而气盛者，由心气虚耗，不能主血，又不能制乎肺金，使肺金得以乘乎肝木。肝之亏损则血不能藏，渐致枯涸，不荣经络，故月事不调矣。此方专补心元之虚，抑其肺气之乘，调和荣卫，滋养血脉，其疾自然平复矣。

即参苏饮内除木香，与四物汤对分匀和，以姜枣煎，每服四钱，食前温服。参苏饮方见发热。四物汤方见通治。

妙香散　治心气不足，精神恍惚，虚烦少睡，盗汗等证。

甘草炒，五钱　远志去心，炒　山药姜汁炙　茯苓　茯神去木　黄芪各一两　人参　桔梗各五钱　辰砂另研，三钱　麝香另研，二钱　木香二钱五分

上为细末，每服二钱，温酒调下。

半夏汤 治胆腑实热，精神恍惚，寒热泄泻，或寝汗憎风，善太息。

半夏一钱五分 黄芩 远志去骨。各一钱 生地黄二钱 秫米一合 酸枣仁炒，三钱 缩砂仁一钱五分

上作一剂，长流水煎服。

独参汤 治元气虚弱，恶寒发热。或作渴烦躁，痰喘气促。或气虚卒中，不语口噤。或痰涎上涌，手足逆冷。或难产、产后不省，喘急。

用好人参二两或三四两，加炮姜五钱，水煎徐徐服。盖人参性寒，故以姜佐之，如不应，急加附子。

◎ 颠狂

〔《大》〕夫妇人颠狂病者，由血气虚，受风邪所为也。人禀阴阳之气而生，而风邪入并于阴则为颠，入并于阳则为狂。阴之与阳，有虚有实，随其虚时，为邪所并则发也。颠者卒发，意不乐，直视仆地，吐涎沫，口㖞目急，手足撩戾，无所觉知，良久乃苏。狂者少卧不饥，自高贤也，自辨智也，自贵倨也，妄笑好歌乐，妄行不休，故曰颠狂也。《素问》云：阳厥狂怒，饮以铁落。狂怒出于肝经，肝属木，铁落，金也，以金制木之意。予尝治一女人眼见鬼物，言语失常，循衣直视。众医多用心药治之无效。予投养正丹二帖，煎乳香汤送下，以三生饮佐之立愈。又一男子亦曾病此证，亦用此药收效。且养正丹与《百一方》抱胆丸无异，抱胆丸内无硫黄，有乳香也。

〔薛〕刘宗厚先生云：有在母腹中受惊者，或有闻大惊而得者。盖惊则神不守舍，舍空则痰涎归之。或饮食失节，胃气有伤，痰停胸膈而作，当寻火、寻痰、固元气。若顽痰胶固上膈，必先用吐法，若在肠胃，亦须下之。窃谓此证，若因元气虚弱，或痰盛发热等，皆是虚象，如慢惊证，无风可祛，无痰可逐，但补脾胃，生气健旺，神智自清，痰涎自化。若误用辛散祛逐脑麝之剂，必为败证。一妇人素清苦，因惊而颠，或用风痰等药愈甚。余用参、芪、归、术浓煎，佐以姜汁、竹沥，服三斤余方愈。

防风散　治妇人风邪颠狂，或啼泣不止，或歌笑无度，或心神恐惧，或言语失常。

防风　茯神去木　独活　人参　远志去心　龙齿研　菖蒲去毛　石膏　牡蛎各一两　秦艽　禹余粮　桂心各半两　甘草七钱半　蛇蜕一尺，炙

上为粗末，每服三钱，水一盏半，煎七分，去滓温服。

又方　羚羊角屑　人参　生干地黄各七钱半　独活　远志去心　菖蒲去毛　防风各半两　茯神去木　石膏　麦门冬去心　龙齿别研　白鲜皮各一两

上为粗末，每服三钱，水煎，温服无时。

牛黄清心丸亦可用方见杂病中风。

余详杂病本门。

◎ 血风烦闷

〔《大》〕妇人血风烦闷者，由腑脏劳伤，血气虚而风邪入之，搏于血脉，使气不通而否涩，则生于热，或肢节烦疼，口干少卧，皆因虚弱而气血壅滞，故烦闷也。

〔薛〕前证多属肝脾血虚发热，宜参照前寒热方论主治。

酸枣仁散　治妇人血风烦闷，四肢疼痛，心神多躁，饮食减少，并皆治之。

酸枣仁　赤芍药　赤茯苓去皮　当归去芦　红花子　生干地黄　羚羊角屑。各七钱半　防风去叉　羌活去芦　牛膝酒浸　芎藭　桂心　地骨皮　麦门冬去心　甘草各半两，炙

上为㕮咀，每服八钱，水一中盏半，生姜七片，薄荷七叶，煎至一大盏，去滓温服，不拘时。

紫石英散　治妇人血风烦闷，心神恍惚，睡卧不安。

紫石英一两　茯神去木　麦门冬去心　人参去芦　远志去心　酸枣仁　当归去芦　黄芩各七钱半　羚羊角屑　防风去芦　黄芪各半两　甘草炙，二钱半

上为㕮咀，每服五钱，水一中盏半，生姜五片，枣二枚，煎至一大盏，去滓温服，不拘时。

当归散　治妇人血风潮热。

当归去芦，二两　芍药　玄胡索　熟地黄各一两　大黄蒸，七钱半　桂心半两　甘草炙，二钱半

上为细末，每服一钱，水一盏，入干胭脂一钱，同煎至六分，去滓，食后温服。

赤芍药散　治妇人气血不和，心胸烦闷，不思饮食，四肢少力，头目昏眩，身体疼痛。

牡丹皮　白茯苓　赤芍药　白芷　甘草各二两　柴胡一两半

上为细末，每服二钱，水一盏，生姜一片，枣一枚，同煎至七分，温服，食后、临卧。

◎ 血风攻脾不能食

〔**《大》**〕脾属于土，脾为中州，意智之脏也。其肝、心、肺、肾、皆受脾之精气以荣养焉。脾与胃为表里，脾主化谷纳食，胃为水谷之海，故经言四时皆以胃气为本也。妇人气血不调，脏腑劳损，风邪冷气，蕴蓄在内，攻于脾胃，脾胃既虚，为邪所乘，则不能消任五谷，故不能食也。

〔**薛**〕经云：胃乃脾之刚，脾乃胃之柔。伤胃则脾无所禀受，伤脾则不能为胃运化，是以脾胃为之表里，藉饮食以滋养百脉者也。窃谓前证若饮食所伤，六君子汤杂病虚劳。劳役所伤，补中益气汤杂病伤劳倦。若风寒所伤，用人参理中汤杂病霍乱。木旺乘土，六君加柴胡。呕吐腹痛或大便不实，前汤加木香。胸膈虚痞，或肚腹不利，六君子汤。郁怒伤损肝脾，归脾汤杂病健忘。命门火衰，八味丸杂病虚劳。仍审诸经错杂之邪而治之。假如不能食而肌肉削，乃脾胃经本病，右关脉缓而弱，乃脾胃之本脉。若见弦紧，或四肢满，闭淋溲便难，转筋，此肝之脾胃病也。若兼洪大，或肌热烦热面赤，此心之脾胃病也。若兼浮涩，或气短喘急，咳嗽痰盛，此肺之脾胃病也。若兼沉细，或善恐善欠，此肾之脾胃病也。各当于本经药中，加兼证之药，此东垣先生之治法也。一妇人停食饱闷，或用人参养胃汤、木香槟榔丸而泄泻吐痰，腹中成块。又与二陈、黄连、厚朴，反加腹胀不食。余以为脾胃气虚，不能消磨，用补中益气加茯苓、半夏，

五十余剂，脾胃健而诸证痊。一妇人饮食，每用碗许，若稍加非大便不实，必吞酸嗳腐，或用二陈、黄连、枳实，反加内热作呕。余曰：此末传寒中。不信，仍作火治，虚证悉至，月经不止。余用六君加炮姜、木香数剂，诸证渐退，又以补中益气加炮姜、木香、茯苓、半夏数剂全愈。后因饮食劳倦，兼以怒气，饮食顿少，元气顿怯，仍用前药，更加发热，脉洪大，按之而虚，两尺如无，此命门火衰，用补中益气加姜、桂及八味丸兼服两月余，诸证寻愈。此证若因中气虚弱，用人参理中汤，或六君子加木香、炮姜。不应，用左金丸两胁胀痛，或越鞠丸杂病郁。虚寒加附子理中汤中寒。无有不愈。一妇人饮食后或腹胀，或吞酸，自服枳术丸，饮食日少，胸膈痞满，腿内酸痛，畏见风寒。或用养胃汤，腿痛浮肿益盛，月经不行。余以为郁结所伤，脾虚湿热下注。侵晨用四君子、芎、归、二陈，午后以前汤送越鞠丸，诸证渐愈。又用归脾、八珍二汤，兼服二月余而经行。一妇人胸满少食，或腹胀吞酸，或经候不调，此中气虚而不能施化也。用补中益气加砂仁、香附、煨姜而饮食进，更以六君、芎、归、贝母、桔梗而经自调。一妇人年三十余，忽不进食，日饮清茶水果三年余矣。余谓脾气郁结，用归脾加吴茱萸四剂，遂饮食如常。若人脾肾虚而不饮食，当以四神丸治之。一妇人不进饮食二年矣，日饮清茶果品之类，肝脾二脉弦浮，按之微而结滞。余谓肝脾气郁，用六君、木香、吴茱，下痰积甚多，饮食顿进，形体始瘦，卧床月余，仍服六君之类而康。

草豆蔻散 治妇人血风冷气攻脾胃，呕逆不纳饮食。

草豆蔻去皮 白茯苓去皮 枇杷叶炙 半夏汤洗七次，切作片。各七钱半 高良姜 白术去芦 缩砂仁 桂心 木香 青橘皮去白 甘草炙。各半两 人参去芦，一两

上㕮咀，每服五钱，水一中盏半，生姜七片，煎至一大盏，去滓温服，不拘时候。

诃梨勒散 治妇人血风，气攻脾胃，腹胁妨闷，四肢烦疼，或时痰逆，不下饮食

诃梨勒皮 陈橘皮各一两，去白 半夏汤洗七次，切片 人参去芦 桂心 白术去芦 细辛去苗土 当归炒，去芦 甘草炙。各半两 藿

香 赤茯苓去皮 芎䓖各七钱半

上制，煎服法同前。

神曲丸 治妇人血风气攻脾胃，腹胁胀满，不思饮食。

神曲 白术去芦 附子炮，去皮脐 枳实麸炒，去穰 诃梨勒皮 桂心 食茱萸 木香 陈橘皮去白 人参去芦。各一两 桔梗去芦 干姜炮。各半两

上为细末，酒煮面糊和丸，如梧桐子大。每服三十丸，空心食前生姜汤下，日进二服。

进食散 李潜云：治脾胃虚寒，不思饮食，及久病患脾胃虚，全不入食者，只两服能食。陈云：此方既有川乌，治血风攻脾不食，岂无良验。

青皮 陈皮 粉草 桂心 良姜各二钱半 川乌头炮，去皮尖 草豆蔻仁各三枚 诃子去核，五枚

为细末，每服一钱，水一盏，生姜三片，煎七分，温服。

◎ 身体骨节疼痛

〔《大》〕妇人血风身体骨节疼痛者，由体虚气血不调，为风所侵故也。其状风邪在于皮肤肌肉，历于骨节，邪气与正气交击，故令疼痛也。

〔薛〕东垣先生云：饮食失节，脾胃虚弱，乃血所生病，故口中津液不行，若火热来乘土位，故肢体发热作渴。若肝经血热，用四物杂病虚劳、羌活、黄芩、黄柏。肝经血虚，用逍遥散调经、山栀、川芎。风湿兼痰，用四物、南星、半夏、羌活、苍术。风湿伤脾，用羌活胜湿汤杂病腰痛。暑湿伤气，用清燥汤杂病伤暑。气郁肝脾，用四君、木香、枳壳、槟榔。胃气受伤，用补中益气汤杂病伤劳倦。瘀血流注，用四物、桃仁、红花。骨痛筋挛，用当归没药丸本条。倦怠无力，用补中益气、羌活、川芎。一妇人自汗盗汗，发热晡热，体倦少食，月经不调，吐痰甚多，二年后遍身作痛，阴雨益甚。此气虚而风寒所乘，用小续命汤疼痛顿止，又用补中益气、加味归脾三十余剂，诸证悉愈。一妇人月经不调，且素有痛风，遇劳必作，用众手重按痛稍止。此气血俱虚，用十全大补杂

病虚劳。加独活而痛痊，用六味丸杂病虚劳。逍遥散而经调。一妇人肢体作痛，面色痿黄，时或赤白，发热恶寒，吐泻食少，腹痛胁胀，月经不时，或如崩漏，或痰盛喘嗽，头目眩痛，或五心烦热，口渴饮汤，或健忘惊悸，盗汗无寐等证，卧床年许，悉属肝脾亏损，气血不足所致，用十全大补、加味归脾兼服月余，诸证悉痊。

芎䓖散　治妇人血风身体骨节疼痛，心膈壅滞，少思饮食。

川芎一两　赤茯苓去皮　赤芍药　酸枣仁炒　桂心　当归去芦　木香　牛膝酒浸。各七钱半　羌活去芦　枳壳去穰，麸炒　甘草各半两，炙

上为㕮咀，每服三钱，水一大盏半，姜五片，煎至一大盏，去滓热服，不拘时候。

海桐皮散　治妇人血风身体骨节疼痛。

海桐皮　桂心　白芷　当归去芦　漏芦　川芎　羚羊角屑各一两　赤芍药　没药另研　川大黄炒　木香　槟榔各半两

上为细末，每服二钱，温酒调下，不拘时。

虎骨散　治妇人血风攻疰，身体疼痛。

虎胫骨一两半，酥炙　麝香二钱半，另研　桂心　川芎　海桐皮　当归去芦　牛膝酒浸　天麻　附子炮，去皮脐　骨碎补　没药另研　琥珀另研。各一两　羌活去芦　木香各半两

上为细末，入研药令匀，每服二钱，温酒调下，不拘时候，日进二服。

何首乌散　治妇人血风身体骨节疼痛，或手足麻痹，腰髋沉重，牵拽不随，并皆治之。

何首乌　羌活去芦　当归炒，去芦　赤箭　附子炮，去皮脐　桂心　赤芍药　芎䓖　羚羊角屑各七钱半　威灵仙　牛膝酒浸。各一两　防风半两，去芦

上为细末，每服二钱，豆淋酒调下，不拘时。

通灵丸　治男子妇人手足疼痛，风走注痛不可忍。

白附子炮　僵蚕炒。各一两　全蝎半两，炒　麝香另研，一字

上为细末，炼蜜和丸，如梧子大。每服二三十丸，温酒送下，日进三服，不拘时。

当归没药丸　治妇人血风血气，腹胁刺痛，筋挛骨痹，手足麻木，皮肤瘙痒，并宜服之。

当归去芦　五灵脂炒。各一两　没药半两，另研

上为细末，醋糊和丸如梧子大。每服三十丸，空心温酒送下，生姜汤亦可，日进二服。

四生丸　治血风骨节疼痛，举臂不起，行履艰难，遍身麻痹。

白僵蚕炒　地龙去土　白附子生　五灵脂炒　草乌头去皮尖，生。各等分

上为细末，以米糊和丸，梧子大。每服二十丸，温酒送下。或作末，酒调半钱亦可。日进二服，不拘时候。

羚羊角散　治血风身体疼痛，手足无力，心神壅闷。

羚羊角屑　酸枣仁炒　生干地黄　槟榔各一两　五加皮　防风　赤芍药　当归　骨碎补炒去毛　海桐皮　川芎各七钱半　甘草半两

上为末，每服二钱，温酒调下。

羌活胜湿汤　治头痛，脊痛腰似折，项似拔。

羌活　独活各一钱　藁本　防风　甘草炙。各半钱　蔓荆子　川芎各二分

上水煎服。如身重腰沉沉然，是湿热也，加黄柏一钱、附子半钱、苍术二钱。

◎ 走疰痛

〔《大》〕夫妇人体虚，受风邪之气，随血而行，或淫溢皮肤，卒然掣痛，游走无有常处，故名为走疰也。加减小续命汤主之。

〔薛〕东垣云：若人身体沉重，走疰疼痛，此湿热相搏，或风热郁而不得伸，附著于有形也。是证多因饮食起居失节，或因七情劳役失宜，脾胃亏损，腠理不密，外邪所侵，以致内热晡热，自汗盗汗，或经候不调，饮食不甘。治法：湿热肿痛者，清燥汤杂病伤暑。兼痰，佐以二陈汤杂病痰饮。肝火作痛者，加味逍遥散。脾郁作痛者，加味归脾汤。血虚作痛者，四物汤。气虚作痛者，四君子汤。气血俱虚者，八珍汤。俱加羌活、川芎。月经先期而痛者，加味逍遥散。头眩倦怠而痛者，补中益气汤。大抵按之痛甚者，病气实。按之痛

缓者，元气虚。劳役而痛者，亦元气虚也。饮食失宜而痛者，脾气虚也。恼怒而痛者，肝火盛也。若昼轻而夜重者，血分病也。一妇人历节发热作渴，饮食少思，月经过期，其脉举之洪大，按之微细，用附子八物汤四剂而痛止，用加味逍遥而元气复，用六味丸而月经调。一妇人体肥胖，素有热，月经先期，患痛风，下体微肿，痛甚则小便频数，身重脉缓，此风湿血虚有热，用羌活胜湿汤二剂，肿痛渐愈。用清燥汤数剂，小便渐清。用加味逍遥散，内热渐愈，又为饮食停滞，发热仍痛，面目浮肿，用六君加柴胡、升麻而愈。又因怒气。小腹痞闷，寒热呕吐，用前药加山栀、木香而安。惟小腹下坠，似欲去后，此脾气下陷，用补中益气而愈。后因劳役怒气，作呕吐痰，遍身肿痛，经行寒热，此肝木侮脾土，用六君加柴胡、山栀，肿痛呕吐悉退，后用补中益气而安。一妇人饮食少思，畏风寒，患痛风呕吐寒热，脉弦紧，用附子八物汤而四肢痛愈，用独活寄生汤而腰痛渐痊。惟两膝肿痛，用大防风汤而痛渐愈，用归脾、逍遥而元气复。

没药散 治妇人血风走疰，肢节疼痛，发时来往不定。

没药另研 乳香另研 芎䓖 当归炒，去芦 桂心 漏芦去芦 木香各半两 白芷 琥珀另研 地龙去土，微炒。各七钱半 安息香另研 麝香另细研。各二钱半

为细末，入研药拌匀。每服一钱，温酒调下，不拘时。

琥珀散 治妇人血风走疰疼痛，来往疼痛。

琥珀另研 当归去芦 牛膝酒浸 羌活去芦 川大黄剉、微炒。各七钱半 桂心一两 没药另研 血竭另研 干漆炒烟尽 玄胡索 防风去芦 羚羊角屑各半两

上为细末，每服二钱，温酒调下，不拘时日，进二服。

虎骨散 治妇人血风走疰疼痛，痛不可忍。

虎胫骨二两，酥炙 干蝎炒 琥珀另研。各半两 当归炒 威灵仙 牛膝酒浸 羌活去芦 桂心各一两 漏芦去芦 芎䓖 没药另研。各七钱半

上为细末，每服二钱，温酒调下，不拘时候，日进二服。

雄黄散 治妇人血风走疰疼痛。

雄黄研，水飞 血竭另研 赤箭 侧子炮，去皮脐 桂心 没药另研 木香 白芥子 地龙炒去土 蜥蜴[1]各半两，生用 麝香二钱半，另研 乌蛇二两，酒浸去皮骨，炒微黄

上为细末，入研药更研令匀，每服二钱，热酒调下，不拘时候，日进二服。

漏芦散 治妇人血风走疰，疼痛无有常处。

漏芦 当归 牛膝各三分 桂心 地龙去土 防风 羌活 白芷 没药研 甜瓜子各半两 虎胫骨酥炙 败龟板醋炙。各一两

上为细末，每服二钱，热酒调下，无时。

四生丸见前。

麝香丸 治白虎历节，诸风疼痛，游走不定，状如虫啮，昼静夜剧，及一切手足不测疼痛。

大八角 川乌头三枚，去皮尖，生用 生全蝎二十个 生黑豆二十粒 生地龙去土，半两

为细末，入麝香一字，同研停，糯米糊为丸，如绿豆大。每服七丸，甚者十丸，夜卧令膈空，温酒吞下，微出冷汗一身便瘥。许学士云：予得此方，凡是历节及不测疼痛，一二服便瘥。在歙州日，有一贵家妇人，遍身走注疼痛，至夜则发，如虫啮其肌，多作鬼邪治。予曰：此正历节病也，三服效。

芍药知母汤（《三因》） 治诸肢节疼痛，身体尪羸，脚肿如脱，头眩短气，温温欲吐。

桂心 知母 防风各四两 芍药 麻黄去根节 甘草各三两 附子二两，炮

上㕮咀，每服四钱，水一盏半，生姜五片，煎七分，去滓空心服。一方有白术、川芎、杏仁、半夏。

附子八物汤 治风历节疼痛，四肢如锤锻不可忍。

附子 干姜 芍药 茯苓 人参 甘草 桂心各三两 白术四两

上㕮咀，每服四大钱，水二盏，煎七分，去滓食前服。一方去桂，用干地黄二两。

---

① 蜥蜴：蝎之紧小者。

独活寄生汤方见杂病腰痛。

小续命汤　治白虎历节，痛不可忍。方见杂病中风。

〔**陈**〕一妇人先自两足踝骨痛不可忍，次日流上于膝，三日流于髀骨，甚疼，至于肩，肩流于肘，肘流于后溪。或如锤锻，或如虫啮，痛不可忍，昼静夜剧，服诸药无效。召仆诊之，六脉紧。予曰：此真历节证也，非解散之药不能愈，但用小续命汤，一剂而痊。又邓安人夏月亦病历节，痛不可忍，诸药无效。召仆诊之，人迎与心脉虚，此因中暑而得，合先服酒蒸黄连丸，众医莫不笑。用此药服一帖即愈，自后与人良验。

治妇人血风走疰，腰膝骨节疼痛不可忍

附子生　薰陆香　杏仁研　桂心　当归　芸苔子　芫花　巴豆去皮。各一两　松脂一两半

上为细末，熔黄蜡五两，搅和诸药，捏作片子，包裹痛处，立效。

又方

芫花　桂心各一两　汉椒二两　桑根白皮三两　芸苔子　柳蚛屑各五两

上为细末，用醋一升拌和，蒸令热，用青布裹熨痛处，冷即更入醋蒸用之。

治妇人血风走疰，腰胯脚膝疼痛

天仙子　川乌头生　附子生。各一两

上为细末，以酒煎成膏，摊于帛上，敷贴痛处，多年者不过三上，效。

◎ 头目眩晕

〔**《大》**〕妇人头眩，由气虚风入于脑，循脉引于目系，目系急而然也。邪甚则必癫。《素问》云：头痛癫疾，下虚上实，过在足少阴、巨阳，甚则入肾。徇蒙招摇，目瞑耳聋；下实上虚，过在足少阳、厥阴，甚则在肝。下虚者，肾虚也，故肾厥则头痛；上虚者，肝虚也，故肝虚则晕。徇蒙者，如以物蒙其首，招摇不定，目眩耳聋，皆晕之状，故肝厥头痛不同也。

〔薛〕丹溪先生云：眩者言其黑运旋转，其状目闭眼暗，身转耳聋，如立舟船之上，起则欲倒。盖虚极乘寒得之，亦不可一途而取轨也。若风则有汗，寒则掣痛，暑则热闷，湿则重滞，此四气乘虚而眩晕也。若郁结生痰而眩晕者，此七情虚火上逆也。若淫欲过度而眩晕者，此肾虚气不归源也。若吐衄漏崩而眩晕者，此肝虚不能摄血也。有早起眩晕，须臾自定者，元气虚也，正元饮杂病自汗。下黑锡丹杂病头痛。伤湿头晕，用肾着汤杂病伤湿。加川芎。有痰，用青州白丸子杂病中风。头风，风热也，久则目昏。偏头风相火也，久则目紧便涩。皆宜出血以开表之。窃谓前证肝虚头晕，用钩藤散。肾虚头晕，六味丸杂病虚劳。头晕吐痰，养正丹；不应，八味丸杂病虚劳。血虚，四物、参、苓、白术；不应，当归补血汤杂病劳倦。气虚，四君、归、芪；不应，补中益气汤杂病劳倦。肝木实，泻青丸杂病头痛。虚用地黄丸杂病虚劳。不应，川芎散。脾气虚，二陈、参、术、柴胡、升麻；不应，益气汤加茯苓、半夏。脾胃有痰，半夏白术天麻汤。风痰上涌，四神散。发热恶寒，八物汤杂病虚劳。七情气逆，四七汤。伤湿而晕，除湿汤杂病中湿。一妇素头晕，不时而作，月经迟而少，此中气虚弱，不能上升而头晕，不能下化而经少。用补中益气汤而愈。后因劳仆地，月经如涌，此劳伤火动，用前汤加五味子，一剂而愈。前证虽云气无所附，实因脾胃亏损耳。一妇人内热口干，劳则头晕、吐痰、带下。详下嘈杂门。

养正丹 治虚风头眩，吐涎不已。盖此药升降阴阳，补接真气，非止头眩而已。

黑铅 水银 硫黄研 朱砂研。各一两

上用建盏一只，火上熔铅成汁，次下水银，用柳杖子打停，取下歇少时，入二味打停，候冷取下，研为粉，以糯米软饭丸如绿豆大。每服三十丸，枣汤吞下，空心食前，日二服。

钩藤散（《本事》） 治肝厥头晕。清头目。

钩藤 陈皮去白 半夏汤洗七次，切片子 麦门冬去心 茯苓去皮 茯神去木 人参去芦 甘菊花 防风去芦。各半两 甘草二钱半，炙 石膏一两

上㕮咀，每服四钱，水一盏半，生姜七片，煎至一盏，去滓热

服，日进二服。

独活散　治妇人风眩，头疼呕逆，身体时痛，情思昏闷。

独活一两　白术去芦　防风去芦　细辛去苗　人参去芦　芎䓖　荆芥各七钱半　半夏汤洗七次，切片子　炙甘草　赤芍药各半两　石膏二两

上㕮咀，每服八钱，水一中盏半，生姜七片，薄荷七叶，煎至一大盏，去滓温服，不拘时。

川芎散　治风眩头晕。

川芎　山药　白茯神去木　甘菊花野菊不用　人参各半两，去芦　山茱萸肉一两

上为细末，每服二钱，温酒调下，不拘时候，日进三服。

四神散　治妇人血风，眩晕头痛。

菊花　当归去芦　旋覆花　荆芥穗各等分

上为细末，每服二钱，水一盏，葱白三寸，茶末一钱，煎至七分，通口服，良久，去枕仰卧少时。

《斗门方》　治血风头旋，或不知人事。

用喝起草嫩心阴干为末，酒服二钱，其功甚效。即前苍耳散。

治头旋如天动地转，名曰心眩。

胆矾一两，细研，用面饼剂一个拌匀，勒如骰子大，瓦上焙干。每服一骰，为末，灯心、竹茹煎汤调下。此去痰之法，当审而用之。

◎ 头痛

〔**薛**〕东垣云：足太阳头痛，脉浮紧，恶风寒，川芎、羌活、独活、麻黄为主。手少阳经头痛，脉弦细，往来寒热，柴胡为主。足阳明头痛，身热目疼鼻干，恶寒发热，脉浮缓而长，升麻汤升麻、葛根。或石膏、白芷为主。手太阳头痛，有痰，体重或腹痛，为痰癖，脉沉缓，苍术、半夏、南星为主。足少阴经头痛，足寒气逆，为寒厥，脉沉细，麻黄附子细辛汤伤寒太阳。为主。足厥阴头项痛，或吐涎沫，厥冷，脉浮缓，吴茱萸汤伤寒吐。主之。诸血虚头痛，当归、川芎为主。诸气虚头痛，人参、黄芪为主。气血俱虚头痛，调中益气汤杂病劳倦。少加川芎、蔓荆、细辛。痰厥头痛，半夏白术天麻汤杂病眩晕。厥逆头痛，羌活附子汤杂病头痛。如湿气在头者，以苦吐之，

不可执方而治。若脉杂乱而病见不一，且补胃为主。一妇人因劳，耳鸣头痛体倦，用补中益气加麦门、五味而痊。三年后得子，因饮食劳倦、前证益甚，月经不调，晡热，内热，自汗，盗汗，用六味地黄丸、补中益气汤顿愈。经云：头痛耳鸣，九窍不利，肠胃之所生也。故脾胃一虚，耳目九窍皆为之病。一妇人两眉棱痛，后及太阳，面青善怒，此肝经风热之证，用选奇汤杂病头痛合逍遥散调经。加山栀、天麻、黄芪、半夏、黄芩而愈。此证失治，多致伤目或两耳出脓，则危矣。

旋覆花汤　许叔微云：妇人患头风者，十居其半，每发必掉眩，如在车船上。盖因血虚，肝有风邪袭之尔。予尝处旋覆花汤，此方修合服之，比他药甚效。

川芎　当归去芦　羌活去芦　旋复花　细辛去苗　蔓荆子　防风去芦　石膏　藁本去芦　荆芥穗　半夏曲　干地黄　甘草炙。各半两

上㕮咀，每服五钱，水一盏半，生姜五片，煎至七分，去滓温服，日进二服。

七生丸　治男子妇人八般头风，及一切头痛，痰厥，气厥，饮厥，伤寒，伤风头痛不可忍者，并皆治之。

川乌头　草乌头　天南星三味并生，去皮　半夏冷水洗去滑　川芎　白芷　石膏并生用。各等分

上为细末，研韭菜自然汁，丸如梧桐子大。每服七丸，加至十丸，嚼生葱、茶送下，食后，日进二服。陈尝治邓安人头痛如破，诸药无效，加北细辛等分，全蝎减半为丸，服二十粒，即愈。

药隐老人云：若头痛连齿，时发时止，连年不已。此由风寒中于骨髓，留而不去。脑为髓海，故头痛齿亦痛，谓之厥逆头痛。宜白附子散，灸曲鬓穴。此穴在耳上，将耳掩前正尖上，可灸七壮，左痛灸左，右痛灸右。

白附子散

白附子炮，一两　乌头炮，去皮脐　天南星炮　麻黄不去根节。各半两　干姜炮　辰砂研。各二钱半　全蝎炒，五枚　麝香另研，一字

上为细末，每服一钱，温酒调下，不拘时候。

治头风痛不可忍。

硝石 人中白 脑子各等分

上研令极细，每用一字，搐入鼻中。

川芎茶调散 治诸风上攻，头目昏重，偏正头痛。

薄荷八两 川芎 荆芥各四两 羌活 白芷 防风 甘草炙。各二两 细辛一两

上为末，每服二钱，食后茶清调下。

如圣饼子（《和剂》） 治男妇气厥，上盛下虚，痰饮风寒，伏留阳经，偏正头疼，痛连脑颠，吐逆恶心，目瞑耳聋。常服清头目，消风化痰暖胃。

防风 生半夏 天麻各半两 天南星洗 川乌去皮尖 干姜各一两 川芎 甘草炙。各二两

为细末，汤浸蒸饼和丸芡实大，捻作饼子，日干。每服五饼，同荆芥穗三五茎细嚼，茶酒汤任下，无时。

若头痛筋挛，骨重少气，哕噫腹满时惊，不嗜卧，咳嗽烦冤，其脉举之则弦，按之石坚，由肾气不足而内著，其气逆而上行，谓之肾厥头痛。宜玉真丸与硫黄丸。

玉真丸

硫黄研，三两 硝石二分，研 石膏研 半夏汤洗，为末。各一两

上研令停匀，生姜自然汁打糊丸如梧子大，生姜汤下三十丸。一方，无半夏，有天南星。

硫黄丸 治头痛不可忍，或头风年深暴患，无所不治，服此除根。

硝石一两 硫黄二两

上研令极细，滴水丸如指头大。空心，蜡茶清嚼下一丸。《百一方》云：中暑者，以冰水服之，下咽即洒然。治伤冷，以艾汤下。

裕陵传王荆公偏头疼方，云是禁中秘方。用生芦菔汁一蚬壳，仰卧注鼻中，左痛注左，右痛注右，或两鼻皆注亦可，数十年患，皆一注而愈。

◎ 心痛

〔《大》〕夫妇人血气心痛者，由脏腑虚，血气不调，风冷邪气

乘于心也。其痛发有死者，有不死者。成证者，心为诸脏之主，而主于神，其正经不可伤，伤之而痛者，名为真心痛，朝发夕死，夕发旦死。心之支别络为风冷所乘而痛者，故痛发乍轻乍甚，而成证者也。

〔**薛**〕前证若寒邪所伤，温散之。饮食停滞，消导之。肝火妄动，辛平之。脾气郁结，和解之。仍与后六证方药同用。一妇人久患心痛，饮食少思，诸药到口即吐。予以为脾土虚弱，用白术一味，同黄土炒，去土，每服一两，以米泔煎浓，徐服少许，数日后自能闯饮。用三斤余而安。上舍陈履学长子室，素怯弱，产后患疥疮，年余不愈，因执丧旬月，每欲眩仆。一日感气，忽患心脾高肿作疼，手不可按，而呕吐不止，六脉微细。或见其形实，误认诸痛不可补气，乃用青皮、木香、五味、吴茱萸等药而愈。继复患疟，且堕胎，又投理气行血之药，病虽去，元气转脱，再投参芪补剂不应矣，六脉如丝欲绝。迎予至诊之，曰：形虽实而脉虚极，反用理气之剂，损其真气故也。连投参、芪、归、术、附子、姜、桂二剂，间用八味丸，五日寝食渐甘，六脉全复。此证若心脾疼痛时，即服此等药，疟亦不作矣。

〔《大》〕**乌药散** 治妇人血气攻心痛，发歇不定。

乌药 莪茂 桂心 当归炒 桃仁 青皮 木香各等分

为末，每服二钱，热酒调下。

阿魏丸 治妇人血气攻心疼痛，及一切积冷气。

当归 桂心 青皮 附子炮 阿魏面裹煨，以面熟为度 白术 川芎各一两 吴茱萸炮 木香 干姜各三分 槟榔 肉豆蔻煨 延胡索 莪茂各一两 朱砂细研，半两

上为末，先以醋一升，煎阿魏成膏，和药末捣三百杵，丸如梧桐子大。每服二十丸，食前热酒下。

鸡舌香散 治男子妇人九种心痛，一切冷气。

良姜剉细，麻油炒 桂心 赤芍药各等分

上为细末，每服二钱，水一盏，入盐木瓜三片，同煎七分，温服，盐汤点亦可。血气疝瘕痛，用熟醋汤调下，忌生冷。

应痛散 治心脾痛不可忍者，妇人脾血气作心脾痛尤效。前方

同，只无桂心。用醋煎、醋汤点亦可。

乙丑年春初，次女年十五，经脉未行，初一日心痛如刺，吐饮不止，脉沉缓弦细，以苏合香丸、神保丸、沉香丸、理中丸、诃子散、七气汤，皆无效。余思之，此证非虫即饮作疾，非《局方》九痛丸则不可。遂合与服一二丸，即愈矣。

陈氏二神丸　治妇人血气不和，作痛不止，及下血无时，月水不调。

真蒲黄炒　荜茇盐炒

上等分为细末，炼蜜丸如梧子大。每服三十丸，空心温酒下。如不能饮，米饮吞下，两服即止。

陈日华抽刀散　治妇人血风血气等疾。武兴戎司机宜侯恺云：见一道人，用此方疗病，不一而足，遂以为献，真是奇妙。

五灵脂炒，一两　莪茂　桂心　芸苔子炒。各半两

上为末，每服二大钱，酒半盏，水半盏，煎至八分，疾作热服。

失笑散见产后心痛。　诃子散见霍乱。亦妙。

《灵苑方》治妇人卒血气心痛。只用生五灵脂为细末，每服一钱，酒一盏，煎沸热服。

《局方》四七汤加良姜，又沉香降气汤、分心气饮，皆治心痛良。三方并见杂病诸气。

◎ 心腹痛

〔**《大》**〕妇人血气心腹疼痛，由脏腑虚弱，风邪乘于其间，与真气相击而痛。其痛随气上下，或上冲于心，或下攻于腹，故云血气攻心腹痛也。

〔**薛**〕前证若气滞血瘀，用没药散。劳伤元气，用补中益气汤杂病伤劳倦。肝脾郁结，用四七汤杂病气。怒动肝火，用小柴胡汤热入血室。肝脾血虚，用四物汤通治。脾肺气虚，用四君子汤杂病虚劳。中气虚弱，用补中益气汤。气血俱虚，用八珍汤即杂病虚劳八物汤。一妇人每怒心腹作痛，久而不愈，此肝火伤脾气也。用炒山栀一两，生姜五片，煎服而痛止，更以二陈加山栀、桔梗，乃不再发。一妇人怀抱郁结，不时心腹作痛，诸药不应。用归脾汤杂病健忘，倍加炒山栀

而愈。陈湖陆小村母，久患心腹疼痛，每作必胸满呕吐，手足俱冷，面赤唇麻，咽干舌燥，寒热不时，月余竟夕不安，其脉洪大，众以痰火治之，屡止屡作。迨乙巳春，发频而甚，仍用前药反剧。此寒凉损真之故，内真寒而外假热也。且脉息洪弦而有怪状，乃脾气亏损，肝木乘之而然，当温补胃气。遂用补中益气汤加半夏、茯苓、吴茱萸、木香，一服熟寐彻晓，洪脉顿敛，怪脉顿除，诸证释然。

三神丸 治室女血气，腹中刺痛，痛引心端，经行涩少，或月水不调，以致疼痛。

橘皮二两，焙 当归酒浸，炒 玄胡索醋煮。各一两

上为细末，炼蜜和丸如梧桐子大。每服五十丸，空心温酒送下。

没药散 治一切血气，脐腹撮痛，及产后恶露不下，儿枕块痛。

没药 血竭 桂心 玄胡索 当归 蒲黄 红花 干漆炒，烟尽 木香 芍药各等分

上为细末，每服二钱，食前温酒调下。

〔《大》〕**延胡索散** 治妇人血气攻心腹疼痛。

延胡索 当归 川芎 桂心各七钱半 木香 枳壳 赤芍药 桃仁各半两 熟地黄一两

上㕮咀，每服三钱，水一盏，姜三片，煎至七分，去滓热服。

琥珀散 治妇人血气攻心腹，烦躁闷乱，疼痛不止。

琥珀另研 没药另研 当归炒 赤芍药 牡丹皮 延胡索 蒲黄 莪茂 桂心各等分

上为末，每服一钱，温酒调下。

瑞金散 治妇人血气撮痛，月经不行，预先呕吐疼痛。

玄胡索 牡丹皮 红花各一钱 片姜黄二钱半 赤芍药 莪茂 川芎 当归各一钱半 官桂半钱

作一服，水一盅，酒一盅，同煎至一盅，食前服。

牡丹散 治妇人久虚羸瘦，血块走注，心腹疼痛，不思饮食。

牡丹皮 玄胡索 官桂各一钱 京三棱 当归各一钱半 莪茂 赤芍药 牛膝各二钱

上煎服，法同前。

八仙散 治血气心腹疠痛，立验。

当归　厚朴　芍药　枳壳制　人参各四分　甘草　茯苓各五分　肉豆蔻二分

上为末，水二升，煮取八合，空心分三服。

又八仙散（《灵苑》）　治证同前。

棕榈二两　当归一两，并剉碎，一处烧成炭，细研　麝香一钱，细研

上同研令停，每服一钱，温酒调下。

玄胡索汤　治妇人室女七情所感，血与气并，心腹疼痛，或连腰胁，甚作搐搦，一切血气，经候不调，并宜服之。

玄胡索　蒲黄　赤芍药　片姜黄　当归去芦。各一钱半　乳香　木香不见火　官桂不见火　没药各一钱　甘草半钱

上作一服，水二盅，生姜三片，煎至一盅，食前服。

大效琥珀散（《灵苑》）　治妇人心膈迷闷，腹脏掐撮疼痛，气急气闷，月信不调等疾。

乌药　莪茂各二两　当归一两

上并生为细末，温酒调二钱服，服后以食压之。忌生冷油腻等物。如是产后诸疾，炒生姜、酒调下。

治血气不调，脐下痛。

桑耳　菴蔺子　桂心　土瓜根　川芎各四分　甘草二分　牛膝　赤茯苓各五分　大黄　白芍药各六分　干地黄八分

上为末，炼蜜丸如梧桐子大。醋汤吞下二十丸。

蠲痛散　治妇人血气刺痛。

荔枝核烧存性，半两　香附子去毛、炒，一两

上为细末，盐汤米饮调下二钱，不拘时候。

没药散　治妇人血气疼痛不可忍者。出《博济方》

红花　没药研　延胡索炒　当归各等分

上为末，每服二钱，童便半盏，酒半盏，同煎至六分，热服。用烧赤秤锤淬过调服亦可。常服只用温酒。

菖蒲丸　治妇人脾血积气及心脾疼。

菖蒲九节者，六两　吴茱萸炮　香附子炒去毛。各四两

上三味并剉细，以酽醋五升煮干为度，焙干研细末，以好神曲打糊为丸，如梧桐子大。空心食前，以淡姜汤吞下四五十丸，日三

服，橘皮汤下亦好。

手拈散 治血气心腹疼痛。

草果 玄胡索 五灵脂 没药各等分

为末，每二钱，温酒调服。

木香枳术丸 破滞气，消饮食，开胃进食，消化痰涎。

木香 枳实炒。各一两 白术二两

上每服五钱，姜枣水煎服。

木香化滞汤 治脾胃虚弱，饮食停滞，腹胀作痛，或心下痞满，不思饮食。若忧怒饮食而致者，尤宜用之。

木香 红花各三钱 橘皮 当归尾 枳实炒。各二钱 柴胡四钱 草豆蔻 甘草炙。各半两 半夏一两

上每服三五钱，姜水煎服。

◎ 小腹痛

〔《大》〕妇人小腹疼痛者，此由胞络之间，夙有风冷，搏于血气，停结小腹，因风虚发动，与血相击，故痛也。

〔薛〕前证若气寒血结，用威灵仙散。气滞血凝，用当归散。肝经血虚，用四物汤通治。加参、术、柴胡。肝经湿热，用龙胆泻肝汤杂病淋。肝脾气虚，用六君子汤杂病虚劳。加柴胡、芍药。肝脾虚寒，用六君子加柴胡、肉桂。若兼呕吐，加木香。四肢逆冷，再加炮姜。通府张孟威云：其妹小腹痛，服附子理中汤，附子服过八十余枚。此乃沉寒痼冷之甚，不多有者。

〔《大》〕**威灵仙散** 治妇人久冷，气滞血刺，小腹疼痛。

威灵仙一两 当归 没药 木香 桂心各半两

上为细末，无时，热酒调下一钱服，忌茶。

当归散 治妇人久积，血气疠刺，小腹疼痛，四肢无力，不能饮食。

当归炒 赤芍药 刘寄奴 没药 枳壳 延胡索各等分

上为细末，热酒调下一钱，无时候。

追气丸（《灵苑》） 治妇人血刺，小腹疼痛不可忍。

芸苔子微炒 桂心各一两 良姜半两

为细末，醋糊丸如梧桐子大。每服五丸，不拘时，淡醋汤下。常服补血虚，破气块，甚有效。

石灰散 治妇人血气痛不可忍者。陈五婆方。

上取猪贴脊血半盏，于汤上暖，用杖子搅停后，用石灰于火上烧令黄，为末，罗过灰一钱，同血搅停，放温服，立愈。

予尝用紫金皮为细末，醋糊丸如樱桃大，又治妇人血气小腹疼痛，以温酒磨下一丸，及有心腹痛者亦良。

吴茱萸汤 治妇人素虚，又为风冷乘气停滞，腹胁刺痛。

吴茱萸汤洗 当归去芦。各二钱 桔梗去芦 细辛去苗 防风去芦 干姜炮。各一钱 熟地黄二钱半 甘草炙，半钱

上作一服，水二盅，煎至一盅，空心服。

椒红丸 治妇人血气不调，脏腑积冷，脐腹疠痛，肌体日瘦。

椒红 沉香 当归去芦 诃梨勒煨，去核 蓬术 附子炮，去皮脐 白术各一两 肉豆蔻 良姜 丁香各半两 麝香另研，二钱半

上为细末，炼蜜和丸如梧子大。每服三十丸，空心用温酒送下。

大腹皮饮 治妇人血癖，单腹痛。

大腹皮 防己 木通 桑白皮 厚朴 瓜蒌 黄芪 陈皮 枳壳麸炒 大黄蒸。各一钱 青皮一钱半 五味子半钱

上作一服，水二盅，煎至一盅，全酒半盏，再煎一二沸，去滓食前服。

◎ 项筋强痛

陈良甫云：妇人项筋拘挛强痛，每得此疾，疗之似易而实难。然方册中所载亦少，纵有言之，议论亦略。以予考之，然既有是疾，必有是方。何古人言此疾证尚且略，又无的然之论详之，必是挟诸疾而生，所以绝无专门。予因暇日摭古名方以备检阅。然自明学识浅鄙，未必全备，博学之士，见其遗缺，尚冀补而完之。

夫颈项之处，乃属足太阳膀胱之经。又许太学云：是足少阴肾之经，盖肾与膀胱为表里故也。以感外邪论之，则有太阳经先因感风，又感寒湿，致令外证发热恶寒，与伤寒相似，颈项强急，腰身反张如中风状，瘛疭口噤，其身体几几，古人以强直为痉，其

脉沉迟弦细。新产血虚多汗出，喜中风，亦有此证。详见产后中风，兹不赘录。又有挫枕转项不得者，与三五七散、追风散，仍与急风散搽项上。若因被风吹头目昏眩，太阳并脑俱痛，项背筋脉拘急，可与蝎附散、都梁丸。许太学治项筋强痛不可转侧，以木瓜煎。

〔薛〕前证若因肝木自旺，用泻青丸头痛。精血不足，六味丸杂病虚劳。风热淫肝，加味逍遥散调经。怒动肝火，加味小柴胡汤热入血室。肝经血虚，加味四物汤即四物加柴胡、丹皮、山栀。肾不能生肝，六味丸。膀胱气滞，羌活胜湿汤杂病腰痛。大抵肝火旺，则肝血虚而筋燥，颈项强急，或腰背反张，或四肢挛拳，或颈项等处结核。一妇人耳内或耳后项侧作痛，寒热口苦，月经不调，此肝胆经火兼伤脾胃，用四君加柴胡、升麻、黄芪、芍药而愈。后因劳役怒气，呕吐胁胀，用六君子汤加山栀、柴胡而安。一妇人因怒，寒热作渴，左目紧小，头颈动掉，四肢抽搐，遍身疼痛，此血虚肝热则生风也，用加味逍遥加钩藤钩数剂，诸证渐愈，又用八珍汤而痊。

追风散 治年深日近，偏正头疼，又治肝脏久虚，血气衰弱，风毒之气上攻，头痛头眩，目晕心忪，烦热，百节酸疼，脑昏目痛，鼻塞声重，项背拘急，皮肤瘙痒，面上游风，状若虫行，及一切头风。兼疗妇人血风攻疰，头目昏痛，皆治之。

川乌炮，去尖皮脐 防风去芦 石膏煅 川芎 甘草炙 荆芥穗 白僵蚕炒去丝。各一两 天南星炮 羌活 天麻 地龙 白附子炮 全蝎去尾针 白芷各半两 草乌头炮，去皮脐尖 没药研 乳香研 雄黄研。各二钱半

上为细末，每服半钱，入好茶少许同调，食后及临卧服。常服清头目，利咽膈，消风化痰。

急风散

草乌头三两，一半烧存性，于酒内蘸令冷，余一半生用 丹砂另研，一两，水飞 黑豆二钱五分，同草乌一处为末 麝香另研，二钱半

上为细末，入研药匀停，酒调涂痛处。

蝎附散 治一切风邪头痛，夹脑风，痰涎壅盛，呕逆恶心，口吐清水，暗风旋晕，眼见黑花，牙关紧急，口眼㖞斜，面目瞤动，头

项拘急，肩背引疼，耳痒目昏，四肢麻木，及沐浴出暴感风邪，头目昏痛，两太阳疼，远年头风，服诸药无效，并皆治之。

全蝎炮　雄黄水飞　朱砂各一钱半，水飞　附子炮，去皮脐　川乌头炮，去皮脐　麻黄去节　天南星姜制　防风去芦　白僵蚕炒。各三钱　藁本去芦、土　白芷各半两

上为细末，每服半钱，葱茶调下，食后。孕妇不可服。

京城之医，用此药兼嚼如圣饼子，治眼羞明多泪，见物不明，有效。一方，用白附子、蝎梢。

木瓜煎

宣州木瓜二枚，切顶作盖，刳去瓤　没药二两，另研　乳香二钱半，另研

上二味，入木瓜中，用盖子合了，竹签定之，饭上蒸三四次，烂，研成膏子。每服三匙，生地黄汁半盏，无灰好酒二盏，调和服之。

有人患此病，自午后发，黄昏时定。予曰：此患必先从足起。经言十二经络各有筋，惟足下少阴之筋，自足至头。大抵筋者肝之合也，日中至黄昏，天之阳，阳中之阴也，又曰阳中之阴，肺也。自离至兑，阴旺阳弱之时，故《灵宝秘法》云：离至乾，肾气绝而肝气弱。肝肾二脏受阴气，故发于是时。予授此方，三服而愈。

余证治论方，俱详杂病本门。

◎ 两胁胀痛

〔《大》〕夫妇人两胁胀痛者，由脏腑虚弱，气血不调，风冷之气，客于肠胃，伤于胞络之间，与血气相搏，壅寒不宣，邪正交争冲击，故令两胁胀痛也。

〔薛〕东垣先生云：胸胁作痛，口苦舌干，寒热往来，发呕发吐，四肢满闷，淋溲便难，腹中急痛，此肝木之妄行也。窃谓前证若暴怒伤血，用小柴胡、芎、归、山栀。气虚用四物、参、术、柴、栀。若久怒伤气，用六君、芎，归、山栀。若气血俱虚，用六味地黄丸。若经行腹痛，寒热晡热，或月经不调，发热痰咳，少食嗜卧，体痛，用八珍、柴胡、丹皮。若胁胀发热，口渴唾痰，或小便淋沥，

颈项结核，或盗汗，便血，诸血失音，用六味丸。若两胁作胀，视物不明，或筋脉拘急，面色青[①]，小腹痛，或小便不调，用补肝散。若概用香燥之剂，反伤清和之气，则血无所生，诸证作焉。丹溪先生云：右胁痛用推气散、小龙荟丸、当归龙荟丸、控涎丹、抑青丸，十枣汤，皆病气元气俱实之剂，用者审之。一妇人性急，吐血发热、两胁胀痛，日晡益甚，此怒气伤肝，气血俱虚也。朝用逍遥散倍加炒黑山栀、黄柏、贝母、桔梗、麦门冬，夕以归脾汤送地黄丸而愈。一孀妇内热晡热，肢体酸麻，不时吐痰，或用清气化痰药，喉间不利，白带腹胀；用行气散血药，胸痛[②]不利，肢体时麻。此郁怒伤肝脾而药益甚也。予则朝用归脾汤以解脾郁，生脾气，夕用加味逍遥散以清肝火，生肝血，百余剂而愈。后因怒，饮食日少，肢体时麻，此乃肝火侮土，用补中益气加山栀、茯苓、半夏而痊。又饮食失调，兼有怒气，肢体麻甚，月经如注，脉浮洪而数，此脾受肝伤，不能统血则致崩，肝气亏损阴血而脉大，继用六君加芎、归、炮姜而血崩止，又用补中益气加炮姜、茯苓、半夏而元气复，更用归脾汤、逍遥散调理而康。

灵宝散 治妇人血气攻刺，痛引两胁。

丁香 木香 乳香 玄胡索 当归 白芍药各等分

上为细末，每服二钱，食前温酒调下。

草豆蔻散 治妇人脾胃虚，气攻两胁胀痛。

草豆蔻 诃子肉各一两 桂心 苦梗 厚朴各三分 甘草一分 川芎 当归 干姜 槟榔各半两

上为粗末，每服四钱，水一盏，煎七分，去滓食前热服。

菴蕳子散 治妇人脏腑虚冷，宿冷气攻，两胁胀痛，坐卧不安。

菴蕳子 延胡索 桃仁 琥珀 当归 桂心各一两 赤芍药 木香 没药各半两

上为末，每服二钱，温酒调下。

人参紫金丸 治妇人荣卫不和，心腹刺痛，胸膈胀满，不进饮食。

---

① 面色青：《校注妇人良方》面色青前有“或”字。

② 胸痛：《校注妇人良方》作“胸膈”。

紫金皮　苍术　石菖蒲各一两　香附子二两　人参半两　木香三钱

上为末，米糊丸如梧子大。食后姜汤吞下三十丸。

气针丸　治久积风壅，疏利气滞，空胸膈，止刺痛。

木香　青皮去白　大黄炮　槟榔　黑牵牛二两，半生半炒

上为末，炼蜜丸如梧子大，温水下三十丸。

邓安人年五十，忽然气痛，投神保丸愈。不一二日再痛，再服神保丸六七十粒，大腑不通，其疾转甚。亦有要用沉香、木香、姜、桂、芍药而未敢投，痛甚则筑心、筑背、筑之两胁，似有两柴十字插定心胁，叫声彻天。召予诊之，六脉沉伏，乍来乍去。众问何如？予曰：夫九痛之脉，不[1]可准也，但以证辨用药。观其人质肥伟，问其大腑数日不通。余曰：实痛也，其不必胀，但以人按之痛甚，手不可向迩，此大实也。经云：大满大实者可下之，用气针丸五六百粒，是晚愈。又己未在金陵，有家提干巽内人病心胁胀痛，众医投木香、沉香、槟榔、大腹、芍药、姜、桂之类益甚。召予诊之，六脉弦紧而和，不似病脉，但诊之时，两手如火，以此知其实痛也。众问如何治疗？仆曰：大凡心腹刺痛，不可便作虚冷治之。有二医答曰：非冷即何？热即生风，冷生气是也。予曰：不然。《难经》云：虚则痒，实则痛。又仲景云：腹痛者桂枝加芍药汤，痛甚者，桂枝加大黄汤。提干曰：荆布素弱。予曰：有可辨处，遇痛时使一婢按之，若痛止是虚寒证也。按之转甚，手不可近，此实痛也。即令婢按之，手不可近，叫呼异常。予曰：此实热无可疑者。当用大柴胡汤治之。众不从，予责状而投之，八服愈。

论胁肋痛服木通散亦可治男子。

心下胁肋少腹疼痛，皆素有积寒，而温暖汤散亦可主治，甚者以温药下之。心下与小腹痛，诸书并有效方，而胁肋下痛，鲜获治法。

木通散　治胁肋苦痛偏效，并心下胁肋，并少腹牵引痛者，皆主之。

木通去皮节　青皮去白　川楝子去皮核。各一两。以上三味，用巴豆半两，

---

① 不：原作“亦”，形讹，据修敬堂本、集成本改。

炒黄，去巴豆不用 萝卜子炒 舶上茴香一两，炒 莪茂 木香 滑石各半两

上为细末，煎葱白酒调三钱，一服愈。甚者不过再服。

三脘散 治中焦虚痞，两胁气痛，面目手足浮肿，大便秘涩，兼治脚气。

大腹皮 紫苏 沉香 干木瓜 独活各一两 白术 川芎 木香 甘草 陈皮 槟榔各三分

上㕮咀，每服三钱，水一盏，煎至七分，去滓空心热服，日中再服。

戊午秋在京城，有一妇人，中焦虚痞，腹膨胀痛，大便秘结，六脉虚弱，诸医服药无效。予投此药，不终剂而愈。

《补遗》:《局方》青木香丸、沉香降气汤、小乌沉汤、四磨汤皆可用。

〔薛〕**左金丸**一名四金丸 治肝火胸胁胀痛，或发寒热，或头目作痛，或大便不实，或小便淋秘，或小腹疼痛，及一切肝火之证。

黄连炒，六两 吴茱萸一两，汤煮片时用

上为末，粥丸，白术、陈皮汤下。

当归龙荟丸 治肝经实火，胸胁胀痛，或大便秘结，小便涩滞。凡属肝经实火，皆宜用之。

当归 龙胆草炒焦 栀子仁炒 黄连炒 黄芩炒。各一两 大黄炒 芦荟 青黛各五钱 木香二钱半 麝香另研，五分

上为末，用神曲糊丸桐子大。每服二十丸，姜汤下。

补肝散 治肝肾二经气血亏损，胁胀作痛，或胁胀头晕，寒热发热，或遍身作痛，经候不调。

山茱萸肉 当归 五味子炒，杵 山药 黄芪炒 川芎 木瓜各半两 熟地黄自制 白术炒。各一钱 独活 酸枣仁炒。各四两[1]

上为末，每服五钱，枣水煎服。

◎ 腰痛

药隐老人论曰：夫肾主于腰，女人肾脏系于胞络，若肾气虚弱，

---

① 四两:《校注妇人良方》作“钱”。

外感六淫，内伤七情，皆致腰痛。古方亦有五种之说，如风腰痛，宜小续命汤加桃仁。杜仲煎服。脾胃气痞，及寒湿腰痛，宜五积散杂病中寒。加桃仁。如虚损及五种腰痛，服青娥丸杂病腰痛、神应丸同上，皆可用也。如气滞腰痛，服如神汤必效。

〔**薛**〕陈无择先生云：若形体虚羸，面色黧黑，腿足痿软，不能行立，此失志所为也。腹急胁胀，目视䀮䀮，宗筋弛纵，白淫下注，此郁结所为也。肌肉不仁，饮食不化，肠胃胀满，闭坠腰胁，此忧思所为也。皆属内，若腰冷作痛，身重不渴，小便自利，饮食如故，因劳汗出，腰酸胁痛，或坠堕血滞，或房劳精竭，皆属不内外因也。窃谓前证失志，肾虚热者，六味丸杂病虚劳。肾虚寒者，八味丸杂病虚劳。郁怒伤肝，实用龙胆泻肝汤杂病淋；虚用六味丸、补肝散杂病腰痛。忧虑伤脾者，归脾汤杂病健忘、逍遥散调经。肾着者，寒则术附汤杂病伤湿；虚则肾着汤同上。腰膝痛者，寄生汤、养肾散杂病腰痛。瘀血滞者，如神汤、舒筋散。房劳腰痛者，青娥丸、十补丸见前虚劳。一妇人腰痛三年矣，每痛必面青头晕目紧。余以为肝脾气虚，用补肝散而愈。三年后，因劳役，患头痛兼恶心，用补中益气汤杂病伤劳倦。加茯苓、半夏、蔓荆子而愈。一妇人苦腰痛，数年不愈，余用白术一味大剂服，不三月而痊。乃胃气虚闭之证，故用白术也。

如神汤　治男子妇人气虚腰痛。一方有杜仲，无当归。

玄胡索　当归去芦　桂心等分

上为细末，每服三钱，温酒调下，甚者不过数服。

独活寄生汤　夫腰痛者，皆由肾气虚弱，卧冷湿地当风所得，不时速治，喜流入脚膝，为偏枯冷痹，缓弱疼重，或腰痛拘挛，脚膝重痹，宜急服之。

独活三两　桑寄生　续断　杜仲炒去丝　北细辛　川牛膝　秦艽　茯苓　白芍药　桂心　川芎　防风　人参　熟地黄　当归各二两

上㕮咀，每服三钱，水一盏，煎至七分，去滓温服，空心。气虚下利，除地黄。

并治新产腹痛不得转动，及腰脚挛痛痹弱，不得屈伸。此药最能除风消血。《肘后》有附子，故无寄生、人参、当归、粉草。近人将治历节风、脚气流注亦效。

舒筋散　治腰痛神效，闪挫亦良。

玄胡索炒　杜仲姜汁炒　官桂去粗皮　羌活　芍药各等分

上为末，酒调下二钱。

又方　橘核炒香，研酒，去渣，下青木香丸。方见。

又方　天罗布瓜[①]子仁炒焦，擂酒热服，留渣炒热封痛处效。

◎ 腰脚疼痛

夫肾主于腰脚，女人肾脏系于胞络，若劳伤肾气虚弱，而风冷客于胞络，邪气与真气交争，故令腰脚疼痛也。治当以补元气为主，佐以祛邪之剂。

〔薛〕前证若真阳衰败，寒邪乘袭，手足俱冷，头痛恶寒，或呕吐腹痛等证，宜用本方。若气血虚弱，寒邪所感，恶寒发热，头痛作渴，或呕吐腹痛等证，宜用五积散杂病中寒。若元气虚弱，湿热所伤，两胫肿痛，寒热身疼，或呕吐不食等证，宜用槟苏败毒散杂病伤湿。若脾胃虚弱，元气下陷，寒热呕吐，发热头痛，喘渴体倦等证，宜用补中益气汤杂病伤劳倦。若足三阴精血亏损，阴火内动，内热晡热，作渴痰甚，小便频数等证，宜用六味地黄丸杂病虚劳。若足三阴阳气虚败，恶寒发热，手足俱冷，吐痰不食，二便滑数等证，宜用八味地黄丸杂病虚劳。　一妇人先腰胯作痛，后两腿亦痛，余以为足三阴虚寒，外邪所伤。用小续命汤及独活寄生汤，或作或止，所用饮食极热，腹中方快。余曰：邪气去而元气虚寒也。诊其脉，果沉细，用养肾散本条渐愈，又用十补丸虚劳而痊。一妇人所患同前，但发热作渴，喜冷饮食，脉洪数，按之迟涩，余以为血虚有热。用羚羊角散身体痛去槟榔，加白术、茯苓数剂，更用加味逍遥散结核而瘥。一妇人患前证，时或腿膝作痛，脉浮数，按之迟缓，此元气虚而风湿所乘。用独活寄生汤顿愈，又用八珍汤而安。一妇人因怒患前证，寒热往来，口苦不食，晡热内热，余以为肝火血虚。先用小柴胡汤加山栀顿愈，又用加味逍遥散而瘳。一妇人患前证，寒热头痛，殊类伤寒，此寒邪之证，用槟苏败毒散而安，又用补中益气调补而愈。

---

① 天罗布瓜：即丝瓜。

虎骨丸 治妇人血风攻注，腰脚骨节疼痛不可忍。

虎胫骨酥炙 败龟酥炙 槟榔 牛膝酒浸。各一两 当归去芦，炒 川大黄炒 木香 桃仁浸，炒 海桐皮各七钱半 防风去芦叉 附子炮，去皮脐 赤芍药 桂心 血竭 没药另研 地龙去土炒。各半两

上为细末，炼蜜和捣三五百下，丸如梧桐子大。每服三十丸，空心食前温酒下，日二服。

仙灵脾散 治妇人血风攻注，腰脚疼痛。

仙灵脾 桃仁麸炒 槟榔各一两 羌活去芦 海桐皮 牛膝酒浸 当归去芦，炒 芎䓖 骨碎补 玄胡索 桂心 枳壳去瓤，麸炒 木香 菴蕳子各七钱半 蛜蝌炒，半两 麝香另研，二钱半

上为细末，每服二钱。食前用豆淋酒调下，日进二服。

藁本散 治妇人血风流注，腰脚疼痛不可忍。

藁本去芦土，一两半 狗脊 天麻 骨碎补 桂心 没药另研 血竭研 蝉壳微炒。各一两 虎胫骨醋炙 败龟醋炙 穿山甲各二两，醋炙 麝香半两，另研

上为细末，入麝香拌匀，每服二钱，生姜豆淋酒调下，空心食前，日二服。

败龟散 治妇人风毒流注，腰脚疼痛，行步艰难。

败龟酥炙 虎胫骨酥炙。各二两 白僵蚕炒 薏苡仁 当归去芦 杜仲剉，炒去丝。各一两 地龙炒去土 桂心 乳香另研。各二钱半 没药半两，另研

上为细末，每服二钱，食前温薄荷酒调下。

骨碎补散 治妇人血风气攻，腰脚疼痛，腹胁拘急，并宜服之。

骨碎补炒 萆薢酒浸 牛膝酒浸 桃仁麸炒 海桐皮 当归去芦 桂心 槟榔各一两 赤芍药 附子炮，去皮脐 川芎各七钱半 枳壳半两，去穰麸炒

上为㕮咀，每服五钱，水一大盏半，生姜三片，枣一枚，煎至一大盏，去滓温服。

附子散 治妇人腰脚积年疼痛不瘥。

附子炮，去皮脐 桂心 没药另研 威灵仙 干漆炒去烟 牛膝酒浸。各一两

上为细末，每服二钱，温酒调下，食前，日进二服。

养肾散 治肾经虚弱，风寒所侵，以致腰脚疼痛，不能步履。

苍术一两 干蝎三钱 天麻 草乌头炮，去皮尖 黑附子炮，去皮脐。各二钱

上为末，每服一钱，酒调服，麻痹少时随愈。孕妇勿服。此治风寒伤肾，膀胱虚寒之良药，用之得宜，殊有神效。

◎ 臂痛

〔《大》〕夫妇人臂痛，筋脉挛急，不得屈伸，遇寒则剧，由肝虚为风寒邪气流于血脉，客于经络，搏于筋，筋不荣则干急而痛，其脉紧细，宜服柏子仁丸、舒筋汤。若臂痛不能举，或左或右，时复转移一臂，由中脘伏痰，脾气滞而不行，上与气相搏，四肢皆属于脾，脾气滞而气不下，上攻于臂故痛，其脉沉细，宜茯苓丸、控涎丹。

〔薛〕前证若肝血虚，用加味逍遥散。中气虚，用补中益气汤。血气俱虚，用八珍汤。风热血燥，用秦艽地黄汤。脾肾虚寒，用柏子仁丸。脾胃实热，用茯苓丸。水不能生木，用六味丸、逍遥散。怒动肝火，用小柴胡加川芎、当归。眩晕晡热，用四物、柴、栀、丹皮。晡热月经不调，用加味逍遥散。食少体倦，无寐盗汗，用加味归脾汤。先太宜人遍身作痛，筋骨尤甚，不能屈伸，口干目赤，头眩痰壅，胸膈不利，小便赤短，夜间殊甚，遍身作痒如虫行，此属肝肾气虚而热也。用六味地黄丸料加山栀、柴胡而愈。

柏子仁丸（《指迷》）

柏子仁 干地黄各二两，自制 茯苓 枳壳去穰，麸炒 覆盆子炒 北五味子杵，炒 附子炮 石斛去根切，酒蒸炒 鹿茸酥炙 酸枣仁炒 桂心 沉香 黄芪蜜水炙。各一两。一方云，等分

上为细末，炼蜜为丸如梧桐子大。空心酒下三十丸。

舒筋汤 治臂痛。又名五痹汤，亦治腰下疾。

片子姜黄四两 甘草 羌活各一两 白术 海桐皮 当归 赤芍药各二两

上为粗末，每服三钱，水一盏半，煎七分，去滓温服。如腰以下疾，空心服；腰以上疾，食后服。

茯苓丸　治臂痛不能举手，或左或右，时复转移，由伏痰在内，中脘停滞，脾气不行，上与气搏，四肢属脾，脾滞而气不升，故上行攻臂，其脉沉细者是也。后人谓此臂痛，乃痰证也，用以治痰，无不效者。予尝以此药治人，随服随愈。世所谓痰药多矣，未有立效如茯苓丸速也。

茯苓一两　半夏二两　枳壳半两，去穰麸炒　风化朴硝半两

上为末，姜汁煮糊丸如梧子大。生姜汤下二十丸，食后服。

控涎丹　凡人忽患胸背、手足、颈项、腰胯隐痛不可忍，连筋骨牵引钓痛，坐卧不宁，时时走易不定，俗医不晓，谓之走疰，便用药及针灸，皆无益。又疑是风毒结聚，欲为痈疽，乱以药贴，亦非也。此乃痰涎伏在心膈上下，变为此疾，或令人头痛不可举，或神意昏倦多睡，或饮食无味，痰唾稠黏，夜间喉中如锯声，多流唾涎，手脚重，腿冷，脾气脉不通，误认为瘫痪，亦非也。凡有此疾，但以此药，不过数服即愈。

甘遂去心　大戟去皮　真白芥子炒。各等分

上为细末，糊丸如梧桐子大。临卧淡姜汤下五七丸，如疾猛，再加至十丸。

白芥子散　治臂痛牵引背胛，或辍或作，由荣卫循行失度，痰滞经络，或似瘫痪。

真白芥子　木鳖子各三两，麸炒　没药另研　桂心　木香各半两

上为末，每服一钱，温酒下。

愚按：前三方，脾气虚弱者，必佐以六君子汤。中气虚弱者，必佐以补中益气汤。气血虚者，必佐以八珍汤。脾气郁滞者，必佐以归脾汤。肝经怒气者，必佐以逍遥散。若专用前方治之，胃气益虚，病气益甚，不可不谨。

流气饮　治七情气滞，胸胁闷痞，咽喉不利，呕喘面浮，二便不调，或气攻肩背，胁肋作痛，或脚气喘急，腹胀便闭，元气充实者，宜用此药。慎之[①]。

紫苏叶　黄芪炒　青皮去白　当归　半夏姜制　乌药　芍药炒　茯

① 慎之：疑衍。修敬堂本无此二字。

苓　桔梗　防风各五钱　川芎　陈皮各七钱五分　枳实麸炒　木香各二钱五分　甘草炙，一两二钱半　大腹子姜制，一两

上每服半两，姜枣水煎服。

四物汤　治血滞中风，血虚手足不遂。如臂痛，加红花煎。

交加散加木瓜、牛膝，治冷痹肩臂作痛。即人参败毒和五积散。

乌药顺气散加羌活、木瓜，治外邪气滞，筋骨作痛，或痰气不利。方见杂病中气。

秦艽地黄汤　治肝胆经风热血燥，肩臂疼痛，或筋脉引急，或时牵痛。其内证发热，或寒热晡热，月经不调，或肢体酸痛等证。

秦艽　熟地黄自制　当归各一钱　川芎　芍药　牡丹皮　白术　茯苓各一钱五分　钩藤钩一钱　柴胡　甘草炙，各三分

上水煎服。

◎ 脚气

陈临川云：凡头痛身热，肢节痛，大便秘，或呕逆而脚屈弱者，脚气也。轻者可与香苏散加木瓜、槟榔、生姜煎服，然后随证治之。要知有脚气之人，先从脚起，或先缓弱疼痹，或行起忽倒，或两胫肿满，或脚膝枯细，或心中忪悸，或小腹不仁，皮顽不知疼痛，或举体转筋，或见食呕逆，恶闻食气，或胸满气急。或遍体酸痛，皆脚气之候。黄帝所谓缓风湿痹是也。顽弱为缓风，疼痛为湿痹。寒中三阳，所患必冷，小续命汤主之煎成，入生姜自然汁最妙。暑中三阴，所患必热，小续命汤去附子，减桂一半主之。大烦躁者，紫雪最良。若无紫雪，以百[①]合、薄荷煎冷水调服极妙。大便秘者，脾约丸、麻仁丸、三和散主之。仍针灸为佳。服补药与汤淋洗，皆医家之大禁也。

夫妇人脚气，与丈夫不同。男子则肾脏虚弱，为风湿所乘。女子以胞络气虚，为风毒所搏。是以胞络属于肾也。肾主于腰脚，又肝脾肾三脏经络起于足十趾，若脏腑虚损，则风邪先客于脚，从下而上，动于气，故名脚气也。此皆由体虚，或当风取凉，或久坐卑湿，或产后劳损，或恚怒悲伤肝，则心气不足，致月候不通。因其

① 百：原作“自”，据《校注妇人良方》改。

虚伤风毒，传入筋骨，则令皮肤不仁，筋骨疼痛，肢体不随，筋脉拘挛，或时冷疼，或发肿满，或两脚痹弱，或举体转筋，目眩心烦，见食呕吐，精神昏愦，肢节烦疼，小便赤黄，大便秘涩。如此证候，其妇人脚气，疗之与丈夫不同，以其气血不调，胎妊产损伤之。是以疗寡妇及尼与妻妾殊别，即其义也。

〔**薛**〕严用和先生云：前证初患不觉，因他病乃发，先从脚起，或缓弱痹痛不能行履，或两胫肿满，或足膝细小，或心中怔忡，或小腹不仁，或举体转筋，或见食作呕，或胸满气急，遍体酸痛，其脉浮而弦者，因于风。濡而弱者，因于湿。洪而数者，因于热。迟而涩者，因于寒。男子由于肾气亏损，女子血海虚弱，七情所致。窃谓前证若足三阴虚弱，用还少丹杂病虚劳。若脾气虚寒，用八味丸杂病虚劳。若饮食停滞，臀腿酸胀，浮肿作痛，此脾气下陷，用六君子杂病虚劳少加柴胡、升麻；不应，须用八味丸。若发热口渴，月经不调，两腿无力，此足三阴血虚火燥，用六味、八味二丸兼服。前证西方之人多患之，原素食乳酪，脾胃壅滞，胫足肿满。至于南方，亦有因膏粱厚味，湿热下注而患者。故古人谓之壅疾，所用之方，多疏通发散之剂。然感于房劳过度，亏损三阴，治法又当以固本为主。故六物附子，为元气虚弱，寒邪内侵之圣药。

大腹皮散　治妇人风毒脚气，肢节烦疼，心神昏闷，并宜服之。

大腹皮　桑白皮　木通去皮　羌活去芦　赤芍药　荆芥　独活去芦　青橘皮去白　干木瓜各一两　枳壳去瓤，麸炒　紫苏叶各二两

上㕮咀，每服八钱，水一中盏半，生姜五片，葱白七寸，煎至一大盏，去滓食前温服。

紫苏饮　治妇人风毒脚气，心腹痞塞，痰饮停积，不思饮食，脚重虚肿。

紫苏叶　木通去皮　茴香　桑根白皮各一两　独活去芦　羌活去芦　干木瓜　青橘皮去白　甘草炙。各半两　大腹皮半两　枳壳去瓤麸炒，二两　荆芥半两

上㕮咀，每服八钱，水一大盏半，生姜五片，连荄葱白一茎，煎至一大盏，去滓温服，不拘时，日进二服。

四白散　治男子妇人血虚发热，夜多盗汗，不进饮食，四肢羸

瘦，筋脉拘挛，脚痛不能行立。

黄芪去芦　厚朴姜制　益智仁　陈皮去白　藿香　白扁豆　白术去芦。各一两　白茯苓去皮　白豆蔻仁　人参去芦　甘草炙　天台乌药各半两　芍药一两半　檀香　沉香各二钱半

上为细末，每服三钱，水一盏，生姜三片，枣子一枚，煎至七分，和渣温服，日进二服。诸证减退，只有脚挛痛不能行，服苍术丸治之。

苍术丸　大治干湿脚气，筋脉拘挛疼痛，不能行履，兼补下部。

乳香另研　没药各二钱，另研　川牛膝酒浸　青盐各半两，研　熟艾四钱，米糨过，研末　全蝎一钱，炒、研　川乌头三钱，炮，去皮脐

上件为细末，入研药令匀，用大木瓜一枚，切一头留作盖，去穰，入上件药于木瓜内，将盖签定，安于黑豆中，蒸令极烂，取出去皮，连药研成膏，却入生苍术末不以多少，拌令得所，丸如梧桐子大。每服五十丸，空心用木瓜汤下，或温盐酒亦得，日进三服，忌血与蒜。

余证方沦，并详杂病本门。

◎ 瘾疹瘙痒

〔《大》〕夫妇人体虚，为风邪气客于皮肤，复伤风寒，所以则发风瘙瘾疹。若赤疹者，由寒湿客于肌中极热，热结则成赤疹也。得大热则发，取冷则瘥也。白疹者，由风气客于肌中热，热与风相搏则成白疹也。得天阴雨寒则发出，风伤亦发，得晴暖则减，著衣暖亦瘥。脉浮而洪，浮即为风，洪则为气，风气相搏，则生瘾疹，身体瘙痒。凡人汗出不可当风露卧，及浴后出早，使人身振寒热，以生风疹也。

药隐老人云：治妇人遍身时发瘙痒，或赤肿瘾疹，五心烦热，血风攻疰，与人参荆芥散虚劳血风、消风散杂病头痛、四物汤通治。加荆芥或人参，当归散或逍遥散，兼服导赤丸。如不通者，食后服皂角丸。气虚老人不可久服，如服皂角丸不退者，此凝滞热甚者，宜先服青木香丸三两服，以开气道，服蒺藜散立效。

〔**薛**〕前证有身发疙瘩，或如丹毒，痒痛不常，或脓水淋漓，发

热烦渴，或头目昏眩，日晡益甚，或寒热发热，月经不调，皆肝经风热血燥，用加味逍遥散调经为主。佐以四君、芎、归。若忿怒身发疙瘩，痛痒寒热，乃肝火血燥，用加味小柴胡汤热入血室。气血俱虚，用八珍加柴胡、牡丹皮。若夜间发热，作渴谵语，乃热入血室，用小柴胡汤加生地黄。血虚，四物合小柴胡，后用加味逍遥散调理。若郁结食少体倦，内热晡热，乃脾经血燥，用加味归脾汤。寒热，加山栀、熟地黄。若游走瘙痒，乃血风走注，用何首乌散。血虚，逍遥散。风热，消风散。若专用风药，复伤阴血，必致筋挛等证。一妇人身发疙瘩，或如丹毒，痒痛不常，搔碎成疮，脓水淋漓，发热烦渴，头目眩晕，日晡益甚。此血虚内热之证也，以当归饮加柴胡、山栀仁治之而愈。一妇人患前证，肢体疼痛，头目不清，自汗盗汗，月水不调，肚腹作痛，食少倦怠，先用人参荆芥散，后用逍遥散治之而痊。一妇人因忿怒，身发疙瘩，憎寒发热。余谓肝火，用小柴胡汤加山栀、黄连治之而愈。后口苦胁痛，小便淋漓，复用前药全愈。一妇人患前证发热，夜间谵语，此血分有热，以小柴胡汤加生地黄治之而安。后用四物加柴胡、山栀、丹皮而热退，又用逍遥散全愈。一室女年十四岁，天癸未至，身发赤斑痒痛，左关脉弦数。此因肝火血热，以小柴胡汤加山栀、生地黄、牡丹皮治之而愈。若因怒而致者，又当治以前药。

何首乌散　治妇人血风，皮肤瘙痒，心神烦闷，及血风游走不定，并宜服之。

何首乌　防风　白蒺藜　枳壳　天麻僵蚕　胡麻　茺蔚子　蔓荆子各等分

上为细末，每服二钱，煎茵陈汤调下，无时。

蒺藜散　治妇人风瘙，皮肤中如虫行，及生瘾疹，搔之作疮，面肿心烦，并宜服之。

白蒺藜炒　莽草炒　羚羊角屑各七钱半　黄芩　人参去芦　苦参去芦　蛇床子　秦艽去芦　防风去芦　麻黄去节　当归炒，去芦　甘草炙　枳壳麸炒，去穰　细草去苗。各半两

上㕮咀，每服五钱，水一中盏半，煎至一大盏，去滓温服，不拘时，日进二服。

治妇人风痒瘾疹不瘥

苍耳花、叶、子各等分

上为细末，每服二钱，豆淋酒调下，不拘时候，日进二服。

治瘾疹

上用白蜜不以多少，好酒调下，已试有验。

治皮肤有风热，遍身生瘾疹

牛蒡子水煮一两净，晒干，炒令香　浮萍蒸过，焙干，等分

上为细末，每服二钱，薄荷汤调下，日二服。

又治风气客于皮肤，搔之不已

蝉蜕洗　大叶薄荷

上等分为细末，每服二三钱，温酒调下，无时。

又方

露蜂房洗过，蜜炙令焦　蛇蜕洗，炙令焦。各等分

上为细末，每服一二钱，温酒调下，不拘时。

治妇人风瘙瘾疹，身痒不止，宜用淋渍方

马蔺　茺蔚子　白矾　白蒺藜　茵芋　羊桃根　凌霄花各二两　蒴藋根　蓖麻叶各一两

上㕮咀，以水二斗，煮取一斗，去渣，于避风处洗之。

又方

凌霄花三两　蒴藋根半斤

上件药以水七升，煮取三升，滤去滓，入白矾末二两，搅匀，以绵渍频拭于疹上，后煮槐柳汤浴之。

又方　以醋浆水磨白矾涂之。

卷之三

杂证门下

◎ 痰饮

〔《大》〕妇人风痰者，由脏腑风冷、水饮停积在于胸膈所成也。人皆有痰，少者不能为妨，多者成患。但胸膈有痰饮，停于胸中，则令眼昏，亦令头眩头痛者。

药隐老人评曰：夫痰之为害，多因外感五邪五邪者，寒、暑、燥、湿、风也，内伤七气七气者，喜、怒、忧、思、惊、恐、恚也。因五邪而得者，得风为风痰，得寒为寒痰，得暑为暑痰。因七气所伤，多因妇人情性执着，不能容忍，而有些证，岂特只因风冷而成哉。所以外感五邪，内伤七气，则一身之中，血液泪汗涕唾，身中湿者，败浊变而成痰，乘间而为害也。经云：清则运为精华，浊则凝为痰饮，此之谓也。然有痰、涎、饮、沫四种相类，宜仔细详辨调治。因风而生痰者，宜服三生饮卒中暴厥、星香饮杂病中风、青州白丸子杂病中风、化痰丸杂病痰饮。因寒冷而得者，宜服降气汤杂病气、黑锡丹杂病头痛、养正丹头目眩晕。因热而得者，宜服金沸草散杂病咳嗽、柴胡半夏汤本条。因暑而得者，消暑丸杂病伤暑。因气滞不调，郁结而成者，宜服参苏饮杂病发热、四七汤杂病气、二陈汤杂病痰饮。痰在上者，以瓜蒂散吐之，在下者，以控涎丹臂痛。利之。虽曰可吐、可下，亦要观人之盛衰，察脉之虚实，方可投之，切记不可猛吐暴下。所以初虞世有金虎、碧霞之戒也。

〔薛〕前证若肝经恚怒，用小柴胡汤伤寒少阳。肝经风热，用钩藤散头目眩晕。肝肾气虚，用川芎散眩晕。脾经郁结，用济生归脾汤杂病健忘。郁怒伤肝脾，用加味逍遥散调经。脾虚痰逆，用白术半夏天麻汤杂病眩晕。脾气虚弱，用六君子、益气汤。肺气郁滞，用二陈杂病痰饮、贝母、桔梗。阴亏水泛，用六味地黄丸杂病虚劳。肾虚阴火，加减八味丸杂病虚劳。肾虚火不归源，八味丸杂病虚劳。仍与前证互相用之。一妇人内热口干，劳则头晕，吐痰带下。或用化痰理气药，前证益盛，肢体或麻，又用祛风化痰药，肢体常麻，手足或冷或热，此脾土不能生肺金也。余用补中益气汤加茯苓、半夏、炮姜，二十余剂渐愈。又用加味逍遥散，三十余剂全愈。后因怒吐痰胸痞，或用清气化痰丸，食少痰甚，胸膈胀满，脉或浮大，或微细，余以六君倍用参、术，少加木香而康。一妇人咳嗽胁痛，或用清肺化痰降火等剂，久不愈，更加内热晡热。若两胁或小腹内热，其咳益甚，少便自遗。余曰：此属肝经血虚火动，用六味丸加五味子，滋肾水以生肝血；用补中益气，生脾土以滋肺金而寻愈。

旋覆花汤 治妇人风痰呕逆，不下饮食，头目昏闷。

旋覆花 枇杷叶去毛，炙 川芎 细辛去苗 藿香 桂心 枳壳去瓤，麸炒 前胡去芦 人参去芦 半夏姜制。各半两 甘草炙 羚羊角屑 赤茯苓各七钱半，去皮 羌活去芦，半两

上㕮咀，每服五钱，水一盏半，生姜五片，煎至一大盏，去滓温服，食远日进二服。

天南星丸 治妇人风痰，心膈壅滞。

天南星姜制 白附子炮 皂角仁炒黄 半夏曲各一两 白矾枯，五钱

上为细末，酒煮面糊丸如梧子大。每服二十丸，煎生姜薄荷汤送下，食后，临卧，日进二服。

大半夏汤 治痰饮脾胃不和，咳嗽呕吐，饮食不入。

半夏 白茯苓 生姜各二钱

上姜水煎服。胃痞加陈皮。四七汤亦善。

导痰汤 治痰涎壅盛，胸膈痞塞，或咳嗽恶心，饮食少思。

半夏二钱 南星 枳实麸炒 茯苓 橘红一钱 甘草五分

上用姜十片，水煎服。

瓜蒂散 疗病痰胸膈痞塞，头不痛，项不强，寸脉微浮，胸中痞硬，气冲喉咽，不得息者。此为胸中有痰也，当吐之，宜此法。方见第一册伤饮食。

柴胡半夏汤 治痰热头痛，利膈，除烦闷，手足烦热，荣卫不调，肢节拘倦，身体疼痛，嗜卧少力，饮食无味。兼治五嗽痰癖。

柴胡八钱[1]　半夏三两半　人参去芦　甘草　黄芩　麦门冬各二两　白术二两

上㕮咀，每服五钱，水一盏半，姜五片，枣一枚，煎至八分，去滓服。

◎ 咳嗽

〔《大》〕妇人咳嗽者，由肌体虚，外受于寒热风湿所得也。肺为四脏之华盖，内统诸脏之气，外合于皮毛。若为寒热风湿所伤，邪气自皮毛而入于肺，中外皆伤，故令咳也。大抵治咳不可一概治，当以脉息辨之。其脉浮而弦者起于风，濡而弱者起于湿，洪而数者起于热，迟而涩者起于寒。风者散之，湿者燥之，热者凉之，寒者温之，虚者补之，未有不安者也。

〔薛〕丹溪云：春是木气上升，夏是火气炎上，秋是湿热伤肺，冬是风寒外来。当发散行痰开腠理，用二陈汤加麻黄、桔梗、杏仁。痰饮随证加药，劳嗽宜四物加竹沥、姜汁。干咳嗽难治，此证乃痰郁火邪也。用苦梗开之，夏用补阴降火，不已则成劳。上半日多嗽者，胃火也，用贝母、石膏。午后嗽者，阴虚也，用四物加炒黑黄柏、知母。黄昏嗽者，火气浮于肺也，用五味子、五倍子。五更嗽者，饮食之火流于肺也，以贝母、软石膏。肺胀而嗽，或左或右不得眠，此痰挟瘀血气滞而病，宜养血疏肝清痰，用四物加桃仁、诃子、青皮、竹沥之类。嗽而胁下痛，宜疏肝气，以青皮。挟痰实者，白芥子之类。血碍气作嗽者，桃仁、大黄、姜汁丸服。治嗽多用生姜，以其辛散故也。痰因火动，逆上作嗽者，先治火，次治痰，以知母止嗽、清肺、滋阴、降火。夜嗽用清阴分之剂，若嗽多用粟壳不必疑，但要去病根，此乃收后药也。窃谓前证午前嗽，属胃火盛，用竹叶石膏汤伤寒瘥后病。胃气虚，用补中益气杂病伤劳倦加炒山栀。午后嗽，属阴血虚，用四物、黄柏、知母二味酒拌炒黑。肾水虚，用六味地黄丸杂病虚劳。黄昏嗽，用四物、五味、麦门并前丸。五更嗽用六君子杂病虚劳。不得眠及两胁下痛，用六味地黄、补中益气。若因

① 八钱：原作"分"，据修敬堂本改。

气虚腠理不密，六淫所浸，当祛外邪而实脾土。若因心火太过，当伐肝木而滋肺金。若肺金气虚，当补脾土而生肺气。若因肾水亏损，虚火炎上，当补肺肾以滋化源。大抵风邪胃火，此实热为患，易治。惟肺肾亏损，此真脏为患，最难调治。一妇人素勤苦，冬初咳嗽发热，吐血盗汗，通身作痛，或寒热往来，用化痰降火之药，口噤筋挛。此血本虚而药复损之耳。余用八味丸杂病虚劳为主，佐以补中益气、麦门、五味、山药，年余而愈。一妇人咳嗽发热，呕吐痰涎，日夜约五六碗，喘咳胸痞，燥渴不食，崩血如涌。此脾土虚寒，用八味丸及附子理中汤杂病中寒而愈。一妇人不得于姑，患嗽胸膈不利，饮食无味，此脾肺俱伤，痰郁于中也。先用归脾汤杂病健忘加山栀、抚芎、贝母、桔梗，诸证渐愈。后以六君加芎、归、桔梗间服，全愈。一妇人咳嗽，早间吐痰甚多，夜间喘急不寐。余谓早间多痰，乃脾虚饮食所化，夜间喘急，乃肺虚阴火上冲，用补中益气加麦门、五味而愈。一妇人患咳嗽，胁痛发热，日晡益甚。余曰：此肝脾虚热而伤肺也，用加味逍遥散调经加熟地黄治之而愈。后因怒气劳役，前证仍作，兼太阳痛，或寒热往来，或咳嗽遗尿，此肺气虚而尿脬失制也，仍用前散及地黄丸而瘥。一妇人久咳嗽，面色痿黄，或时㿠白，肢体倦怠，饮食少思，稍多则泻，此脾土虚而不能生肺金，朝用补中益气汤，夕用六君子汤为主，间佐以八珍汤杂病虚劳，三月余渐愈。后感寒邪喘嗽，胸腹作胀，饮食不入，四肢逆冷，此中气尚虚，不能充皮毛，肥腠理，司开阖之所致也。遂用六君加生姜、桔梗而愈。

初虞世曰：经曰：微寒为嗽，寒甚为肠澼。古人立方治嗽，未有不本于温药，如干姜、桂心、细辛之属。以寒气入里，非辛甘不能发散，以此准之，未有不因寒而嗽也。又曰：热在上焦，因咳为肺痿。又实则为肺痈，虚则为肺痿。此人其始或血不足，或酒色滋味太过，或因服利药重亡津液，燥气内焚，肺金受邪，脉数发热，咳嗽脓血，病至于此，亦已危矣。古人立方，亦用温药，如建中之属。今人但见寒热咳嗽，率用柴胡、鳖甲、门冬、葶苈等药，旋踵受弊而不知非，可为深戒。就使不可进以温药，亦须妙以汤丸，委曲调治，无为卤莽，致伤人命。

〔**薛**〕丹溪云：阴分嗽者，多属阴虚。肺胀不得眠者难治。肺痿，专主补气养血清金。肺气有余者宜泻之，以桑白皮为主，半夏、茯苓佐之，泻其有余，补其不足。肺燥者当润之，属热者大力子、桔梗、知母、鸡子清。声哑者属寒也，细辛、半夏、生姜。肺虚者，人参、阿胶为主。阴不足者，六味地黄为要药，或知母茯苓汤。阴虚气喘，四物加陈皮、甘草以降其气，补其阴。窃谓前证嗽而鼻塞声重，风邪伤肺也，用参苏饮杂病发热。面赤喘嗽，火克肺也，人参平肺散杂病喘。寒热交作，肝气不和也，四君加知母、柴胡、桔梗。咳喘短气，肺虚也，人参补肺汤喘满。体倦少食，脾虚也，参术补脾汤本条。口干咽燥，虚火上炎也，六味丸。大凡发热喘嗽，或咳唾脓血，饮食不入，急补脾肺，滋肾水，多有得生者。脉浮大而面色赤者皆难治，脉浮短涩者可疗。

经曰：感于寒，微则为咳，甚则为泄。盖肺主气，合于皮毛，邪伤皮毛，则咳，为肺病，传于各脏，以时受邪。肺为嫩脏，邪易伤而难治。其嗽有肺、心、脾、肾、肝、风、寒、支、饮、胆之十种。亦有劳嗽者，华佗谓之邪嗽，孙真人谓之注嗽。此因酒色过度，劳伤肺经，重者咯唾脓血，轻者时发时瘥，或先呕血而后嗽，或先咳嗽而吐血，此又挟邪传疰，孙真人用通气丸，梦与鬼交，用四满丸、蛤蚧、天灵盖、桃柳枝、安息香之类。若肺中有虫入喉痒嗽，须以药含化，其虫即死，嗽即止。

〔**薛**〕仲景先生云：咳而两胁痛，不能转侧，两胠满，属于肝脏，用小柴胡汤。咳而呕苦水，属胆腑，黄芩半夏生姜汤。咳而喉中如梗状，甚则咽肿喉闭，属心脏，桔梗汤。咳而大便失气，属小肠腑，芍药甘草汤。咳而右胠痛阴引肩背，甚则不可动，动则咳剧，属脾脏，升麻汤。咳而呕，呕甚则出长虫，属胃腑，乌梅丸。咳而喘息有声，甚则唾血，属肺脏，升麻汤。咳而失尿[①]，属大肠腑，麻黄附子细辛汤；咳而遗溺，属膀胱，茯苓半夏汤。咳而不止，三焦受之，其状腹满不食，涕唾，而目浮肿，气逆，异功散。用之对证，其效如神。一妇人患前证，晡热内热，寒热往来，作渴盗汗，小

① 失尿：《校注妇人良方》作“失屎”。

便频数，其经两三月一行，此肝脾气血虚损，用八珍汤、六味丸，六十余剂，诸证渐愈。其经两月一行，仍用前二药，间以加味逍遥散，各三十余剂。后恚怒，适经行，去血过多，诸证悉至，饮食少思，腹胀气促，用十全大补汤数剂渐愈，仍用前药，调补渐安。复因丧子，胸腹不利，食少，内热盗汗，便血无寐，用加味归脾汤，仍兼前药而愈。一妇人患前证，不时发热，或时寒热，或用清热之剂，其热益甚，盗汗口干，两足如炙，遍身皆热，昏愦如醉，良久热止方苏，或晡热至旦方止，此阴血虚而阳气弱也。余朝用六味丸料，夕用十全大补汤，月余诸证稍愈，更兼以补中益气汤，两月余而愈。

黄芪散 治虚中有热，咳嗽脓血，口苦咽干。

黄芪四两 甘草二两

上为细末，汤点一二钱服，日三服。一方，甘草一两，黄芪六两，名黄芪六一汤，只㕮咀水煎服。

蛤蚧丸 治妇人咳嗽不止，渐成劳气。

蛤蚧一对，酥炙 紫菀 款冬花 鳖甲炙 贝母去心 皂角子仁炒。各一两 杏仁炒，去皮尖，一两半

上为细末，炼蜜丸如梧桐子大。每服二十丸，淡姜汤吞下。

含化丸 昔有妇人，患肺热久嗽，身如炙，肌瘦将成肺劳，服此安。寇宗奭方。

枇杷叶去毛 桑白皮 款冬花 木通 紫菀 杏仁各等分 大黄减半

上为细末，炼蜜丸如樱桃大。食后、夜卧，含化一丸。

贝母汤（《本事》） 治诸嗽久不瘥。

贝母生姜汁浸半日 北五味子 黄芩 干姜热者减半 陈皮各一两 半夏 桑白皮 桂心 北柴胡各半两，热者加一半 木香 甘草各二钱半

上为粗末，每服五钱，水一盏半，杏仁七枚，去皮尖碎之，生姜二片，煎七分，去滓热服。黄师文云：戊申冬，有姓蒋者，其妻积年嗽，制此方授之，一投而瘥。以此治诸嗽，悉皆愈。

定喘汤 治丈夫妇人，远年近日，肺气咳嗽，上气喘急，喉中涎声，胸满气逆，坐卧不安，饮食不下，及治肺感寒邪，咳嗽声重，语音不出，鼻塞头昏，并皆治之。

半夏曲炒 阿胶炒 甘草各钱半 罂粟壳制，半两 北五味子 桑

白皮 麻黄去节 人参各三钱半

上㕮咀，每服三大钱，姜三片，乌梅半个，水一盏半，煎至七分，去滓渐渐温服，食后、临卧，日二服。方同《和剂》，分两、加减不同，有效。

补肺汤 治证同前。沧州李官人宅，又名清金汤。

罂粟壳制，二两 人参 粉草各半两 陈皮 茯苓 杏仁制 白术 明阿胶炒 北五味子 桑白皮 薏苡仁 紫苏茎各一两

上㕮咀为末，每服三大钱，水盏半，姜三片，枣二枚，乌梅半个，煎至一盏，临卧温服。更加百合、贝母去心、半夏曲、款冬花各一两，服之良验。

金不换散 治男子女人肺胃虚寒，久嗽不已，喘促满闷，咳嗽涎盛，腹胁胀满，腰背倦痛，或虚劳冷嗽，唾红痰，及远年近日一切喘嗽，诸药不效者，并治之。

罂粟壳半两，制 杏仁制 甘草各三钱 枳壳四钱

上㕮咀，每服三钱，水一盏半，姜三片，乌梅半个，煎至八分，食后、临卧，渐渐热服。

许元林先生方，乙卯年七月，仆尝治一妇人咳嗽不已，服诸药无效，渐成痨瘵。求予诊之，六脉濡弱，以愚考之，此是血弱，又因忧戚太过而成斯疾，合用当归等药治之必愈。遂先用《古今录验》橘皮汤，空心服苏子降气汤，徐用金钗煎、熟地黄丸、当归丸调理得安。又治一妇人，时行感热咳嗽，遂用小柴胡汤去人参、姜、枣，只加北五味子煎服愈。

《古今录验》橘皮汤 疗春冬伤寒、秋夏冷湿咳嗽，喉中作声，上气不得下，头痛方。

陈橘皮 紫菀 麻黄去根 杏仁制 当归 桂心 甘草 黄芩各等分

上㕮咀，每服五钱，水盏半，煎至一盏，去滓热服。

深师四满丸 治上气嗽、饮嗽、燥嗽、冷嗽、邪嗽，谓之五嗽。

干姜炮 桂心 踯躅花 芎䓖 紫菀各二两 芫花根皮五钱 蜈蚣一条，去头足，炙 细辛 甘草炙 鬼督邮 人参 半夏汤洗。各一两

上为末，炼蜜丸大豆许。每服五丸，米饮下，日三服。未应，加至七八丸。

团鱼丸 治骨蒸劳嗽，累效。

贝母 前胡 知母 杏仁 柴胡各等分 生团鱼二个

上药与鱼同煮熟，取肉连汁食之，将药焙干为末，用骨更煮汁一盏，和药丸梧子大。

每服二十丸，煎黄芪六一汤，空心送下。病既安，仍服黄芪六一汤调理。

参术调中汤 泻热补气，止嗽定喘，和脾胃，进饮食。

黄芪四分 桑白皮五分 人参 炙甘草 青皮 白茯苓各三分 五味子杵，五分 白术三分 地骨皮 麦门冬 陈皮各五分

上水煎服。

噙化丸自制方 清肺止嗽，定喘化痰。

薄荷叶四两 桑白皮 天门冬去心 麦门冬去心 知母去皮毛 百部贝母去心 柿霜各二两 枇杷叶去毛，蜜炙 诃子肉 阿胶 橘红 紫菀 款冬花各一两半 瓜蒌仁去油 瓜蒌皮穰 黄芩 杏仁炒，去皮尖油，取净霜 白茯苓 玄明粉 铅白霜 桔梗各一两 旋覆花 马兜铃 五味子各七钱半 硼砂五钱 冰片一钱，非真者勿用

上为极细末，梨膏为丸，如无梨膏，则以白蜜、竹沥、梨汁，熬至滴水不散为度，丸如龙眼大，噙化一丸。

参芪补脾汤 治肺证因脾气虚弱，咳唾脓涎，中满不食，宜兼服此药，以补脾土生肺金。

人参 白术各二钱 黄芪炙，二钱半 茯苓 当归 陈皮各一钱 升麻三分 五味子四分，杵 炙甘草五分

上姜水煎服。

◎ 喘满

岐伯曰：夜行则喘出于肾，淫气病肺。有所堕恐，喘出于肝，淫气害脾。有所惊恐，喘出于肺，淫气伤心。度水跌仆，喘出于肾与骨。当是之时，勇者气行则已，怯者则著而为病也。原疾之由，皆本于肺与气。然感外邪，则有太阳证脉浮无汗而喘者，宜麻黄汤。阳明病汗出不恶寒，腹满而喘，有潮热者，宜承气汤，若表邪未解，误服下利药，利遂不止，脉促，喘而汗出者，宜葛根黄芩黄连汤。

若微喘者，桂枝厚朴杏子汤。汗出而喘，若无大热者，宜麻黄杏子甘草石膏汤。若表邪未解，心下停水，发热而喘，或呕者，小青龙汤去麻黄加杏仁主之。若阴证喘促者，四肢逆冷，脉息沉细，或寸大尺小，或六脉促疾，或心下胀满结硬，若冷汗自出，或大便频数，上气喘促，或咽喉不利者，此是本气极虚，内外挟寒冷所致，使阴寒内消，阳气得复则愈，宜返阴丹主之。以上诸方，并见伤寒准绳。大概诸脏相乘而喘者，以杏子散本条。如感寒伏热而喘者，以华盖散杂病嗽、九宝汤杂病喘。若暴寒向火，覆衣被过当，伤热肺实而喘促者，其状多有热证，宜洗心散，杂病发热。冷水调服。若因气宇不调，痰盛喘促者，宜四七汤杂病气兼官局桔梗汤杂病痰饮，姜煎服。若涎多而喘者，宜千缗汤杂病喘、橘皮半夏汤本条。若不得卧，卧即喘者，此由水气逆行，上乘于肺，肺得水则浮而开，使气不得通流，其脉沉大，宜神秘汤杂病喘。肺之积名曰息贲，在右胁下，大如杯，令人洒淅寒热，喘咳，发痈疽，宜枣膏丸本条。若上气喘者，神授汤本条。若上盛下弱而喘促者，宜苏子降气汤杂病气。吞黑锡丹杂病头痛。若尊年之人，素来禀赋太浓，不任热药者，不可轻投丹剂及诸热药，但以秘传降气汤、分心气饮俱杂病气。论之梗概，不出于此矣。若素有脚气而喘者，当作脚气治之。又有骨蒸劳喘，自有专门，不敢滥及。

〔**薛**〕东垣云：肺金受邪，由脾胃虚弱不能生肺，乃所生受病，故咳嗽气短气上，皮毛不能御寒，精神少而渴，情惨不乐，皆阳气不足，阴气有余也。治法：若肺气虚弱，用四君子杂病虚劳加枳壳、半夏。脾虚不能生肺，补中益气汤。杂病劳倦。七情气结，四七汤杂病气。脾经郁结，归脾汤杂病健忘。脾气虚弱，人参补肺散。肺经火盛，人参平肺散。肾水败浊，六味地黄丸杂病虚劳。真阳虚损，八味丸虚劳。或兼小便不利，为害尤速，非二丸不能救。一妇人伤风寒作喘，或用表散，愈而复患，仍用前药，其证益甚，饮食少思，胸腹不利，此因脾肺气虚也。予先用六君子汤加桔梗渐愈，又用补中益气汤而痊。一妇人患前证，属命门火虚，不能生脾土，用补中益气汤、八味地黄丸而痊。后复患，其喘益甚，用前药不应，遂用黑锡丹二服喘止，仍用前二药而诸证痊。凡属邪气有余者，其证易识，治效亦速。其属元气不足者，变证不一，效非可以旦夕期也。

杏子散 治诸脏相乘喘急。

杏仁去皮尖，双仁，麸炒黄，细研如膏 麻黄根为细末。等分

上和匀，煎橘皮汤调下二钱，无时。

橘皮半夏汤（《和剂》） 治肺胃虚弱，好食酸冷，寒痰停积，呕逆恶心，涎唾稠黏，或积吐，粥药不下，手足逆冷，目眩身重。又治伤寒时气，欲吐不吐，欲呕不呕，昏愦闷乱，或饮酒过多，中寒停饮，喉中涎声，干哕不止。

陈皮去白 半夏煮。各七两

上剉为粗散，每服三钱，生姜三片，水二盏，煎至一中盏，去滓温服，不计时。留两服滓并一服，再煎服。

枣膏丸 治息贲在右胁下，大如杯，令人洒淅寒热，喘咳。

甜葶苈炒，研 陈皮 苦梗各等分

上为末，煮枣肉丸桐子大，每服数丸，白汤下。许学士云：余常停饮水积，食已必噫，渐喘，觉肺系急，服此良验。

神授汤 治上气喘急不得卧。

橘红 苦梗 紫苏 人参各一钱 五味子杵炒，三分

上姜水煎服。

治妇人喘促虚肿，快利小便即瘥

用生姜二两，取汁，白面三两，以姜汁搜作小剂，大半夏十个，打研入面中，作饼炙熟作黄色，为末，温熟水调下一钱，以小便通利为度。

天门冬丸（《杨氏家传》） 治妇人喘，手足烦热，骨蒸寝汗，口干引饮，面目浮肿。

天门冬十两，去心秤 麦门冬去心，八两 生地黄三斤，取汁熬膏

上二味为末，入地黄膏和丸如梧桐子大，每服五十丸，逍遥散中去甘草加人参煎汤送下。或服王氏《博济方》中人参荆芥散亦可。如面肿不已，经曰：面肿曰风，故宜汗。麻黄桂枝，可发其汗，后服柴胡饮子去大黄。故论曰：治脏者治其俞，治腑者治其合，浮肿治其经。治俞者治其土也，治合者亦治其土也，如兵家围魏救赵之法也。

人参补肺汤 治肺痈肾水不足，虚火上炎，咳唾脓血，发热作渴，小便不调。

人参 黄芪炒 白术 茯苓 陈皮 当归各一两 山茱萸去核 山药各二钱 五味子杵 麦门冬去心 甘草炙。各七分 熟地黄自制，一钱五分 牡丹皮一钱

上姜水煎服。

人参平肺散 治心火克肺金，患肺痿，咳嗽喘呕，痰涎壅盛，胸膈痞满，咽膈不利。

人参 青皮 茯苓 天门冬 陈皮 地骨皮各一钱 甘草炙，五分 知母七分 五味子十粒，杵 桑白皮炒，一钱

上姜水煎服。

◎ 呕吐

〔《**大**》〕夫妇人呕吐者，由脾胃有邪冷，谷气不理所为也，胃为水谷之海，其气不调而有风冷乘之，冷搏于胃，胃气逆则令呕吐也。夫呕吐之疾，非特脾胃虚冷而呕吐也，亦有胃热而呕者，亦有胃中冷，胃口热而吐者，亦有痰盛而呕者，亦有血弱而呕者。经云：无阴则呕是也。不可以一概用药。如胃冷而呕吐，宜用《局方》人参丁香散、理中丸，及许仁则半夏丸、人参七味丸。如胃热而呕吐者，宜用小柴胡汤、芦根汤、竹茹汤、槐花散。如胃中冷，胃口热而呕吐者，宜用《局方》藿香正气散，生姜、枣子煎，沉冷服即止。如痰盛呕吐者，宜《局方》半夏汤、茯苓汤、二陈汤。如恶阻兼用茯苓丸，自有专门。如血不归源而呕吐者，用十全大补杂病虚劳加陈皮、半夏、藿香、姜、枣煎服。或有脚气而呕者，自有专门，不滥及。

〔**薛**〕东垣先生云：前证内有故寒与新谷俱入于胃，新故真邪相攻，气并相逆，复出于胃，故为哕，补手太阴，泻足少阴。又云：胃因气逆为哕。夫呕、吐哕者，俱属于胃，以其气血多少为异耳。如呕者，阳明也，阳明多血多气，故有声有物，血气俱病也。仲景云：呕多虽有阳明证，慎不可下。孙真人云：呕家多服生姜，为呕家之圣药也。气逆者必散之，故以生姜为主。吐者，太阳也，太

阳多血少气，故有物无声，为血病也。有食入则吐，以橘皮去白主之。哕者，少阳也，多气少血，故有声无物，乃气病也，以姜制半夏为主。若脾胃虚弱，寒邪所客，饮食所伤者，用六君、丁香、藿香、生姜之类。若胃中有热，膈上有痰，用二陈、山栀、黄连、生姜。若久病胃虚，呕而不纳谷者，用生姜、参、术、黄、香附之类。亦有痰膈中焦，食不得下者，有气逆而呕者，有气郁于胃口者，有食滞于心肺之分而复出者，有胃口有火与痰而呕者。若注船大吐，渴饮水者即死，童便饮之最妙。前论云：血不归源而呕，用十全大补汤，诚发前人之未发，愚常用屡效。此论与王安道《溯洄集》所论少异，宜参看之。先太宜人饮食后，闻外言忤意，呕吐酸水，内热作渴，惟饮冷水，气口脉大而无伦，面色青赤，此肝脾郁火，投之以药，入口即吐。第三日吐宿食，第七日吐酸黄水，十一日吐苦水，脉亦洪大，仍喜饮冷。以黄连煎汤冷冻饮料少许，至二十日，加白术、茯苓，二十五日，加陈皮，三十七日加当归、炙草，至六十日始进米饮半盏，渐进薄粥，调理得痊。府庠沈姬文母，患脾虚中满，痰嗽发热，又食湿面冷茶，吞酸呕吐绝食，误服芩、连、青皮等药，益加寒热口干，流涎不收，闻食则呕，数日矣。迎治，余曰：脾主涎，此脾虚不能约制也。欲用人参安胃散，惑于众论，以为胃经实火宿食治之，病日增剧。忽思冬瓜，食如指甲一块，顿发呕吐酸水不止，仍服前药愈剧。复邀视之，则神脱脉绝濒死矣。惟目睛尚动，余曰：寒淫于内，治以辛热，然药不能下矣。急用盐、艾、附子炒热，熨脐腹以散寒回阳，又以口气补接母口之气，又以附子作饼，热贴脐间。时许，神气少苏，以参、术、附子为末，仍以是药加陈皮煎膏为丸，如粟米大，入五七粒于口，随津液咽下，即不呕。二日后加至十粒，诸病少退，其涎不止，五日后渐服前剂一二匙，胃气少复，乃思粥饮。后投以参、术等药，温补脾胃，五十余剂而愈。

〔**孙**〕一妇人三十五岁无子，恐夫娶妾致郁，经不行者三月矣。病腹痛恶心，诸医皆云有孕，其夫亦粗知医，举家欣喜，治以安胎行气止痛之药，服三五十帖不效，痛苦益甚。凡未申时发寒热，腹中有块，如弹子大者二三十枚，翻腾作痛，行动则水声漉漉，痛极则吐酸水五六碗，吐尽则块息而寒热除，痛亦不作，明日亦然。又作疟治，转剧。召予诊，左手弦，尺涩，右手濡弱，重取则滑，尺同左。时经已五月不行矣。予曰：此郁病也，岂有涩脉成孕之理，若然，则前药当效矣。其夫亦悟。乃为制方，以二陈加香附、山栀、抚芎、玄胡、当归、红花之类，药进而痛止，连与四帖皆效，但药止则痛发如故，调治一月不能除根。予因持脉案见先师黄古潭先生，先生乃谕予曰：此郁火病也。其病起于肝胆，盖肝主谋虑，胆主决断，谋不决则郁生，郁生则木盛，木盛则凌脾，脾伤则不能运化精微而生气血，以故月水不来也。肺金失于母养，则降杀之令不行，木寡于畏而侮所不胜，是以直冲犯清道以作吐也，吐后诸证皆减者，木升而火息也。为裁一方：以黄芪五钱，柴胡三钱，白芍药二钱，甘草一钱，陈皮、贝母、枳实各五分，姜三片，一剂而寒热除，再剂而痛减吐止，水声亦绝，七日不发。其夫喜曰：是何神速也。乃拉予复请命于先生，先生曰：夫寒热者，少阳胆也。吐酸者，厥阴肝也。痛而腹块翻腾者，火盛激动其水，如锅中汤滚泡浪沸腾是也。吐多则肺金愈伤。故用黄芪补肺金为君，使得以制肝木，以柴胡泻肝为臣，以升发其胆火。经曰：木郁则达之，达是通达之义。夫木性上升者也，既郁则不升，故用柴胡升发胆肝之清气，使冲开其郁结以复其常。又曰：过者折之，以其畏也。所谓泻之，补肺制肝，正谓此也。又曰：泄其肝者，缓其中，以甘草缓中为佐。又曰：木位之主，其泻以酸，以白芍药于脾中泻木为臣，病久生郁，郁久则生涎，以贝母、陈皮、枳实开郁逐涎为裨使，然后金得其正，木得其平，土得其安，由是病去而愈速。前方用山栀、黄连之类，皆降下之药，火势正炽，岂区区寒凉所能抑哉。故经曰：轻者正治，重则从其性而升之。但凡治病，要当识得此意。

益智子散 治妇人脾胃久虚气弱，多欲呕吐，全不下食，四肢无力。

益智一两 附子炮 缩砂仁 丁香 厚朴 黄芪 白术 白茯苓 陈皮 川芎 良姜 藿香叶 当归各七钱半 人参 桂心各半两

上㕮咀，每服三钱，姜三片，枣一枚，水一盏，煎至七分，去滓，无时温服。

丁香散 治妇人脏腑虚冷，脾胃气弱，食则呕吐，水谷不消。

丁香　白术　缩砂仁　草果仁　橘皮各七钱半　当归　白豆蔻　藿香叶　神曲　诃子皮　甘草各半两　人参一两

上为细末，每服二三钱，煎姜枣汤调下。

竹茹汤　治胃热呕吐。

干葛三两　半夏汤洗七次，姜汁半盏，浆水一升，煮耗一半，取七钱半　甘草七钱半

上㕮咀，每服五钱，水二盏，姜三片，竹茹鸡蛋大，枣子一枚，煎至一盏，去滓温服。

许学士云：胃热者手足心热。政和中，一宗人病伤寒，得汗身凉，数日后忽呕吐，药与饮食俱不下。医者皆用丁香、藿香、滑石等药，下咽即吐。予曰：此正汗后饮热留胃脘，孙兆竹茹汤正相当尔。亟治药与之，即时愈。

良方槐花散

皂荚　白矾　槐花炒，令黄黑色　甘草各等分

上为细末，白汤调下二钱。

许仁则半夏丸　疗积冷在胃，呕逆不下食方。

半夏一升，真熊州者，洗去滑　小麦曲一升

上捣半夏为散，以水搜面，丸如弹子大，以水煮令面熟，则是药成。初吞四五丸，日二服，稍加至十四五丸，旋煮旋服，比觉病减，欲更合服亦佳。忌羊肉、饧。

又根据前半夏丸，虽觉渐损，然病根不除，欲多合前丸，又虑药毒不可久服，欲不服又恐病滋蔓，宜合人参七味丸服之。

人参七味丸

人参　白术各五两　厚朴炙　细辛各四两　生姜八两，末　橘皮三两　桂心二两

上为细末，炼蜜丸如梧桐子大，饮下十丸，渐加至二十丸，与半夏丸间服亦可。忌桃、李、雀肉、生葱、生菜。

《补遗》治男子妇人一切呕吐。五苓散内除桂，加半夏末如桂分两，每服一钱，以生姜自然汁调搜和如面，候半时久，再以白沸汤一小盏，调开温服。五苓散方，见伤寒准绳渴门。

青金丹　治一切呕吐不已。

硫黄二钱　水银一钱

入铫内慢火熬化，以木篦子拨炒成砂，再入乳钵研黑不见星，以姜汁糊丸如绿豆大，每服二三十丸，米饮下。

人参安胃散　治脾胃虚热，呕吐泄泻，或饮食不入。

人参一钱　黄芪炒，二钱　生甘草　炙甘草各五分　白芍药七分　白茯苓四分　陈皮三分　黄连炒，二分

上水煎服。

◎ 霍乱

〔《大》〕呕吐而利者，名霍乱也。原疾之由，皆因肠胃虚冷，饮食过度，触冒风冷，使阴阳不和，清浊相干，致令挥霍变乱也。或先心痛而吐者，或先腹痛而利者，或吐利俱作者，或头痛身体壮热而脉浮洪者，或阳气暴绝而手足逆冷，而脉息微绝者。治之当分阴阳，察其虚实，辨其冷热，观其脉息。热者凉之，冷者温之，以平为期。《百问》云：凡霍乱吐利，热多而渴者，五苓散。寒多不饮水者，理中丸。吐利已，汗出而厥，四肢拘急不解，脉微欲绝者，通脉四逆加猪胆汁汤。夏月间中暑霍乱，大烦渴，四肢逆冷，冷汗出，脚转筋者，香薷散浓煎沉冷服即效。凡霍乱之脉，得浮洪者易治，微迟者并短气者难治。

〔薛〕贾元良先生云：暑者，相火行令也。夏月人感之，自口齿而入，伤心胞络之经，其证头疼口干，面垢自汗，倦怠少气，或背寒恶热，甚者迷闷不省，或霍乱吐利，呕痰腹痛，或下血发黄生斑等证。治法：清心火，利小便为主。若自汗热甚，用白虎汤。若头疼恶寒，用十味香薷散。泄泻烦渴，饮水吐逆，用五苓散。热甚烦渴，用益元散清之。若表解里热甚者，用黄连解毒汤。脉微下利，作渴喜温，或厥冷不省人事，宜竹叶石膏汤加熟附半枚冷冻饮料；次以来复丹、五苓散治之。故东垣云：脾胃虚弱，遇夏月淫雨，身重短气，甚则四肢痿软，脚攲眼黑，当滋肺气以补水之源，是以五月常服五味子、人参、麦门冬之剂，为热伤元气故尔。丹溪所谓夏月伏阴在内也。盖人之腹属地，巳月六阳尽出于地之上矣，是人之阳气亦浮于肌表，散于皮毛，而腹中之阳虚矣。又加以凉台水馆，

大扇风车，寒泉水果，冰凉之物，自内及外，不用温热，病所由生。陈无择云：凡中暍切不得用冷药，唯用温养，得冷即死。道途无汤，即以热土熨脐中，溺以热尿即苏，概可见矣。《内经》曰：脉虚身热，得之伤暑。《难经》曰：伤暑得之为正邪，火自病也。当恶臭，其病身热而烦，心痛，其脉浮大而散。《伤寒论》曰：太阳中暍者，身热头痛而脉微弱，或发热恶寒而脉弦细芤迟。大抵寒伤形，热伤气，盖伤气而不伤形，则气消而脉虚弱。故先哲立法，夏月宜补，良有以也。前证若内有所积，外有所感，用二陈汤加减治之；或萝卜子捣碎，服而吐之。若饮米汤即死，云云同前论。若转筋不住，男子以手挽阴，女子以手牵乳近两边，此《千金》妙法也。干霍乱不得升降，死在须臾，当以盐汤吐之，后以二陈汤加川芎、苍术、防风、白芷、姜煎服。若登圊而不通，加枳壳。若食瓜果、饮冷、乘风、霍乱，用六和汤倍加藿香。大凡中暑而亡者，皆因元气虚弱，暑热乘之，以致泄泻，阳气暴脱，实为阴寒之证，宜急补其阳，庶得保生，缓则不救。其他执为暑热，投以寒药，鲜不误事。愚故以回阳固本之方，继之于后。

加减理中丸 主霍乱临时方，亦可治男子。

人参 白术 干姜 甘草各一两

上为细末，炼蜜为丸，每两作五丸，取汤和一丸，服之，日三服。吐多利少者，取枳实三枚，炙、去穰、四破，水三升煮取一升，和一丸服之。吐少利多者，加干姜一累[①]。吐利干呕者，取半夏半两，泡洗去滑，水二升，煮取一升，和一丸服。若体疼痛不可堪者，取枣三枚，水二升，煮一升，和一丸服。吐利太极，转筋者，以韭汁洗腹肾，从胸至足踝勿逆，即止。若体冷微汗，腹中寒，取附子一枚，炮去皮，四破，以水二升，煮取一升，和一丸服。吐利悉止，脉不出，体犹冷者，可服诸汤补之。

四顺汤 治霍乱吐利腹痛，手足逆冷，脉微欲绝。

附子一枚，破八块 干姜三两 人参 甘草各一两

上㕮咀，水煎服。

---

① 累：通“絫”，为重量单位。

四逆加猪胆汁汤　治吐已下断，汗出而厥，四肢拘急不解，脉微欲绝者。

甘草二两　干姜三两　附子一枚，生用　猪胆汁半合

上三味，㕮咀，每服五钱，水三盏，煮至二盏，去滓，纳猪胆汁，分二次温服，其脉即来。

香薷散　治脏腑冷热不调，饮食不节，或食腥鲙生冷过度，或起居不节，或露卧湿地，或当风取凉，而风冷之气归于三焦，传于脾胃，脾胃得冷，不能消化水谷，致令真邪相干，肠胃虚弱，因饮食变乱于肠胃之间，便至吐利，心腹疼痛，霍乱气逆。有先心痛而吐者，或先腹痛而利者，有吐利俱发者，有发热头痛体疼而后吐利虚烦者，或但吐利心腹刺痛者，或转筋拘急疼痛者，或但呕而无物出者，或四肢逆冷，脉微欲绝者，或烦闷昏塞欲死者，妊妇霍乱吐利，此药悉能主之。

香薷叶四两　白扁豆　厚朴各二两

上㕮咀，每服半两，水一大盏，酒一分，慢火浓煎至六分，去滓，井中浸令冰冷，顿服无时候，连并二三服，立见神效。《苏沈良方》中名香茸散，《百问》同，有黄连，无扁豆。

诃子散　治老幼霍乱吐利，一服取效。又治九种心痛及心脾冷痛不可忍。

诃子皮　甘草　厚朴　干姜　草果仁　陈皮　良姜　茯苓　神曲　麦门冬各等分

上为细末，每服二钱，候发刺痛不可忍，用水一盏，煎七分，入盐服，急则监点。

胡椒汤　治霍乱吐利甚妙

胡椒四十九粒　绿豆一百四十九粒

上为细末，每服二钱，木瓜煎汤调下。

〔**《补遗》**〕凡霍乱身热，脉浮洪而渴者，此必胃有热，宜竹茹汤。吐止，然后以五苓散、不换金正气散、六和汤等治之。或若阳气暴绝，四肢逆冷，脉微欲绝，可用理中汤、理中丸、治中汤之类，甚者加附子。如中暑霍乱吐利，尝以香薷散入半夏少许，用生姜自然汁搜药剂，入铜铫炒干，再入好红曲酒，又搜润药，又炒干，却

入水一盏半，煎七分，去滓井中浸冷服，效。

◎翻胃吐食

〔薛〕《病机》云：吐有三：曰气、积、寒也，皆从三焦论之。上焦吐者从于气，气者天之阳也，其脉浮而洪，食已暴吐，渴欲饮水，大便燥结，气上冲胸发痛，其治法常降气和中。中焦吐者从于积，有阴有阳，食与气相假为积而痛，其脉浮而匿，其证或先痛而后吐，或吐而后作痛，治法当以小毒药去其积，槟榔、木香行其气。下焦吐者从于寒，地之道也，其脉沉而迟，其证朝食暮吐，暮食朝吐，小便清，大便秘而不通，治法当以毒药通其秘塞，温其寒气，大便渐通，复以中焦药和之，不令大便秘结而自愈也。王太仆曰：食不得入是有火也，食入反出是无火也。又《发明》曰：噎者六腑之所主，阳也，气也。塞者五脏之所主，阴也，血也。二者皆由阴中伏火而作也。刘宗厚先生曰：若三焦传化失常所致，主于气也。若血亏胃脘干槁所致，因于血也。塞犹填塞不通之义，故《发明》有治幽门不通、噎塞不便，通幽汤例。盖阳无阴不能通化，阴之失位而阳伏其中，传化不变而反上行矣。故前证或由饮食起居七情，亏损脾胃，痰饮停滞，中气不运，当以补中益气汤杂病劳倦为主。若郁结伤脾，用归脾汤杂病健忘加枳壳、桔梗。若恚怒伤肝，用小柴胡汤伤寒少阳加栀、苓、参、术。脾气虚弱，用六君子杂病虚劳加山栀、枳壳。气血俱虚，用八珍汤即杂病八物汤加山栀、半夏。若用行气之药，胸膈痞闷，用六君、芎、归之类。若过用香燥之剂而大便结燥，用四物通治、参、术之类。若饮食不能入，用六君、山栀、吴茱萸、制黄连。若食入而反出，用六君、炮姜、白豆蔻、黄连、制吴茱萸。若痰滞而食反出，六君、枳壳、桔梗。若饮食少思，大便不实，胸膈痞闷，吞酸嗳腐，食反不化，是为脾胃虚寒，用东垣补真丸或八味丸杂病虚劳。若发热烦热，身恶风寒，腹畏热食，或手足俱冷，胸满腹胀，是内真寒外假热，用神效附子丸本条或八味丸。大凡呕吐善食，喜饮冷水，是为有火。呕吐少食，喜饮热汤，是为无火。当审其因而治之。一妇人患前证，胸腹痞闷，得去后或泄气稍宽。余曰：此属脾气郁结而虚弱也，当调补为善。不信，乃别用二陈、枳实、黄连之类，不应；又用香燥破气，前证益甚，形气愈虚。余用加味归脾汤即本方加柴胡、山栀。调治半载而痊。一妇人患前证，胸胁胀闷，或小腹不利，或时作痛，小便涩滞。余曰：此肝火血虚也，当清肝火，生肝血，养脾土，生肺金。以余言为迂，别服利气化痰等剂，前证益剧，虚证蜂起，余用加味逍遥散调经，加味归脾汤兼服，寻愈。一妇人患吐痰甚多，手足常冷，饮食少思。余曰：此肝脾郁怒，兼命门火衰。不信，另服化痰利气之剂，胸腹愈胀，又服峻利疏道之剂。余曰：非其治也，必变脾虚发肿之证，急服《金匮》加减肾气丸，庶有可救。不信，反服沉香化气等丸，果发肿而殁。

白墡散　治妇人翻胃吐食。《千金翼》云：不特治妇人，男子亦可服。一斤以上为妙。

白墡土以米醋一升，煅土令赤，入醋内浸令冷，再煅再浸，以醋干为度，取一两研。干姜炮，二钱半

上为细末，每服一钱，米饮调下，甚者二钱。

白芷散　治妇人翻胃吐食。

上用白芷一两，切作片，瓦上炒令黄，为细末，用猪血二十文切片，以沸汤泡七次，将血蘸药吃七片。如剩药末，留后次用。

太仓丸　治脾胃虚弱，不进饮食，反胃呕吐。

白豆蔻　缩砂仁各二两　丁香一两　陈仓米一升，用黄土炒米赤，去土不用

上为细末，姜汁法丸梧子大，每服六七十丸，食后淡姜汤下。

青金丹　治呕吐反胃等证。每用三十丸，煎生姜、陈皮汤吞下。方见前呕吐。

五苓散　治反胃发渴，加半夏。每四钱，生姜五片煎，温服。方见伤寒渴。

东垣补真丸

肉苁蓉酒浸，焙　葫芦巴炒　附子炮，去皮　阳起石煅　肉豆蔻面里煨　菟丝子净洗，酒浸蒸　川乌炮，去皮　沉香　五味子各五钱　鹿茸酒浸，炒　巴戟去心　钟乳粉各一两

上为细末，用羊腰子两对，治如食法，葱椒酒煮，捣烂入酒，

糊丸如梧子大。每服七十丸，空心米饮，盐汤任下。

神效附子丸 治脾肾虚寒、呕吐，或反胃膈噎。

黑附子重一两四五钱，端正底平尖圆，一枚，灰火炮皮裂，入生姜自然汁内浸润晒干，仍炮，再入汁浸润，仍晒再炮，用尽姜汁半碗为度，却去皮脐末之，以人参膏和丸如黍米大。每服数丸，津唾咽下，胃气稍复，饮食稍进，投以温补之剂。

◎ 血膈

〔**薛**〕妇人血膈，若气逆而血滞，用流气饮臂痛。若恚怒而血逆，用小柴胡汤伤寒少阳加山栀、丹皮。血虚用四物汤通治、参、术、柴胡、山栀、丹皮。若郁结而血伤，用加味归脾即归脾加山栀、丹皮兼加味逍遥结核。脾虚不能生血，用六君子杂病虚劳加归、芎。胃虚不能生血，用补中益气汤杂病劳倦。若肝虚而不能藏血，用补肝散两胁胀痛。如不应，兼以六味丸杂病虚劳若因脾肺虚，用补中益气汤；如不应，用六君子加芎、归。一妇人患前证，胸膈痞闷。余曰：此属脾经血虚，遂用四君加芎、归调补脾气，寻愈。又因怒，兼两胁痞闷，头目不清，月经旬余未竭。用加味逍遥散加钩藤治之，复瘥。一妇人患前证，胸膈作痛，面青目劄，小便频数，或时寒热。此肝气滞而血凝，先用失笑散二服，痛止，又用加味逍遥散而愈。一妇人所患同前，泛用行气破血之剂，以致不起。

牡丹煎 治妇人血膈。

牡丹皮 苦参 贝母去心 玄胡索 白芍药各等分，为细末

炼蜜丸梧子大，每服十五、二十丸，米饮吞下，无时。

抽刀散 治妇人血风、血气、血膈等候。方见血崩。

◎ 鼻衄

〔**《大》**〕夫妇人鼻衄者，由伤动血气所致也。凡血气调和则循环表里经络，涩则不散。若劳伤损动，因而生热，气逆流溢，入于鼻者则成鼻衄也。只有产后见衄者不可治。凡鼻衄虽多因热而得，此疾亦有因怒气而得之者。曾治赵恭人鼻衄不止，诸治不瘥，召予治之，先用苏合香丸四粒，次用五苓散浓煎白茅花汤，调服即止，次

用芎归汤调理。又有一富室男子鼻血不止，六脉洪数。究竟云：服丹药太过。遂用黄连、黄芩、大黄为末，水煎服之愈。调服亦可。

〔薛〕前证若热郁于胃经，用犀角地黄汤。若伏暑于内，用黄连香薷饮。若大怒血蓄于上，用小柴胡汤。若脾损不能摄血归源，用归脾汤。大凡杂证见血，多因阴分郁热，或内有所伤，皆属五志所动。经曰：诸见血，身热脉大者难治，是火邪胜也。身凉脉静者易治，是正气复也。仍与后证同用。一妇人经素不调，因怒衄血。此肝火炽盛，用加味小柴胡热入血室加红花，二剂血止。又用加味逍遥散结核、八珍汤即八物汤，杂病虚劳。兼服三十余剂，经行如期。一妇人郁结而患前证，用加味归脾汤即归脾加山栀、丹皮。其血渐止，饮食渐进，用加味逍遥散，元气渐复，寒热渐止。后因怒仍衄，寒热往来，用小柴胡汤伤寒太阳加芎、归、丹皮而愈。一妇人因劳衄血，服凉血之剂，更致便血。或以血下为顺，仍用治血。余曰：此因脾气下陷而血从之，当升补脾气，庶使血归其经。不信，果血益甚。余朝用补中益气杂病劳倦。夕用加味归脾而愈。此证用寒凉止血，不补脾肺而死者，多矣。

刺蓟散　治妇人鼻衄，血流不止。

刺蓟二两　桑耳　乱发灰　艾叶各一两，炒　生地黄二两　蒲黄一两半

上为细末，每服二钱，粥饮调下，无时。

伏龙肝散　治男子妇人五脏结热，吐血衄血，并皆治之。

伏龙肝　生地黄各一斤　竹茹一升　芍药　黄芩　当归　川芎　桂心　甘草各二两

上㕮咀，以水一斗三升，煮竹茹减三升，纳药煮取三升，分为三服。《千金方》无桂心。

《百问》有茅花汤，以白茅花浓煎饮之，立止。

一方　捣生白茅根取汁一合，饮之止。

又方　取生葱心塞鼻中即定。若因刺著并刀斧所伤，血不止者，并用之，立定。

又方　取釜底墨细研，入鼻中。

又方　取乱发灰细研，以竹管吹入鼻中，立止。

又方 取龙骨为末，吹入鼻中立止。

四物汤加侧柏、生地黄，治虚热吐血甚效。若脾经血虚，须用四君加芎、归。若脾经气郁，须用归脾汤。若肝肾亏损，须用六味丸。若气血俱虚，须用十全大补汤。

犀角地黄汤主热郁不解，泛行经络，或流肠胃，随气涌泄，以致衄血、吐血，或为便血，并皆治之。若实热炽甚，加炒黄芩。若去血过多，或脾肺之气亏损，不能摄血归源者，急用四君子汤。怀抱郁结者，用归脾汤。

枇杷叶散 治暑毒攻心，衄血呕血，或吐泻作渴。黄连香薷饮亦可。

◎ 吐血

〔**《大》**〕妇人吐血者，皆由脏腑伤损所致。夫血者外行于经络，内荣于脏腑。若伤损气血经络，则血虚行失于常理，气逆者吐血，又怒则气逆，甚则呕血，然忧思惊恐内伤，气逆上者，皆吐血也。

〔**薛**〕前证若脾经郁热，用犀角地黄汤。脾胃伏暑，用黄连香薷饮杂病伤暑。心脾郁热，用生地黄汤。心气耗损，用茯苓补心汤。肺气劳伤，用鸡苏散。思虑伤脾，用归脾汤杂病健忘。暴怒肝火，用加味小柴胡汤热入血室。久怒肝伤，六味地黄丸杂病虚劳。脾肺虚热，用麦门冬饮。肝肾虚热，用六味地黄丸。气血俱虚，用十全大补汤。经云：肺朝百脉之气，肝统诸经之血。必用甘温之剂，补其阳气，使血各归其经。如大吐血病，毋论其脉，急用独参汤救之。若潮热咳嗽而脉数者，元气虚而假热之脉也，皆由脾胃先损，须用人参之类。《本草》云：人参治脾胃不足，补中，温中，泻脾肺中火。东垣先生云：脾胃虚者，心火亢甚而乘土位，肺气受邪，须用黄芪最多，人参、甘草次之。脾胃一虚，肺气先绝，故用黄芪以益皮毛而闭腠理，当治气血虚弱，用十全大补最善，若用寒凉止血，胃气反伤，无不致祸。一老妇每作先饮食不进，或胸膈不利，或中脘作痛，或大便作泻，或小便不利，余以为肝脾之证，用逍遥散加山栀、茯神、远志、木香而愈。后郁结吐紫血，每作先倦怠烦热，以前药加炒黑黄连三分、吴茱萸二分，顿愈。复因怒吐赤血甚多，燥渴垂死，此血脱也，法当补气。乃用人参一两，苓、术、当归各三钱，陈皮、炮黑干姜各二钱，炙甘草、木香各一钱，一剂顿止。又用加味归脾汤调理而痊。一女子怀抱素郁，胸满食少，吐血面赤，用六味丸及归脾加山栀、贝母、芍药而愈。一妇人为哭母吐血咳嗽，发热盗汗，经水不行，此悲伤肺，思伤脾，朝服补中益气汤杂病劳倦加桔梗、贝母、知母。夕用归脾汤吞六味丸而愈。

鸡苏散　治妇人吐血，心烦昏闷。

鸡苏叶一两　阿胶　刺蓟　生地黄各一两　黄芪　羚羊角屑　茜根　甘草各半两　麦门冬　黄芩　当归　伏龙肝各七钱半

上为粗末，每服四钱，水一盏，姜三片，竹茹半鸡子大，煎至六分，去滓温服。

又方　治妇人虚损气逆，吐血不止。

鸡苏叶　黄芩各一两　当归　赤芍药各半两　伏龙肝　阿胶各二两

上为粗末，每服四钱，水一盏，煎六分，去滓温服。

治妇人热毒上攻，吐血不止

生藕汁　刺蓟汁　生地黄汁各三两　生姜汁半合　白蜜一合

上和煎三两沸，以一小盏，调炒面一钱服，无时。

《千金翼》治吐血百方不瘥，疗十十瘥，神验不传方。详此药性，治热毒吐血有效。

地黄汁半升　生大黄末一方寸匕

上煎地黄汁三两沸，调大黄末令匀，分为三服。

又方　伏龙肝研极细，每服二钱，新汲水调下，频服取效。

又方　白茅根一握，长六寸，以水一大盏，煎七分，去滓服。

又方　桂心为末水调方寸匕，日夜可二十服。

又方　生地黄三升，切、阿胶二两，炒、蒲黄六合　以水五升，煮取三升，分三服。

予尝治一人吐血，诊其脉，肝部弦，气口濡，此因怒极而得之。遂用苏合香丸和鸡苏丸服，即效。《养生必用方》云：凡吐血须煎干姜甘草汤与服，或四物、理中汤亦可，如此无不愈者。服生地黄、竹茹、藕汁，去生便远。

柔脾汤　治虚劳吐血、衄血，下白、汗出方。出《养生必用》

甘草　白芍药　黄芪各一两　熟地黄三两

上为末，每服四钱，水酒各一盏以上，煎至七分，去滓取清汁六分，温服，食前。予尝治一女人，年十九岁，月经不行，以药通之，遂妄行而呕血，诸药不效。察其人肥，脉不大不小，投以四生丸即安。又治一男子，因饱低头负重吐血，诸药无效，亦投四生丸及青饼子即安，更不发。尝观初虞世治吐血，不喜用竹茹、生地黄、藕汁，然亦不可拘泥此说。如阳乘于阴，血得热则流散，经水沸溢。宜服凉药以解之，大黄、犀角、生地黄、生艾、藕汁等，岂得无效。若阴乘于阳，所谓天寒地冻，水凝成冰，宜服温药以暖之，干姜、肉桂，岂能无功。学者更宜思之。

四生丸　疗吐血。凡吐血、衄血，阳乘于阴，血热妄行，宜服此药。

生荷叶　生艾叶　生柏叶　生地黄各等分

上烂研丸如鸡子大，每服一丸，水三盏，煎到一盏，去滓温服，无时候。陈日华云：先公绍兴初，游福沟灵石寺，主僧留饭，食将竟，侍者赴堂斋罢来侍立，见桌子不稳，急罄折稳之，举首即呕血，盖食饱拗伤肺也。明年再到寺，问旧年呕血者无恙否？主僧云：得四生丸服之愈。自得此方，屡施有验。

〔**薛**〕愚意前证乃内热暴患，用之有效。若人病久本原不足，须补脾以滋化源，否则虚火上炎，金反受克，获生鲜矣。

疗热甚呕血者，以犀角地黄汤、《局方》小三黄汤，以白茅根煎浓汤饮之极妙。

犀角地黄汤　治内有瘀血，鼻衄吐血，面黄，大便黑。

芍药七钱半　生地黄半斤　牡丹皮去心净，一两　犀角屑一两，如无，以川升麻代

上㕮咀，每服五钱，水煎服。有热如狂者，加黄芩二两。

青饼子　治咯血。

青黛　杏仁各一两，华佗方以牡蛎粉炒杏仁，去皮尖，牡蛎不用

上一处同研成膏，熔黄蜡和作三十饼子，每服一饼子，用干柿半个夹定，以湿纸裹，煨令香，同嚼，粥饮下，无时。

干姜甘草汤　若阴乘于阳，心肺经寒而呕血者宜服。

甘草　干姜各半两

上㕮咀，水煮顿服。《局方》理中汤亦妙。

花蕊石散　予尝见一妇人苦此疾，百药不效，以童子小便和酒，调下真花蕊石散，不数服而愈。

乌金散治吐血不已，每服二钱，米饮下。即催生如神散，方见后。

《济生》鸡苏散　治劳伤肺经，唾中有血，咽喉不利。

鸡苏叶　黄芪炒　生地黄　阿胶炒　贝母　白茅根各一钱　桔梗炒　麦门冬去心　蒲黄炒　甘草炙。各五分

上姜水煎服。

生地黄散　治郁热衄血咯血吐血，阴虚而不能愈者。

枸杞子　柴胡　黄连炒　地骨皮　天门冬去心　白芍药　甘草炒　黄芩炒　黄芪炒　生地黄　熟地黄自制。各五分

上水煎服。下血，加地榆。

《三因》茯苓补心汤　治面色黄悴，五心烦热，咳嗽吐血。

半夏　前胡　紫苏　茯苓　人参　枳壳麸炒　桔梗炒　甘草炒　干葛各五分　当归　川芎　陈皮　白芍药各一钱　熟地黄自制，一钱半

上姜枣水煎服。

麦门冬饮子　治气虚吐血，或气虚不能摄血。

五味子杵，十个　麦门冬去心　黄芪炒。各一钱　当归身　人参　生地黄各半钱

上水煎服。

十全大补汤　治胃气虚弱，吐血衄血，便血不止，以致外证恶寒发热，自汗盗汗，食少体倦。或寒热作渴，头疼眩晕，而似中风。或气血俱虚，胸腹胁痛。或骨节作痛，经候不调。或寒热往来，发热晡热，或五心发热，咽干舌燥，或痰嗽喘促，胸膈虚痞。或呕吐泄泻，手足冷热等证。方见杂病虚劳门。

◎ 积聚癥瘕

古方有五积、六聚、七癥、八瘕之名。五脏之气积，名曰积，故积有五。六腑之气聚，名曰聚，故聚有六。《杂病准绳》言之详矣。若夫七癥八瘕，则妇人居多，七者火数属心，盖血生于心。八

者木数属肝，盖血归于肝。虽曰强分，理似不混。夫癥者坚也，坚则难破。瘕者假也，假物成形。古人将妇人病为痼疾，以蛟龙等为生瘕，然亦不必如此执泥。妇人癥瘕，并属血病，龙、蛇、鱼、鳖、肉、发、虱瘕等事，皆出偶然。但饮食间误中之，留聚腹脏，假血而成，自有活性，亦犹永徽中僧病噎者，腹中有一物，其状如鱼，即生瘕也。与夫宿血停凝，结为痞块，虽内外所感之不同，治法当以类相从，所为医者意也。如以败梳治虱瘕，铜屑治龙瘕，曲蘖治米瘕，石灰治酒瘕，如此等类，学者可以理解也。《大全良方》分痃癖诸气、疝瘕、八瘕、腹中瘀血、癥痞、食癥、血癥凡七门。痃者在腹内近脐左右各有一条筋脉急痛，大者如臂，次者如指，因气而成，如弦之状，故名曰痃。癖者僻在两肋之间，有时而痛，故名曰癖。疝者痛也，瘕者假也，其结聚浮假而痛，推移乃动也。八瘕者，黄瘕、青瘕、燥瘕、血瘕、脂瘕、狐瘕、蛇瘕、鳖瘕。积在腹内，或肠胃之间，与脏气结搏坚牢，虽推之不移，名曰癥，言其病形可徵验也。气壅塞为痞，言其气痞塞不宣畅也。伤食成块，坚而不移，名曰食癥。瘀血成块，坚而不移，名曰血癥。若夫腹中瘀血，则积而未坚，未至于成块者也。大抵以推之不动为癥，推之动为瘕也。至夫疝与痃癖，则与痛俱，痛即现，不痛即隐。在脐左上为痃，在两肋之间为癖，在小腹而牵引腰胁为疝。恐学者一时难了，未免淆滥，故总叙叙而条析之。

张戴人过谯，遇一卒，说出妻事。戴人问其故，答曰：吾妇为室女时，心下有冷积如覆杯，按之如水声，以热手熨之如冰，娶来已十五年矣，恐断我嗣，是故弃之。戴人曰：公勿黜也，如用吾药，病可除，孕可得。卒从之。戴人诊其脉，沉而迟，尺脉洪大而有力，非无子之候也，可不逾年而孕。其良人笑曰：试之。先以三圣散吐涎一斗，心下平软，次服白术调中汤、五苓散，后以四物汤和之，不再月气血合度，数月而娠二子。戴人尝曰：用吾此法，无不子之妇。此言不诬。三圣散用防风、瓜蒂各三两，藜芦一两，为粗末，以齑汁煎服。制煎法，详见《儒门事亲》。白术调中汤用白术、茯苓、泽泻、橘红各半两，甘草一两、干姜、官桂、砂仁、藿香各二钱半，为末，白汤化蜜调服二钱，无时。五苓散见伤寒渴门。阳夏张主簿之妻，病肥气，初如酒杯大，发寒热十五余年，后因性急悲感，病益甚，惟心下三指许无病，满腹如石片，不能坐卧，针灸匝矣，徒劳人耳。乃邀戴人诊之曰：此肥气也。得之季夏戊巳日，在左胁下如覆杯，久不愈，令人发痎疟。以瓜蒂散吐之鱼腥黄涎约一二缶，至夜继用舟车丸、通经散投之，五更黄涎脓水相半五六行，凡有积处皆觉痛，后用白术散、当归散和血流经之药，如斯涌泄凡三四次方愈。瓜蒂散、舟车丸，方见杂病伤食、痰饮二门。通经散用橘红、当归、甘遂，以面包不令透水，煮百余沸，用冷水浸过，去面晒干，三味各等分为细末，每服三钱，临卧温淡酒调下。白术散，白术、黄芩、当归各等分为末，每服二三钱，水煎，食前服。当归散，当归、杜蒺藜等分为末，米饮调服，食前。此吐下兼施，且甘遂等逐水太峻，用者审之。

薛新甫云：妇人痃癖癥瘕，大抵因饮食起居七情失宜，亏损脏腑，气血乖违，阴络受伤，循行失度所致，罗谦甫云：养正积自除，必先调养，使荣卫充实，若不消散，方可议下。但除之不以渐，则必有颠覆之害，若不守禁忌，纵情嗜欲，其有不丧身者鲜矣。一妇人内热作渴，饮食少思，腹内初如鸡卵，渐大四寸许，经水三月一至，肢体消瘦，齿颊似疮，脉洪数而虚，左关尤甚。此肝脾郁结之证，外贴阿魏膏，午前用补中益气汤杂病伤劳倦，午后用加味归脾汤即归脾加山栀、丹皮。两月许，肝火稍退，脾土少健，午前补中益气下六味丸杂病虚劳。午后逍遥散调经。下归脾丸，又月余，日用芦荟丸本门之末。二服，空心以逍遥散下，日晡以归脾汤下。喜其谨疾，调理年余而愈。一妇人腹内一块，不时上攻，或作痛有声，或吞酸痞闷，月经不调，小便不利，二年余矣，面色青黄。余以为肝脾气滞，以六君加芎、归、柴胡、炒连、木香、吴茱各少许，二剂，却与归脾汤送下芦荟丸。三月余，肝脾和而诸证退，又与调中益气汤加茯苓、牡丹皮，中气健而经自调。一妇人性多郁善怒，勤于女工，小腹内结一块，或作痛，或痞闷，月经不调，恪服伐肝之剂，内热寒热，胸膈不利，饮食不甘，形体日瘦，牙龈蚀烂。此脾土不能生肺金，肺金不能生肾水，肾水不能生肝木，当滋化源。用补中益气汤、六味丸，至仲春而愈。一妇人经候过期，发热倦怠，或用四物、黄连之类，反两月一度，且少而成块；又用峻药通之，两目如帛所蔽。余曰：脾为诸阴之首，目为血脉之宗，此脾伤五脏皆为失所，不能归于目也。遂用补中益气、《济生》归脾二汤，专主脾胃，年余而愈。松江太守何恭人，性善怒，腹结一块，年余上腭蚀透，血气虚极，时季冬肝脉洪数，按之弦紧。或用伐肝木、清胃火之药。余曰：真气虚而邪气实也，恐伐肝木至春不能发生耳。用八珍汤以生气血，用地黄丸以滋肾水，肝脉顿退。因大怒耳内出血，肝脉仍大，烦热作渴，此无根之火也。仍以前药加肉桂二剂，脉敛热退。复因大怒，果卒于季冬辛巳日，乃金克木故也。

通治诸积

顺气丸（《简易》） 治三十六种风，七十二般气，去上热下冷，腰脚疼痛，四肢困倦，减食羸瘦，颜色赤黄，恶疮下疰，口苦无味，憎寒毛耸，癥癖气块，男子世事断绝，女子久无子息，久患疟痢，发成劳疾，百节酸疼。自婴孩至百岁老人皆可服，疏风顺气，补精驻颜。

锦纹大黄五两，一半生用，一半湿纸裹煨　车前子二两半　白槟榔二两　火麻子仁微炒赤，退壳，取二两净，另研入　川牛膝酒浸三夕　郁李仁泡去皮，另研　山药　菟丝子酒蒸研焙。各二两　山茱萸肉　防风　枳壳麸炒　独活各一两

上为细末，炼蜜丸如梧子大，茶清粥饮下二十丸，百无所忌，空心临卧服，一月消食，二月去肠内宿滞，三月无倦少睡，四月精神强盛，五月耳目聪明，六月腰脚轻健，一年消百病。如服药脏腑微动，以羊肚肺羹补之。

胜红丸（《简易》） 治脾积气滞，胸膈满闷，气促不安，呕吐清水，丈夫酒积，女人脾血积气，小儿食积。

陈皮　青皮　京三菱　莪茂二味同醋煮　干姜炮　良姜炒。各一两　香附子净炒。各二两　一方加神曲、麦芽。

上为末醋糊丸如梧子大，每服三十丸，姜汤下。虚者宜以补药下之。

香棱丸（《济生》） 治一切积聚。破痰癖，消癥块。

木香　丁香各半两　三棱酒浸一夕　枳壳麸炒　莪茂细剉，每一两，用巴豆三十粒去壳同炒，待巴豆黄色，去巴豆不用　青皮制　川楝子肉炒　茴香炒。各等分

上末之，醋煮面糊，丸如梧桐子大，朱砂为衣，每三十丸，姜盐汤或温酒下，无时。

大消石丸　治七癥八瘕，聚结杯块，及妇人带下绝产，腹中有癥瘕者，当先下此药，但去癥瘕，令人不困。

消石三两　大黄四两　人参　甘草各一两

上为末，以三年苦酒三升，置铜石器中，先内大黄微火熬微沸，常搅不息，至七分，内余药，复熬成膏，至可丸即丸如梧桐子大，每服三十丸，米饮下，三日一服。妇人服之，或下如鸡肝，或如米泔、赤黑等物二三升，后忌风冷。

阿魏膏　治一切痞块。

羌活　独活　玄参　官桂　赤芍药　穿山甲　生地黄　两头尖　大黄　白芷　天麻各五钱　槐、柳、桃枝各三钱　红花四钱　木鳖子十枚，去壳　乱发一团，如鸡子大

上用香油二斤四两，煎黑去渣，入发煎，发化，仍去渣，徐下黄丹，煎软硬得中，入芒硝、阿魏、苏合油、乳香、没药各五钱，麝香三钱，调匀即成膏矣。摊贴患处。黄丹须用真正者方效。凡贴膏药，先用朴硝随患处铺平半指厚，以纸盖，用热熨斗熨良久，如硝耗再加，熨之二时许，方贴膏药。

八瘕

《病源》曰：八瘕者，皆胞胎生产、月水往来、血脉精气不调之所生也。肾为阴主开闭，左为胞门，右为子户，主定月水，生子之道，胞门子户，主子精神气所出入，合于中黄门、玉门四边，主持关元，禁闭子精。脐下三寸，名曰关元，主藏魂魄，妇人之胞，三焦之府，常所从止。然妇人经脉俞络合调，则月水以时来至，故能生子而无病。妇人荣卫经络断绝不通，邪气便得往来，入合于脏，若经[1]血未尽，而合阴阳，即令妇人血脉挛急，小腹重急支满，胸胁腰背相引，四肢酸痛，饮食不调，结牢恶血不除，月水不时，或月前月后，因生积聚，如怀胎状。邪气甚盛者，令人恍惚多梦，寒热，四肢不欲动，阴中生气，肿内生风，甚者小便不利，苦痛如淋状，

① 经：原作“生”，据《诸病源候论》改。

面目黄黑，岁月久即不复生子也。

薛氏曰：经云气主嘘之，血主濡之。若血不流则凝而为瘕也。瘕者中虽硬而忽聚忽散，多因六淫七情，饮食起居，动伤脏腑而成，当与痃癖诸证治同，慎勿复伤元气。

〔**黄瘕**〕者，妇人月水始下，若新伤堕血气未止，卧寝未定，五脏六腑虚羸，精神不足，因向大风便利，阴阳开阖，关节四远中于风湿，气从下上，入于阴中，稽留不去，名为阴虚[①]，则生黄瘕。黄瘕之聚，令人苦四肢寒热，身重淋露，卧不欲食，左胁下有气[②]结牢，不可得抑，若腰背相引痛，月水不利，令人不产，小腹急，下引阴中如刺，不得小便，或时寒热，下赤黄汁，令人无子。当刺开元、气冲，行以毒药，瘕下即愈。

皂荚散（《圣惠》）疗黄瘕导方。

皂荚一两，炙，去皮子　蜀椒一两，去汗　细辛一两半

上捣散，以三角囊大如指，长二寸，贮之，纳阴中，欲便，闷则出之，已则复内之。恶血华出，乃洗以温汤，三日勿近男子，忌生菜等。

〔**青瘕**〕者，妇人新产，未满十日起行，以浣洗太早，阴阳虚，玉门四边皆解散，子户未安，骨肉皆痛，手臂不举，饮食未复，五内吸吸，又当风卧不自隐蔽，若居湿席，令人苦寒洒洒入腹，烦闷沉淖，恶血不除，结热不得散，则生青瘕。瘕聚在左右胁下，藏于背膂，上与肩胛，腰下挛急，腹下有气起，喜唾，不可多食，四肢不欲动摇，手足肿，面目黄，大小便难，其后月水为之不通利，或不复禁，状如崩中，此自过所致，令人少子。疗之当刺胃管，行以毒药有法，瘕当下即愈。

疗青瘕导药方

戎盐一升　皂荚半两，去皮子，炙　细辛一两

上捣散，以三角囊大如指，长三寸，贮之，纳阴中，但卧，瘕当下，青如葵汁。养之如产法。

〔**燥瘕**〕者，妇人月水下恶血未尽，其人虚惫，而以夏月热行疾

---

① 阴虚：《诸病源候论》作“阴阳虚”。

② 有气：《诸病源候论》作“有血气”。

步，若举重移轻，汗出交流，气血未平，而卒以恚怒，致腹中猥咽不泄，经脉挛急，内结不舒，烦懑少力，气上达胸膈背膂，少腹壅急，月水与气俱不通利，而反以饮清水[①]快心，月水横流，溢入他脏不去，有热则生燥瘕之聚，大如半杯，上下腹中苦痛，还两胁下，上引心而烦，害饮食欲呕吐，胸及腹中不得太息，腰背重，喜卧盗汗，足酸削久立而痛，小便失时，忽然自出，若失精，月水闭塞，大便涩难，病如此者，其人少子。疗之以长针，按而刺之法度，行以毒药，瘕当下即愈。

疗燥瘕方（《圣惠》）

大黄如鸡子许　干姜各二两　黄连三两　鸡胜胵中黄膜一枚，炙　桂心一尺　䗪虫三枚，熬　厚朴十颗，炙　郁李仁一两，去皮尖，熬

上捣散，早朝空腹，以温酒一盏，和三钱顿服，瘕当下毕，养之如产妇法，三月勿合阴阳，无子者当有。

〔**血瘕**〕者，妇人月水新下，未满日数而中止，因饮食过度，五谷气盛，溢入他脏，若大饥寒吸吸不足，呼吸未调，而自劳动，血下未定，左右走肠胃之间，留络[②]不去，内有寒热，与月水合会，为血瘕之聚，令人腰痛不可以俯仰，横骨下有积气，牢如石，少腹里急苦痛，背膂疼深达腰腹，下挛阴里，若生风冷，子门僻，月水不时，乍来乍不来，此病令人无子。疗之瘕当下，即愈。

疗妇人血瘕痛方（《圣惠》）

干姜　乌贼鱼骨各一两，炙　桃仁一两，去皮尖

上捣散，酒服二方寸匕，日二。一方无桃仁。

又方　取古铁秤锤，或大斧头，或铁杵，以炭火烧令赤，投好酒三升中饮之。

疗妇人血瘕，攻刺腹胁时痛，导药方

大黄　当归各半两　山茱萸　皂荚去皮弦。各一两　细辛　戎盐各二钱半

上捣以香脂丸如指大，每用一丸，绵裹纳阴中，正坐良久，瘕

---

① 水：原脱，据《诸病源候论》改。

② 络：《诸病源候论》作“结”。

当下。养如乳妇法。

桃仁煎（《本事》）　治妇人血瘕、血积，经候不通。

桃仁　大黄各一两　虻虫半两，炒黑　川朴硝另研

上四味为末，以醇醋二升半，银石器中慢火煎取一升五合，下大黄、虻虫、桃仁等，不住手搅，煎至可丸，下朴硝搅匀，出之，丸如梧桐子大。前一日不吃晚食，五更初，用温酒吞下五丸，日午取下如赤豆汁，或如鸡肝、蛤蟆衣之状，未下再作，如鲜血来即止，续以调补气血药补之。顷年在毗陵，有一贵宦妻患小便不通，脐腹胀不可忍，众医皆作淋，治以八正散之类愈甚。予诊之曰：此血瘕也，非瞑眩药不可去，用此药更初服，至日午大痛不可忍，遂卧少顷，下血块如拳者数枚，小便如黑豆汁一二升，痛止得愈。

此药治病的切，然猛烈伤人，气虚血弱者不可轻用也。

三棱煎（《选奇》）　治妇人血瘕、血癥、食积、痰滞。

三棱　莪茂各二两　青橘皮去白　半夏　麦芽炒。各一两

上用好醋六升，煮干焙为末，醋糊丸如梧桐子大。每服三四十丸，淡醋汤下。痰积多，姜汤下。

〔**脂瘕**〕者，妇人月水新来，若生未满三十日，以合阴阳，络脉分，胞门伤，子户失禁，关节散，五脏六腑津液流行阴道，瞤动百脉，关枢四解，外不见其形，子精与血气相遇，犯禁，子精化，不足成子，则生脂瘕之聚。令人支满里急，痹引少腹重，腰背如刺状，四肢不举，饮食不甘，卧不安席，左右走腹中切痛，时瘥时甚，或时少气头眩，身体解㑊，苦寒恶风，膀胱胀，月水乍来乍去，不如常度，大小便血不止，如此者令人无子。疗之当刺以长针，行以毒药，瘕当下，即愈。

疗脂瘕方（《圣惠》）

皂荚七钱半，去皮子　矾石烧，二钱半　五味子　蜀椒去汗　细辛　干姜各半两

上捣散，以香脂和如大豆，著男子阴头以合阴阳，不三行，其瘕即愈。

导散方（《圣惠》）

皂荚炙，去皮子　吴茱萸　当归各一两　蜀椒去汗　干姜　大

黄 戎盐各二两 细辛熬 矾石烧 五味子各二分

上捣筛为散，以轻绢袋如指大长三寸，盛药令满，内阴中，坐卧随意，勿行走，小便时去之，别换新者。

〔**狐瘕**〕者，妇人月水当日数来，而反悲哀忧恐，若以远行逢暴风疾雨，雷电惊恐，衣被沉湿，罢倦少气，心中恍惚未定，四肢懈惰，振寒，苦寤寐气绝，精神游亡，邪气入于阴里不去，则生狐瘕之聚，食人子脏，令人月水闭不通，少腹瘀滞，胸胁腰背痛，阴中肿，小便难，胞门子户不受男精，五[①]藏气盛，令人嗜食，欲呕，喜唾[②]，多所思，如有身状，四肢不举，有此病者，终身无子。其瘕有手足成形者杀人，未成者可疗。以长针急持刺之，行以毒药有法，瘕当下，即愈。

疗狐瘕方（《圣惠》）

上取新死鼠一枚，裹以新絮，涂以黄土，穿地坎足没鼠形，置其中，桑薪火灼其上，一日一夜出之，研为末，内桂心末二钱半，酒服二方寸匕，病当下。甚者不过再服，瘥。

〔**蛇瘕**〕者，妇人月水已下新止，适闭未复，胞门子户劳伤，阴阳未平，荣卫分行，若其中风暴病羸劣，饮食未调，若起行当风，及度泥涂，因冲寒太早，若坐湿地，名阴阳乱，腹中虚，若远行道路，饮污井之水，食不洁之食，吞蛇鼠之精，留络[③]不去，因生蛇瘕之聚。上食心肝，长大其形若漆，在脐上下，还疞左右胁，不得吐气，两股胫间苦疼，少腹多热，小便赤黄，膀胱引阴中挛急，腰目俱痛，难以动作，喜发寒热，月水或多或少，有此病者，不复生子。其瘕手足成形者杀人，未成者可治。疗有法，行以毒药，瘕当下，即愈。

疗蛇瘕方（《圣惠》）

大黄 黄芩 芒硝各半两 甘草大如指一尺，炙 乌贼鱼骨二枚 皂荚六枚，去皮弦子，酥炙

上捣，以水六升，煮之三数沸，绞去滓，下硝，适寒温服之，

① 五：原作“不”，据《诸病源候论》改。

② 喜唾：《诸病源候论》作“若睡”。

③ 络：《诸病源候论》作“结”。

十日一剂，空腹服之，瘕即下。

〔**鳖瘕**〕者，妇人月水新至，其人剧作罢[①]劳，汗出衣服润湿，不以时去之，若当风睡，足践湿地，恍惚觉悟，跖立未安，颜色未平，复见所好，心为之开，魂魄感动，五内脱消，若入水浣洗沐浴，不以时出，而神不守，水精与邪气俱入，至三焦之中幕，玉门先闭，津液妄行，留络[②]不去、因生鳖瘕之聚。大如小柈[③]，令人少腹内切痛，恶气左右走，上下腹中苦痛，若存若亡，持之跃手，下引阴里，腰背亦痛，不可以息，月水不通，面目黄黑，脱声少气，有此病者，令人绝子。其瘕有手足成形者杀人，未成者可治。疗有法度，以长针按疗之，行以毒药，瘕当下，即愈。

疗鳖瘕方（《圣惠》）

大黄一两半　干姜　侧子各半两　附子　人参各三钱七分半　䗪虫一寸匕，熬　桂心一两二钱半　细辛　土䖟各七钱半　白术一两

上捣散，以酒服方寸匕，日三。

治鳖瘕及心腹宿癥，或卒得癥

上以白雄鸡矢无问多少，小便和之，于器中火上熬令燥末，服方寸匕，多服不限度，以膏熬饭饲弥佳。

癥痞

〔**《大》**〕妇人癥痞，由饮食失节，脾胃亏损，邪正相搏，积于腹中，牢固不动，有可徵验，故名曰癥，气道壅塞，故名曰痞，得冷则发，冷入子脏则不孕，入胞络则月水不通。

〔**薛**〕前证若脾胃虚弱，用六君子加芎、归方见杂病虚劳，若肝脾虚弱，用补中益气杂病伤劳倦及归脾汤杂病健忘。若肝火郁滞，佐以芦荟丸方见幼科疳门、地黄丸即六味丸，杂病虚劳、外贴阿魏膏见前。患者须慎七情六淫，饮食起居，治者不时审察病机而药之，庶几有效。

穿山甲散（《大全》）治妇人癥痞及恶血，气攻心腹疼痛，面无颜色，四肢瘦弱。

---

① 罢：同“疲”。

② 络：《诸病源候论》作“结”。

③ 柈：同“盘”。

穿山甲灰炒燥　鳖甲醋炙　赤芍药　大黄炒　干漆炒令烟尽　桂心各一两　川芎　芫花醋炒　当归各半两　麝香二钱半，另研

上为细末，入麝和匀，每服一钱，热酒调下，无时。

蓬莪茂丸（《大全》）治妇人癥痞，腹胁妨痛，令人体瘦，不思饮食。

莪茂七钱半　当归焙　桂心　赤芍药　槟榔　昆布　琥珀研　枳壳　木香各半两　桃仁　鳖甲　大黄各一两

上为末，炼蜜丸如梧子大，食前米饮下二十丸。

丁香丸（《大全》）治妇人癥痞，结块不散，心腹疼痛。

雄雀粪炒黄　鳖甲各一两　硇砂　当归焙　芫花醋炒干。各半两　巴豆二分半，去皮心油

上为末，研令停，醋煮面糊丸如小豆大，当归酒下三丸。

桃仁散（《普济》）治妇人癥痞，心腹胀满，不能饮食，体瘦无力。

桃仁一两，汤浸去皮尖双仁者，麸炒令微黄　诃子皮　白术　赤芍药　当归各七钱半　京三棱剉，微炒，一两　鳖甲醋炙，去裙襕，一两半　陈皮汤浸，去白焙，三两

上为散，每服三钱，水一盏，入生姜一钱三分，煎至六分，去滓食前稍热服。

上方皆攻积之药，性多犷猂，用者慎之，如薛氏。

食癥

妇人脏腑虚弱，月候来时食生冷之物，脾胃既虚，不能消化，与脏气相搏，结聚成块，日渐生长，盘牢不移，故谓之食癥也。

〔薛〕前证若形气虚弱，须先调补脾胃为主，而佐以消导。若形气充实，当先疏导为主，而佐以补脾胃。若气壅血滞而不行者，宜用乌药散散而行之散用乌药、莪茂、醋浸炒，桂心、当归、桃仁、青皮、木香。各等分为末，每二钱热酒调下。脾气虚而血不行者，宜用四君、芎、归，补而行之方见杂病虚劳。若脾气郁血不行者，宜用归脾汤杂病健忘解而行之。若肝脾血燥而不行者，宜用加味逍遥散结核清而行之。大抵食积痞块之证为有形，盖邪气胜则实，真气夺则虚，当养正辟邪而积自

除矣。虽然，坚者削之，客者除之，胃气未虚，或可少用，若病久虚弱者，不可轻试也。

硇砂丸（《大全》）　治妇人食癥久不消，令人瘦弱食少。

硇砂　青礞石　穿山甲炙　三棱炒　干漆炒令烟尽　硫黄各半两　巴豆三十枚，去皮心炒，不去油

上为末，用软饭丸如小豆大，每服五丸，生姜、橘皮汤下。

礞石丸（《大全》）　治妇人食癥块久不消，攻刺心腹疼痛。

青礞石末　巴豆去皮心油　朱砂　粉霜并研　木香末各二钱半　硇砂半两

上研令停，以糯米软饭和丸如绿豆大，每服二丸，空心温酒下，取下恶物为度。

上方犯硇砂、巴豆，非胃气强壮而积气坚顽势不两立者，不可轻用也。

小三棱煎丸　治食癥、酒癖、血瘕、气块，时发刺痛，全不思食，及一切积滞不消，心腹坚胀，痰饮呕哕噫酸，胁肋刺痛，脾气横泄。

三棱　莪茂各四两　芫花一两

上入瓷器中，用米醋五升，浸满封器口，以灰火煨令干，取出棱、术，将芫花以余醋炒令微焦，同棱、术焙干为末，醋糊丸如绿豆大，每服十五丸，生姜汤下。妇人血分，男子脾气横泄，肿满如水，桑白皮煎汤下。

血癥

妇人寒温失节，脏腑气虚，风冷在内，饮食不消，与血气相结，渐生颗块，盘牢不移动者是也。皆因血气劳伤，月水往来，经络痞塞，恶血不除，结聚所生，久而不瘥，则心腹两胁苦痛，害于饮食，肌肤羸瘦。问：癥一也，何以知是血癥？曰：血之外证，瞀闷烦躁，迷忘惊狂，痰呕汗多，骨热肢冷，其蓄在下焦者，必脐下结急，外热内痛，尺脉洪而数也。桃仁、灵脂、生地黄、牛膝、大黄、甘草祛逐之。

〔**薛**〕前证多兼七情亏损，五脏气血乖违而致。盖气主嘘之，血主濡之，脾统血，肝藏血，故郁结伤脾，恚怒伤肝者多患之，腹胁

作痛，正属肝脾二经证也。洁古云：养正积自除。东垣云：人以胃气为主，治法当主于固元气而佐以攻伐之剂，必需之岁月，若期速效，投以峻剂，反致有误。

加减四物汤方见杂病积聚。当归丸　牡丹散俱同上。

大黄煎（《圣惠》）治妇人血　血瘕，食积痰滞。

川大黄七钱半，碎，微炒　鳖甲一两，醋炙黄，去裙襕　牛膝去芦，一两　干漆一两，炒烟尽

上为末，用米醋一升，煎为膏，每服一钱，食前热酒调下。

腹中瘀血

妇人月经否涩不通，或产后余秽未尽，因而乘风取凉，为风冷所乘，血得冷则成瘀血也。血瘀在内，则时时体热面黄，瘀久不消，则为积聚癥瘕矣。

〔**薛**〕前证若郁结伤脾，用加味归脾汤方见杂病健忘。若恚怒伤肝，用加味逍遥散。结核。若产后恶露，用失笑散方见心痛。若肝脾亏损，用六君、柴胡，以补元气为主方见虚劳。胃气虚弱，用补中益气汤加茯苓、半夏为主方见杂病劳倦。大凡腹中作痛畏手按者，此内有瘀血，若形体如常，属病气元气俱实，用桃仁承气汤直下之方见伤寒蓄血。若痛而肢体倦怠，饮食少思，此脾胃受伤，属病气有余，元气不足，用当归散调和之方见杂病溲血。若痛而喜手按腹，形体倦怠，饮食少思，此形气病气俱不足，用六君、炮姜、芎、归纯补之。若痛而大便不实，饮食难化，此脾肾虚寒，用六君、炮姜、肉果温补之。若痛而作呕少食，此脾胃虚弱，用六君、炮姜、藿香。若痛而呕吐不食泄泻，用六君加姜、桂。若兼手足逆冷自汗，更加附子。此证多有因攻伐而致者。

调荣汤　治瘀血不消，脐腹引腰背俱痛。

川芎　当归　芍药　地黄　生姜各一两　三棱　莪茂　白芷　延胡索　蒲黄　香附子　泽兰叶　细辛　川白姜　厚朴制　半夏制　甘草各七钱半，炙　辣桂　桃仁汤浸去皮，焙。各五钱

上㕮散，每服三钱，姜枣煎，食前服。

川当归散　理荣卫，消瘀血，出声音，治痰嗽。

川当归　牡丹皮　白芍药　子芩　木通　华阴细辛　麦门冬　甘草各半两　生地黄一两

上㕮咀，每服三钱，水一盏，姜三片，煎至七分，去滓温服。

大黄汤　治妇人血瘀不消，及扑损血瘀。

大黄生用　桃仁汤浸去皮尖双仁。各一两　桂去粗皮　郁李仁去皮研。各半两　生姜　地黄各一两

上粗捣节，每服三钱，水酒各半盏，同煎至七分，去滓温服。

琥珀散　治妇人经络否塞，腹内瘀血，痛不可忍。

琥珀　乳香　没药

上三味。各研取细末五钱，每服二钱，水酒各半盏，煎至七分，入地黄自然汁二合，再煎数沸，去滓，入温酒服，不拘时候。

地榆散　治败血。

何首乌　肉桂　地榆　香白芷各等分

上为粗末，每服二钱，米泔一盏半，砂糖一小块，煎至八分，去滓服，空心食前。

《本草》单方，消瘀血。以生藕汁饮之。以琥珀刮屑，水服之。瘀血不散，变成痈，捣生菴蕳蒿，取汁一升服之。除腹中宿血，以干柿多食瘥。破宿血，用磨石烧黑，热投酒中饮之，紫荆木浓煮服之。

痃癖

〔《大》〕痃者在腹内近脐左右，各有一条筋脉急痛，大者如臂，次者如指，因气而成，如弦之状，名曰痃也。癖者为僻侧在两肋之间，有时而痛，故曰癖也。二者皆阴阳不和，经络痞隔，饮食停滞，不得宣流。邪冷之气，搏结不散，得冷则发作疼痛。

麝香丸　治妇人痃癖，冷气兼疰气，心腹痛不可忍。

麝香半两，别研　阿魏二钱半，面裹煨令面熟　五灵脂　桃仁　三棱各七钱半　芫花醋炒　槟榔各一两　莪茂　桂心　没药　木香　当归各半两

上为细末，入麝香令匀，粳米软饭为丸，如梧桐子大，每服十丸，无时，淡醋汤下。

治妇人痃癖及血气等神效方。

上以豮猪肝一具，可及十两者，用巴豆五十枚，去大皮，札在

肝内，用酽醋三碗，慢火熬肝极烂，入京三棱末和就得所，为丸如梧桐子大，每服五丸，食前热酒下。肝熟后去巴豆不用。夫痃癖癥瘕，血气块硬，发歇刺痛，甚则欲死，究而言之，皆血之所为。仆尝治一妇人血气刺痛极不可忍，甚而死一二日方省，医巫并治，数年不愈。仆以葱白散、乌鸡丸遂安。又尝治一妇人，血气作楚，如一小盘样走注刺痛，要一人伏定方少止，亦用此二药而愈。寻常小小血气，用此二药，亦有奇效，故录于后。

葱白散　专治一切冷气不和，及本脏膀胱气攻冲疼痛，大治妇人胎前后腹痛，胎不安或血刺痛者。兼能治血脏宿冷，百节倦痛，肌体怯弱，劳伤带癖，久服尽除。但妇人一切疾病，最宜服此。

川芎　当归　枳壳　厚朴　桂心　干姜　芍药　舶上茴香　青皮　苦楝子　木香　熟地黄　麦芽　三棱　莪术　茯苓　神曲　人参各等分

上为细末，每服三平钱，水一盏，连须葱白二寸，拍破，盐半钱，煎至七分，内大黄、诃子，宜相度病状，如大便不利，入大黄同煎，不入盐。如大便自利，入诃子煎。朱先生云：此药大治心气脾疼，用之见效。仆尝以此药治浮肿立效。陈宜人病血气作楚，痛不可忍，服诸药无效，召仆诊之，两关脉沉弱为肝脉，沉差紧，此血气渐成痃癖也。只以此二药治之愈。四明马朝奉后院，亦病此，用二药亦愈。

乌鸡煎丸方见通治诸疾。

四等丸（《圣惠》）　治妇人痃癖气，心腹疼痛，饮食不消。

川大黄剉碎，微炒　诃梨勒去核　槟榔　木香

上各等分为细末，酒煮面糊和丸如梧桐子大。每食前以生姜橘皮汤下十五丸，温酒亦得。

又方

鳖甲醋炙黄，去裙襕　川大黄剉碎，微炒　京三棱炮裂。各等分

上为末，醋煮面糊丸如梧桐子大，每食前以生姜汤下十丸。

木香硇砂丸（《拔粹》）　治妇人痃癖积聚，血块刺痛，脾胃虚寒，宿食不消，久不瘥者。

木香　硇砂　丁香　官桂　附子炮　干漆炒烟尽　细墨　大黄剉碎

为末 乳香研 广术 青皮 京三棱 没药研 猪牙皂角 干姜炮。各等分 巴豆霜减半

上除硇砂、乳香、没药外，同为末，以好醋一升，化开硇砂，去滓，银器中慢火熬，次下巴豆霜、大黄熬成膏，将前药末与膏子为丸如麻子大，每服三五十丸，食后温酒送下，加至大便利为度。

当归散（《圣惠》） 治妇人痃癖气攻心腹痛，不能饮食。

当归剉，微炒 槟榔各七钱半 木香 桂心 陈橘皮去白。各半两 京三棱 郁李仁去皮，微炒 桃仁去皮，炒微黄 吴茱萸汤泡，七次，焙干。各一两

上件粗捣筛，每服三钱，水一中盏，煎至六分，去滓，不计时候，稍热服。

上方皆攻积之剂，全无补性，虚人禁用，实者亦须以四君、四物汤药兼服乃可。

疝瘕

〔《**大**》〕妇人疝瘕，由饮食不节，寒温不调，气血劳伤，脏腑虚弱，风冷入腹，与血相结所生。疝者痛也，瘕者假也，结聚浮假而痛，推移乃动也。妇人之病，有异于丈夫者，或因产后血虚受寒，或因经水往来，取冷过度，非独因饮食失节，多挟于血气所成也。其脉弦急者生，虚弱小者死。尺脉涩而浮牢为血实气虚，其发腹痛逆气上行，此为胞中有恶血，久则结成血瘕也。

〔**薛**〕子和云：遗溺闭癃，阴痿脬痹，精滑白淫，皆男子之疝也。若血涸月事不行，行后小腹有块，或时动移，前阴突出，后阴痔核，皆女子之疝也。但女子不谓之疝而谓之瘕。一妇人小腹痞胀，小便时下白带，小水淋沥，此肝经湿热下注，用龙胆泻肝汤而愈。一妇人小腹胀痛，小水不利，或胸乳作痛，或胁肋作胀，或气逆心胸。余以为肝火而血伤脾，用四物、柴胡、青皮、玄胡索、木香而愈。一妇人小腹痞闷，小便不利，内热体倦懒食，用八珍汤加柴胡、山栀、龙胆草治之而安。

干漆散 治妇人疝瘕久不消，令人黄瘦尪羸，两胁妨闷，心腹疼痛。

干漆炒令烟尽　木香　芫花醋炒　赤芍药　桂心　当归　川芎　琥珀各半两，研　大黄炒，二两　牛膝七钱半　桃仁一两　麝香二钱半

上为细末，无时，温酒调下一钱。

当归散　治妇人疝瘕及血气攻刺，心腹疼痛不可忍。

鳖甲醋炙黄，二两　当归剉，微炒　桂心　槟榔　川大黄剉，微炒。各一两　川芎　吴茱萸汤泡七次，焙干　木香　青橘皮去白。各半两　蓬莪术　赤芍药　桃仁汤浸去皮尖，麸炒微黄。各七钱五分

上为散，每服三钱，水一盏，姜一钱三分，煎至七分，去滓稍热服，不计时候。

硇砂丸　治妇人疝瘕，及积瘀血在脏，时攻腹胁疼痛。

川芒硝　硇砂各一两　当归　雄黄　桂心各半两　大黄炮　三棱各二两

上为细末，米醋一碗，熬大黄末为膏，次入余药末，和丸如梧桐子大。空心温酒下十丸，渐渐加至二十丸，以利下恶物为度。

巴豆丸　治妇人疝瘕，及血气疼痛。

巴豆去皮心，醋煮半日，二钱半　硇砂　大黄炒。各一两　五灵脂　桃仁各七钱半　木香半两。各为末

炼蜜丸如绿豆大，淡醋汤空心下五丸，热酒亦可。

黑神丸

神曲　茴香各四两　木香　椒炒香出汗　丁香各半两　槟榔四枚　漆六两，半生、半用重汤煮半日令香

上除椒、漆，五物皆半生半炒为细末，用前生熟漆和丸如弹子大，用茴香末十二两铺阴地荫干，候外干，并茴香收器中极干，去茴香。肾余育肠膀胱痃癖，及疝坠、五膈、血崩、产后诸血、漏下赤白，并一丸分四服，死胎一丸，皆绵裹酒下。难产，炒葵子四十九枚，捣碎酒煎下一丸。诸疾不过三服，痃气十服，膈气、癥瘕五服，血瘕三丸，当瘥。予族子妇病腹中有大块如杯，每发痛不可忍。时子妇已贵，京下善医者悉集，服药莫愈。予应之曰：此血瘕也，投黑神丸三丸，杯气尽消，终身不作。

蟠葱散　治妇人脾胃虚冷，气滞不行，攻刺心腹，痛连胸胁间，膀胱小肠疝气，及妇人血气癥瘕痛。

延胡索　肉桂　干姜各二两　甘草炒　苍术米泔浸一宿　缩砂　丁皮　槟榔各四两　莪茂　三棱　茯苓　青皮各六两

上为末，每服三钱，水一盏，连须葱白一茎煎，空心热服。

《宝鉴》蒺藜汤　治阴疝小腹作痛，小便不利，手足逆冷，或腹胁闷痛。

蒺藜去刺　附子炮　栀子去皮。各半两

上末，每三钱，水煎温服，食前。

丹溪定痛散　治寒疝疼痛速效。

枳壳十五枚　山栀子炒　棠球子　吴茱萸炒过　荔枝核炮。各等分

上为末，用长流水调下一二钱，空心服。

附：芦荟丸方　治疳癖肌肉消瘦，发热潮热，饮食少思，口干作渴，或肝疳食积，口鼻生疮，牙龈蚀烂等证。

芦荟　胡黄连　黄连炒焦　木香　白芜荑炒　青皮各五钱　当归　茯苓　陈皮各一两半　甘草炒，七钱

上为末，米糊丸梧子大。每服七八十丸，米饮下。

◎ 心腹胀满

〔《大》〕夫妇人心腹胀满者，由脏腑久冷，气血虚损，而邪气客之，乘于心脾故也。足太阴脾之经也，脾虚则胀。足少阴肾之经也，其脉起于小指之下斜趣足心，入跟中上股内后廉，贯肾络膀胱，从肾上贯肝膈入肺中；其支者从肺出络于心脏。邪气客于三经，与正气相搏，积聚在内，气并于脾，脾虚有胀，故令心腹烦满而胀也。诊其脉迟而滑者，胀满也。

〔薛〕前证脾胃虚痞，用六君子汤杂病虚劳。脾胃虚寒者，用人参理中汤。郁结气滞者，用归脾汤杂病健忘。肝侮脾土，用六君、柴芍。脾气壅滞，用平胃散杂病中食。肺气壅滞，用紫苏饮。宿食壅滞，用养胃汤。脾血虚痞，用四物汤加参、术。上六证当互相参用，仍与血风攻脾不食同用。一妇人胸膈不利，饮食少思，腹胀吞酸，或用疏利之药，反致中满不食。予以为脾土虚而肝木盛，用补中益气汤杂病伤劳倦加砂仁、香附、煨姜，又以六君子加芎、归、桔梗而愈。吴江史玄年母久病之后，遇事拂意，忽胸腹胀满，面目微肿，两腿重滞，气逆

上升，言语喘促，服清气之剂不效。予曰：此脾肺虚寒也。先用六君子汤，一剂病势顿减，后用补中益气加茯苓、半夏、干姜，二剂形体顿安。后以七情失调，夜间腹胀，乃用十全大补汤加木香治之而痊。

白术散　治妇人脾胃气虚，心腹胀满，不欲饮食，四肢无力。

白术　草果仁　诃子肉各三分　赤茯苓　槟榔　桂心各半两　陈皮　厚朴　人参各一两　甘草一分

上为粗末，每服四钱，水一盅，姜三片，枣一枚，煎至七分，去滓食前热服。

槟榔散　治妇人脾胃虚冷，心腹胀满，不欲饮食。

槟榔　前胡　川芎　青皮七钱半　赤芍药　桂心　大黄　苦梗木香　枳壳各半两　甘草二钱半

上㕮咀，每服四钱，姜三片，煎至七分，去滓温服。

木香散　治证同前。

木香　桂心　白术　干姜炮　陈皮去白　草果仁　诃梨勒　人参各一两　神曲炒黄，七钱半　甘草炙，半两

上为细末，每服一钱，茶清点，热服。

《补遗》治心腹胀满。予尝独用厚朴姜汁炒过，每服五钱，姜七片，水煎温服，不拘时候，间服沉香降气汤得效。见《资生经》。

《局方》分心气饮亦妙方见杂病气。三脘散亦妙方见两胁胀痛。

◎ 嘈杂

〔**《大》**〕夫妇人心胸嘈杂，此脾胃郁火，滞痰血液泪汗而成，用猪血炒食之，乃以血导血而使之归源尔。旋覆花汤尤善。

〔**薛**〕前证若因食郁，用六君、山楂、山栀。若因胃热，用二陈、姜炒芩、连。若因六郁，用越鞠丸杂病郁。若因气滞，用四七汤杂病气、桔梗、枳壳。大抵此证属病气。元气俱不足，须用六君为主，少佐以治痰之药。若以水[1]治之，必变吞酸中满。一妇人饮食少思，胸中嘈杂，头晕吐痰，此中气虚而有热。用六君子汤加炒黑山栀、桔梗而愈。后因劳碌，头晕发热吐痰，用补中益气汤加半夏、茯苓、

① 水：《校注妇人良方》作“火”。

天麻而痊。一妇人中脘嘈杂，口中辛辣，或咳嗽吐痰发喘，面色或白或赤，此脾气虚而肺中伏火也。用六君子加山栀、桔梗、柴胡及炒黑片芩治之，寻愈。一妇人嘈杂吞酸，饮食少思，大便不实，此脾气虚寒而下陷。用补中益气汤加茯苓、半夏、炮姜，渐愈。又常服人参理中丸即安。一妇人饮食后嘈杂吞酸，此食郁为痰。用六君子汤送越鞠丸渐愈，又用加味归脾汤而痊。后因怒，两胁胀痛，中脘作酸，用四君子汤送左金丸渐安，仍用六君子汤送越鞠丸而痊。

旋覆花汤 治妇人心胸嘈杂，中脘痰饮冷气，心下汪洋，口中清水自出，腹胁急胀满痛，不欲饮食。

旋覆花 人参 桔梗 白芍药各一钱 橘皮去白，一钱半 赤茯苓 半夏各二钱 官桂去粗皮 细辛 甘草各半钱

上作一服，水二盅，生姜五片，煎至一盅，食前服。

〔**《补遗》**〕予尝以参苏饮二分，四物汤一分交和，每四钱，生姜七片煎服，治一妇人心胸嘈杂而愈。亦名茯苓补心汤。

◎ 小便淋沥

〔**《大》**〕妇人淋沥，由肾虚而膀胱热也。盖膀胱与肾为表里，主于水，行于脬者为小便也。若肾虚则小便频数，膀胱热则小便淋沥，甚则不通，腹胀喘急，当速治之。

〔**薛**〕前证若膀胱热结，用五淋散。若脾肺虚热，用补中益气杂病劳倦加山药、五味、麦门。若脾经郁热，用加味归脾汤即归脾加丹皮、山栀。若肺经郁火，用黄芩清肺饮。若肝经湿热，用龙胆泻肝汤。杂病淋。血虚用加味逍遥散结核。阴虚用六味丸杂病虚劳加柴胡、山栀。大抵不渴而不利者，热在下焦血分也，用滋肾丸。渴而不利者，热在气分也，用清肺饮。尺脉数而无力者，阴火盛而阳不能化也，用六味丸、滋肾丸为主。尺脉浮而无力者，阳气虚而阴不能生也，用加减八味丸杂病消瘅、滋肾丸为主。一妇人素有前患，内热体倦。余以为肝火血少，脾气虚弱，用八珍、逍遥二散，兼服月余而小便利，又用八珍汤而血气复。一妇人患前证，面青胁胀，诸药不应。余以为肝经气滞而血伤，用山栀、川芎煎服而愈。一妇人小便不利，小腹并水道秘闷，或时腹胁胀痛，余以为肝火，用加味逍遥散加龙胆

草，四剂稍愈，乃去胆草佐以八珍散加炒黑山栀兼服而瘥。

石韦散　治妇人小便卒然淋沥。

石韦　黄芩　瞿麦穗　榆白皮　木通　葵子各一钱半　甘草半钱

上作一服，水二盅，煎至一盅，食前服。

木通散　治妇人五淋。

木通　榆白皮　瞿麦穗　大麻仁　滑石各一两　葵子　贝齿　白茅根各二两　甘草半两

上为粗末，每服五钱，水煎空心温服。

桃胶散　治妇人气淋、劳淋。

桃胶　榆白皮各一两　车前子　冬瓜子　鲤鱼齿　葵子　瞿麦　木通各半两　枳壳二钱半

上吹咀，每服四钱重，水一盏，煎至七分，去滓温服。

金沙散　治妇人诸淋。

上海金沙草阴干为末，煎生甘草汤调服二钱。

又方　真琥珀研末，不以多少，研木香白汤调下。此二方出陈总领方。

鸡苏散　治妇人血淋。

鸡苏叶　木通各二两　生干地黄　滑石各三两　刺苏根一两

上为粗末，每服半两，水盏半，笙竹叶三七片，煎至七分，去滓食前温服。

治妇人血淋及尿血涩痛方

生干地黄三两　郁金　蒲黄各二两

上为细末，每服二钱，车前子叶煎汤调下，以利为度。

亦有血瘕似淋，小便不通，脐腹胀满，宜桃仁煎。方见前积聚癥瘕门血瘕条。

后有用乱发方治脬转不得小便，亦可治血淋、尿血。

火府丹　治心经热，小便涩，及治五淋。加甘草，为吹咀煎，名导赤散。出《本事方》。

生地黄二两　木通　黄芩各一两

上为细末，炼蜜丸如梧桐子大。每服三十丸，木通煎汤下。兼治淋沥，脐下满痛。许学士云：壬戌年一卒渴病，一日饮水一斗，不食者三月，心中烦闷，时已十月。予谓曾经三伏热，与此药数服。

越二日来谢云：当日三服渴止，又三服饮食如故。此本治淋，用以治渴，可谓通变也。

治妇人诸般淋

苦杖根俗呼为杜牛膝，多取洗净剉碎，取一合，用水五盏，煎至一盏，去滓，用麝香、乳香少许调下。

鄞县武尉耿梦得，其内人患沙石淋者十三年，每漩痛楚不可忍，溺器中小便沙石剥剥有声，百方不效。偶得此方服之，一夕而愈。目所视也。

《局方》五苓散、八正散、清心莲子饮皆可用。

滋肾丸　治热在血分，不渴而小便不利；或肾虚足热腿膝无力，不能履地；又下焦阴虚，小便不利，肚腹肿胀，或皮肤胀裂，眼睛突出。此神剂也。

知母　黄柏各酒炒，二两　肉桂去粗皮，二钱

上各另为末，水丸如桐子大。每服二百丸，空心百滚汤下。

黄芩清肺饮　治肺热小便不利，宜用此药清之。

黄芩炒　山栀炒。各一钱

上水煎服。不利加盐豉二十粒。

五淋散　治膀胱有热，水道不通，淋沥不出，或尿如豆汁，或成砂石，或如膏汁，或热佛便血。

赤茯苓一钱半　赤芍药　山栀各一钱　当归　甘草各一钱二分

上入灯心，水煎服。

◎脬转不得小便

〔《大》〕妇人脬转之病者，由脬为热所迫，或忍小便，俱令水气迫于脬，屈辟不得充张，外水应入不得入，内溲应出不得出，内外壅滞，胀满不通，故为脬转。其状少腹[①]急痛，不得小便，甚者至死，不可治也。

〔薛〕前证不问男女孕妇，转脬[②]小便不利，命在反掌，非八味

---

① 腹：原作“阴”，据《妇人大全良方》改。

② 转脬：原作“转筋”，据文义改。

丸不能救，余参前后论主治。一妇人小便淋沥，小腹胀闷，胸满喘急，诸药不应，余视为转脬之证，用八味丸料煎服，小便即利而痊。一妇人因郁怒，小便滴沥，渐至小腹肿胀，痰咳喘促，余用八味丸料煎服，小便即利而痊。

〔《大》〕**滑石散**（《千金》）　治妇人丈夫脬转，小便数日不通。

滑石一两　凝水石二两　葵子一合

上为末，以水一斗，煮取五升，时时服，一升即利。

又方

乱发烧灰存性　葵子　车前子各等分

上为细末，每服二钱，茶汤调下。

蒻叶散　治妇人脬转，小便不通。亦可治男子。

裹茶蒻叶烧灰存性，一两　滑石研细，半两

上研停，沸汤调二钱服。

石韦汤　治证同前。

石韦去毛　车前子各等分

上为粗末，每服五钱，水二盏，煎至一盏，去滓服。

治妇人忍小便，不得依时而起，致令脬转，经四五日，困笃欲死。

滑石二两　乱发灰一两

上研停，取桃白皮一斤熟捣，以水三盏，绞取汁，无时，温半盏调一钱服。

又方　以滑石末葱汤调下二钱服。

《千金翼方》治妇人不得小便。

杏仁七粒，去皮尖

上一味，麸炒黄，细末，水调服立通。

又方　以紫草为末，井华水调服三指撮立通。又云：紫菀皆可用。

若卒暴不通，小腹膨急，气上冲心，闷绝欲死，此由异气传并膀胱，或从忧惊，气无所伸，郁闭而不流，气冲脬系不正。诊其脉，右手涩小，左手急大，宜葱白汤。

葱白汤方

橘皮三两　葵子一两　葱白一茎

上㕮咀，以水五升，煮取二升，分三服。出《指迷方》

《补遗》：紫金皮为末，葱汤调下二钱。葵子汤亦可。

又方 胞转小便不通，炒盐半斤，囊之，乘热熨小腹。

〔薛〕**滋肾生肝饮**

山药 山茱萸肉各一钱 熟地黄自制，二钱 泽泻 茯苓 牡丹皮各七分 五味子杵炒，五分 柴胡三分 白术 当归 甘草各三分

上水煎服。

八味丸 治脬转小便不通，殊有神效，但世所不用，以致误人多矣。方见杂病虚劳。

一方 皂角为末，吹鼻内取嚏。

◎ 小便数

〔《大》〕妇人小便数者，由肾与膀胱俱主于水，肾气通于阴，此二经俱虚而有热乘之，则小便涩，虚则小便频数也。

〔薛〕前证若肝经火动，用逍遥散调经。加龙胆草、车前子。膀胱火动，六味丸杂病虚劳加麦门、五味。肝肾湿热，龙胆泻肝汤见便毒。郁伤肝脾，加味逍遥散、加味归脾汤。肝脾肺气虚，补中益气汤杂病劳倦。加麦门、五味。肝经血虚，加味逍遥散。肾气虚败，鹿茸散。如不应，用八味丸。一妇人患前证，小便频数，日晡热甚，此肝脾血虚气滞而兼湿热也，用加味逍遥散加车前子而愈。一妇人患前证，发热烦躁，面目赤色，脉洪大而虚，余谓此血虚发躁，用当归补血汤杂病劳倦数剂而痊。一妇人久患前证，泥属于火，杂用寒凉止血之剂，虚证悉具。余曰：此脾胃亏损而诸经病也，当补中气为主。遂以六君、补中二汤，兼服两月余，寻愈。

〔《大》〕**鹿茸散** 治妇人久虚冷，小便日夜三五十行。

鹿茸 乌贼鱼骨 桑寄生 龙骨各一两 白芍药 当归 附子各七钱半 桑螵蛸半两

上为细末，食前温酒调下二钱。

桑螵蛸散 治妇人虚冷，小便数。

桑螵蛸三十枚，炒 鹿茸 牡蛎粉二两 甘草二两 黄芪半两

上为细末，食前姜汤调一钱服。

《补遗》缩泉丸　治脬气不足，小便频数。

天台乌药　益智仁各等分

上为末，酒煮山药为糊，丸如梧子大，临睡盐酒吞七十丸。或只为末，调酒服，如不饮酒，以米饮调下。

又法　取糯米糍一片，临睡炙令软熟啖之，仍以温酒吞，不饮酒，只汤下，多啖愈佳，行坐良久，待心空则睡，最验。

◎ 遗尿失禁

〔《大》〕经云：膀胱不利为癃，不约为遗尿者，乃心肾之气传送失度之所为也。故有小便涩而遗者，有失禁而出不自知者。又妇人产蓐产理不顺，致伤膀胱，遗尿无时。又有脬寒脏冷而遗尿不禁，治之各有方。

〔薛〕《内经》曰：胞移热于膀胱则癃、溺血，膀胱不利为癃，不约为遗溺。注曰：膀胱为津液之腑，水注由之，然足三焦脉实，约下焦而不通，则不得小便。足三焦脉虚，不约下焦，则遗溺也。《灵枢经》曰：足三焦者，太阳之别也，并太阳之正，入络膀胱，约下焦，实则闭癃，虚则遗溺。窃谓前证若肝肾虚热，挺孔痿痹，用六味丸，如不应，用加减八味丸。阳气虚惫，膀胱积冷，用鹿茸丸，如不应，用八味丸。若脾气虚弱不能禁止，用补中益气汤加山药、山萸、五味。若肺气虚寒，前汤加桂、附。此证属虚热者多，真寒者少，治宜审察。一妇人小便自遗，或时不利，日晡益甚，此肝热阴挺不能约制，用六味丸料加白术、酒炒黑黄柏七分、知母五分，数剂诸证悉愈。若误用分利之剂，愈损真阴，必致不起。一老妇患前证，恶寒体倦，四肢逆冷，余以为阳气虚寒，用补中益气加附子三剂，不应，遂以参附汤四剂稍应，仍以前药而安。附子计用四枚，人参三斤许。一妇人病愈后，小便出屎，此阴阳失于传送，名大小肠交也。先用五苓散二剂而愈，又用补中益气汤而安。

〔《大》〕**鹿茸丸**　治妇人久积虚冷，小便白浊，滑数不禁。

鹿茸炙　椒红　桂心　附子炮　牡蛎煅　补骨脂炒　石斛　肉苁蓉酒浸　鸡膍胵炙　沉香各一两　桑螵蛸炙，半两

上为细末，酒煮面糊，丸梧桐子大。空心，温酒下三十丸。

又方　鹿角屑炒令黄，为细末，空心温酒调二钱。

又方　雄鸡胜胵炙为末，空心酒调服二钱。

治妇人遗尿，不知出时　《千金翼》方

白薇　白芍药各等分

上为末，酒服方寸匕，日三服，空心。

又方　以桑螵蛸酒炒，为细末，每服二钱，生姜汤调下。

又方

白矾　牡蛎各等分

为细末，饮服方寸匕。亦治丈夫遗尿。

疗妇人遗尿不禁　雄鸡翎烧灰为末，酒服方寸匕。

《补遗》秘元丸　治内虚自汗，小便不禁。

白龙骨三两　诃子十个，去核　缩砂仁一两

为末，糯米粥丸梧子大。每服五十丸，空心盐油吞下。

又治小便不禁，用猪脬洗净，铁铲上炙熟食之，以酒咽下。

◎ 小便出血

〔**《大》**〕夫妇人小便出血者，由心主于血，血之行身通遍经络，循环脏腑，血性得寒则凝涩，得热则流散，失其常经，溢渗入于胞内，故小便出血也。

〔**薛**〕妇人小便尿血，或因膏粱炙煿，或因醉饱入房，或因饮食劳役，或因六淫七情，以致元气亏损，不能统摄归源。若因怒动肝火者，用加味逍遥散调送发灰。肝经风热者，送子芩丸。久而血虚者，用八珍送发灰。若膏粱积热者，用清胃散加槐花、甘草。房劳所伤者，用六君加柴胡、升麻。风热所伤者，用四君加防风、枳壳。凡久而亏损元气者，用补中益气为主。郁结伤脾者，用济生归脾为主。一妇人尿血，因怒气寒热，或头痛，或胁胀，此肝血虚而肝火盛，用加味逍遥散而血胀止，补中益气加蔓荆子而头痛痊。后郁怒腹痛尿血，仍用前散，加龙胆草并归脾汤治之。将愈，又因饮食所伤，复作心忡不宁，彻夜不寐，仍用前汤而痊。一妇人尿血，面黄体倦，饮食不甘，晡热作渴，此脾胃气虚不能摄血归经，用补中益气以补胃气，用归脾汤以解郁结，更用加味逍遥散以调养肝血而痊。

一妇人小便出血，服四物、蒲黄之类，更加发热吐痰，加芩连之类，又饮食少思，虚证蜂起，肝脉弦而数，脾脉弦而缓，此因肝经风热，为沉阴之剂，脾伤不能统摄其血，发生诸脏而然也。余用补中益气汤、六味地黄丸而痊。

鹿茸散（《大全》） 治妇人劳损虚羸尿血。

鹿茸 当归 熟地黄 葵子 蒲黄 续断各等分

上为细末，酒调二钱，日三服。

发灰散 治小便尿血，或先尿而后血，或先血而后尿，亦远近之谓也。又治饮食忍小便，或走马房劳，皆致脬转，脐下急痛不通。兼治肺疽心衄内崩，吐血一两口，或舌上血出如针孔，若鼻衄吹内立已。

乱发烧灰《本草》云：能疗瘀血，通关格，利水道，破癥瘕、痈疽、抓尿刺、下疰、杂疮，疗脬转，通大小便，咳嗽，鼻衄。

上一味，用米醋二合，汤少许，调服二钱，井华水调亦得。服药讫，即炒黑豆叶蹲其上，则通。

生干地黄散 治妇人尿血不止。

生干地黄二两 柏叶 黄芩各半两 阿胶炒成珠，一两

上为粗末，每服三钱，水一盏，姜三片，煎七分，去滓温服。

当归散 治妇人小便出血，或时尿血。

当归 羚羊角屑 赤芍药各半两 生地黄一两 刺蓟叶三分

上为粗末，每服三钱，水煎去滓服。

又方

羚羊角屑 龙骨 当归 蒲黄各一两 生地黄二两

上为细末，粥饮调下二钱，食前服。

又方 以生地黄捣取汁，每服一小盏，日二服。

又方 以蒲黄末酒调二钱服之。水调亦可。

又方 以鹿角胶二两，炙令黄。以水一大盏，煎至半盏，去滓分为三服，食前服。

《补遗》：小便出血，竹茹一大块，水煎服。

又方 川牛膝去芦，浓煎服。

又方 当归、白芷为末，米饮下二钱。

又方　催生如神散，童子小便和酒调下。

治妇人卒伤于热，尿血　陈总领云：余顷在章贡时，年二十六，忽小便后出鲜血数点，不胜惊骇，却全不疼，如是一月，如不饮酒则血少，骇不能止。偶有乡兵告以市医张康者，常疗此疾，遂延之来，供一器清汁，云是草药，添少蜜解以水，两服而愈。既浓酬之，遂询其药名，乃镜面草，一名螺靥草，其色青翠，所在石阶缝中有之。

◎ 大便下血

〔**《大》**〕妇人脏腑损伤，风邪易入，凡热气在内，令人下血，风气在内，亦大便血色，或如豆汁，腹中疼痛。若粪后下血者，其来远，粪前有血者，其来近。远近者，言病在上下也。妇人面无血色，时寒时热，脉浮弱，按之绝[①]者，为下血也。

〔**薛**〕前证或饮食起居，或六淫七情失宜，以致元气亏损，阳络外伤。若膏粱积热，加味清胃散。怒气伤肝，六君、柴、芍、芎、归。郁结伤脾，加味归脾汤。脾气虚弱，六君子汤。思虑伤心，妙香散。大肠风热，四物、侧柏、荆、防、枳壳。大肠血热，四物、丹皮、柴胡。中气下陷，补中益气、茯苓、半夏。心脾不能摄血，必补脾肺之源，举下陷之气。一妇人下血不已，面色痿黄，四肢畏冷，此中气下陷，用补中益气汤送四神丸，数服而愈。光禄张淑人下血，烦躁作渴，大便重坠，后去稍缓，用三黄汤加大黄至四两方应，后用三黄汤又二十余剂而愈。此等元气，百中一二。韩地官之内脾胃素弱，因饮食停滞，服克伐之剂，自汗身冷，气短喘急，腹痛便血。或用诸补剂，皆不应。余用人参、炮附子各五钱，二剂稍应，却用六君子，每剂加炮附子三钱，四剂渐安。又用前汤，每加附子一钱，数剂乃瘥。一妇人因怒胸痞，饮食少思，服消导利气之药，痰喘胸满，大便下血。余用补中益气汤加茯苓、半夏、炮姜四剂，诸证顿愈，又用八珍加柴胡、炒栀全愈。

加减四物汤　治肠风下血。

侧柏叶炒　荆芥　槐花炒　甘草炒。各五分　枳壳麸炒　生地

① 绝：《校注妇人良方》作“如丝”。

黄　当归　川芎各一钱

上姜水煎服。

肠风黑神散　治肠风下血，腹疼后重，或肛门脱出。

败棕烧　木馒头烧　乌梅去核　粉草炙。各一钱

上水煎服。

愚按：前二证若病久中气虚弱者，必用培补脾胃为主。

地榆汤　治阴结便血。骆龙吉方

地榆四两　甘草炒，一两半　缩砂仁四十七粒

上每服三钱，水煎。

防风如神散　治风热气滞，粪后下血。

防风　枳壳麸炒。各等分

上每服三钱，水煎。

妙香散　治心气下血，温酒调下。见杂病心痛

◎ 大便不通

〔**《大》**〕妇人大便不通者，由五脏不调，冷热之气结于肠胃，则津液燥竭，大肠壅塞，故大便不通也。仲景云：妇人经水过多，则亡津液，亦大便难也。大三脘散，或四物加青皮，或七宣丸、麻仁丸选而用之。

〔**薛**〕前证或大肠津液干涸，或血虚火烁，不可计其日期，饮食数多，必待腹满胀，自欲去而不能者，乃用猪胆汁润之。若妄服苦寒辛散之剂，元气愈伤，或通而不止，或成中痞之证。大抵血虚火燥，用加味逍遥散。气血俱虚，用八珍汤。燥药伤血，用四物、连翘、甘草。克伐伤气，用四君、川芎、当归。内热作渴，饮汤，脉实，用竹叶黄芪汤杂病消瘅。内热作渴饮冷脉涩，用四物送润肠丸。肝胆克脾土而不能输送，用小柴胡汤伤寒少阳加山栀、郁李仁。肠胃气虚而不能传送，用补中益气加芍药。厚味[①]积热而秘结，用清胃散加芍药杂病齿。其有热燥、风燥、阳结、阴结，皆不宜损中气，治者审之。一妇人痰喘内热，大便不通，两月不寐，脉洪大，重按微细，

① 厚味：《校注妇人良方》作"厚朴"。

此属肝肺肾亏损，朝用六味丸，夕用逍遥散各三十余剂，计所进饮食百余碗，腹始痞闷，正前所谓血虚火烁也。以猪胆汁导而通之，用十全大补汤调理而安。

通神散　治大便实热不通，其证心腹胀痛，手不得近，心胸烦闷而欲饮食者。

大黄炒　芒硝　槟榔　郁李仁汤浸去皮，微炒　桃仁杵。各一两，一方有木香半两。

上为末，每服二钱，空心粥饮调下。

大麻仁丸　治肠胃风结，大便常秘而欲饮食者。

大麻仁别研如膏　大黄炒。各二两　槟榔　木香　枳壳麸炒。各一两

上为末，入麻仁研匀，炼蜜丸桐子大。每服二十丸，温水下。

皂角丸　治大肠经有风，大便秘结而不坚实者。

皂角炙，去子　枳壳麸炒。各等分

上为末，炼蜜丸桐子大。每服七十丸，空心米饮下。

苏麻粥　顺气滑肠。用紫苏子、麻子仁，水研取汁，煮粥食之。

润肠丸　治伏火风热，大肠干燥。若因失血或因肾虚，当滋肾水，最忌此丸。

麻子仁　桃仁去皮尖，别研。各一两　羌活　当归尾　大黄煨　皂角仁　秦艽各五钱

上另研为末，炼蜜丸。每服五十丸，空心白汤送下。如直肠干涩，用猪胆汁导之，亦忌前药。

搜风顺气丸　治痔漏肠风，风热秘结，元气充实者。

车前子一两五钱　大麻子微炒　大黄五钱，半生半熟　牛膝酒浸　郁李仁汤泡　菟丝子酒浸蒸，杵晒为末　枳壳麸炒　山药各二钱

上为末，炼蜜丸桐子大。每服三十丸，空心白汤下。

子和脾约丸

麻仁一两二钱半　枳壳麸炒　厚朴姜制　芍药各一两　大黄蒸，四两　杏仁去皮尖炒，研烂如膏，一两二钱

上为末，入杏仁膏炼蜜丸梧子大。每服三二十丸，空心用滚汤送下。

初虞世云：余历观古人用通药，率用降气等药。盖肺气不下降，

则大肠不能传送，以杏仁、枳壳、诃子等味是也。又老人、虚人、风人，津液少，大便秘。经云：涩者滑之。故用胡麻、杏仁、麻子仁、阿胶之类是也。今人学不师古，妄意斟酌，每至大便秘燥，即以驶药荡涤之，既走津液气血，大便随手愈更秘涩，兼生他病。予昔在鲁山日，有一谡少自称太医，曹镇有寄居王世安少府，本京师人，始病风淫末疾，为此生以驶药累累利之，后为肺痿咯脓血，卒至大便不通而死。古人服药尤所谨重，不若今人之轻生，故举此以戒后人尔。

〔**薛**〕前证若胃强脾弱，津液不得四布，但输膀胱，小便数而大便难者，用脾约丸。若阴血枯槁，内火燔灼，脾肺失传，大便秘而小便数者，用润肠丸。此丸若用之于热甚气实，与西北之禀厚者，无有不效。若用于东南及虚热而气血不足者，则脾愈弱而肠愈燥，反致虚痞矣。此东垣先生之治法也。其搜风顺气丸，中贵及西北人用之多效，东南人用之无不致害。一老妇大便欲去而难去，又不坚实，腹内或如故，或作胀，两关尺脉浮大。余以为肠胃气血虚弱，每服十全大补汤加肉苁蓉，去后始快，若间二三日不服，腹内仍胀，大便仍难。一老妇大便月余不通，痰喘内热，不得就枕，脉洪大，重按微细，朝用六味丸，夕用逍遥散各五十余剂，计进饮食百余碗，小腹始闷，此火燥而消铄也，以猪胆汁润之，用十全大补而安。后仍不通，用八珍倍加苁蓉常服而通。

◎ 大便或秘或利

〔**《大》**〕经云：春伤于风，夏必飧泄。盖木气刑土也。土不能渗泄则木气胜，故泄。风气行精液燥，故秘。即不可转以秘燥为风也。余家中宗亲张公度母氏年七十，日下利数十行，百方治之不愈，又苦腰脚拘挛，公度以蒺藜、酸枣仁治拘挛而利愈。黄鲁直母安康郡太夫人苦秘结，以公度药投之而大便利。故知秘与利皆出于风。公度，潞人，名骙，世有令德，承父医学而克其家，清修不妄取，真有德君子，今见于此。

〔**薛**〕按前证若因足三阴亏损，发热作渴，胸膈不利，饮食善消，面带阳色，脉洪而虚，肢体倦怠者，用补中益气汤、六味地黄丸。脾肺气虚，补中益气汤。脾经郁结，用加味归脾汤。气血俱虚者，八珍加肉苁蓉。肾经津液不足者，六味地黄丸。胃火销铄津液，竹叶黄芪汤。肝木侮脾土，小柴胡加山栀、郁李仁、枳壳。膏粱积热，清胃散加山栀、郁李仁、枳壳。若燥在直肠，用猪胆导之。

治风人、脚气人大便或秘或利。虚人尤宜。

皂角子三百粒，破作两片，慢火炒燥甚，入酥一枣大，又炒至燥，又入酥炒至焦黑为度

上细末，炼蜜丸如梧桐子大。每服三十丸，煎蒺藜、酸枣仁汤下，空腹服。两时久未利，再进一服，渐加至百丸不妨，以通为度。

蒺藜汤方 用蒺藜不以多少，炒至赤黑色，臼内以木杵舂去刺，拣簸净，每蒺藜三两，以酸枣仁一两炒令香，同杵为粗末，马尾罗筛。每三钱，水一盏，煎至七分，去滓温服，下前丸子。

大五柔丸 主脏气不调，大便难。通荣卫，利九窍，进饮食。

大黄斗米上蒸，切焙 枳壳去瓤，麸炒 白芍药 葶苈炒香，别研 肉苁蓉酒浸软，温水洗切焙。各一两 桃仁一百枚 杏仁四十枚，并去皮尖，麸炒令黄，别杵 牛脂去筋膜熬成油，与葶苈、杏仁等杵

上除有油药并为末，入牛脂、桃杏仁、葶苈，杵数千下，丸如梧桐子大。米饮下三丸，日三服，腹稍空时服，未知稍增，以知为度。

安康郡太苦风秘，予为处**枳诃二仁丸**。

杏仁去皮尖，麸炒黄 麻仁别研各二两 枳壳去穰，麸炒研 诃子慢火炒，捶去核

上二物各一两为细末，同二仁杵，炼蜜和杵丸如梧桐子大，温水下二三十丸。未知稍增。

潞公在北门日，盛夏间苦大便不调，公随行医官李琬，本衢州市户，公不独终始涵容之，又教以医事。公病泄利，琬以言动摇之，又求速效，即以赤石脂、龙骨、干姜等药馈公，公服之不大便者累日，其势甚苦，予方自共城来见公，未坐定，语及此事，公又不喜服大黄药。予告曰：此燥粪在直肠，药所不及，请以蜜兑导之，公为然。时七月中苦热，予挥汗为公作蜜兑。是夕三用药，下结粪四五十枚，黑如橡栗，公二三日间饮食已如故。世有一种虚人不可服利药，今载其法。

蜜兑法　好蜜四五两，银石器中微火熬，不住手以匙搅，候可丸，见风硬，即以蛤粉涂手，捏作人指状，长三寸许，坐厕上纳之，以手掩定，候大便通即放手，未快再作。以上四方出初虞世。

《补遗》通气散　治妇人忧怒伤肺，肺与大肠为传送，致令秘涩不通。或服燥药过多，大便秘，亦可用。

陈皮　苏叶　枳壳　木通去皮节

上等分剉，每服四钱，水煎温服。

皂角丸、苏麻粥亦佳。见前。

◎ 泄泻

〔《大》〕泄泻之证，因肠胃虚冷而邪气乘之。经云：春伤于风，夏必飧泄。盖风伤肝，肝木旺而克脾土，属外因也。若七情不平，脏气受伤，属内因也。若饮食生冷伤脾，属不外内因也。大法寒者温之，热者凉之，滑者涩之，湿者燥之。

〔薛〕前证若生冷所伤，用六君、木香、砂仁。辛热所伤，用二陈、炒连、山栀。面食所伤，用六君、神曲。米食所伤，用六君、谷蘖。饮食不时而伤，用四君子汤。饮食过多而伤，用六君子汤。饮食停滞，人参养胃汤。脾气虚弱者，六君、升麻、柴胡。脾气虚寒，六君、木香、炮姜。肝木乘脾者，六君、柴胡、芍药。肝火克脾者，六君、芍药、山栀。中气虚而下陷者，补中益气汤。郁结伤脾者，济生归脾汤。肾气虚者，五味子散。脾气虚者，二神丸。脾肾虚者，四神丸。命门火衰者，八味丸。真阳虚败者，固真丸。仍与滞下方参用。侍御沈东江之内，停食腹痛作泻，以六君加木香、炮姜而愈。后复作，传为肾泄，用四神丸而安。侍御徐南湖子室，泻属肾经，不信余言，专主渗泄，以致不起。一妇人年逾五十，不食夜饭，五更作泻二十年矣。后患痢，午前用香连丸，午后用二神丸各二服而痢止。又以二神丸数服而食夜饭，不月而形体如故。吴江史玄年母，素有血疾，殆将二纪，平居泄泻，饮食少思，面黄中满，夏月尤甚，治血之药，无虑数百剂，未尝少减。余以为脾肾虚损，用补中益气汤送二神丸，复用十全大补汤煎送前丸，食进便实，病势顿退。若泥中满忌参、术，痰痞忌熟地，便泄忌当归，皆致误事。

《补遗》治泻，风证则胃风汤、不换金正气散。寒证则理中汤、四柱散、大已寒丸。暑则五苓散、香薷散、六和汤。湿则藿香正气、戊己丸。此大概而论，至于通治则有诸方可检，随证治疗。然男子妇人久泻不止，无逾固肠丸之效验。

香朴丸　治肠胃虚冷泄泻，注下无度，脾虚气闭，不进饮食。

大厚朴五两　北茴香　白术　陈皮各三两　诃子　赤石脂各一两半

上为细末，面糊丸如梧桐子大。空心米饮下五十丸。如常服，暖脾胃。

桂香丸　治脏腑虚为风湿寒所搏，冷滑注下不禁，老人虚人危笃，累效。

附子　肉豆蔻并炮　白茯苓各一两　桂心　木香炮　白姜炮。各半两　丁香二钱半

上为细末，米糊丸如梧桐子大。空心米饮下五十丸。

豆蔻分气饮　治脏腑虚寒，泄泻无度，瘦极，及妇人产后泻，洞泄危笃甚。

藿香叶　草豆蔻仁炮　青橘皮各四两　甘草　丁香各半两　乌梅五十个　肉豆蔻十个，炮

上㕮咀，每服四钱，水二盏，糯米一撮，煎七分，去滓温服。

豆蔻丸　治脏寒泄泻不止，服诸药无效。亦可治男子

肉豆蔻面裹煨香，不以多少，碾细入陈米白饭捣令得所，丸如绿豆大。空心，煮粟米饮吞下百丸。本家累以此药救人有效。

人参豆蔻散　治久泻不止，服诸药无效，此药屡效。

人参　肉豆蔻　干姜　厚朴　甘草　陈橘皮各一两　川芎　桂心　诃子　北茴香各半两

上为细末，每服三钱，水一小盏，姜三片，枣一枚，煎至六分服。

木香散　治脏腑冷极，及久冷伤脾，口疮，下泄米谷不化，饮食无味，肌肉瘦悴，心多嗔恚，妇人产后虚冷下泄，及一切水泻冷痢。

木香　破故纸炒。各一两　良姜　缩砂仁　厚朴制。各七钱半　赤芍药　橘红　桂心　白术各半两　吴茱萸汤泡七次　胡椒各二钱半　肉豆

蔻四枚　槟榔一个

上为散，每服三钱，用不经水猪肝四两许，去筋膜，批为薄片，重重掺药，置一鼎中，入浆水一碗，醋一茶脚许，盖覆煮肝熟，入盐一钱，葱白三茎细切，生姜弹子许拍破，同煮水欲尽，空心为一服，冷食之。初服微泻不妨，亦是逐下冷气，少时自止。经年冷痢滑泻，只是一服。渴即饮粥汤，忌生冷油腻物，如不能食冷物，即添少浆暖服。嘉兴谢医得此方，病其繁，只用浆水煮猪肝，丸如梧桐子大，粥饮下五十丸亦效。若暴泻痢只是一服，唯热痢、热泻不宜服。

赵府博宜人病泄泻不止，用附子、木香、诃子、肉豆蔻、龙骨等药及诸丹服之，皆无效。召余诊之，肝肾脉虚弱，此肝肾虚也。府博云：其说见在何经？余曰：诸方论泄痢，止是言脾胃病，不过讲风冷湿毒之所侵入，及饮食伤滞，遇肠虚则泄痢。而不知肝肾气虚，亦能为泄痢。古书所载甚明，不可不辨，经曰：泄痢前后不止，肾虚也。又曰：诸厥固泄，皆属于下。下谓下焦肝肾之气也。门户束要，肝之气也。守司于下，肾之气也。肝气厥而上行，故下焦不能禁固而泄痢。肾为胃关，门户不要，故仓廪不藏也。若病泄利，其源或出于此，而专以脾胃药治之，则胶固千里矣。遂用木香散数服而愈。

香连丸　治痢疾并水泻、暑泻腹痛，不问赤白，神效。

黄连净，二十两　吴茱萸去枝梗，十两

上先将二味，用热水拌和，入瓷器内置热汤顿一日，同炒至黄连紫黄色，去茱用连为末，每末四两，入木香末一两，淡醋、米饮为丸桐子大。每服二三十丸，滚汤下。久痢中气下陷者，用补中益气下。中气虚者，用四君子下。中气虚寒者，加姜、桂。

如金丸

好川黄连一斤，分上中下三等拣开，以生姜三斤，先刮下皮，以皮存一处，将姜捣汁，如前分浸黄连一宿，先用干壁土研细铺锅底，又铺浓绵纸一层，上放黄连炒燥，再拌再炒，如此九次，方用姜皮同为细末，滴水丸。

防风芍药汤　治飧泄身热，脉弦腹痛及头痛。

防风 芍药炒 黄芩炒。各二钱

上用水煎服。

渗湿汤 治寒热所伤，身重腰冷如坐水中，或小便秘涩，大便溏泄。此证多因坐卧湿地，或阴雨所袭而致。

苍术 白术炒 甘草炒，各一两 干姜炮 茯苓各二两 陈皮一两 丁香二钱半

上每服四五钱，枣水煎。

茯苓汤 治湿热泄泻，或饮食伤泻。

白术炒 茯苓各五钱

上用水煎，食前服。一方有芍药等分，名白术散。

白术芍药汤 治脾经受湿，水泄注下，体重腹满，形体倦怠，不欲饮食，或暴泄无数，水谷不化。

白术 芍药各二钱，炒 甘草炒，一钱

上水煎服。

胃苓散 治夏秋之间，脾胃伤冷，水谷不分，泄泻不止。亦治男子

五苓散 平胃散

上和合，姜枣煎，空心服妙。

五香散 治食鱼伤泄泻不止，气刺奔冲，及妇人产前产后腹痛血气等疾，用温酒下。产后败血冲心，用败蒲煎汤下。安胎，以糯米饮调下。孕妇脾泄泻痢，煎陈米饮调下，食前。

乌药 白芷炒 枳壳 白术炒 良姜炒 甘草 莪术孕者减半

上等分为细末，每服二钱，温酒调下。

二神丸 加五味子二两，吴茱萸四两，名四神丸。治脾肾虚弱，侵晨五更作泻，或全不思食，或食而不化，大便不实，神效。

破故纸四两，炒 肉豆蔻二两

上为末，用大红枣四十九枚，生姜四两切碎，同枣用水煮熟，去姜取枣肉和药，丸桐子大，每服五十丸，空心盐汤下。

五味子散 治肾经虚弱，大便不实，或夜间或五更泄泻。

五味子炒，二两 吴茱萸半两

上为末，每服二钱，空心米饮调下，其效如神。米糊为丸亦可。

固肠丸

人参去芦　苍术米泔浸一宿　茯苓　木香不见火　诃子肉煨　乌梅肉　肉豆蔻面裹煨　罂粟壳去蒂穰

上各等分为末，面糊丸如梧桐子大。每服四十丸，米饮下。

◎ 协热下利

〔《大》〕若下清水其色赤黄，或米谷不化，但欲饮冷，时时呕逆，小便不利，得热则极，心胸烦躁，脉虚大而数，此由乘虚热入于胃，凑渗下焦，津液不分，并于大肠，谓之协热下利。先用五苓散利小便，次以玉粉丹、四味阿胶丸。

〔薛〕前证若胃气虚弱，用补中益气汤。肝木侮脾土，用六君子汤。郁结伤脾土，用归脾汤。命门火衰，用八味地黄丸。余参各论主之。一妇人五月间患痢，日夜无度，小腹坠痛，发热恶寒。余以为脾气虚弱，用六君子汤送香连丸，二服渐愈，仍以前汤送四神丸，四服全愈。至七月终，怠惰嗜卧，四肢不收，体重节痛，口舌干燥，饮食无味，大便不实，小便频数，洒淅恶寒，凄惨不乐，此肺与脾胃虚而阳气不伸也，用升阳益胃汤而痊。

玉粉丹

蛤粉　硫黄等分

上同研细，白面糊和丸如梧桐子大。每服五十丸，米饮下。

四味阿胶丸

黄连　赤茯苓去皮。各一两　芍药三两　阿胶炒燥，一两

上先将三味为末，却以好醋熬阿胶成稀膏，丸如梧桐子大，米饮下三十丸。

〔《补遗》〕协热而利，《活人书》黄芩汤、赤石脂丸，《局方》益元散皆可。

◎ 滞下男女痢治无异，已详《杂病准绳》，此特摭遗耳。

〔《大》〕夫赤白痢疾者，古人名之滞下是也。究疾之原，皆因外感五邪之气，内伤生硬冷热之食。其证不一，有赤有白，有赤白相杂，有冷有热，有虚有实。大抵四时皆以胃气为本，未有不因外

感寒暑燥湿风之气而伤于脾胃，脾胃既亏，而又内伤饮食，饮食不能克化，致令积滞而成滞下。古人云：无积不成痢者此也。经云：春伤于风，夏生飧泄。盖风喜伤肝，然春时肝木正旺而不受邪，反移气克于脾土。然脾既受克，又不能忌慎口腹，恣食生冷黏硬之物，致令脾胃不能克化，因此积滞。又夏秋之间，或再感暑湿风冷之气，发动而成痢也。其证必先脐腹疞痛，洞泄水泻，里急后重，或有或无，或赤或白，或赤白相杂，日夜无度，如有此证，不问冷热虚湿，但当先服神术散，可以发散风冷寒湿之气，次服五苓散分利水谷，兼用加巴感应丸，温脾胃去积滞，或六神丸，未有不安者也。或曰：虽古人有言无积不成痢，亦不专以去积为先，岂有一岁之内，独于夏秋之间，人皆有积而春冬无之。盖风邪入胃，木来胜土，不为暴下则为痢疾，其神术散要药也。又有一方一郡之内，上下传染，疾状相似，或只有一家长幼皆然，或上下邻里间相传染，或有病同而证异，亦有证异而治同，或用温剂而安，或用凉药而愈，有如此等是毒疫痢也。治疫毒痢者，虽当察五运六气之相胜，亦不可狎泥此说，且如运气相胜，岂独偏于一方一郡，而偏于一家一巷者乎？如有此证，当先察其虚实冷热，首以败毒散多加人参、甘草、陈米、姜、枣煎服，及三黄熟艾汤、黄连阿胶丸，五苓散、驻车丸，可选而用之。如下痢赤多，或纯下鲜血，里急后重，大便不通，身体壮热，手足心热，心烦躁渴，腹胁胀痛，小便赤涩，六脉洪大，或紧而数，或沉而实，此热痢也。宜白头翁汤及三黄熟艾汤、五苓散，可选而用之。若风痢下血太过，宜用胃风汤加木香、黑豆煎服。若夏秋之间，下痢或赤或白，或赤白相杂，脐腹疞痛，里急后重，憎寒发热，心胸烦闷，躁渴引饮，呕逆恶心，小便不利，及五心烦热，六脉虚弱，此等脉证，正因伏暑而得此疾，宜服香薷散加黄连、甘草、当归，酒水浓煎，沉冷杂病伤暑顿服，仍急服酒蒸黄连丸，或小柴胡汤加人参煎服必愈。沈内翰云：治痢之药极多，然无如此药之妙，盖小柴胡汤能治暑毒。如杂证一退，而痢尚未止，则以四物汤加胶，艾煎服，以调阴阳，未有不安者也。如水谷不分，小便不利，宜用五苓散，淡竹叶煎汤调服。如烦渴甚者，亦宜服之。若不明伏暑之证，但以脉虚而妄投硫、附、姜、桂、丹石之药而杀之，深可叹息。若下痢纯白，状如鱼脑，脐腹冷痛，日夜无度，手足逆冷，或有呕逆，全不入食，饮食欲温而恶冷，六脉微细，此由脏腑虚冷之极，宜木香散加服四味理中汤及钟乳健脾丸。甚者四肢逆冷，六脉沉绝，当一味峻补，兼灸气海、丹田二穴，更以助胃之药，此守而不攻之意也。宜四顺附子汤、三建丹、白丹、加味参附汤、姜附汤，皆可选用。如年尊虚弱之人，或素来禀受怯弱，亦宜以此法详酌调理。然大宜开胃进食为先，食可得入，则脾胃运化，糟粕便聚，糟粕既成垢腻，鲜血瘀滞，不患其不陨矣。如久痢不差，肠滑不禁，溏泄不止，诸药无效，方可施之涩肠止痢之剂，亦宜先以龙骨、肉豆蔻、诃子、钟乳、胡粉之药。近人多用罂粟壳、地榆之属，然此物性太紧涩，能损胃气，如少壮之人，壮健者服之，间奏奇效。若是疫毒受暑受湿之证，及年尊之人，或禀受怯弱，服此莫不受其大害。若以固秘涩肠为先，则风寒暑湿之邪，非惟涩而不去，而胃管闭而不通，噤口不食。日见羸瘦，糟粕不入肠中，所患无由可除矣。若有此证，宜以参苓白术散、四君子汤，及以石莲、山药之剂治之必愈。治痢欲投补药，必须有温通之意在焉。如四君子汤、理中汤、十全汤加木香、白豆蔻、茯苓、官桂、厚朴之属，可以散风邪，可以分水道，可以开胃管，可以治缠扰，可以通秘涩，此攻守之意两全也。大抵治痢之法，虚者补之，实者泻之，滑者涩之，闭者通之，有积者推之，风则散之，暑则涤之，湿则燥之，热则凉之，冷则温之，冷热者调之，以平为期，不可以过，此为大法。

祭酒林谦之说：医人刘从周治病有功，议论殊不凡，且有验。云：大凡痢疾，不问赤白而为冷热之证，若手足和暖则为阳，只须服五苓散，用粟米饮调下，次服感应丸二十丸即愈。若觉手足厥冷，则为阴，当服暖药，如已寒丸、附子之类。如此治痢，无不效。此方亲曾用有效。有人夏月患痢，一日六七十行，用五苓散两服止。

〔**薛**〕东垣云：太阴经受湿，水泻变脓血，脾传于肾者，谓之贼邪，难愈。先痢而后泻者，谓之微邪，易痊。若厥阴经下痢，脉沉迟，手足厥逆，用麻黄小续命汤汗之。若身冷自汗，小便自利，脉微呕吐，用浆水散温之。若脉疾身动，下迫声响，用白术芍药汤。脉沉身静，饮食不入，用姜附汤。身体沉重，四肢不举，用术附汤。窃谓前证若饮食停滞，用六君子汤以补脾胃，消饮食。若胃气下流，用补中益气汤以补脾胃，升元气。若风伤肠胃，宜用神术散以补脾胃，解外邪。若痰积中焦，宜用六神丸以补脾胃，化痰滞。大凡脾胃虚弱，宜补中气，调饮食。一老妇食后因怒患痢，里急后重，肛门脱下，此脾气下陷，用大剂六君加附子、肉蔻、煨木香各一钱，吴茱五分，骨脂、五味各一钱五分，二剂诸证悉退。惟小腹胀闷，此肝气滞于脾也，与调中益气加附子、木香五分，四剂而愈。后口内觉咸，此肾虚水泛，与六味地黄丸二剂顿愈。又以饮食失宜，大便不实，四肢逆冷，此脾胃复伤，与六君加附子五分及八味丸而愈。先太宜人仲夏患痢，腹痛去后无度，烦渴饮汤，手按腹痛稍止，脉鼓指而有力，此真气虚而邪气实也，急用人参五钱，白术、茯苓各三钱，陈皮、炙草、升麻、附子各一钱，服之即睡，觉而索食，脉证顿退，再剂而安。此取证不取脉也。其时同患是证，服痢药者俱致不起，惜哉。

〔**陈**〕曾有一妇人病痢疾，阅四十日，服诸药不愈。召予诊之，六脉沉弱。大凡下痢之脉宜沉宜弱，但以十全大补汤、姜枣煎成，加白蜜半匙，再煎数沸，服之愈。甲子夏秋间，赵经略侄孙病痢甚重，召小方脉未至，命予诊之，六脉平细，以证观之，云是血痢，其实非也，只是血水而已。予记调中汤治状，云治夏月初秋，忽有暴寒，折于盛热，结入四肢，则壮热头痛，寒伤于胃，则下利或血、或水、或赤，壮热冥困脉数，宜服此。遂合之，去大黄，服之而愈。又有一妇女泄泻不止，似痢非痢，似血非血，其色如浊酒。召予诊之，则六脉沉绝，众用热药及丹药服之，则发烦闷。仆先用败毒散数服，加陈米煎，次用胃风汤加粟米煎服愈。又调中汤去大黄，亦疗此证。

〔**《大》**〕**白头翁汤**　治热痢下血，连月不瘥。

白头翁二两　黄连　黄柏皮　秦皮各三两

上㕮咀，每服四钱，水一盏半，煎至七分，去滓无时温服。

神术散　治春伤于风，夏生飧泄。大治伤风头痛，项背拘急，鼻流清涕。

苍术一斤　藁本　川芎各六两　羌活四两　粉草二两六钱　细辛一两六钱

上为粗末，每服三钱，水一盏，姜三片，煎七分，要出汗加葱，去滓稍热服，无时候。

六神丸　治赤白痢疾。

神曲别为末，留作糊　麦芽　茯苓　枳壳　木香煨，白痢倍之　黄连赤痢倍之。各等分

为末，用神曲末作糊为丸桐子大。每服五十丸，赤痢甘草汤下，白痢干姜汤下，赤白痢干姜甘草汤下。东山尧殿讲云：是京城医官见传。予详此方有黄连可以解暑毒，和脏腑，厚肠胃。有木香能温脾胃，逐邪气，止下利。有枳壳能宽肠胃。有茯苓能利水道，有神曲、麦芽，可以消滞。真痢门之要药也。

三黄熟艾汤　治伤寒四五日大下，热痢时作，白通汤诸药多不止，宜服此汤除热止痢。亦有人作丸子，熟水吞下四五十丸，治时行毒痢良验。

黄芩　黄连　黄柏各二分　熟艾半个，鸡子大

上㕮咀，每服三钱，水一盏，煎七分，去滓温服无时。

四顺附子汤

生附子去皮脐　白姜炮　甘草　人参各一两

上㕮咀，每服四钱，水二盏，煎至七分，去滓空心服，吐泻腹痛，加桂半两。小便不利者，加茯苓半两。大凡痢疾虽体寒手足逆冷，冷汗自出，六脉沉伏，不宜轻用附子。多因伏暑而得此疾，亦有冷汗自出，四肢逆冷，六脉虚弱，但背寒面垢，或面如涂油，齿干烦冤，躁渴引饮，此伏暑证也。小柴胡汤、五苓散、酒蒸黄连丸必能奏效，学者宜精思耳。

三建丹

阳起石煅飞，半两　钟乳粉一两　大附子炮，取末半两，入药一半，作糊一半

上用附子糊丸如梧桐子大，每服五丸至十丸，空心温酒下。如渴，参汤下。

加味参附汤

大附子二两半，炮　大人参五两

上二味㕮咀，每服四钱，水二盏，姜十片，丁香十五粒，米一撮，煎至七分，空心温服。

香茸丸　治下痢危困。

麝香半钱，别研，临时入　鹿茸一两，火燎去毛，酥炙黄为末，入麝令匀

上以灯心煮枣肉为丸，如梧桐子大，每服五十丸，空心服。缪立夫云：有医者每料入滴乳香半两尤有效。绍兴中，患痢疾多往往而死，凡平时所用治痢如罂粟壳之类，不可向口，惟服此药及没石子丸愈。

调中汤

葛根　黄芩　芍药　桔梗　藁本　赤茯苓　白术　甘草炙。各等分

上㕮咀，每服三钱，水一盏，煎至七分，去滓温服，移时再服。

胃风汤　治风冷乘虚客于肠胃，以致水谷不化，泄泻注下，或肠胃湿毒，下如豆汁，或下瘀血。

人参　白茯苓　芎䓖　肉桂　当归　白芍药炒　白术炒。各等分

上每服三二钱，入粟米数粒，水煎空心食前热服。

水煮木香丸　治久痢里急后重，日夜无度。

罂粟壳去穰，三两　青皮去白　甘草炒。各二两四钱　诃子炮，去核，八两　当归　木香各六两

上为末，炼蜜丸弹子大，每服一丸，水煎化空心服。

戊己丸　治胃经受热，泄痢不止，或饮食不入，腹痛不止。

黄连炒　吴茱萸去梗，炒　白芍药各五两

上为末，面糊丸桐子大，每服三十丸，食前米饮下。

升阳除湿防风汤　如大便闭塞，或里急后重，数至圊而不能便，或有白脓，或兼下血，此郁结而不通也。以此汤举其阳，则阴气自降矣，慎勿利之。

苍术米泔浸，四钱　防风二钱　白术炒　白茯苓　白芍药炒。各一钱

先将苍术用水一盅半，煎至一盅，纳诸药同煎至八分，食前热服。夫饮食入胃，其气上升，输精心肺，然后下降。若脾胃有伤，

不能上升，下流肝肾而成泄利，法宜升补中气，不可疏下。此东垣发前人所未论也。

三黄丸 治热痢腹痛，或口舌生疮，咽喉齿痛，及一切实火之证。

黄芩 黄连 黄柏各等分

上各另为末，水糊丸桐子大，每服七八十丸，白汤下。

芍药汤 治热痢便血后重。经曰：溲而便脓血，此气行而血止也。行血则便脓自愈，调气则后重自除。

芍药炒，一两 当归 黄连炒。各半两 槟榔 木香 甘草炙。各二钱 桂二钱五分 黄芩炒，三钱

上每服半两，水煎。如不减，加大黄。此证外有因中气虚弱，脾气郁结者。治当审察。

酒蒸黄连丸 姜附汤 小柴胡汤 参苓 白术散薮莲饮 香薷散 败毒散

理中丸 黄连 阿胶丸 驻车丸 真人养脏汤 五苓散 感应丸亦有用苏合香丸 和丸服，名苏感丸。亦有外加黄蜡丸桐子大，十粒兼服。

以上诸方，并见《证治类方》泄痢各门，不复重录。

◎ 痢后呕哕

〔**《大》**〕凡滞下病之稍久或欲愈之时，多有咳逆及呕逆之证。然咳逆者，古人之所谓哕是也。哕者肾寒所生，此证最危，其他病亦恶咳逆，如见此证，宜用橘皮干姜汤、半夏生姜汤、丁香柿蒂汤。若阳证咳逆者，小柴胡汤、橘皮竹茹汤。予尝治一痢疾咳逆不止，六脉沉弱，诸医用药灼艾皆无效，仆投退阴散两服愈。又尝治许主簿痢疾愈后咳逆不止，服诸药无效，遂灸期门穴，不三壮而愈。穴见《针灸准绳》。如有呕逆之证，《难经》云：无阴则呕。然多有胃热而呕，亦有胃寒而生，亦有暑毒而生，如胃热而呕，宜服小柴胡[①]汤、孙兆竹茹汤、芦根汤、官局桔梗汤、竹叶石膏汤加生姜主之。呕而发渴者，猪苓汤，又尝治一痢后呕不止，六脉虚弱，此胃寒而呕，又似

---

① 胡：原脱，据修敬堂本补。

暑毒凝于胃脘，投《局方》香薷丸而愈。

橘皮干姜汤 治哕。

橘皮 通草 干姜 桂心 甘草各四钱 人参二钱

上㕮咀，每服四钱，水一盏，煎至七分，去滓温服。

半夏生姜汤 治哕欲死。

半夏一两一分，洗 生姜二两，切

上以水二盏，煎至八分，去滓分为二服。

丁香柿蒂汤 治咳逆。

丁香十粒 柿蒂十五枚

上㕮咀，用水一盏半，煎至八分，去滓热服。

橘皮竹茹汤 治哕逆。

橘皮 甘草各二两 半夏一两，汤洗 人参半两 竹茹一升

上㕮咀，每服四钱，水二盏，生姜六片，枣一枚，煎至七分，去滓温服。

生姜橘皮汤 治干呕哕，若手足厥冷者。

橘皮四两 生姜半斤

上㕮咀，每服半两，水一盏，煎至七分，去滓温服。

退阴散 本治阴毒伤寒，手足逆冷，脉沉细，头痛腰重连进三服。小小伤冷，每服一字，入正元散内同煎，加盐少许。阴毒伤寒咳逆，煎一服，细细热呷即止。

干姜 川乌头各等分

上为粗末，炒令黄色，候冷捣为末，每服一钱，水一盏，盐一捻，煎至半盏服。

猪苓汤 治咳而呕渴，心烦不得眠。

猪苓 赤茯苓 泽泻 阿胶炒 滑石各半两

上㕮咀，每服三钱，水一盏，煎候胶消尽服。

《补遗》仓廪汤 治痢疾心烦，手足温，头痛。如脾胃脉不弱，此乃毒气上冲心肺，所以呕哕而不食，宜仓廪汤。即败毒散是。

每服四钱，入陈仓米百粒，姜五片，枣一枚，煎温服。若脉微弱，或心腹虚胀，手足厥逆，初病则不呕，因服罂粟、乌梅，苦涩过多，以致闻食先呕，此乃脾胃虚弱，用山药一味，剉小豆大，一

半生用，一半银瓦铫内炒熟，同为末，米饮调下。

又治噤口痢。以石莲子去壳留心并肉，为末，每二钱，陈米饮调下。此疾盖毒上冲心肺，借此以通心气，便思食。

◎ 痔瘘

〔《大》〕妇人痔瘘，因郁怒、风热、厚味膏粱所致。其名有五：肛边如乳出脓者为牝痔。肿胀出血者为牡痔。痒痛者为脉痔。肿核者为肠痔。登厕出血者为血痔。治宜审之。

〔薛〕前证，妇人多因胎产、经行、饮食起居、六淫七情失调所致。男子多因醉饱入房，筋脉横解，精气脱泄，热毒乘虚而患。或入房强固其精，木乘火势而侮金，或炙煿厚味，阴虚湿热，宜凉血润燥疏风，溃后当养元气，补阴精，不愈即成痔漏，有串臀、串阴、穿肠者。其肠头肿块者，湿热也，作痛者风也，便燥者火也，溃脓者热胜血也。大便作痛者，润燥除湿。肛门坠痛者，泻火导湿。小便涩滞者，清肝导湿。经云：因而饱食，筋脉横解，肠澼为痔。证属肝肾不足，故用加味地黄及六味丸有效。慎勿敷毒药及服寒凉之剂。

鳖甲散　治五种痔漏，脓血淋漓，或肿痛坚硬下坠。

鳖甲　露蜂房　蛇蜕　猪后悬蹄　猬皮五味烧存性。各二钱　麝香一分

上为末，每服一钱，空心生地黄煎汤调下，更傅之。

又方：热痛用寒水石、朴硝为末，以津调搽。

治法并方，详《杂病》痔门，兹不重录。

◎ 脱肛

〔《大》〕脱肛者，大肠之候也。大肠虚寒，其气下陷则肛门翻出，或因产努力，其肛亦然也。

〔薛〕前证若大肠湿热，用升阳除湿汤。若血热，用四物、条芩、槐花。血虚，用四物、白术、茯苓。兼痔痛，用四物、槐花、黄连、升麻。中风虚弱，用补中益气汤加芍药、白术。中气虚寒，加半夏、炮姜、五味。肾虚，用六味丸。虚寒，用八味丸。夫肺与大肠为表里，肛者大肠之门，肺实热则秘结，肺虚寒则脱出。肾主

大便，故肺肾虚者，多用此证。一妇人脱肛，用补中益气、加味归脾各百余剂而愈。后因分娩复脱，仍以前药各二百余剂始愈。

升阳除湿汤　自下而上者，引而竭之。

升麻　柴胡　防风　神曲炒　泽泻　猪苓各半两　苍术一两　陈皮　甘草炙　大麦蘖各三钱

上每服五钱，水煎空心服。胃寒肠鸣，加益智仁、半夏各半钱，姜枣同煎服。

姚和众以铁粉傅之良。《圣惠方》亦治阴脱、阴肿。

《集验方》以生铁三斤，水一斗，煮至五升，取水洗，日二次。

孙真人用蛤蟆皮瓶中烧多烟熏，功效玄微。

一方　用五倍子煎汤洗，以赤石脂末掺上托入。或脱长者，以两床相并，中空尺许，以瓷瓶盛汤，令病患仰卧浸瓶中，逐日易之，收尽为度。

◎ 前阴诸疾

阴肿

〔《大》〕夫妇人阴肿者，是虚损受风邪所为。胞络虚而有风邪客之，风气乘于阴，与血气相搏，令气痞涩，腠理壅闭不泄越，故令肿也。

〔薛〕前证若气血虚弱，用补中益气汤举而补之。肝经湿热，用龙胆泻肝汤渗而清之。若阴肿、阴痒、阴冷、阴挺，当与后论互相参看。一妇人阴中肿闷，小便涩滞，两胁作肿，内热晡热，月经不调，时或寒热。此因肝脾郁怒，元气下陷，湿热壅滞。朝用归脾汤加柴胡、升麻，解郁结，补脾气，升元气。夕用加味逍遥散清肝火，生肝血，除湿热。各数剂，诸证悉愈。又用四君、芎、归、丹皮，调补肝脾而经水如期。

菖蒲散　治妇人月水涩滞，阴间肿痛。

菖蒲　当归各一两，炒　秦艽半两　吴茱萸半两

上为粗末，每服三钱，水一盏，葱白五寸，煎至六分，空心温服。

《经心录》方　治妇人阴中肿痛不可忍。

艾叶五两　防风三两　大戟二两

上剉细，以水一斗，煮取五升，热洗，日三次，切宜避风冷。

《古今录验》治妇人阴肿或疮烂者，**麻黄汤洗方**。

麻黄　黄连　蛇床子各二两　北艾叶一两半　乌梅十个

上剉细，以水一斗，煮取五升，去滓热洗，避风冷。

又方　治妇人阴肿坚痛，**白矾散**。

白矾半两　甘草半分[①]，生　大黄一分[②]，生

上为细末，每用枣大，绵裹内阴中，日两换。

《肘后方》疗阴中肿痛。

枳壳半斤炒令热，以故帛裹熨，冷即换之。

《子母秘录》疗阴肿。铁精粉敷上。

《补遗》方　治阴门肿。以甘菊苗研烂，百沸汤淋洗熏浸。

又方　小麦、朴硝、白矾、五倍子、葱白，煮水洗。

又方　阴肿大，马鞭草捣烂涂之。

阴痒

〔**《大》**〕夫妇人阴痒者，是虫蚀所为。三虫在于肠胃之间，因脏虚三虫动作，蚀于阴内，其虫作热，微则为痒，重者乃痛也。

〔**薛**〕前证属肝经所化，当用龙胆泻肝汤、逍遥散以主其内外，以桃仁研膏，和雄黄末或鸡肝，纳阴中以制其虫。一妇人胸膈不利，内热作渴，饮食不甘，肢体倦怠，阴中闷痒，小便赤涩，此郁怒伤肝脾所致，用归脾汤加山栀而愈。复因怒，患处并小腹胀痛，用小柴胡加山栀、芎、归、芍药。痛止。用逍遥散加山栀而愈。又因劳役，患处肿胀，小便仍涩，用补中益气加山栀、茯苓、丹皮而痊。一妇人阴内痛痒，不时出水，食少体倦，此肝脾气虚，湿热下注，用归脾加丹皮、山栀、芍药、生草主之而安。一妇人阴内痒痛，内热倦怠，饮食少思，此肝脾郁怒，元气亏损，湿热所致，用参、芪、归、术、陈皮、柴胡、炒栀、车前、升麻、芍药、丹皮、茯苓而瘥。若阴中有虫痒痛，亦属肝木，以桃仁、雄黄研纳阴中以杀之，仍用清肝解郁之药。有以鸡肝纳之者，乃取虫之法也。一方捣新桃叶绵

---

① 半分：《校注妇人良方》作“半钱”。修敬堂本、集成本作“半两”。

② 一分：《校注妇人良方》作“一两”。

裹纳阴中，日三两易。

大黄散　治妇人阴痒。

大黄微炒　黄芩　黄芪炙。各一两　赤芍药　玄参　丹参　山茱萸　蛇床子各半两

上为细末，食前温酒调二钱服。

《广济方》疗妇人阴痒不止。

蚺蛇胆　雄黄　硫黄　朱砂　硝石　芜荑各半两　藜芦二钱半

上为细末，研停，以腊月猪脂和如膏，用故布作缠子如指，长一寸半，以药涂上，内阴中，日一易之。易时宜用猪椒根三五两，水煮稍热洗，干拭内之效。

又方　小蓟不拘多少，水煮作汤热洗，日三用之。

崔氏疗阴痒不可忍方。

杏仁烧作灰，承热绵裹内阴中，日二易之。

又方　蒜煮汤洗之。一方用枸杞根。

又方　野狼牙二两，细剉　蛇床子三两　以水三升，煮十沸，热服。

又方　取鸡肝承热内阴中。如有虫，虫当尽下。

又方　取牛肝截五寸，绳头内阴中，半日虫入肝，出之。猪肝亦得。

《圣惠方》疗阴中有虫痒且痛，目肿身黄，欲得男子，漏血下白，少气，思美食。用鲤鱼长一尺，去头肉，取骨捣末，熬黄黑，以猪脂和，以绢袋盛，如常法内阴中，至痛处即止，虫当自出。

阴痛

《千金》疗小户嫁痛连日方。

甘草　生姜各三分　白芍药　桂心各二分

上细剉，以酒二升，煮取三沸，去滓温服神良。

又疗小户嫁痛单行方。

牛膝五两

上一味切，酒三升，煮至二升，分三服。又疗妇人嫁痛，单行太和汤。

大黄三两

上一味切，以酒一升，煮一沸顿服。

又疗妇人小户嫁痛，海螵蛸散。

乌贼鱼骨二枚

上一味，烧研细末，酒服方寸匕，日三。

《补遗》治阴肿不下，小户嫁痛。

冬青叶小麦　甘草

上等分，水煎洗。

危氏方　治妇人阴痛。用青盐炒热，以布裹熨之。

阴疮

〔《大》〕妇人阴疮者，由三虫或九虫动作侵蚀所为也。诸虫在人肠胃之间，若脏腑调和，血气充实，不能为害。若劳伤经络，肠胃虚损，则动作侵蚀于阴，轻者或痒或痛，重者生疮。诊其少阴之脉滑而数者，阴中生疮也。

〔薛〕前证乃七情郁火，伤损肝脾，湿热下注。其外证阴中出如蛇、如菌，或如鸡冠状，或生疮湿痒，或溃烂出水，或肿闷坠痛。其内证体倦内热，经候不调，或饮食无味，晡热发热，胸胁不利，小便痞胀，或赤白带下，小水淋涩。其治法；肿痛者，四物汤加柴、栀、丹皮、胆草。湿痒者，归脾汤加柴、栀、丹皮。淋涩者，龙胆泻肝汤、白术、丹皮。溃腐者，逍遥散、山栀、川芎。肿闷坠痛者，补中益气汤、山栀、丹皮，佐以外治之法。一妇人腐溃，脓水淋漓，肿痛寒热，小便赤涩，内热作渴，肢体倦怠，胸胁不利，饮食少思。余以为肝脾亏损，用补中益气，内柴胡、升麻各用一钱，加茯苓一钱，山栀二钱，数剂少愈；又与归脾汤加山栀，川芎、茯苓，三十余剂，诸证悉退，惟内热尚在，再与逍遥散倍用山栀而愈。一妇人素性急，阴内痛，小便赤涩，怒而益甚，或发热，或寒热。此肝经湿热所致，用芎、归、炒栀、柴胡、苓、术、丹皮、泽泻、炒芍、车前、炒连、生草数剂渐愈，乃去黄连、泽泻，又数剂全愈。

补心汤危氏　治阴中生疮，名曰䘌疮，或痛或痒，如虫行状，淋沥浓水。

白茯苓　人参　前胡　半夏汤洗七次，去滑　川芎各三分　枳壳去穰，麸炒　紫苏　桔梗　甘草炙　橘皮　干姜各半两　当归一两三分　白芍药二两　熟地黄一两半

上剉散，每服四钱，水盏半，姜五片，枣一枚，同煎食前服。

藿香养胃汤危氏　治阳明经虚，不荣肌肉，阴中生疮不愈。

藿香　白术　白茯苓　神曲炒　乌药去木　缩砂仁　薏苡仁　半夏曲　人参各半两　荜澄茄　甘草炙。各三钱半

上剉散，每服四钱，水盏半，姜五片，枣三枚，同煎，不以时候。

治阴疮方（《千金》）

芜荑　芎䓖　黄芩　甘草　矾石　雄黄　附子　白芷　黄连各六铢

上㕮咀，取猪膏四两，合煎傅之。

治妇人阴疮，与男子妒精疮大同小异方

黄丹　枯白矾　萹蓄　藁本各一两　硫黄半两　白蛇皮一条，烧灰　荆芥　蛇床子各半两，研极细

上细末，另以荆芥、蛇床子煎汤温洗，软帛渗干，清油调涂。如疮湿，干末掺之。

治疳疮因月后便行房，致成湛浊，伏流阴道，疳疮遂生，搔痒无时。先用胡椒、葱白作汤，一日两三度淋洗，却服后药。

赤石脂　龙骨　黑牵牛炒　菟丝子酒浸，蒸　黄芪盐水炙　沙苑蒺藜炒

上为末，蜜丸梧桐子大。每服二十丸，燕窝蒸酒，澄上清者吞下。

《肘后方》疗女人阴中生疮。

杏仁　雄黄　矾石各二分　麝香二分半

上四味，研细傅之。

又方　用硫黄研细傅之。

《古今录验》疗妇人阴中生疮，黄芩汤洗方。

雄黄　当归　黄芩　川芎　大黄　矾石各二分　黄连一分

上七味切，以水五升，煮取四升，洗疮，日三度。

雄黄散

雄黄　川芎　辰砂　藜芦　北细辛　当归　川椒

上为末，绵裹内阴中，又敷外疮上，忌如常法。

当归汤　治妇人阴蚀疮。凡妇人少阴脉数而滑，阴中必生疮，名曰䘌疮。或痛或痒如虫行状，淋露脓汁，阴蚀几尽者，此皆由心神烦郁，胃气虚弱，致气血流滞。故经云：诸痛痒疮，皆属于心。又云：阳明主肌肉。痒痛皆属于心，治之当补心养胃，外以熏洗、坐导药治之乃可。

当归　芍药　甘草　川芎各二两　地榆三两

上细切，以水五升，煮取三升，去滓熏洗，日三夜二。一方用蛇床子，不用川芎。

又方

五倍子　甘草　滑石　黄丹等分为末　先以甘草汤洗，然后傅之。

又方

真平胃散加贯众末，每二钱，煮熟猪肝拌药，内阴户，数日可安。

阴痔

治妇人阴中生痔。凡九窍有肉突出者，皆名为痔。

用乌头七个，烧存性，用小瓦罐盛酽醋淬之，乘热熏，候通手沃之良。

洗方　治茄子疾。

用茄皮、白矾、马椿头根、朴硝、泽兰，煮水熏洗，加入炒石灰少许妙。

傅药　治茄子疾。

用朴硝为末，黄荆柴烧沥调敷，或浓铁浆水调敷。

又方　治茄子疾。

用硫黄一两，大鲤鱼一尾，去头皮，入硫黄鱼肚中。故纸裹黄泥固济，火烟煅尽为末，米糊丸梧桐子大。每服二十丸，温酒下。如下疽生虫，所下如柿汁臭秽，心中嘘痛、闷绝、虚烦甚者，不可治。

治茄子疾，心躁连绵，黄水易治，白水难愈。

用生枳壳为散，煎汤熏洗，却用绢帛包枳壳滓纳入阴中，即日渐消。

阴挺下脱

〔《大》〕妇人阴挺下脱，或因胞络伤损，或因子脏虚冷，或因分娩用力所致。

〔薛〕前证当升补元气为主。若肝脾郁结，气虚下陷，用补中益气汤。若肝火湿热，小便涩滞，用龙胆泻肝汤。一妇人阴中突出如菌，四围肿痛，小便频数，内热晡热，似痒似痛，小便重坠，此肝脾郁结，盖肝火湿热而肿痛，脾虚下陷而重坠也。先以补中益气加山栀、茯苓、车前子、青皮，以清肝火，升脾气；更以加味归脾汤调理脾郁；外以生猪脂和藜芦末涂之而收。一妇人阴中挺出五寸许，闷痛重坠，水出淋漓，小便涩滞，夕与龙胆泻肝汤分利湿热，朝与补中益气汤升补脾气，诸证渐愈。再与归脾汤加山栀、茯苓、川芎、黄柏，间服调理而愈。后因劳役或怒气，下部湿痒，小水不利，仍用前药即愈。

三茱丸　治阴中生一物所大，牵引腰腹，膨痛至甚，不思饮食，皆因多服热药及煎煿，或犯非理房事，兼意淫不遂，名阴挺。

食茱萸　吴茱萸汤浸，微炒　桔梗水浸漉出，慢火炒　白蒺藜　青皮去白　山茱萸肉微炒　舶上茴香淘去砂土，焙干。各一两　五味子净拣　海藻洗，焙　大腹皮酒洗，晒干　川楝子去核　玄胡索各一两二钱半

上为末，酒糊为丸如梧子大。每服三十五丸，木通汤下。下虚加川乌炮去皮，肉桂去粗皮，各一两。腰腹痛甚加桃仁去皮尖、麸炒，别研，青皮去白，枳实去穰。各一两，真南木香七钱半服之。一方每服二钱，生地黄汤调。仍有金毛狗脊、五倍子、白矾、水杨根、鱼腥草、山黄连各一两为散，分作四服，以有嘴瓦罐煎熟，预以银锡作一长小筒，下透罐嘴，嘴上贯挺上，先熏后洗立效。更服白薇散、凌霄花少许煎。

一捻金丸　服前药未效却用。

玄胡索　舶上茴香　吴茱萸炒　川楝子去核　青木香各二两

上为末，粳米饮糊丸如梧桐子大。每服三十五丸，空心木通汤

服。又用梅花脑子半钱，铁孕粉一钱，水调刷上。如阴畔生疱，以凉血饮每服三钱，加凌霄花少许煎，空心服见效。

黄芩散　治妇人阴挺脱出。

黄芩　猬皮炒微焦　当归各半两　赤芍药一两　牡蛎　竹皮各二两　狐茎一具，一用狐皮

上治下筛，饮服方寸匕，日三。禁举重、房劳、冷食。一方以酒服二钱妙。

治妇人阴挺出下脱方

桂心一方作川椒　吴茱萸一两，生用　戎盐二两

上药并熬令色变，捣罗为末，以绵裹如指大，内阴中，日再易之，甚妙。

又方

川椒　川乌头并生用　白及各半两

上捣罗为末，绵裹一钱，内阴中深三寸，腹中热即止，来日再用之。一方无川椒

又方　蛇床子五两　乌梅二七枚　以水五升，煮取三升，去滓稍热洗之，每日夜三五度用。

又方　硫黄　乌贼骨各半两　捣罗为末傅之。

又方　铁精细研，以羊脂调，布裹，炙令热熨之，以瘥为度。

又方　弊帚头烧为灰，酒服方寸匕，食前服。

治妇人阴下脱若肚方

用羊脂煎讫，适冷暖，取涂上，以铁精傅之，多少令调，以火炙布令暖，熨肛上，渐涂内之，然后末磁石酒服方寸匕，日三。

熏洗法

用荆芥穗、臭椿树皮、藿香叶，煎汤熏洗即入。

托药

用蓖麻子叶有九角者好，飞过白矾为末，以纸片摊药托入。

掺药

先以淡竹根煎汤洗，仍用五倍子、白矾为末干掺，立效。

敷药

用温盐水洗软，却用五灵脂烧烟熏，次用蓖麻子研烂涂上，吸

入。如入即洗去。

阴冷

〔《大》〕妇人阴冷，因劳伤子脏，风冷客之。

〔薛〕前证属肝经内有湿热，外乘风冷所致。若小便涩滞，或小腹痞痛，用龙胆泻肝汤。若内热寒热，或经候不调，用加味逍遥散。若寒热体倦，饮食少思，用加味四君子。若郁怒发热，少寐懒食，用加味归脾汤。一妇人阴中寒冷，小便黄涩，内热寒热，口苦胁胀，此因肝经湿热，用龙胆汤祛利湿热，用加味逍遥散调补气血而安。一妇人所患同前，更寒热呕吐，两股肿痛，先用小柴胡加山栀一剂，寒热呕吐顿止，次用龙胆泻肝汤一剂，肿痛顿消。一妇人阴中寒冷，小便澄清，腹中亦冷，饮食少思，大便不实，下元虚寒，治以八味丸月余，饮食渐加，大便渐实，又月余诸证悉愈。

五加皮浸酒方（《圣惠》） 治妇人癖瘦阴冷。

五加皮　熟干地黄　丹参　杜仲去粗皮，炙微黄　蛇床子　干姜各三两　地骨皮二两　天门冬一两　钟乳四两

上细剉，以生绢袋盛，以酒一斗五升，渍二宿后，每服暖一大盏，空心及晚食前服。一方用枸杞子，无地骨皮。

治妇人阴冷方出《大全良方》

远志　干姜生用　莲花各半两　蛇床子　五味子各一两

上捣罗为末，每用兼以兔粪涂阴门，用绵裹一钱内阴中，热即为效。

又方

蛇床子三分　吴茱萸　甜葶苈各半两　没石子一枚

捣罗为末，绵裹枣许大，内阴中，令腹内热为度。

又方

蛇床子一两　吴茱萸一两半，生

捣罗为末，炼蜜和丸如酸枣大，以绵裹纳阴中，下恶物为度。一方用麝香。

温中坐药

用蛇床子为末，白粉少许和匀相得，如枣大，绵裹内之，自然

温矣，为效。

八味丸　治血弱不能荣养脏腑，津液枯涩，风寒客于子脏，以致阴冷。方见杂病虚劳。

愚按：此丸果系肝脾肾虚，殊有神效。

胎前产后方具本门。

交接辄血出痛

〔薛〕一妇人每交接出血作痛，此肝火动脾而不能摄血，用补中益气、济生归脾二汤而愈。若出血过多而见他证，但用前药，调补肝脾。

《千金》疗女人交接辄血出方。

桂心　伏龙肝各二分

为末，酒服方寸匕，搓止。

又方

黄连六分　牛膝　甘草各四分

上三味细切，以水四升，煮取二升洗，日三四度瘥。

《补遗》：以熟艾紧裹一团，然后以绢裹内阴中。

交接他物所伤

〔薛〕治一妇人交接出血作痛，发热口渴欲呕，或用寒凉药前证益甚，不时作呕，饮食少思，形体日瘦。余曰：证属肝火，而药复伤脾所致也。先用六君加山栀、柴胡，脾胃健而诸证愈，又用加味逍遥散而形气复。一妇人阴肿下坠，闷痛出水，胸腹不利，小便频数，内热晡热，口苦耳鸣，此肝脾火证，用小柴胡加车前、胆草、苓、术、升麻，二剂稍愈。又用加味逍遥加升麻，数剂渐愈。乃以加味归脾加升麻、柴胡，并补中益气加山栀，数剂顿愈。仍用加味逍遥、加味归脾二药调理全愈。一妇人患前证热痛，或用寒凉败毒药，饮食不入，时欲作呕，小腹重坠。余谓此脾胃复损，元气下陷，先用补中益气汤加炮姜二剂，重坠顿愈。又加茯苓、半夏二十余剂而愈。乃以归脾汤少加柴胡、升麻，并六味地黄丸而康。

《集验方》疗女人交接，阳道违理，及他物所伤犯，血流漓不止方。

取釜底墨、断葫芦涂药内之。

又疗女童交接，阳道违理，血出不止方。

烧发并青布末为粉涂之。

又方　割鸡冠血涂之。

《补遗》以赤石脂末掺之。又方，五倍子末掺亦良。

伤丈夫头痛

〔薛〕当用补中益气、六味地黄以滋化源为主。

《集验方》疗女人伤丈夫，四体沉重，嘘吸头痛方。

生地黄八两　芍药五两　香豉一升　葱白一斤　生姜四两　甘草二两

上六味，以水七升，煮取二升半，分三服，不得重作，忌房事。

《千金翼》疗诸妇人伤丈夫，苦头痛欲呕、闷。**桑白皮汤**。

桑白皮半两　干姜一絫　桂心五寸　大枣二十枚

上四味切，以酒一斗，煮三四沸，去滓分温服。衣适浓薄，毋令汗出。

《补遗》局方来复丹　治妇人与男子交接相伤，因而四肢沉重，头痛昏晕，米饮吞下五十丸。

◎ 与鬼交通

〔《大》〕夫人禀五行秀气而生，承五脏神气而养。若阴阳调和，脏腑强盛，邪魅安得而干之。若摄理失节，血气虚衰，则鬼邪干其正，隐蔽而不欲见人，时独言笑，忽时悲泣，是其候也。脉息迟伏，或如鸟啄，或绵绵而来，不知度数，而面色不改，亦其候也。

〔薛〕前证多由七情亏损心血，神无所护而然，宜用安神定志等药，则正气复而神自安。若脉来乍大乍小，乍短乍长，亦是鬼祟，宜灸鬼哭穴。以患人两手拇指相并，用线紧扎，当合缝处半肉半甲间，灼灸七壮，若果是邪祟病者，即乞求免灸，云我自去矣。

茯神散（《大全》，下同）　治妇人风虚，与鬼交通，妄有所见，言语杂乱。

茯神一两半，亦作茯苓　人参　石菖蒲各一两　赤小豆半两

上㕮咀，每服三大钱，水一盏，煎六分，去滓食前温服。一方

加茯苓一两。

桃仁丸 治妇人与鬼魅交通。

辰砂 槟榔 当归 桃仁各七钱半 水银二钱半，枣肉研令星尽 麝香 阿魏面裹煨 沉香各半两

上为细末，炼蜜丸如梧桐子大。空心桃仁汤吞下十丸。

辟瘟丹 治证同前。

虎头骨半两 朱砂 雄黄 雌黄 鬼臼 皂荚 芜荑仁 鬼箭 藜芦各一两

上件生为末，炼蜜丸如弹子大，囊盛一丸，男左女右，系臂上。及用一丸，当病人户前烧之，一切邪鬼不敢近。太乙神精丹方见杂病谵妄、苏合香丸方见杂病卒中皆可用也。

妙香散 治心气不足，精神恍惚，夜梦颠倒，与鬼交通，语言错乱，先宜服此补气养血镇心安神，然后以前后方治之。方见杂病心痛。

杀鬼雄黄散 治妇人与鬼交通。

雄黄 丹砂 雌黄各一两，俱细研 羚羊角屑 芜荑 虎头骨 石菖蒲 鬼臼 鬼箭 白头翁 石长生 苍术 马悬蹄 猪粪各半两

上为细末，以羊脂、蜜蜡和捣为丸，如弹子大。每用一丸，当患人前烧之。

别离散 治妇人风虚，与鬼交通，悲思喜怒，心神不定。

杨柳树上寄生 白术各一两 桂心 茵芋 天雄炮，去皮脐 蓟根 菖蒲九节者 细辛 附子炮，去皮脐 干姜炮。各半两

上为细末，每服一钱，食前温酒调下。

朱砂散 治妇人风虚，与鬼交通，悲笑无恒，言语错乱，心神恍惚，睡卧不安。

朱砂细研，水飞过 铁粉各一两 雄黄 龙骨各半两 蛇蜕一尺，烧 虎睛一封，炙 牛黄 麝香各二钱半

上同研极细，每服一钱，以桃符汤调下，不计时候。

治女人与邪物交通，独言笑悲思恍惚者。

用雄黄末一两，以松脂二两，熔和虎爪，搅令如弹丸，夜内火笼中烧之，令女人踞坐其上，以被自蒙，唯出头目。未瘥再作，不

过三剂自断也。

又方　以安息香和臭黄合为丸，烧熏丹穴，永断。

又方

雄黄　人参　防风各一两　五味子一合

上捣筛，清旦以井华水服方寸匕，三服瘥。

治妇人梦与鬼交。

鹿角为末三指撮，和清酒服，即出鬼精。兼治漏下不断。妇人为妖所魅，迷惑不肯言状，以水服鹿角屑方寸匕，即言实也。

桃枭，一名桃奴，是过年树上不落干桃子，味苦微温，主杀百鬼精物，疗中恶腹痛，杀精魅五毒不祥。正月采之。

卷之四

胎前门

◎ 求子

胡氏孝曰：男女交姤，其所以凝结而成胎者，虽不离乎精血，犹为后天滓质之物，而一点先天真一之灵气，萌于情欲之感者，妙合于其间，朱子所谓禀于有生之初，《悟真篇》所谓生身受气初者是也。医之上工，因人无子，语男则主于精，语女则主于血。著论立方，男以补肾为要，女以调经为先，而又参之以补气行气之说。察其脉络，究其亏盈，审而治之，夫然后一举可孕。天下之男无不父，女无不母矣。

诊脉

陈楚良曰：人身气血，各有虚实寒热之异，惟察脉可知，舍脉而独言药者妄也。脉有十二经，应十二时，一日一周，与天同运，循环无端。其至也即不宜太过而数，数则热矣。又不宜不及而迟，迟则寒矣；不宜太有力而实，实非正气能自实也，正气虚而火邪来乘以实之也。治法先当散郁以伐其邪，邪去而后正可补也。不宜太无力而虚，虚乃正气正血虚也，治法惟当补其气血耳。亦有男妇上热下寒，表实里虚而未得子者，法当临睡时服凉膈之药以清其上，每晨食未入口时，服补药以温其下，暂进升散之药以达其表，久服浓味之药以实其里。又有女人气多血少，寒热不调，月水违期，或后或先，白带频下而无子者，皆当诊脉而以活法治之，务欲使其夫妇之脉皆和平有力，不热不寒，交合有期，不妄用精，必能生子，子不殇妖。故欲得子者，必须对脉立方，因病用药。

〔**仲**〕男子脉浮弱而涩，为无子，精气清冷。

〔**《脉》**〕妇人少腹冷恶寒久，年少者得之，此为无子，年大者得之绝产。脉微弱而涩，年少得此为无子，中年得此为绝产。肥人脉细，胞有寒，故令少子。其色黄者，胸上有寒。少阴脉浮而紧，紧则疝瘕，腹中痛，半产而堕伤；浮则亡血，绝产恶寒。

调经

〔**楼**〕胎前之道，始于求子。求子之法，莫先调经。每见妇人之无子者，其经必或前或后，或多或少，或将行作痛，或行后作痛，或紫或黑或淡，或凝而不调，不调则血气乖争，不能成孕矣，详夫不调之由，其或前或后，及行后作痛者虚也。其少而淡者血虚也，多者气虚也。其将行作痛及凝块不散者，滞也。紫黑色者，滞而挟热也。治法：血虚者四物，气虚者四物加参、芪。滞者香附、缩砂、木香、槟榔、桃仁、玄胡。滞久而沉痼者，吐之下之。脉证热者，四物加芩、连。脉证寒者，四物加桂、附及紫石英之类是也。直至积去、滞行、虚回，然后血气和平，能孕子也。予每治经不调者，只一味香附末，醋为丸服之，亦百发百中也。《素问》云：督脉生病，女子不孕。

妇人经事不调，即非受孕光景，纵使受之，亦不全美，宜服**加味六味地黄丸**。

熟地黄四两　山茱萸肉　山药各二两　牡丹皮　白茯苓各一两五钱　泽泻　香附米童便浸三次，炒。各一两　蕲艾叶去筋醋煮，五钱

上为末，炼蜜丸如梧子大。每服七十丸，白沸汤送下。随后证作汤使，或另作煎剂服。

经水过期者，乃血虚也，宜四物汤加参、芪、陈皮、白术服之。若肥白人是痰多，宜二陈加南星、苍术、滑石、芎、归、香附之类。经水不及期者，血热也，四物加芩、连。

肥人亦兼痰治，色紫黑者同血热论。经将行而作疼者，气滞也，用归身、尾、香附米及桃仁、红花、黄连以行之，或加四物、莪术、玄胡索、木香。热加黄芩、柴胡。经行后作疼者，血气虚也，八物汤。

〔**丹**〕妇人肥盛者多不能孕育，以身中有脂膜闭塞子宫，以致经事不行。瘦弱妇人不能孕育，以子宫无血，精气不聚故也。肥人无子，宜先用调理药。

当归一两，酒洗　茯苓二两　川芎七钱半　白芍药　白术　半夏汤洗

香附米　陈皮　甘草各一两

作十帖，每帖姜三片，水煎吞后丸子。

白术二两　半夏曲　川芎　香附米各一两　神曲炒　茯苓各半两　橘红四钱　甘草二钱，以上并为末

粥丸，每服八十丸。如热多者加黄连、枳实各一两。服前药讫，却服后**螽斯丸**。

附子　茯苓各六钱　厚朴　杜仲　桂心　秦艽　白薇　半夏　干姜　牛膝　沙参各二钱　人参四钱　细辛五钱

上为末，炼蜜和丸小豆大。每服五丸，空心酒下，加至十丸不妨。觉有娠，三月后不可更服。忌食牛马肉。则难产当出月[①]。

按：此方即秦桂丸也。丹溪忌服之者，盖忌于瘦人无血者，若肥人湿多者，又兼前调理药，而所服丸数十减其九，只服五分无妨也。上三方得之于丹溪之子朱懋诚者，累试有效。

抑气散　治妇人气盛于血，所以无子。寻常头眩晕，膈满体疼怔忡，皆可服。

香附子炒净，二两　陈皮焙，二两　茯神　甘草炙。各一两

上为细末，每服二三钱，不拘时，白汤调下。

〔海〕大五补丸

天门冬　麦门冬去心　菖蒲　茯苓　人参　益智　枸杞子　地骨皮　远志肉　熟地黄各等分

上为细末，炼蜜丸如桐子大。空心酒下三十丸。服本方数服后，以七宣丸泄之。

增损三才丸

天门冬酒浸，去心　熟地黄酒蒸　人参去芦　远志去骨　五味子　茯苓酒浸　鹿角酥炙

一法加白马茎酥炙。一法加麦门冬，令人有力。一法加续断以续筋骨。一法加沉香，暖下焦虚冷。

上为细末，炼蜜和杵千下，丸如桐子大。每服五十丸，空心好酒下。年老欲补，加混元衣全个入药。混元衣者是胎衣，头生儿者方佳，用

① 当出日：或为衍文。

酒浸晒干，细剉为末。

紫石门冬丸又名紫石英丸

紫石英　钟乳石鹅管通明者，二味各七日研之，得上浮即熟　天门冬以上各三两　当归　芎　紫葳　卷柏　肉桂　干地黄　牡蒙　禹余粮煅，醋淬　石斛　辛夷以上各二两　人参　桑寄生　续断　细辛　厚朴姜制　干姜　食茱萸　艾叶　白薇　薯蓣　乌贼骨　甘草炙。以上各一两半　柏子仁一两

上件捣罗为末，炼蜜丸如梧桐子大。酒服十丸，三日渐增至三十丸，以腹中热为度。不禁房室，夫行不在不可服，禁如药法。比来服者不至尽剂，即有娠。

此方旧用乌头、牡丹、牛膝，据药证此三物俱堕胎，求子药中用之，盖胎未着之时。若服之已着，已着而未觉，服之未已，反为害也。今悉去之，增钟乳、艾叶、白薇，兹无疑矣。

白薇丸　治妇人无子或断绪，上热下冷，百病皆主之。

白薇　熟干地黄　川椒去目及闭口者，微炒出汗　白龙骨以上各一两　麦门冬去心焙，一两半　藁本　卷柏　白芷　覆盆子　桃仁汤浸去皮尖双仁，麸炒微黄　人参　桂心　菖蒲　白茯苓　远志去心。以上各七钱半　车前子　当归剉，微炒　芎䓖　蛇床子　细辛　干姜炮制。各半两

上件药杵罗为末，炼蜜为丸梧子大。每服三十丸，空心日午以温酒下三十丸。予之故友江君雅，曾仲容俱无嗣，因以此方赠之，逾年而皆有子。后有艾君肃，黄翰公者亦然，故述之。

赵氏苁蓉菟丝子丸

肉苁蓉一两三钱　覆盆子　蛇床子　川芎　当归　菟丝子各一两二钱　白芍药一两　牡蛎盐泥固济煅　乌贼鱼骨各八钱　五味子　防风各六钱　条芩五钱　艾叶三钱

此方不寒不热，助阴生子。前药俱焙干为末，炼蜜丸如桐子。每服三四十丸，清盐汤下，早晚皆可服。

加味香附丸　男服聚精丸，女服此。

香附一斤四两，老酒浸两宿，炒，捣碎，再焙干磨为末。四两米醋浸，同上。四两童便浸，同上。四两用山栀四两，煎浓汁，去渣，入香附浸，同上。泽兰净叶六两，酒洗　海螵蛸六两，捣稍碎，炒　当归四两，酒洗　川芎三两　白芍

药四两，酒炒　怀熟地八两，捣膏焙干

各为末，用浮小麦粉，酒醋水打糊为丸如绿豆大。每日早晚服二次，忌食莱菔及牛肉、生冷。

调经丸

香附半斤，童便、酒、醋各浸一分，生一分，俱酒炒　川杜仲姜汁炒，半斤　大川芎　白芍药　当归去尾　怀生地　广陈皮　小茴香酒炒　延胡索略炒　肉苁蓉酒浸　旧青皮麸炒　台乌药炒　枯黄芩酒炒　乌贼鱼骨酥炙。以上各四两

上十四味足秤，真正好料醋和面打糊为丸如梧桐子大。每服百丸，空心好酒送下。一方无陈皮、地黄，有人参、黄芪各二两。

正元丹　调经种子。

香附一斤，同艾三两，先以醋同浸一宿，然后分开制之，酒、盐、酥、童便各制四两　阿胶蛤粉炒，二两　枳壳四两，半生用，半麸炒　怀生地酒洗　熟地酒浸　当归身酒洗　川芎炒。各四两　白芍药八两，半生，半酒炒　加白茯苓、琥珀治带。

末之，醋糊丸如桐子大。空心盐汤吞五六十丸。

〔**子和**〕戴人过谯都营中饮，会有一卒说出妻事。戴人问其故，答曰：吾妇为室女时，心下有冷积如覆盆，按之如水声，以热手熨之如冰，娶来已十五年矣，恐断吾嗣，是以去之。戴人曰：公勿黜也，如用吾药，病可除，孕可得。卒从之。戴人诊其脉，寸脉沉而迟，尺脉洪大有力，非无子之候也，可不逾年而孕。其良人叹曰：试之。先以三圣散吐涎一斗，心下平软，次服白术调中汤、五苓散，后以四物汤和之，不再月，气血合度，数月而娠一子。戴人常曰：用吾此法，无不子之妇。此言不诬。一妇人年三十四岁，梦与鬼神交，惊怕异常，及见神堂、阴司、舟楫、桥梁，如此一十五年，竟无妊娠，巫祈觋祷，无所不至，钻肌灸肉，孔穴万千，黄瘦发热引饮，中满足肿，委命于天。一日苦请戴人，戴人曰：阳火盛于上，阴水盛于下。见鬼神者阴之灵，神堂者阴之所，舟楫、桥梁水之用。两手寸脉皆沉而伏，知胸中有实痰也。凡三涌，三泄，三汗，不旬日而无梦，一月而有娠。

〔**《大》**〕**荡胞汤**　治妇人立身以来，全不产育，及断绝久不产

三十年者宜服。

朴硝 牡丹皮 当归 大黄蒸一饭久 桃仁去皮尖。各三两 细辛 厚朴姜汁炙 桔梗 赤芍药 人参 茯苓 桂心 甘草 牛膝去苗 陈橘皮以上各二两 附子炮，一两半 虻虫去翅足，炒焦 水蛭炒枯。各十枚

上件以清酒五升，水六合，煮取三升，分四服，日三夜一，每相去三辰，少时更服。如常覆被少时取汗，汗不出，冬月着火笼，必下积血及冷赤脓如赤小豆汁，本为妇人子宫内有此恶物冷然。或天阴脐下痛，或月水不调，为有冷血不受胎。若斟酌下尽，气久弱大困不堪，更服亦可，二三服即止。如大闷不堪，可食酢饮冷浆一口即止。然恐去恶物不尽，不大得药力，若能忍服尽大好，一日后仍着坐导药。

坐导药 治全不产及断绪，服前荡胞汤恶物不尽，用此方。

皂角去皮子 吴茱萸 当归各二两 细辛去苗 五味子 干姜炮。各一两 黄葵花[①] 白矾枯 戎盐 蜀椒各半两

上为细末，以绢袋大如指，长三寸余，盛药令满，缚定，纳妇人阴中，坐卧任意，勿行走，小便时去之，更安。一日一度易新者，必下清黄冷汁，汁尽止。若未见病出，可十日安之。本为子宫有冷恶物，故令无子，值天阴冷则发疼痛，须候病出尽方已，不可中辍，每日早晚用菟菜煎汤薰之。

〔**丹**〕秦桂丸论 无子之因，多起于妇人，医者不求其因起于何处，遍阅古方，惟秦桂丸，其辞确，其意专，用温热药近乎人情，欣然受之，锐然服之，甘受燔灼之祸，犹懵然不悔。何者？阳精之施，阴血能摄之，精成其子，血成其胞，胎孕乃成。今妇人之无子者，率由血少不足以摄精也。血之少也，固非一端，然欲得子者，必须调补阴血，使无亏欠，乃可推其有余以成胎孕，何乃轻用热剂，煎熬脏腑，血气沸腾，祸不旋踵矣。或曰：春气温和则万物发生，冬气寒凛则万物消陨，非秦桂丸之温热，何以得子脏温暖而成胎耶？予曰：诗曰：妇人和平，则乐有子。和则血气均[②]，平则阴

① 黄葵花：《妇人大全良方》无此药，而作“大黄”。

② 血气均：《格致余论》作“气血不乖”。

阳不争。今得此药，经血必转紫黑，渐成衰少，或先或后，始则饮食骤进，久则口苦而干，阴阳不平，血气不和，疾病蜂起，焉能成胎，纵然成胎，生子亦多病而不寿，以秦桂丸耗损天真之阴也。戒之慎之。按：秦桂丸施于肥人而少其丸数，兼服调理补药亦无妨，但忌施于瘦人火多者也。

〔东〕妇人无子，胞门在关内左边二寸，灸五十壮。又法：气门在关元傍各开三寸，灸五十壮。

〔《集》〕又法：子宫在中极傍各开三寸，针入二寸，灸三七壮。中极

〔《垣》〕又法：关元二十壮，三报穴。

〔《甲》〕绝子，灸脐中，令人有子。女子手脚拘挛，腹满疝，月水不下，乳余疾，绝子，阴痒，阴交主之。腹满疝，积聚余疾，绝子，阴痒，刺石门。《千金》云：奔豚上少腹坚痛，下引阴中，不得小便。女子绝子，衃血在内不下，关元主之。《千金》云：转胞不得溺，小腹满，名石水痛。妇人子门不端，少腹苦寒，阴痒及痛，经闭不通，中极主之。妇人无子，涌泉主之。大疝绝子，筑宾主之。绝子，商丘主之穴在内踝前宛宛中。妇人绝产，若未曾产，阴廉主之。刺入分半，灸下一寸[1]。

养精

袁了凡先生云：聚精之道，一曰寡欲，二曰节劳，三曰息怒，四曰戒酒，五曰慎味。今之谈养生者，多言采阴补阳，久战不泄，此为大谬。肾为精之府，凡男女交接，必扰其肾，肾动则精血随之而流，外虽不泄，精已离宫，虽能坚忍者，亦必有真精数点，随阳之痿而溢出，此其验也。如火之有烟焰，岂有复反于薪者哉？是故贵寡欲。精成于血，不独房室之交，损吾之精，凡日用损血之事，皆当深戒。如目劳于视，则血以视耗。耳劳于听，则血以听耗。心劳于思，则血以思耗。吾随事而节之，则血得其养而与日俱积矣。是故贵节劳。主闭藏者肾也，司疏泄者肝也，二脏皆有相火，而其系上属于心，心，君火也，怒则伤肝而相火动，动则疏泄者用事，而闭藏不得其职，虽不交合，亦暗流而潜耗矣。是故当息怒。人身之血，各归其舍则常凝，酒能动血，人饮酒则面赤，手足俱红，是

---

① 刺入分半，灸下一寸：《针灸甲乙经》作“刺入八分，羊矢下一寸是也”。

扰其血而奔驰之也。血气既衰之人，数月无房事，精始厚而可用，然使一夜大醉，精随薄矣。是故宜戒酒。《内经》云：精不足者，补之以味。然酞郁之味，不能生精，惟恬澹之味，乃能补精耳。盖万物皆有真味，调和胜而真味衰矣。不论腥素，淡煮之得法，自有一段冲和恬澹之气，益人肠胃。《洪范》论味而曰稼穑作甘，世间之物，惟五谷得味之正，但能淡食谷味，最能养精。又凡煮粥饭而中有厚汁滚作一团者，此米之精液所聚也，食之最能生精，试之有效。炼精有诀，全在肾家下手，内肾一窍名玄关，外肾一窍名牝户，真精未泄，乾体未破，则外肾阳气至子时而兴，人身之气与天地之气两相吻合，精泄体破而吾身阳生之候渐晚，有丑而生者，次则寅而生者，又次则卯而生者，有终不生者，始与天地不相应矣。炼之之诀，须半夜子时即披衣起坐，两手搓极热，以一手将外肾兜住，一手掩脐而凝神于内肾，久久习之，而精旺矣。

葆真丸　专治九丑之疾，言茎弱而不振，振而不丰，丰而不循，循而不实，实而不坚，坚而不久，久而无精，精而无子，谓之九丑之疾。此药补十二经络，起阴发阳，能令阳气入胸，安魂定魄，开三焦积聚，消五谷进食，强阴益子精，安五脏，除心中伏热，强筋骨，轻身明目，去冷除风，无所不治。此药平补，多服常服最妙。七十岁老人尚能育子，非常之力，及治五劳七伤无子嗣者。

鹿角胶半斤，剉作豆大，就用鹿角霜拌炒成珠，研细　杜仲去粗皮切碎，用生姜汁一两，同蜜少许，拌炒断丝，三两　干山药　白茯苓去粗皮，人乳拌晒干，凡五七次　熟地黄各二两　菟丝子酒蒸，捣焙　山茱萸肉各一两半　北五味子　川牛膝去芦，酒蒸　益智仁去壳　远志泔煮，去骨　小茴香青盐三钱同炒　川楝子去皮核，取净肉酥炙　川巴戟酒浸，去心。以上各一两　破故纸　胡芦巴同故纸入羊肠内煮，焙干。各一两　柏子仁去壳，另研如泥，半两　穿山甲酥炙　沉香各三钱　全蝎去毒，一钱半

上件各制度为极细末，以好嫩肉苁蓉四两，酒洗净，去鳞甲皮垢，开心，如有黄白膜亦去之，取净二两，好酒煮成膏，同炼蜜和前药末捣千余下，丸如桐子大。每服五十丸，淡秋石汤、温酒任下，以干物压之，渐加至百丸。服七日，四肢光泽，唇脸赤色，手足温和，面目滋润，又能消食理脾，轻身和气，语言清亮，是其效也。

千金种子丹　此方服之令人多子，并治虚损梦遗，白浊脱卸。男子服。

沙苑蒺藜取净末四两如蚕种，同州者佳。再以重罗罗二两极细末，二两粗末，用水一大碗熬膏伺候　莲须四两极细末，金色者固精，红色者败精　山茱萸极细末三两，须得一斤，用鲜红有肉者佳，去核选肉制末　覆盆子南者佳，去核选细末二两　鸡头实五百个，去壳，如大小不一等，取细末四两　龙骨五钱，五色者佳，火煅，煅法以小砂锅入龙骨锅内，连锅煅通赤，去火毒方用。

上用伏蜜一斤炼，以纸黏去浮沫数次，无沫滴水中成珠者伺候，止用四两，将前五味重罗过，先以蒺藜膏和作一块，再入炼蜜，石臼内捣千余下，丸如豌豆大。每服三十丸，空心盐汤送下。忌欲事二十日。此药延年益寿，令人多子，不可尽述。

聚精丸　男服。

黄鱼鳔胶白净者一斤，切碎，用蛤粉炒成珠，以无声为度　沙苑蒺藜八两，马乳浸两宿，隔汤蒸一炷香久，取起焙干

上为末，炼蜜丸如梧子大。每服八十丸，空心温酒白汤任下。忌食鱼及牛肉。

五子衍宗丸　男服此药，添精补髓，疏利肾气，不问下焦虚实寒热，服之自能平秘。旧称古今第一种子方，有人世服此药，子孙蕃，遂成村落之说。嘉靖丁亥，于广信郑中丞宅得之，张神仙四世孙子及数人用之殊验。

甘州枸杞子　菟丝子酒蒸捣成饼。各八两　辽五味子一两　覆盆子四两，酒洗去目　车前子炒，二两

上五品，俱择道地精新者，焙晒干，共为细末，炼蜜丸如桐子大。每服空心九十丸，上床时五十丸，白沸汤或盐汤送下，冬月用温酒送下。修合日，春取丙丁巳午，夏取戊己辰戌丑未，秋取壬癸亥子，冬取甲乙寅卯，忌师尼鳏寡之人及鸡犬六畜见之。

十子丸　四明沈嘉则无子，七十外服之，连举子。

槐角子和何首乌蒸七次　覆盆子　枸杞子去枯者及蒂　桑椹子　冬青子四味共蒸。各四两　菟丝子制，去壳，酒蒸　柏子仁酒浸蒸　没石子照雷公制　蛇床子蒸　北五味子去枯者，打碎蜜蒸。以上各二两

上为末，炼蜜丸如梧桐子大。每服五、六十丸，淡盐汤下，干

点心压之。

赵氏加味六子丸

菟丝子淘洗，酒蒸 川牛膝去芦，酒蒸 麦门冬去心，酒蒸 山茱萸取肉 原蚕蛾 五味子各一两三钱 蛇床子酒蒸，一两六钱 车前子淘洗，一两七钱 大甘草炙，一两 沙苑蒺藜马乳浸蒸 覆盆子各二两二钱 破故二两三钱，淘洗炒 肉苁蓉二两五钱，酒浸去鳞

肾虽属水，不宜太冷，精寒则难成孕，如天地寒冷，则草木必无萌芽也。此方极意斟酌，不寒不热，得其中和，修合服之，如一阳初动，万物化生，二三月后，必孕成矣。前药俱焙干剉碎为末，炼蜜丸如桐子大。每服三十丸或四十丸，清盐汤送下，早晚皆服。

针灸

治男子无子者，用熟艾一团，用盐填脐满，却于盐上随盐大小做艾丸灸之，如痛即换盐，直灸至艾尽为度，如一日灸不尽，二日三日灸之曾[①]效。

知时

袁了凡先生云：天地生物必有絪缊之时，万物化生必有乐育之时，如猫犬至微，将受妊也，其雌必狂呼而奔跳，以絪缊乐育之气触之而不能自止耳。此天然之节候，生化之真机也。世人种子，有云：三十时辰两日半，二十八九君须算。此特言其大概耳，非的论也。《丹经》云：一月止有一日，一日止有一时，凡妇人一月经行一度，必有一日絪缊之候于一时辰间，气蒸而热，昏而闷，有欲交接不可忍之状，此的候也。于此时逆而取之则成丹，顺而施之则成胎矣。其曰三日月出庚，又曰温温铅鼎，光透帘帏，皆言其景象也。当其欲情浓动之时，子宫内有如莲花蕊者，不拘经净几日，自然挺出阴中，如莲蕊初开，内人洗下体，以手探之自知也，但含羞不肯言耳。男子预密告之，令其自言，一举即中矣。

成胎

丹溪云：成胎以精血之后先分男女者，褚澄之论也，愚窃惑焉。

---

① 曾：他本或作“便”。

后阅东垣方有曰：经水断后一二日，血海始净，精胜其血，感者成男。四五日后，血脉已旺，精不胜血，感者成女。此论亦为未莹，何以言之[①]？《易》曰：乾道成男，坤道成女。夫乾坤，阴阳之性情也。左右，阴阳之道路也。男女，阴阳之仪象也。父精母血，因感而会，精之泄，阳之施也，血能摄之，阴之化也。精成其骨[②]，此万物之资始于乾元也。血成其胞，万物之资生于坤元也。阴阳交姤，胎孕乃凝，胎之所居[③]，名曰子宫，一系在下，上有两歧，一达于左，一达于右。精胜其血，及刚日阳时感者[④]，则阳为之主，受气于左子宫而男形成。精不胜血，及柔日阴时感者[⑤]，则阴为之主，受气于右子宫而女形成。或曰：分男分女，吾知之矣，其有双胎者将何如？曰：精气有余，歧而分之，血因分而摄之故也。若夫男女同孕者，刚日阳时，柔日阴时，感则阴阳混杂，不属左，不属右，受气于两歧之间者也，亦有三胎、四胎、五胎、六胎者，犹是而已。或曰：其有男不可为父，女不可为母，与男女之兼形者，又若何而分之耶？予曰：男不可为父，得阳道之亏者也。女子不可为母，得阴道之塞者也。兼形者，由阴为驳气所乘而为状不一。以女兼男形者有二,一则遇男为妻，遇女为夫，一则可妻而不可夫。又有下为女体，上具男之全形，此又驳之甚者也。或曰[⑥]：驳气所乘，独见于阴，而所成之形，又若是之不同耶：予曰：阴体虚，驳气易于乘也。驳气所乘，阴阳相混，无所为主，不可属左，不可属右，受气于两歧之间，随所得驳气之轻重而成形，故所兼之形，有不可得而同也。

娄全善云：丹溪此论极造精微，发前人之未发。是知男女之分，已定于万物资始乾元之际，阴阳交姤之时。昧者不悟是理，妄有转女为男之法，惑矣。夫万物皆资始于乾元，独男女之分，不资始于乾元乎？袁先生云：巢氏论妇人妊娠一月名始胚，足厥阴脉养之。

---

① 此论亦为未莹，何以言之：《格致余论》此句为“此确论也”。

② 精之泄…精成其骨：《格致余论》作“精之施也，血能摄精成其子”。

③ 胎之所居：《格致余论》作“所藏之处”。

④ 及刚日阳时感者：《格致余论》无此句。

⑤ 及柔日阴时感者：《格致余论》无此句。

⑥ 其有双胎者将何如…或曰：《格致余论》无此段。

二月名始膏，足少阳脉养之。三月名始胎，手心脉养之。四月始受水精以行血脉，手少阳脉养之。五月始受火精以成其气，足太阴养之。六月始受金精以成其筋，足阳明脉养之。七月始受木精以成其骨，手太阴脉养之。八月始受土精以成肤革，手阳明脉养之。九月始受石精以成毛发，足少阴脉养之。十月脏腑、关节、人神俱备。此其大略也。若求其细，则受胎在腹，七日一变，展转相成，各有生相大集经备矣。今妇人堕胎在三月、五月、七月者多，在二。四、六月者少，脏阴而腑阳，三月属心，五月属脾，七月属肺，皆在五脏之脉，阴常易亏，故多堕耳。如昔曾三月堕胎，则心脉受伤，须先调心，不然至三月复堕。昔曾五月堕胎，则脾脉受伤，后至五月复堕，宜先治脾。惟有一月之内堕胎，则人皆不知有胎，但知不受妊，不知其受而堕也。一月属肝，怒则堕，多洗下体，则窍开亦堕，一次既堕，则肝脉受伤，他次亦堕。今之无子者，大半是一月堕胎，非尽不受妊也，故凡初交之后，最宜将息，勿复交接，以扰其子宫，勿令怒，勿令劳，勿令举重，勿令洗浴，而又多服养肝平气之药，胎可固矣。

程鸣谦云：褚澄氏言男女交合，阴血先至，阳精后冲而男形成。阳精先入，阴血后参而女形成。信斯言也，人有精先泄而生男，精后泄而生女者，独何欤？东垣曰：经水才断一二日，血海始净，感者成男。四五日血脉已旺，感者成女。至于六七日后，则虽交感亦不成胎。信斯言也，人有经始断交合生女，经久断交合生男者，亦有四五日以前交合无孕，八九日以后交合有孕者，独何欤？俞子木撰《广嗣要略》著方立图，谓实阳能入虚阴，实阴不能受阳，即东垣之故见也。又谓微阳不能射阴，弱阴不能摄阳。信斯言也，世有尪羸之夫，怯弱之妇，屡屡受胎，虽欲止之而不能止者。亦有血气方刚，精力过人，顾乃艰于育嗣而莫之救者，独何欤？朱丹溪论治专以妇人经水为主，然富贵之家，侍妾已多，其中宁无月水当期者乎？有已经前夫频频生育，而娶此以图其易者，顾亦不能得胎，更遣与他人，转盼生男矣，岂不能受孕于此，而能受孕于彼乎？愚以为父母之生子，如天地之生物，《易》曰：坤道其顺乎，承天而时行。夫知地之生物，不过顺承乎天，则知母之生子，亦不过顺承乎父而已。知母之顺承乎父，则种子者果以妇人为主乎？以男子为主乎？然所谓主于男子者，不拘老少，不拘强弱，不拘康宁病患，不拘精易泄难泄，只以交感之时，百脉齐到为善耳。交感而百脉齐到，虽老虽弱，虽病患，虽易泄，亦可以成胎。交感而百脉参差，虽少虽强，虽康宁，虽难泄，亦难以成胎矣。妇人所構之血，固由于百脉合聚，较之男子之精，不能无轻重之分也。孔子赞乾元资始曰大，赞坤元资生曰至，得无意乎？若男女之辨，又不以精血先后为拘，不以经尽几日为拘，不以夜半前后交感为拘，不以父强母弱，母强父弱为拘，只以精血各由百脉之齐到者别胜负耳。是故精之百脉齐到，有以胜乎血则成男矣，血之百脉齐到，有以胜乎精则成女矣。至有既孕而小产者，有产而不育，有育而不寿者，有寿而黄耇无疆者，则亦精血之坚脆分为修短耳。世人不察其精血之坚脆，已定于禀受之初，乃以小产专责之母，以不育专付之儿，以寿夭专诿之数，不亦谬乎？

◎ 候胎

〔**诊**〕妇人怀躯七月而不可知，时时衄血而转筋者，此为躯也。衄时嚏而动者，非躯也。《素问》云：妇人足少阴脉动甚者任[1]子也。《平人气象论》谓太溪脉也。全元起本作足少阴，王冰本作手太阴，当从全本。王注云：动脉者如豆厥厥动摇也。一说动甚谓动摇太甚也。阴搏阳别，谓之有子。《阴阳别论》王注云：阴谓尺中也，搏谓搏触于手也，尺脉搏击与寸脉殊别，则为有孕之兆。

〔**《脉》**〕妊娠初时，寸微小，呼吸五至，三月而尺数也。脉滑疾，重以手按之散者，胎已三月也。脉重手按之不散，但疾不滑者，五月也。此即阴搏阳别之义，言尺脉滑数，寸脉微小，而尺与寸脉别者，孕脉也。尺脉左偏大为男，右偏大为女，左右俱大产二子，大者如实状。亦阴搏阳别之义，谓尺脉实大，与寸脉殊别，但分男左女右也。妇人妊娠四月，欲知男女法，左疾为男，右疾为女，俱疾为生二子。王子亨云：妊娠三部俱滑而疾，在左为男，在上为女。遣妊娠人面南行，还复呼之，左回首者

---

① 任：通“妊”。

是男，右回首者是女。看上圊时，夫从后急呼之，左回首者是男，右回首者是女也。

楼全善云：按丹溪云男受胎在左子宫，女受胎在右子宫。斯言大契是说也。盖男胎在左则左重，故回首时慎护重处而就左也。女胎在右则右重，故回首时慎护重处而就右也。推之于脉，其义亦然，胎在左则血气护胎而盛于左，故脉亦从之，而左疾为男，左大为男也。胎在右则血气护胎而盛于右，故脉亦从之而右疾为女，右大为女也。亦犹经云：阴搏阳别，谓之有子。言受胎处在脐腹之下，则血气护胎而盛于下，故阴之尺脉鼓搏有力，而与阳之寸脉殊别也。又如痈疖发上，则血气从上而寸脉盛，发下则血气从下而尺脉盛，发左则血气从左而左脉盛，发右则血气从右而右脉盛也。丹溪以左大顺男，右大顺女，为医人之左右手，盖智者之一失也。

诊妇人有妊歌　肝为血兮肺为气，血为荣兮气为卫。阴阳配耦不参差，两脏通和皆类例。血衰气王定无孕，血王气衰应有体。肝藏血为荣属阴，肺主气为卫属阳，阴阳配耦者，是夫妇匹配，偶合搆精乃有子也。若血少气盛，则无娠孕。若血盛气少，则有孕也，寸微关滑尺带数，流利往来并雀啄。小儿之脉已见形，数月怀耽犹未觉。寸脉微，关脉滑，尺脉带数及流利雀啄，皆是经脉闭塞不行成胎。以上之脉，皆是血多气少之脉，是怀小儿之脉已见形状也。左疾为男上为女，流利相通速来去。两手关脉大相应，已形亦在前通语。左手脉疾为怀男，右手脉疾为怀女，及两脉流行滑利相通，疾速来去，是或两手关部脉洪大相应，是其胎已有形状也。左手带纵两个儿，纵者夫行乘妻，水行乘火，金行乘木，即鬼贼脉也，名曰纵。见在左手则怀两个男儿也。右手带横一双女。横者妻乘夫也，是火行乘水，木行乘金，即所胜脉也。名曰横。见于右手则怀一双女子也。左手脉逆生三男，逆者子乘母也，是水行乘金，火行乘木，即已生脉也，名曰逆。见于右手则怀三个男儿也。右手脉顺还三女。顺者母乘子也，是金行乘水，木行乘火，即生已之脉也，名曰顺。见于右手则怀三个女儿也。寸关尺部皆相应，一男一女分形证。寸关尺部脉大小迟疾相应者，是怀一男一女形证之脉也。谓关前为阳，关后为阴，阴阳脉相应，故怀一男一女也。有时子死母身存，或即母亡存子命。此二句之文，无辨子母存亡之法。往来三部通流利，滑数相参皆替替。阳实阴虚脉得明，遍满胸膛皆逆气。若寸关尺三部通行流利，皆替替有力而滑数，皆是阳实阴虚之脉，主妊妇逆气遍满胸膛而不顺也。左手太阳浮大男，左手寸口为太阳，其脉浮大，则是怀男之脉。右手太阴沉细女。右手寸口为太阴，其脉沉细，是怀女脉也。诸阳为男诸阴女，指下分明长记取。诸阳脉皆为男，即浮大疾数滑实之类是也。当怀男子。诸阴脉者即沉细之类是也，当怀女子。三部沉正等无绝，尺内不止真胎妇。寸关尺三部脉沉浮正直齐等，举按无绝断，及尺内举按不止住者，真的怀胎妇也。夫乘妻兮纵气雾，经云：纵者夫乘妻也，水行乘火，金行乘木，即鬼贼脉也，纵气雾，雾露也，又上下也，谓夫之阳气乘妻之阴气，二气上下相逐，如雾润结子也。妻乘夫兮横气助。横者妻乘夫也，见前注。谓两旁横气相佐助也。子乘母兮逆气参，逆者子乘母也，谓子气犯母气相乘，逆行之气相参合也。母乘子兮顺气护。是母气乘于子气，为顺气相护卫也。凡胎聚纵横逆顺四气以荣养，方以成形也。小儿日足胎成聚，身热脉乱无所苦。妇人怀小儿五个月，是以数足，胎成就而结聚也，必母身体壮热，当见脉躁乱，非病苦之证。谓五月胎已成，受火精以成气，故身热脉乱是无病也。汗出不食吐逆时，精神结备其中住。谓妊娠受五行精气以成形，禀二经以荣其母，怀妊至五月，其胎虽成，其气未备，故胎气未安，上冲心胸则汗出不食吐逆，名曰恶阻，俗呼选饭，唯思酸辛之味，以调胎气也。滑疾不散三月胎，妊娠三月名始胎，此是未有定义，心胞脉养之，故脉见滑疾流利，为少气多血，不散为血气盛，则始结为胎也。但疾不散五月母。其脉但疾数而不散者，是五个月怀胎之母也。弦紧牢强滑利安，沉细而微归泉路，孕妇之脉宜弦紧牢强滑利，为安吉之脉。若沉细而微，谓脉与形不相应，故云死也，前文虽云太阴沉细，又云诸阴为女，其说似有相违，谓三部脉皆不沉细及微故不同也。

验胎法

〔海〕**神方验胎散**　妇人三两个月，月经不行，疑是两身，却疑血滞心烦，寒热恍惚，此药可验取之内也。外已有身，病无邪脉，以《素问》脉法推之，十得八九矣。

真雀脑芎一两　当归全用，重一两者，只用七钱

上为细末，分作两服，浓煎好艾汤一盏调下，或好酒调服亦得。可待三两个时辰间，觉腹脐微动仍频，即有胎也，动罢即愈，安稳无虞。如不是胎，即不动，所滞恶物自行，母亦安也。如服药不觉效，再煎红花汤调下，必有神效。

〔《灵苑》〕治妇人经脉住三个月验胎法。真川芎为细末，浓煎艾汤下一匕投，腹内渐动是有胎也。

探胎散　妇人胎气有无，疑惑之间，以此探之，有胎则吐，无则不吐。

皂角去皮　甘草炙。各一钱　黄连半钱

上为细末，作一服，温酒调服。

博陵医之神者曰郝翁，士人陈尧遵妻病，众医以为劳伤。郝曰：亟屏药，是为娠证，且贺君得男子。已而果然。又二妇人妊，一暗嘿不能言。郝曰：儿胎大，经壅，儿生经行则言矣，不可毒以药。一极壮健，郝诊其脉曰：母气已死，所以生者，反恃儿气耳。如期子生母死。孕妇不语，非病也，闻如此者，不须服药，临产日但服保生丸、四物汤之类，产后便语，亦自然之理，非药之力也。

一妇暴渴，惟饮五味汁。名医耿隅诊其脉曰：此血欲凝，非疾也。已而果孕，古方有血欲凝而渴饮五味之证，不可不知也。

潘璟诊虞部员外郎张咸之妻孕五岁，南陵尉富昌龄妻孕二岁，团练使刘彝孙外家孕十有四月，皆未育。温叟视之曰：疾也，凡医妄以为有孕尔。于是与破血攻毒大剂饮之。虞部妻堕肉块百余，有眉目状。昌龄妻梦二童子色漆黑，仓卒怖悸疾走而去。孙外家堕大蛇，犹蜿蜒未死。三妇皆无恙。

陈斗嵓治叶南洲妻经闭五月，下白或赤，午后发热，咳嗽呕吐，医谓劳瘵。陈视曰：两尺脉皆实，此必有孕，外受风邪搏激故耳。饮清和之剂而安，半年生一子。

◎ 胎产大法

〔洁〕治胎产之病，从厥阴经论之，无犯胃气及上三焦，谓之三禁，不可汗，不可下，不可利小便。发汗者同伤寒下早之证，利大便则脉数而已动于脾，利小便则内亡津液，胃中枯燥。制药之法，能不犯三禁，则荣卫自和而寒热止矣。如发渴则白虎，气弱则黄芪，血刺痛而和以当归，腹中疼而加之芍药。大抵产病天行从增损柴胡，杂证从增损四物，宜详察脉证而用之。大抵外则和于荣卫，内则调于清便，同伤寒坏证治之。

〔**李仲南**〕胎前病唯当安胎顺气，若外感四气，内伤七情，以成他病，治法与男子无异，当于各证类中求之，但胎前治他证者，动胎之剂，切须审详尔。

〔**丹**〕胎前当清热养血。产前安胎，白术、黄芩妙药也。胎前将临月，以三补丸加炒香附、炒白芍药蒸饼丸服。又抑热以三补，用生地黄膏丸芩、连、柏为末，地黄膏丸之。有孕八九个月，必顺气，枳壳、苏茎。前至八九月因火动胎，逆上作喘急者，可用条芩、香附之类为末调下。条芩于水中沉取重者用之。固胎，地黄半钱，当归身尾、人参、白芍、陈皮各一钱，白术一钱半，甘草三分，黄芩、川芎各半钱，黄连、炒柏各少许，桑上羊儿藤即金银花七叶完者，糯米十四粒[①]，㕮咀煎服。血虚不安者，用阿胶。痛者用缩砂，行血气故也[②]。

《夷坚志》云：政和中，蔡鲁公之孙妇有孕，及期而病，国医皆以为阳证伤寒，惧胎堕不敢投以凉剂。张锐至，视之曰：儿处胎十月将生矣，何药之能败。即以常法与药，且使倍服之，半日而儿生，病亦失去，明日其妇大泄，而喉闭不入食。众医复指其疵，且曰：二疾如冰炭，又产蓐甫近，虽司命无如之何矣。张曰：无庸忧也，将使即日愈。乃取药数十粒使吞之，咽喉即通，下泄亦止。及满月，鲁公酌酒为寿曰：君术通神，吾不敢知，敢问一药而愈二疾何也？张曰：此于经无所载，特以意处之，向者所用药乃附子理中丸裹以紫雪尔。方喉闭不通。非至寒药不为用，既以下咽，则消释无余，其得至腹中者，附子力也，故一服而两疾愈。公大加叹异。

汪机治一妇，常患横生逆产七八胎矣，子皆不育。汪诊脉皆细涩颇弦，曰：此气血两虚兼热也。或曰：气血有余，方成妊娠，气血既亏，安能胎耶？汪曰：观其形长瘦而脉细濡，属于气血两虚，色青脉弦，属于肝火时炽，而两尺浮滑，似血虚为轻而气虚为重也，宜以补阴丸除陈皮，倍加香附、参、芪，蜜丸服之，常令接续。逾年临产果顺而育一子。

---

① 十四粒：《丹溪心法》作“二十四粒”。

② 行血气故也：《丹溪心法》作“止痛安胎行气故也”。

保生丸（《局方》）养胎益血，安和子脏。治妊娠将理失宜，或因劳役胎动不安，腰腹痛重，胞阻漏胎，恶露时下，子脏挟疾，久不成胎。或受妊不能固养，痿燥不长，过年不产，日月虽满，转动无力，或致损堕，及临产节适乖宜，惊动太早，产时未至，恶露先下，胎胞枯燥，致令产难，或横或逆，痛极闷乱，连日不产，子死腹中，腹上冰冷，口唇青黑，吐出冷沫。新产恶血上冲，晕闷不省，喘促汗出，及瘀血未尽，脐腹疞痛，寒热往来。或因产劳损，虚羸未复，面黄体瘦，心忪盗汗，饮食不进，渐成蓐劳。入月常服，壮气养胎，正顺产理，润胎易产。产后常服，滋养血气，和调阴阳，密腠理，实腑脏，治风虚，除痼冷。

大麻仁去壳，一两半　贝母　黄芩　大豆黄卷　粳米　甘草炙，微赤　干姜炮　肉桂去粗皮　石斛去根　石膏细研　秦椒微炒出汗。各一两　当归去芦炒，半两

上为细末，炼蜜和丸如弹子大，每服一丸，并用温酒或枣汤化下，嚼咽亦得，空心食前服。

交感地黄煎丸　治妇人产前产后眼见黑花，或即发狂，如见鬼状，胞衣不下，失音不语，心腹胀满，水谷不化，口干烦渴，寒热往来，口内生疮，咽中肿痛，心虚忪悸，夜不得眠，产后中风，角弓反张，面赤，牙关紧急，崩中下血如豚肝状，脐腹疞痛，血多血少，结为癥瘕，恍惚昏迷，四肢肿满，产前胎不安，产后血刺痛，皆治之。

生地黄净洗研，以布绞汁留滓，以生姜汁炒地黄滓，以地黄汁炒生姜滓。各至干，为末　生姜净洗烂研，以布绞汁，留滓。各二斤　当归去芦　延胡索拌糯米炒赤，去米　琥珀别研。各一两　蒲黄炒香，四两

上为末，蜜丸弹子大。当归汤化一丸，食前服。

琥珀丸　治妇人胎前产后百病，及疗三十六种血冷，七疝八瘕，心腹刺痛，卒中瘫痪，半身不遂，八风十二痹，手足酸疼，乳中毒结瘀血，怀胎惊动，伤犯不安，死胎不出，并胎衣不下，并宜服之。

琥珀另研　辰砂另研　阿胶碎，炒　五味子拣净　石斛去根　附子炮去皮脐　肉桂去粗皮　沉香不见火　川芎各半两　牛膝去芦，酒浸　当归去

须，炒 肉苁蓉酒浸，炒 人参 续断 没药研 熟地黄 木香不见火。各一两

上为细末，炼蜜和丸如弹子大。每服一丸，空心暖酒化下，午后食前再服，能生新血，去恶血。若腹胁疼痛，绕脐如刀刺，及呕逆上气筑心，痰毒，不思饮食，用姜汁少许，和酒化服。诸痢及赤白带下，血冷，崩中下血，漏胎下血，用生姜与艾，剉、炒令赤色，入酒同煎数沸，去滓调服。泄泻不止，陈米饮化服。涩尿诸淋，煎通草、灯心汤服。血晕不知人，煎当归酒调服。上热下冷，煎人参汤服。遍身虚肿水气，煎赤小豆汤服。产内二毒伤寒，及中风角弓反张如板硬，煎麻黄汤服，以衣被盖出汗。月经不通，或间杂五色，频并而下，断续不止，饮食无味，肌肤瘦劣，面赤唇焦，乍寒乍热，四肢烦疼，五心燥热，黑䵟，遍身血斑，赤肿走注，及血风劳伤无力，用童子小便入姜汁少许调服。常服以童便为妙，若恐恶心，和以半酒。如怀胎妇于临月一日一服，至产下不觉疼痛，或服至五服十服，日倍饮食，是药力也，其功不能具述。

龙须汤 治胎前产后身疼。保室论云：身疼者，肌体不实而受风邪，客于经络，邪气与正气相搏，交击于骨肉之间，故身疼而不动，用龙鬚汤主之。若妊娠而患身体疼者，必因劳役过多致使然也。不尔，经络受风寒，愈痛丸、防风汤主之。产者若因劳役身疼而不能动转者，良由产后百节开张，血脉流走，气弱则骨肉之间血多凝滞，是故百节经脉紧急，腰背不能转侧，手足不能动摇，身热若纳炭，头如钉钉，医者不识，妄为伤寒发汗，变生他证，宜服。

黄芪一两，蜜炙 当归去芦，酒浸 牛膝洗去苗，酒浸一宿，如急用，酒蒸熟为度 白术 防风去芦 独活去芦 甘草各二钱半

上㕮咀，每服半两，水五盏，生姜十片，薤白一握，同煎至三盏，去滓不拘时服。

佛手散 治产前产后，腹痛体热头疼，及才产未进别物，即先服此药，逐败血，生新血，能除诸疾。

川芎二两 当归三两

上为细末，每服二钱，水一盏，酒二分，同煎七分温服。一方为粗末，每服四钱，水七分，酒三分，同煎至七分热服，未产前先

安排此药，将两服药煎之，产了速进之，三日内日二服，三日外一服。一方名芎归汤，只此二味，等分㕮咀水煎，专治失血伤胎去血，产后去血，崩中去血，金疮去血，拔牙去血不止，一切去血过多，心烦眩晕，闷绝不省人事，头重目暗，举头欲倒，悉能治之。若产后眩晕，宜加芍药服之。一名桂香散，治产后腹疼不可忍者，加桂心等分，酒与童子小便合煎，服之立效。一名当归汤，治妊娠子死，或未死胎动不安，每服用酒水合煎，连进数服。胎若已死，服之便下。若未死其胎即安。此经累效，万不失一。一名琥珀散，临月服之，只缩胎易产，兼治产后诸疾。一名羊肉汤，治虚损羸乏，腹中疠痛，往来寒热，吸吸少气，不能支持，头眩自汗，腹内拘急，每服用精羊肉一两，生姜十片，水二盏，煎至六分，温服。一名君臣散，治妇人室女心腹疠痛，经脉不调，用水煎服。若妊妇胎气不安，产后诸疾，加酒煎服。一名芎当散，治妇人血气，上喘下肿，二味等分为细末，每服二钱，空心煎艾汤调下。又治产后损身，血冲心及腹胀气绝者，神验。难生倒横，子死腹中，先用黑大豆一大合炒熟，水一盏，入童子小便一盏，药末四钱，同煎至一盏，以上分为二服。未效再作。产后恶血注心，迷闷喘急腹痛，根据前用黑豆加生姜自然汁半合煎服。治脏毒，每服一钱半，入炒槐花末半钱，水一盏，煎至六分，无时服，三日取下血块即愈。如产后头疼，加荆芥煎，如吐血亦宜服之。若产难，多用百草霜、香白芷等分为末，名乌金散，每服二钱，童子小便好醋各一合，沸汤浸服，止一服见效，甚者再服已，分娩矣。一法以五积散加醋煎服，亦能催生。崩中漏下，失血过多，久不能止，用芎归汤疗之不止者，宜以香附子炒去皮毛，为细末，每一两入甘草末一钱，清米饮点服，名顺元汤。有白带者，于顺元汤内加芍药半两。或谓香附耗气则不然，许学士谓滋血养气，妇人仙药，虽羸人亦宜服之。兼治男女吐衄便利，及诸证失血，用此药佐以米饮丸百草霜末，每服百余丸，或以其他烧灰药皆能作效，不可遽以燥涩之剂止之，必致壅遏腐败，必生他证。大抵血不能行，气使之然者，气得其平，则血循故道，必无妄行之患矣。香附子善能导气，用之勿疑也。

返魂丹 治妇人胎前产后诸疾危证。

上用赤箭，即野天麻，叶似艾叶，开紫花如红蓼花，子名茺蔚子，又名益母草，又名大札，又名贞蔚，又名负担。端五日采取阴干，用叶及花子，以瓷器研为细末，炼蜜和丸如弹子大，随后治证嚼服。其根烧存性为末，酒调服，功与黑神散不相上下。如胎前脐腹作痛或作声者，温米饮下。胎前产后脐腹刺痛。胎动不安，下血不止，水煎秦艽、糯米汤下，或当归汤亦可。如产时先用一丸，以童子小便化下，安魂定魄，自然气血调顺，诸病不生。又能破血止痛，养脉息，调经络，温酒下。产后胎衣不下，血在胞中，及横生不顺，死胎经日不下者，胀满腹中，心闷心痛，炒盐汤下。产后中风，牙关紧急，半身不遂，失音不语，童子小便、无灰酒各半下。产后咳嗽，胸膈不利，恶心，口吐酸水，面目浮肿，两胁痛，举动失力者，温酒下。产后两太阳痛，呵欠，心忡气短，肌体羸瘦，不思饮食，血风身热，手足顽麻，百节疼痛，温米饮汤下。产后眼前黑暗，血晕血热，口渴烦闷，如见鬼神，狂言不省人事，薄荷自然汁，如无生者，浓煎薄荷汤下，及童子小便。酒各半亦可。产后面垢颜赤，五心烦热，或结成血块，脐腹奔痛，时发寒热，有冷汗者，童子小便、酒各半下，温薄荷自然汁亦可。产后余血，恶露不尽，结滞脐腹刺痛，恶物上冲心胸闷者，童子小便、酒各半下。产后大小便不通，烦躁口苦者，薄荷自然汁下，如无生者，浓煎薄荷汤下。产后泻血者，水煎枣汤下。产后白带下者，煎胶艾汤下。月水不调，温酒下。血崩漏下，温酒下。妇人久无子息，温酒下。服之十丸至二十丸，亦能注喜。一、子死腹中，盖因卒病脏腑热极，蒸其胎，是以子死也，盖子死不居子宫，或堕胎于腹间冷痛，小便沫出，腹胀，四肢逆冷，爪甲青者是也。或临产之时，此药安魂定魄，血气自然调顺，诸疾不生，破血补虚止痛，养血气，调经络，酒、童子小便各七分化下。二、难产者，胎以食母之血，十月满足，则余血结成块，俗呼为儿枕，欲产之时，血块先动，败血裹其子，是以难产，或产后恶物不尽，脐腹刺痛，恶物上冲心胸主闷，用童便、酒各七分化下。三、垢面颜赤，胎衣不下，既产了，脏腑虚羸，五心烦躁，血流入衣中则难出，发寒热，有冷汗出，但去其败血，其衣自出，如带断了，服此药下。或横生不顺，心闷欲死者，童便、酒各七分化下，薄荷自然汁、盐汤亦可。四、产后三日，起卧不得，眼前黑暗生花，盖产后血气未定，运走五脏，入肝则目昏，俗为暗风，医家以风治之，或血热口干烦渴，心闷乱如见鬼神，狂言妄语，不省人事，童便、酒各七分，薄荷自然汁亦可。五、产后口干心闷及烦渴者，血气未定，即食热面，积滞在内，以致热躁烦渴者，俗为胸膈壅盛，或两太阳穴痛，呵欠怔忡气短，身体羸瘦，不思饮食，血风身热，手足顽麻，百节疼痛甚者，温米饮、童便各七分化下。六、产后四肢浮肿及寒热者，盖因败血流入五脏，渗入四肢，停留日久，化为脓状，气喘或小便涩，或咳嗽胸膈不利，恶心口吐酸水，两肋疼痛，举动乏力，温酒化下。七、产后寒热往来，盖因败血入心则热，入脾则寒，状如疟，脐腹作痛或作声，温米饮化下，桂技汤亦可。八、产后中风，牙关紧急，半身不遂，失音不语，童便、酒各七分化下。九、产后痢，未经月满，或误食物下，与血相攻击，前所积受湿，以此败血相攻，枣汤下。十、产后大便秘结，口苦烦渴，非时不语，乃败血冲心，蔽其心孔，重便、酒各七分化下，薄荷汁亦可。十一、产后遍身疼痛，百节开张，血乘虚流入肠中，停留不散，脐腹疼痛，米饮化下。十二、产后崩中漏下不止，盖是伤酸物，状如鸡肝，脊背倦闷，煎糯米、秦艽汤化下，当归桂枝汤亦可。十三、产后未经月满，血气不通，盖是月水未还，或食热面，壅结成块，喘嗽，四肢无力，多睡而汗出不止，月水不调，为骨蒸劳，便服此药，童便、酒各七分化下。十四、产后吐逆不止，盖因败血停于脾胃，即发吐逆，胸膈虚胀，俗为反胃，温酒化下。十五、产后鼻衄口干舌黑，盖因心脏热则舌黑鼻衄也，童便、酒各七分化下。十六、产后赤白带下，煎秦艽汤下。十七、产后气急，喉中猫声者，盖因败血冲心入喉中，万无一瘥矣。十八、产后中风者，盖因未经七日劳重，则百日之中伤房事，中风初病之状，眼涩腰强筋急，角弓反张，牙关紧急，若此者皆自伤犯耳。十九、产后面色黑及遍身生黑靥者，乃败血入皮肤，万无一瘥矣。

内灸散 治妇人产前产后，一切血疾，血崩虚惫，腹肋疞痛，气逆呕吐，冷血冷气凝积，块硬刺痛，泄下青白，或下五色，腹中虚鸣，气满坚胀，沥血腰疼，口吐青水，频产血衰，颜色青黄，劳伤劣弱，月经不调，下血堕胎，血迷血晕，血瘕时发疼痛，头目眩晕，恶血上心，闷绝昏迷，恶露不干，体虚多汗，手足逆冷，并宜服之。

藿香叶 肉桂去粗皮 熟干地黄洗，焙 丁香皮各一两半 甘草炙赤 山药 当归去芦，洗 白术 白芷各八两 藁本去芦，剉 干姜炮 川芎 黄芪去芦。各二两 木香一两 陈皮去白，四两 白芍药十两 茴香一两半

上剉散，每服三钱，水一大盏，入生姜五片，艾一团，同煎至七分，空心食前热服。为末，温酒调下亦得。如产后下血过多，加蒲黄煎服。恶露不快，加当归，红花煎服。水泻，加肉豆蔻末煎服。呕吐，加藿香，生姜煎。上热下冷，加荆芥煎。但是腹中虚冷，血气不和。并宜服，产后每日一服，则百病不生，丈夫虚冷，气刺心腹疼痛，尤宜服之。

食忌

一受孕之后，切宜忌不可食之物，非惟有感动胎气之戒，然于物理亦有厌忌者，设或不能禁忌，非特延月难产，亦能令儿破形母损，可不戒哉。

食鸡肉、糯米合食，令子生寸白虫。食羊肝，令子多厄。食鲤鱼鲙及鸡子，令儿成疳多疮。食犬肉，令子无声音。食兔肉，令子唇缺。食鳖，令子项短及损胎。食鸭子共桑椹同食，令子倒生心寒。食螃蟹，令子横生。食雀肉合豆酱，食之令子面生皯黵黑子。食豆酱合藿香，食之堕胎。食水浆绝产。食雀肉，令子不耻多淫。食山羊肉，令子多病。食生姜，令子多指，生疮。食蛤蟆、鳝鱼，令儿喑痖。食驴、骡、马肉，延月难产。

如此之类，无不验者，则知圣人胎教之法矣。

药忌

蚖螌水蛭地胆虫，乌头附子配天雄，踯躅野葛蝼蛄类，乌喙侧子及虻虫，牛黄水银并巴豆，大戟蛇蜕及蜈蚣，牛膝藜芦并薏苡，金石锡粉及雌雄，牙硝芒硝牡丹桂，蜥蜴飞生及䗪虫，代赭蚱蝉胡

粉麝，芫花薇衔草三棱，槐子牵牛并皂角，桃仁蛴螬和茅根，欓根硇砂与干漆，亭长波流菵草中，瞿麦蔄茹蟹爪甲，猬皮赤箭赤头红，马刀石蚕衣鱼等，半夏南星通草同，干姜蒜鸡及鸡子，驴肉兔肉不须供，切须妇人产前忌，此歌宜记在心胸。

起居忌

《便产须知》云：勿乱服药，勿过饮酒，勿妄针灸，勿向非常地便，勿举重登高涉险。心有大惊，犯之产难，子疾病。勿多睡卧，时时行步。体虚肾气不足，生子解颅，脑破不合，宜温补。脾胃不和，荣卫虚怯，子必羸瘦。自家及邻家修造动土，犯其胎气，令子破形殒命，刀犯者形必伤，泥犯者窍必塞，打击者色青暗，系缚者相拘挛，有此等验如影响，切宜避之。

◎ 逐月养胎法

北齐名医徐之才云：妊娠一月名始胚，饮食精熟，酸美受御，宜食大麦，毋食腥辛，是谓才正。妊娠一月，足厥阴脉养，不可针灸其经。如大敦、行间、太冲、中封、五里、中郄等穴是也。足厥阴内属于肝，肝主筋及血，一月之时，血行痞涩，不为力事，寝必安静，无令恐畏。

妊娠一月，阴阳新合为胎，寒多为痛，热多卒惊，举重腰痛，腹满胞急，卒有所下，当预安之，宜服。

乌雌鸡汤

乌雌鸡一只，治如食法　茯苓　阿胶各二两　吴茱萸一升　麦门冬五合，去心　人参　芍药　白术各三两　甘草　生姜各一两

上㕮咀，以水一斗二升，煮鸡取汁六升，去鸡下药，煎取三升，内酒三升并胶烊尽，取三升放温，每服一升，日三。

补胎汤　若曾伤一月胎者，当预服此。

细辛一两　防风二两　干地黄　白术各三两　生姜四两　吴茱萸　大麦各五合　乌梅一升

上八味㕮咀，以水七升，煮取二升半，分三服，先食服。寒多者倍细辛、茱萸。热多渴者去之，加栝楼根二两。若有所思，去大

麦，加柏子仁三合。一方有人参一两。

妊娠二月名始膏，无食辛臊，居必静处，男子勿劳，百节皆痛，是为胎始结。妊娠二月，足少阳脉养，不可针灸其经。如胆窍、丘墟、付阳、绝骨、外立、阳陵泉等穴是也。足少阳内属于胆，胆主精，二月之时，儿精成于胞里，当慎护惊动也。

妊娠二月，始阴阳踞经。有寒多坏不成，有热即萎悴，中风寒有所动摇，心满脐下悬急，腰背强痛，卒有所下，乍寒乍热。宜服

艾叶汤

艾叶　丹参　当归　麻黄各二两　人参　阿胶各三两　甘草一两　生姜六两　大枣十二枚

上九味，㕮咀，以酒三升，水一斗，煮减半，去滓内胶，煎取三升，分三服。一方用乌雌鸡一只，宿肥者，治如食法，割头取血，纳三升酒中相和，次以水一斗二升，先煮取汁，去鸡内药，煎取三升，内血、酒并胶，煎取三升，分温三服。

黄连汤　若曾伤二月胎者，当预服此。

黄连　人参各一两　吴茱萸五合　生姜三两　生地黄五两。一方用阿胶

上五味㕮咀，以酢浆七升，煮取三升，分四服，日三夜一，十日一修合。若颇觉不安，加乌梅一升。加乌梅者不用浆，直用水耳。一方用当归半两。

妊娠三月名始胎，当此之时，未有定仪，见物而化。欲生男者，操弓矢。欲生女者，弄珠玑。欲子美好，数视璧玉。欲子贤良，端坐清虚。是谓外象而内感者也。妊娠三月，手心主脉养，不可针灸其经。如中冲、劳宫、大陵、内关、间使、郄门、曲泽等穴是也。手心主内属于心，无悲哀思虑惊动。

妊娠三月为定形，有寒大便青，有热小便难，不赤即黄，卒惊恐、忧愁、嗔怒，喜顿仆，动于经脉，腹满绕脐苦痛，或腰背卒有所下，宜服。

雄鸡汤

雄鸡一只，治如食法　黄芩　白术　生姜各一两　麦门冬五合　芍药　大枣十二枚，擘　甘草　人参　茯苓　阿胶各二两

上为㕮咀，以水一斗三升，煮鸡减半，出鸡内药，煮取半，内清酒三升并胶，煎取三升，分三服，一日令尽，当温卧。一方用当归、芎各二两，不用黄芩、生姜。

茯神汤 曾伤三月胎者，当预服此方。

茯神 丹参 龙骨各一两 阿胶 当归 甘草 人参各二两 大枣二十一枚，擘 赤小豆二百粒[①]

上九味㕮咀，以酢浆一斗，煮取三升，分四服，先食服，七日后服一剂。腰痛者加桑寄生二两。深师有薤白二两，麻子一升。

〔**丹**〕一妇人但有孕至三个月左右必堕，其脉左手大而无力，重取则涩，知其血少也。以其妙年，只补中气，使血自荣。时初夏，教以浓煎白术汤下黄芩末一钱，与数十帖，得保全而生。因思之堕于内热而虚者，于理为多。曰热，曰虚，当分轻重。盖孕至三月，上属相火，所以易堕，不然何以黄芩，熟艾，阿胶，为安胎妙药也。

妇人经候三月验法：川芎生末浓煎汤，空心下一匙，腹中微动者是有胎。

妊娠四月，始受水精以成血脉，食宜稻粳，羹宜鱼雁，是谓盛血气以通耳目，而行经络。

妊娠四月，手少阳脉养，不可针灸其经。如关冲、阳池、内关、三阳、天井、曲垣等穴是也。手少阳内输三焦，四月之时，儿六腑顺成，当静形体，和心志，节饮食。

妊娠四月，有寒，心下愠愠欲呕，胸膈满不欲食；有热，小便难，数数如淋状，脐下苦急；卒风寒，颈项强痛，寒热；或惊动身躯，腰背腹肓，往来有时，胎上迫胸，心烦不得安，卒有所下。宜服。

菊花汤

菊花鸡子大，一枚 麦门冬一升 大枣十二枚 人参一两半 甘草 当归各二两 麻黄 阿胶各三两 半夏四两 生姜五两

上十味㕮咀，以水八升，煮减半，内清酒三升并阿胶，煎取三

① 二百粒：有本作“二十十粒”。

升，分三服，温卧当汗，以粉粉之，护风寒四五日。一方用乌雌鸡一只，煮汁煎药。

调中汤 若曾伤四月胎者，当预服此。

白芍药 生姜各四两 厚朴 生李根 白皮 枳实 白术 柴胡各三两 续断 芎䓖 甘草各一两 当归一两半 乌梅一升

上十二味㕮咀，以水一斗，煮取三升，分四服，日三夜一，八日后复服一剂。

妊娠五月，始受火精以成其气，卧必晏起，沐浴浣衣，深其居处，浓其衣服，朝吸天光，以避寒殃，其食稻麦，其羹牛羊，和以茱萸，调以五味，是谓养气以定五脏。

妊娠五月，足太阴脉养，不可针灸其经，如隐白、大都、公孙、商丘、三阴交、漏谷、阴陵泉等穴是也。足太阴内输于脾，五月之时，儿四肢皆成，无大饥，无甚饱，无食干燥，无自炙热，无大劳倦。

妊娠五月，有热，苦头眩，心乱呕吐；有寒，苦腹满痛，小便数；卒有恐怖，四肢疼痛，寒热，胎动无常处，腹痛，闷顿欲仆，卒有所下。宜服。

阿胶汤

阿胶四两 人参一两 生姜六两 当归 芍药 甘草 黄芩各二两 旋覆花二合 吴茱萸七合 麦门冬一升

上十味㕮咀，以水九升，煮药减半，内清酒三升并胶，微火煎取三升半，分四服，日三夜一，先食服便愈，不瘥再服。一方，用乌雌鸡一只，割取咽，血内酒中，以水煮鸡汁煎药减半，内酒并胶，煎取三升半，分四服。

安中汤 曾伤五月胎者，当预服此。

黄芩一两 当归 芎䓖 干地黄 人参各二两 甘草 芍药各三两 生姜六两 麦门冬一升 五味子 大麻仁各五合 大枣三十五枚

上十二味㕮咀，以水七升，清酒五升，煮取三升半，分四服，日三夜一，七日复服一剂。

安胎当归汤 若妊娠五月，举动惊愕，胎不安，小腹痛引腰胳，小便下血。

当归 阿胶炒 川芎 人参各一两 大枣十二枚 艾叶一把

上以酒水各三升，煮至三升，内胶令烊，分三服。一方有甘草，无参、枣。

妊娠六月，始受金精以成其筋，身欲微劳，无得静处，出游于野，数观走犬，及视走马，食宜鸷鸟猛兽之肉，是谓变腠理，纫筋以养其力，以坚背膂。

妊娠六月，足阳明脉养，不可针灸其经。如厉兑、丰隆、阴市、上下廉、三里等穴是也。足阳明内属于胃，主其口目，六月之时，儿口目皆成，调五味，食甘美，无太饱。

妊娠六月，卒有所动，不安，寒热往来，腹内胀满，身体肿，惊怖，忽有所下，腹痛如欲产，手足烦疼。宜服。

麦门冬汤

麦门冬一升　人参　甘草　黄芩各二两　干地黄三两　阿胶四两　生姜六两　大枣十五枚

上八味，以水七升，煮减半，内清酒二升并胶，煎取三升，分三服，中间进糜粥。一方用乌雌鸡一只，煮汁煎药。

柴胡汤　若曾伤六月胎者，当预服此方。

柴胡四两　茯苓一两　白术　芍药一作紫葳　甘草　麦门冬　芎䓖各二两　生姜六两　干地黄五两　大枣三十枚

上㕮咀，以水一斗，煮取三升，分四服，日三夜一，中间进糜粥，勿食生冷及坚硬之物，七日更服一剂。一方有黄芩二两。

旋覆花汤　《集验》疗妊娠六七月，胎不安常处。亦治阻病。

旋复花一两　厚朴制　白术　枳壳　黄芩炒　茯苓各三两　半夏炒，一方无　芍药　生姜各二两

上以水一斗，煮取二升半，分五服，先食服，日三夜二。忌羊肉、饧、醋、桃、李、雀肉。

妊娠七月，始受木精以成其骨，劳身摇肢，无使定止，动作屈伸，以运血气，居处必燥，饮食避寒，常食稻粳，以密腠理，是谓养骨而坚齿。

妊娠七月，手太阴脉养，不可针灸其经。如少商、鱼际、列缺、尺泽、天府等穴是也。手太阴内属于肺，主皮毛，七月之时，儿皮毛已成，无大言，无号哭，无薄衣，无洗浴，无寒饮。

妊娠七月，忽惊恐摇动，腹痛卒有所下，手足厥冷，脉若伤寒，烦热腹满短气，常苦颈项及腰背强。**葱白汤**主之。

葱白长三四寸，十四茎　半夏　麦门冬各一升　旋覆花二合　黄芩一两　人参一两半　甘草　当归　黄芪各三两　阿胶四两　生姜八两

上十一味㕮咀，以水二升，煮减半，内清酒三升及胶，煎取四升，每服一升，日三夜一。温卧，当汗出。若不出者，加麻黄二两，煮服如前法。若秋后勿强责汗。一方以黄雌鸡一只，割咽取血内酒中，煮鸡取汁以煎药。

杏仁汤　若曾伤七月胎者，当预服此。

杏仁　甘草各二两　紫菀一两　钟乳　干姜各三两　麦门冬　吴茱萸一升　粳米五合　五味子三合

上九味㕮咀，以水八升，煮取三升半，分四服，日三夜一，中间进食，七日服一剂。一方用白鸡一只，煮汁煎药。

妊娠八月，始受土精以成肤革，和心静息，无使气极，是谓密腠理而光泽颜色。

妊娠八月，手阳明脉养，不可针灸其经。如商阳、二间、合谷、上下廉、三里、曲池、肩并、肩髃等穴是也。手阳明内属于大肠，主九窍，八月之时，儿九窍皆成，无食燥物，无辄失食，无忍大起。

妊娠八月，中风寒，有所犯触，身体尽痛，乍寒乍热，胎动不安，常苦头眩痛，绕脐下寒，时时小便白如米汁，或青或黄，或使寒栗，腰背苦冷而痛，目䀮䀮。**芍药汤**主之。

芍药　生姜各四两　厚朴二两　甘草　当归　白术　人参各三两　薤白切，一升

上八味㕮咀，以水五升，清酒四升，合煮取三升，分三服，日再夜一。一方用乌雌鸡煮汁以煎药。

葵子汤　若曾伤八月胎者，当预服此。

葵子二升　甘草　厚朴各二两　白术　柴胡各三两　芍药四两　生姜六两　大枣二十枚

上八味㕮咀，以水九升，煮取三升，分三服，日三，凡十日一剂。一方用乌雌鸡一只，煮汁煎药。

丹溪缩胎丸[①] 八九个月用之。

黄芩夏一两、秋七钱、冬半两，酒炒 白术二两 陈皮三两，去白 茯苓七钱半

上为末，粥丸桐子大。

妊娠九月，始受石精以成皮毛，六腑百节，莫不毕备，饮醴食甘，缓带自持而待之，是谓养毛发，致才力。

妊娠九月，足少阴脉养，不可针灸其经。如涌泉、然谷、太溪、交信、筑宾、伏溜等穴是也。

足少阴内属于肾，肾主续缕，九月之时，儿脉续缕皆成，无处湿冷，无着炙衣。

妊娠九月，若卒得下痢，腹满悬急，胎上冲心，腰背痛不可转侧，短气。宜服

半夏汤

半夏 麦门冬 吴茱萸 当归 阿胶各三两 干姜一两 大枣十二枚

上七味㕮咀，以水九升，煮取三升，去滓内白蜜八合，微火上温，服四服，痢即止。一方用乌雌鸡一只，煮汁煎药。

猪肾汤 若曾伤九月胎者，当预服此。

猪肾一具 茯苓 桑寄生 干姜 干地黄 芎䓖各三两 白术四两 附子中者，一枚 大豆三合 麦门冬一升

上㕮咀，以水一斗，煮肾令熟，去肾内诸药，煎取三升半，分四服，日三夜一，十日更一剂。

丹溪缩胎丸 九个月用之。

黄芩一两，宜热药，不宜凉药，怯人减半 枳壳炒，七钱半 滑石七钱半，临月十日前，小便多时，加此一味 白术一两

上为末，粥丸如桐子大，每服三十丸，空心热汤下。

妊娠十月，五脏俱备，六腑齐通，纳天地气于丹田，故使关节人神皆备，但俟时而生。

妊娠一月始胚，二月始膏，三月始胞，四月形体成，五月能动，

① 缩胎丸：《丹溪心法》作“束胎丸”。

六月筋骨立，七月毛发生，八月脏腑具，九月谷气入胃，十月诸神备，日满即产矣。宜服滑胎药，入月即服。

滑胎枳壳散　瘦胎易生。湖阳公主每产累日不下，南山道士进此方。

商州枳壳二两　粉草一两

上为细末，百沸汤点二钱服，空心，日三服。凡怀孕七八个月以上服之，令儿易生，初生胎小微黑，百日以后，渐渐变白。此虽孙真人滑胎易产方，然抑阳降气，为众方之冠，此方分两出《必用方》以此为正。一方枳壳六两，甘草一两。故加枳壳，减甘草，盖未产人甘草性寒故，而未产前一月，日可三服，忌登高厕。一方有糯米半升，淘洗控干，同炒为末，米饮或白汤调下一二钱。温隐居加当归、木香各等分。

张氏方　治妊娠胎肥壅隘，动止艰辛，临月服之，缩胎易产。兼治肠中诸疾，下气宽膈。

枳壳五两　甘草一两半　香附子三两，炒去毛

为末，姜煎汤点亦可。如丈夫妇人冷气攻刺，胁肋疼痛者，用葱白三寸同煎服。妇人脾寒，血气成块作痛，热酒调服。大小便不通，白牵牛[①]末煎汤调服。《选奇方》香附子，枳壳各二两，甘草半两。

内补丸　治妊妇冲任脉虚，补血安胎。

熟地黄二两　当归微炒，一两

上为细末，炼蜜和丸如梧子大，温酒下三四十丸。

许学士云：大率妇人妊娠，唯在抑阳助阴。《素问》云：阴搏阳别，谓之有子。盖关前为阳，关后为阴，尺中之脉，按之搏手不绝者，妊身也。妇人平居，阳气微盛无害，及其妊子，则方闭经隧以养胎，若阳气盛，搏之则经脉妄行，胎乃不固，《素问》所谓阴虚阳搏，谓之崩也。抑阳助阴之方甚多，然胎前药唯恶群队，若阴阳交错，别生他病，唯是枳壳散所以抑阳，四物汤所以助阴故尔。然枳壳散差寒，若单服之恐有胎寒腹痛之疾，以内补丸佐之，则阳不致强，阴不致弱，阴阳调停，有益胎嗣，此前人未尝论及也。

---

① 牛：原脱，据修敬堂本改。

易产滑胎散 其药性滑利小便。

以车前子为末酒调服方寸匕，不能饮者水调。

《诗》云：采采芣苡，能令妇人乐有子矣。陆机注云：治妇人产难故也。

神寝丸 瘦胎滑利易产，临入月服之，极有神效。知蕲州施少卿方，蕲州徐太丞传。

通明乳香别研、半两 枳壳一两

上为细末，炼蜜丸如梧子大，空心温酒吞下三十丸，怀孕九月以后方可服。《崔氏方》名寐生丸，乳香只二钱半，酒糊丸。

榆白皮散 治妊娠滑胎易生。

榆白皮 甘草各二两 葵子一两

上为粗末，每服二钱，水一盏，煎至七分，去滓温服。一方无榆皮，名葵子散。主孕九个月，将产消息。

猪肚一具全 如法用葱五味煮熟食，食如不尽，更食，以尽为度。不得与别人食，无效。

保气饮 安胎宽气、进食，瘦胎易产。设或居处失宜，偶然顿仆，胎动胎痛，漏胎下血，兼服佛手散、见胎产大法神寝丸、枳壳散。并见上。此三方，入月内大宜常服。

香附子四两 山药二两 缩砂仁一两 粉草一两二钱半 益智仁 紫苏叶各半两 木香四钱

上为细末，以白汤点服二钱。

无忧散 治妊娠身居富贵，口厌肥甘，忧喜不常，食物不节，既饱便卧，致令胞胎肥浓，根蒂坚牢，行动艰难，因致临产难生，入月可服无忧散，则易生矣。

当归 川芎 白芍药 枳壳 乳香各三钱 木香 甘草 血余即发灰，以豮猪心血和之。各一钱半

上为末，每服二钱，水煎，日进两服。

丹溪云：世之难产者，往往见于郁闷安佚之人，富贵豢养之家，若贫贱辛苦者未有也。古方书止有瘦胎饮一论，而其方为湖阳公主作也，实非极至之言，何者？见其有用此方者，其难自若。予表妹苦于难产，后遇胎孕，则触而去之，予甚悯焉。视其形，惟勤于针

指，构思旬日，忽自悟曰：此正与湖阳公主相反。彼奉养之人，其气必实，耗其气使平和故易产。今形肥知其气虚，久坐知其不运，必气愈弱，儿在胞胎，因母气不能自运耳，当补其母之气，则儿健易产矣。令其有孕至五六个月来告，遂于《大全》方紫苏饮加补气药与数十帖，因得男而甚快，后遂以此方随母形色性禀，参时令加减与之，无不应者，因名其方曰达生散。

缩胎饮即达生散。

大腹皮三钱　人参　陈皮　紫苏茎叶各五分　白芍　白术　归身尾各一钱　甘草二钱，炙　黄杨树脑七个　或加枳壳　缩砂　青葱五叶

上作一帖，吞下益母丸，临月得二十服易生，产后无病。

按：丹溪云难产死胎，此血气滞病也。盖此方补中行滞。春加川芎。气虚倍参、术。气实倍香附、陈皮。血虚加当归、地黄。形实倍紫苏。性急加黄连。热急加黄芩。湿痰加滑石、半夏。食积加山楂。食后易饥加黄杨脑。腹痛加木香、官桂、黄芩。冬不用芩。

黑神丸一名催生丸，一名益母丸。用益母草研末粥丸，治妇人临月，一日三次服之，用缩砂饮送下，能催生易产。产后服，能生新血，去旧血，只以白汤送下。虚者煎白术、人参、陈皮汤送下。

◎ 恶阻痰逆不食

恶阻谓呕吐恶心，头眩恶食择食是也。

〔**《千金》**〕凡妇人虚羸，血气不足，肾气又弱，或当风饮冷太过，心下有痰水者，欲有胎而喜病阻，所谓欲有胎者，其人月水尚来，颜色肌肤如常，但苦沉重愦闷，不欲食饮，又不知其患所在，脉理顺时平和，则是欲有娠也。如此经二月日后，便觉不通，则结胎也。阻病者，患心中愦愦，头重眼眩，四肢沉重，懈惰不欲执作，恶闻食气，欲啖咸酸果实，多卧少起，世谓恶食，其至三四月日以上，皆大剧吐逆，不能自胜举也。此由经血既闭，水渍于脏，脏气不宣通，故心烦愦闷，气逆而呕吐也。血脉不通，经络否涩，则四肢沉重，挟风则头目眩也。觉如此候者，便宜服半夏茯苓汤数剂，后将茯苓丸痰水消除，便欲食也。既得食力，体强气壮，力足养胎，母便健矣。

〔《大全》〕妊娠禀受怯弱，便有阻病，其状颜色如故，脉息和顺，但觉肢体沉重，头目昏眩，择食，恶闻食气，好食咸酸，甚者或作寒热，心中愦闷，呕吐痰水，恍惚不能支持，巢氏谓之恶阻，但证有轻重耳。轻者不服药亦不妨，重者须以药疗之。《千金方》以半夏茯苓汤、茯苓丸专治阻病，然此二药比来少有服者，以半夏有动胎之性，盖胎初结，虑其易散，此不可不谨也。张仲景《伤寒论》有用黄龙汤者，小柴胡汤中去半夏是也。此盖为妊娠而设焉。王子亨则有白术散，《局方》则人参丁香散，杨振则有人参橘皮汤，齐士明则有醒脾饮，皆不用半夏，用之多效。李茂翁云：若左脉弱而呕，服诸药不止者，当服理血归原药则愈，经云：无阴则呕是也。

〔薛〕前证若中脘停痰，用二陈汤加枳壳。若饮食停滞，用六君子加枳壳。若脾胃虚弱，用异功散。若胃气不足，用人参橘皮汤，兼气恼加枳壳，胸胁痞闷，再加苏梗，胁痛再加柴胡。若饮食少思，用六君子加紫苏、枳壳。头晕体倦，用六君子汤。若脾胃虚弱，呕吐不食，用半夏茯苓汤。盖半夏乃健脾气化痰滞之主药也。脾胃虚弱而呕吐，或痰涎壅滞，饮食少思，胎不安，必用茯苓半夏汤倍加白术。然半夏、白术、茯苓、陈皮、砂仁，善能安胎气健脾胃，予尝用之验矣。痰逆不食证，因食停滞，用半夏茯苓汤加枳壳，兼气恼更加柴胡。因痰壅滞，用半夏茯苓汤加白术。因风寒外伤，用参苏饮。饮食腹胀，用香砂六君子汤，寒热呕吐，人参养胃汤。一妊娠呕吐恶食，体倦嗜卧，此胃气虚而恶阻也，用人参橘皮汤，二剂渐愈；又用六君加紫苏，二剂而安。一妊娠吞酸恶心，时欲作呕，此因脾胃虚而饮食停滞，用六君加枳壳、香附，治之而愈。一妊妇停食腹满，呕吐吞酸，作泻不食，余以为饮食停滞，兼肝木伤脾土，用六君子汤以健脾胃，加苍术、厚朴以消饮食，吴茱萸所制黄连以清肝火，诸证悉愈。又以六君加砂仁调理，而脾土乃安。一妊妇呕吐胁胀，或寒热往来，面色青黄，此木旺而克脾土，用六君子加柴胡、桔梗、枳壳而安。一妊妇呕吐酸水，胸满不食，此脾土虚而肝木所侮，用六君子加芍药而愈[1]。一妊妇胸腹膨胀，吐痰不食，此脾

---

[1] 加芍药而愈：《校注妇人良方》此下有“又用四君子加枳壳、桔梗而安”。

胃虚而饮食为痰，用半夏茯苓汤渐愈，又用六君子加枳壳、苏梗、桔梗而饮食如常。后因恚怒，胁胀不食，吐痰恶心，用半夏茯苓汤加柴胡、山栀而愈。汪石山治一妇形质瘦小，面色近紫，产后年余，经水不通，首夏忽病呕吐，手指麻痹，拳不能伸展，声音哑小，哕不出声，医皆视为风病危之。汪诊脉皆细微近滑，曰：此妊娠恶阻病也。众谓经水不通，安有妊理？汪曰：天下之事，有常有变，此乃事之变也。脉虽细微，似近于滑，又尺按不绝，乃妊娠也。遂以四君子加二陈治之，诸证俱减，尚畏粥汤，惟食干糕香燥之物，而有生意。

给事游让溪夫人，病新愈月余，经事不行，呕哕眩晕，饮食艰进，医以为二阳之病发心脾，女子不月，法在不治，江瓘诊之，尺脉虽小，按之滑而不绝，此妊而恶阻，非凶候也。六君加砂仁，数服而安，后产一女。

〔**《金匮》**〕妇人得平脉，阴脉小弱，其人渴不能食，无寒热，名妊娠，桂枝汤主之。于法六十日当有此证，设有医治逆者，却一月加吐下者，则绝之。楼全善曰：绝之者，谓绝止医治，候其自安也。予尝治一二妇阻病吐，愈治愈逆，因思仲景绝之之旨，遂停药月余自安。真大哉！圣贤之言也。

《万全方》云：凡妊娠恶食者，以所思食任意食之必愈。

仲景云：妊娠呕吐不止，干姜人参半夏丸主之。

干姜人参半夏丸

干姜　人参各一两　半夏汤洗去滑，二两

上三味末之，以生姜汁糊为丸，如梧子大，饮服十丸，日三服。

半夏茯苓汤　治妊娠恶阻，呕吐心烦，头目眩晕，恶闻食气，好食酸咸，多卧少起，百节烦疼，羸瘦有痰，胎孕不牢。

半夏洗，一两二钱半　赤茯苓　熟地黄各七钱半　橘红　旋覆花《千金方》无旋覆，有细辛、紫苏　人参　芍药　川芎　桔梗　甘草各半两

上㕮咀，每服五钱，姜七片，水煎空心服，兼服茯苓丸。若有客热，烦渴口疮，去橘红、细辛，加前胡、知母七钱半。若腹冷下痢，去地黄加炒桂心半两。若胃中虚热，大便秘，小便赤涩，加大黄七钱半，去地黄，加黄芩二钱五分。

茯苓丸 治妊娠阻病，心中烦闷，吐痰眩晕，先服半夏茯苓汤二剂，后服此药。

赤茯苓 人参 桂心 干姜 半夏汤泡七次，炒黄 橘皮各一两 白术 葛根 甘草 枳壳各二两

上为细末，炼蜜丸如桐子大，每服五十丸，米饮下，日三服。一方加麦门冬。《肘后》加五味子。

疗妊娠心胸支满，痰逆不思饮食

赤茯苓 前胡 白术 紫苏叶各一两 半夏 麦门冬 人参 大腹皮各半两

上为粗末，每服四钱，水一盏，姜五片，煎至七分，去滓温服。一方无腹皮、人参、有大腹子槟榔。

疗妊娠心膈气滞，呕吐不下，饮水，心神虚烦，四肢少力

枇杷叶 半夏 麦门冬 人参 甘草半两 诃子肉 藿香各一两 赤茯苓 枳壳 陈皮各七钱半

上㕮咀，每服三钱，水一盏，姜三片，枣一枚，煎至七分，去滓温服。一方无诃子及枣。

《集验》疗妇人妊娠恶阻，呕吐不下食。

青竹茹 橘皮各三两 生姜 茯苓各四两 半夏五两

上细切，以水六升，煮取二升半，去滓分三服，不瘥频服。忌羊肉、饧、鲊等物。

旋覆半夏汤 治妊娠恶阻，吐逆酸水，恶闻食气，多卧少起。

旋覆花去枝萼 川芎 细辛去土 人参 甘草炙。各七分 当归去芦 半夏汤泡 赤茯苓去皮 干生姜 陈皮去白。各一钱五分

上作一服，水二盅，姜五片，煎至一盅，不拘时服。

旋覆花汤 治妊娠六七个月，胎不安，呕吐。

旋覆花五分 厚朴 白术 枳壳 黄芩 茯苓各一钱五分 半夏 芍药 生姜各一钱

上作一服，水二盅，煎至一盅，食前服。

上诸方并用半夏，盖取其辛以散结气，泻逆气，故呕恶自止，非专为痰设也。楼全善曰:《大全》方论半夏动胎而不用，仲景方乃用之。予治妊娠阻病累用半夏，未尝动胎也。经云：有故无殒是也。

白术散 治恶阻吐清水，甚者害十余日水浆不入。

白术一两 人参半两 丁香二钱半 甘草一钱

上为细末，每服二钱，水一盏，姜五片，煎至七分，温服。

人参丁香散二方。治妊娠恶阻，胃寒呕逆，翻胃吐食，及心腹刺痛。

人参 丁香 藿香叶各二钱半

上为散，每服三钱，水一盏，煎七分，去滓温服，无时。

又方

人参 丁香 柿蒂各二两 甘草 良姜各半两

上为细末，每服二钱，热汤点下，无时。

醒脾饮子 治妊妇阻病，呕逆不食，甚者中满，口中无味，或作寒热。此出王氏《博济方》。

草豆蔻以湿纸裹，灰火中煨令纸干，取出去皮用 厚朴姜制。各半两 干姜一两 甘草一两二钱半

上为细末，每服二大钱，水一大盏，枣二枚，生姜三片，煎至八分，去滓呷服。病轻者只一二服，便能食。旧有橘红二两，治寒热疟痢不食，后人去橘皮以干生姜代。干姜治老人气虚，大便秘，少津液引饮有奇效。产科医官齐士明依旧用干姜去橘皮，亦名醒脾饮子，治阻病极神验。

上诸方与前茯苓丸并用，丁香、干姜，惟中寒脉迟者宜之。

人参橘皮汤 治阻病呕吐痰水。

人参 橘皮 白术 麦门冬去心。各一两 甘草三钱 厚朴制 白茯苓各五钱

为粗末，每四钱加淡竹茹弹子大，姜三片，水同煎。

治妊娠呕吐不食，兼吐痰水。

生芦根七分 橘红四分 生姜六分 槟榔二分 枇杷叶三分

上切，水二盏，煎七分，空心热服。

治妊娠恶食，心中烦愦，热闷呕吐。

青竹茹 麦门冬各三两 前胡二两 橘皮一两 芦根一握，如体热，四肢烦热者，加地骨皮一握。

上切细，以水一大升，煮半升，去渣，分两服，食前。

上诸方内用门冬、竹茹、芦根，皆气凉而性和，有热无寒者通用之平剂也。

治妊娠恶食《古今录验方》

人参四两　厚朴　生姜　枳壳　甘草各二两

水六升，煮取三升，分三服。

归原散　治妊娠恶阻，呕吐不止，头痛，全不入食，服诸药无效者，用此药理血归原则愈。

人参　甘草　川芎　当归　芍药　丁香各半两　白茯苓　白术　陈皮各一两五钱　桔梗炒　枳壳去瓤炒。各二钱半　半夏汤洗七次，切、炒黄、一两

上㕮咀，每服三钱，生姜五片，枣一枚，水同煎。

安胎饮　治怀胎三月、四月至九个月，日呕吐痰水，心中愦闷，头重目眩，恶闻食气，或胎动不安，腰腹疼痛，或时下血，及妊娠一切疾病，并皆治之。

甘草　茯苓　当归　熟地黄　川芎　白术　黄芪　白芍药　半夏汤泡七次，切，炒　阿胶切，粉炒　地榆各等分

上㕮咀，每服三钱，生姜四片，水煎温服，无时候。一方无半夏，地榆，有人参、桑寄生。一方无芪、术、半夏、地榆，有艾叶，只是胶艾汤加白茯苓。

小地黄丸　治妊娠恶心，呕吐清水，腹疼不食。

人参去芦　干姜炮。各等分

上为细末，以生地黄汁和为丸，如桐子大。每服五十丸，食前米饮送下。

上方并理血之剂。李茂翁所谓左脉弱而呕，服诸药不止者，服理血归原药则愈，即此类是也。

保生汤　治妇人经候不行，身无病而似病，脉滑大而六脉俱匀，乃是孕妇之脉也。精神如故，恶闻食臭，或但嗜一物，或大吐，或时吐清水，此名恶阻。切勿作寒病治之，宜服此药。如觉恶心呕吐，加丁香、生姜煎服。温隐居方

人参　甘草各二钱半　白术　香附子　乌药　橘红各半两

上㕮咀，每服三大钱，水一盏半，姜五片，煎至七分，去滓温

服，无时。或作末子调服。

白术散　治妊娠胎气不和，饮食少进。

白术炒　紫苏各一钱　人参二钱　青皮去白　诃子肉　川芎各八分　甘草炙，半钱

上作一服，水二盅，姜三片，煎至一盅，不拘时服。

二香散　治妊娠胎动不安，气不升降，饮食不美，呕吐酸水，起坐觉重。

香附子一两　藿香叶　甘草各三钱

上为细末，每服二钱，不拘时，沸汤调下。

《补遗》予尝给妊妇恶阻，呕吐不食，头晕不敢行步，以苦柚皮浓煎汤，饮数盏而愈、吐甚者，加姜汁。

又方　缩砂仁末，每二钱，姜汤调下，或米饮调。

上方并理气之剂。气虚者首二方为宜；气不顺者，第三方为宜。

〔**楼**〕一妇人孕三月，吐痰水并饮食，每日寅卯时作，作时觉少腹有气冲上，然后膈满而吐，面赤微躁，头眩卧不起床，四肢疼，微渴，此肝火挟冲脉之火冲上也。一日甚，一日轻，脉和右寸洪大，百药不效，将二月。予男病，偶用沉香磨水，化抱龙丸一服，膈宽气不上冲，二三服吐止，眩减，食进而安。又应氏妇嘈杂吐食，脉壅，心下满塞，气攻背，两肘皆痛，要人不住手以热物摩熨，得吐稍疏，脉洪大，处此方。

黄连一钱　黄芩二钱半。各炒　白术　半夏各一钱　甘草炙　缩砂各五分　陈皮　当归　山栀　枳壳炒　香附　人参　苍术各一钱　茯苓一钱半　生姜七片

服二帖后，嘈杂、吐止，心满塞退，但于夜间背肘痛，用摩熨，遂与抱龙丸化服，其疾如失。

〔**丹**〕一妇人年近三十，怀孕两月，病呕吐头眩，自觉不可禁持。以人参、白术、川芎、陈皮、茯苓等药，服五七日，愈觉沉重。召予脉之，两手弦，左为甚，而且弱。予曰：此是恶阻病，必怒气所激，问之果然。肝气既逆，又挟胎气，参、术之补，大非所宜。教以时用茯苓汤下抑青丸二十四粒，五帖，自觉稍安，诊其脉略有数状，自言口干苦，稍食粥则口酸。予意其为膈间滞气未尽行，教

全以川芎、陈皮、山栀、茯苓、生姜煎汤，下抑青丸十五粒，十余帖，余证皆平，但食及常时之半，食后觉口酸，不食觉易饥。予谓肝热未平，则以白汤下抑青丸二十粒，二十日而安。予又脉之，见其两手脉虽和平，而左手弱甚，此胎必堕，此时肝气既平，参、术可用矣。遂用始初参、术等药补之，预防堕胎以后之虚，服之一月胎自堕，却得平稳无事。抑青丸，一味黄连为丸是也。

◎ 胎动不安

〔**《大全》**〕妊娠胎动不安者，由冲任经虚，受胎不实者。亦有饮酒房室过度，损动不安者。有误击触而胎动者。有喜怒气宇不舒，伤于心肝，触动血脉者。有信医宜服暖补，反为药所害者。有因母病而胎动者，但治母病，其胎自安。有胎不坚固，动及母疾，但当安胎，其母自愈。当以母形色察之，若面赤舌青，儿死母活。面青舌赤，口中沫出，母死子活。若唇口青，两边沫出者，子母俱死。

〔**薛**〕前证胎气郁滞者，用紫苏饮。脾气虚弱者，六君子汤加苏、枳。郁结伤脾者，归脾汤加柴、栀。郁怒伤肝脾者，四七汤加芎、归。怒动肝火者，加味小柴胡汤。若胎已死、急用平胃散加朴硝腐化之。

永固孕汤

地黄　川芎　黄芩各五分　归身尾　人参　白芍药　陈皮各一钱　白术一钱半　甘草三钱　黄柏少许　桑上羊食藤圆者七叶　糯米十四粒

上㕮咀，水煎服。

〔**《金匮》**〕妇人妊娠，宜常服当归散主之。

当归散

当归　黄芩　芍药　芎䓖各四两[1]　白术半斤

上五味杵为散，酒饮服方寸匕，日再服。妊娠常服，即易产，胎无苦疾，产后百病悉主之。

---

① 四两：《金匮要略》作“一斤”。

妊娠养胎，白术散主之。

白术散

白术　芎䓖各一两　蜀椒七钱半，去汗　牡蛎半两

上四味，杵为散，酒服一钱匕，日三服，夜一服。但苦痛，加芍药。心下毒痛，倍加芎䓖。心烦痛，吐不能饮食，加细辛一两，半夏大者二十枚服之，后更以醋浆水服之。若呕，以醋浆水服之，复不解者，小麦汁饮之，已后渴者，大麦粥服之。病虽愈，服之勿置。

《集验方》疗妊娠二三月，上至八九月，胎动不安，腹痛已有所见方。

艾叶　阿胶　当归　川芎各三两　甘草一两

上细切，以水八升，煮取三升，去滓，纳胶令烊，分三服，日三。《千金》、文仲、《备急》同。

四物汤加熟艾、阿胶、茯苓，治一切胎动不安。

安胎当归汤　治妊娠五月，举动惊愕，胎动不安，下。在小腹，痛引腰胁，小便疼，下血。见前逐月养胎。

阿胶散二方。治妊娠或因顿仆，胎动不安，腰痛腹满，或有所下，或胎上抢心。

熟地黄二两　白芍药　艾叶　当归　甘草　阿胶　黄芪各一两一方有川芎。

上㕮咀，每服半两，姜三片，枣一枚，水同煎。

又方　治妊娠胎动不安，心神虚烦，腹内痛。

阿胶杵碎，炒黄燥　人参　川芎以上各一两　白茯苓　麦门冬去心　柴胡去苗。以上各七钱半　甘草炙　当归剉炒　黄芩各半两

上件为末，每服四钱，以水一中盏，生姜半分，枣三枚，同煎六分，去滓热服。

立效散　治妇人胎动不安，如重物所坠，冷如冰。

川芎　当归各等分

上为粗末，秤三钱，水煎食前温服。

《产宝》治妊娠无故胎动不安，腹内绞痛，烦闷。

当归　桑寄生各一两　川芎七钱半　豉八合　阿胶五钱　葱十四茎

上以水二升，煮取八合，下胶烊，温分二服，空心服。一方无

豉，用银器煎。

《集验》无寄生、豉，有续断七钱半，银多少先煎，后入药。

《养生必用》治胎动方《救急》疗胎动去血，腰腹痛。

阿胶　川芎　当归　青竹茹各二钱

上以水十盏，内银一斤，煮至五盏，去银入上件药三味，煮至二盏半，去滓，入胶再煎胶烊，分温三服，空心自早至暮尽，未效再作。

寄生汤　治胎气常不安，及五个月以后胎不安。

桑寄生洗剉　秦艽　阿胶各半两　糯米粉半两

上以新汲水三升，先下寄生、秦艽二味，煮至二升，去滓，次入阿胶、糯米再煮，约一升止，分三服，空心，食前，日午服之。忌酒、醋三五日。妊娠胎气至五月以后常不安者，服之必效。顷见妊妇好饮酒、食咸酸五辛，胎必动，不可不知。

黄芪汤　治胎动不安，腹痛下黄汁。

糯米一合　黄芪　川芎各一两

上细剉，水二大盏，煎至一盏，三分温服。

顺气饮子　产前服之安胎。

紫苏叶　木香炮　人参　草豆蔻　茯苓各一两　甘草一两　大腹子一两，如气弱者不用

上㕮咀，每服三钱，水一盏，苎根三寸，糯米少许，煎至七分，去滓温服。

安胎寄生汤文仲疗血流下方。

桑寄生　白术各一两二钱半　茯苓一两　甘草二两半

上切，以水五升，煮取二升半，分三服。若人壮者，可加芍药二两，足水二升。若胎不安腹痛，端然有所见，加干姜一两即安。忌海藻、菘菜、酢物、桃、李、雀肉等。

秦艽汤（《指迷》）治胎动不安。

秦艽　阿胶炒　艾叶

上等分为粗末，每服五钱，水二盏，糯米百粒，煎至一盏，去滓温服。

《小品》止痛汤　疗妊娠重下，痛引腰背，安胎。

当归　阿胶炙　干地黄　黄连　芍药各一两　鸡子一枚　秫米一升

上七味，以水七升，搅鸡子令相得，煮秫米令如蟹目沸，去滓内诸药，煮取三升，分四服。忌芜荑。《经心录》同。

黄芩汤　治妇人胎孕不安。

黄芩　白术各半两　当归二钱

上作一服，水二盅，煎至一盅，不拘时服。

钩藤汤　治妊娠八九月，胎动不安，心腹疞痛，面目青冷，汗出气欲绝。此由劳动用力伤胎宫，宜急治之。

钩藤钩　当归　茯神　人参各一两　苦梗一两半　桑寄生半两

上为粗末，每服五大钱，水二盏，煎至一盏，去滓，温服无时候。忌猪肉、菘菜。若烦热，加石膏二两半。临产月加桂心一两。

《删繁》疗妇人怀妊，胎动不安。**葱豉安胎汤**。

香豉一升，熬　葱白一升　阿胶二两，炙

先以水三升，煮葱豉取一升，去滓入胶，再煎令烊服。一日一夜可服三四剂。《经心录》同。

始妊娠胎动不安，护胎法

鲤鱼二斤　粳米一升　葱一握　豉　姜

上作臛食之，每月一度。

安胎织罩散

白药子一两　白芷半两

上为细末，每服二钱，煎紫苏汤调下，或胎热心烦闷，入砂糖少许煎。

银苎酒　治妊娠胎动欲堕，腹痛不可忍方。

苎根二两，剉　银五两　清酒一盏

上以水二大盏，煎至一大盏，去滓分温二服。

治胎动不安

用好银煮取水，着葱油作羹食之佳。

又方　川芎二两　葱白一升

上以水七升，煮取二升半，分温三服。

疗妊娠后不转动方

阿胶炙，一两　桑寄生半两

上为末，以酒一升，煮五沸，下生鸡卵一枚酒中，分温二服，空心食前。《小品方》无寄生，有艾叶，只用水煎。

《肘后》治胎动不安。取苎根如足大指者一尺，㕮咀，以水五升，煮取三升，去滓服。一方有生姜五片，丹溪云：苎根大能补阴，而行滞血。

缩砂散 治胎动不安，堕在须臾者，神效。方见毒物伤胎。

又方 川芎二两 葱白五两 水三碗，煮二碗半，分三服。

治妊娠因失所动困绝方 取竹沥饮一升，立愈。

鲤鱼臛方 治妊娠胎动不安，心腹刺痛。

鲤鱼一斤，修事净，细切 阿胶一两，杵碎，炒黄燥 糯米二合

上件以水二升，入鱼、胶、米煮令熟，入葱白、生姜、橘皮、盐少许，更煮五七沸，食前吃。如有所伤，且吃五七日效。

治妊娠胎动，烦闷不安甚方

取生地黄杵绞汁，每服一小盏，煎令沸，入鸡子白一枚，搅令匀，顿服。

治妊娠胎动，昼夜叫呼，口噤唇搴，及下重痢不息方

艾叶五两

上以好酒五升，同煮取四升，去滓更煎取一升服。口闭者开口灌之，药下即瘥。

◎ 胎上逼心即子悬

〔薛〕胎上逼心之证，若气逆胎上，用紫苏饮。饮食不甘，兼以四君子。若内热晡热，兼以逍遥散。若胃火所致，用四君、黄芩、枳壳、柴、栀。若脾郁所致，用归脾汤加柴、栀、枳壳。一妊妇每因恚怒，其胎上逼，左关脉弦洪，乃肝火内动。用小柴胡加茯苓、枳壳、山栀而愈。但体倦不食，用六君子调养脾土，加柴胡、枳壳，调和肝气乃瘥。一妊妇胎上逼，胸满嗳气，饮食少思，此脾气郁滞，用紫苏饮顿安。又用四君子加枳壳、柴胡、山栀而瘥。程文彬治孕妇七个月，胸膈饱闷，气喘，忽吐出一物如小肠寸许，举家惊疑其胎烂。程至，诊得寸口脉洪滑，知其气盛血少，胎气凑上，中焦蓄有湿热，湿生痰，知所吐之物，乃痰结聚，病名子悬。以紫苏饮加

芩、连、贝母，十剂获痊。

《本事方》紫苏饮　治妊娠胎气不和，怀胎近上，胀满疼痛，谓之子悬。兼治临产惊恐，气结连日不下。一方无芎，名七宝散。

紫苏茎叶一两　大腹皮　人参　川芎　陈皮　白芍药各半两　当归七钱半　甘草二钱半

上细剉，分作三服，每服用水一盏半，生姜四片，葱白七寸，煎至七分，去渣空心服。

曾有一妇，累日产不下，服遍催生药不验。予曰：此必坐草太早，心怀一点惧气结而不行，然非不顺也。《素问》云：恐则气下。盖恐则精神怯，怯则上焦闭，闭则气还，还则下焦胀，气乃不行矣。得此药一服便产。及妇人六七月子悬者，予用此数数有验，不十服胎便近下。

陈良甫治一妇有孕七个月，远归，忽然胎上冲心而痛，坐卧不安，二医治之无效，遂说胎已死矣，用蓖麻子研烂加麝香调，贴脐中以下之，命在垂亡。召陈诊视，两尺脉绝，他脉平和。陈问二医，作何证治之？答曰：死胎也。陈曰：何以知之？曰：两尺脉沉绝，以此知之。陈曰：此说出何经？二医无答。陈曰，此子悬也。若是胎死，却有辨处，面赤舌青，子死母活。面青舌赤，吐沫，母死子活。唇口俱青，母子俱死。今面不赤，口不青，其子未死，是胎上逼心，宜以紫苏饮子治之。至十服，而胎近下矣。

当归汤　治妊娠胎动，荡心闷绝，烦躁口干，横生倒产，上冲下筑，迷闷，唇口青黑，手足厥冷。产科名保安散。一方无甘草，有川芎。厚朴。《产宝方》有川芎。

当归　阿胶炒　甘草各一两　人参一两半　连根葱白一根

上细剉，水二升，煎四味至升半，去滓下葱再煎，减三合，温服。一剂分为二三服。

大圣散　治妊娠忪悸，睡梦多惊，心腹胀满，连脐急痛，胎上逼。见惊悸

治胎上逼心烦闷方。又治妊娠六七月以后，胎动困笃。用葱白二七茎，浓煮汁饮之。

若胎未死即安，已死即出，未效再服。楼全善云：此方神妙，脉浮滑

者宜之。《本草》云：葱白通阳气安胎。

《秘录》治胎动上逼心痛。取艾叶如鸡子大，以头醋四升，煎取二升，分温服。又治胎上逼心，热痛下血。神曲半斤，捣碎和熟水绞取汁三盅，无进温服，止。

治妊娠遍身痛，或冲心欲死，不能饮食

白术五两　黄芩二两　芍药四两

上水六升，煮取二升半，分作三服。缘胎有水致痛，兼易产。

文仲、葛氏疗妊娠卒胎上迫心痛方。取弩弦急带之，立愈。

胶艾汤见血崩。**保生丸**大法。

◎ 妊娠经来　漏胎下血

〔**《脉经》**〕妇人经月下，但为微少，师脉之反言有躯，其后审然，其脉何类？何以别之？师曰：寸口脉阴阳俱平，荣卫调和，按之滑，浮之则轻，阳明、少阴各如经法，身反洒淅，不欲食饮，头痛心乱，呕哕欲吐，呼则微数，吸则不惊，阳多气溢，阴滑气盛，滑则多实，六经养成，所以月见阴见。阳精汁凝胞散，散者损堕，设复阳盛，双妊二胎，今阳不足，故令激经也。滑脉主血有余，今经又少，故知孕也。大抵妊娠经来不多，而饮食精神如故，六脉和缓滑大无病者，血盛有余也。儿大能饮，自不来矣。

〔**《大全》**〕夫妊娠漏胎者谓妊娠数月而经水时下也。此由冲任脉虚，不能约制手太阳、少阴之经血故也。冲任之脉，为经络之海，起于胞内，手太阳小肠脉也，手少阴心脉也，是二经为表里，上为乳汁，下为月水，有娠之人，经水所以断者，壅之养胎，蓄之以为乳汁也。冲任气虚，则胞内泄不能制其经血，故月水时下，亦名胞漏，血尽则人毙矣。又有因劳役，喜怒哀乐不节，饮食生冷，触冒风寒，遂致胎动。若母有宿疾，子脏为风冷所乘，气血失度，使胎不安，故令下血也。曾有以娠妇月信不绝，而胎不损，问产科熊宗古，答曰：妇人血盛气衰，其人必肥，既娠之后，月信当来而胎不动，若据晚进观之，便以为漏胎，若作漏胎治之，则胎必堕。若不作漏胎治，则其未必堕。今推宗古之言，诚有旨也。巢氏云：妇人经闭不利，别无所苦者，是谓有子，以其经血蓄之以养胎，拥之为乳汁也。有子之后，蓄以养胎矣，岂可复能散动耶。所以然者，有妊而月信每至，是亦未必因血盛也。若谓妇人荣经有风，则经血喜动，以其风胜则可也，既荣经为风所胜，则所来者非养胎之血，以此辨之，若作漏胎治之，必服保养补胎之药，且胎不损，强以药滋之，乃所谓实实虚虚也，其胎终堕宜矣。若医者知荣经有风之理，专以一药治风，经信可止，或不服药，胎亦无恙。然而有胎本不固，而因房室不节，先漏而后堕者，须作漏胎治之，此又不可不审也。

〔**丹**〕胎漏因气虚，因血虚，因血热。

〔**薛**〕前证若因风热，用防风黄芩丸。若因血热，用加味逍遥散。若因血虚，用二黄散。若因血去太多，用八珍汤；未应，补中益气汤。若因肝火，用柴胡山栀散。若因脾火，用加味归脾汤。若因事下血作痛，用八珍汤加阿胶、熟艾。若因脾胃虚弱，用补中益气汤加五味子。若因脾胃虚陷，用前汤倍用升麻、柴胡。若晡热内热，宜逍遥散。妊娠卒然下血，若因怒气，用小柴胡汤。若因风热，用一味防风丸。若因血热，用一味子芩丸。若因脾气虚弱，用六君子汤。若因中气下陷，用补中益气。若气血盛而下血者，乃因儿小饮少也，不必服药。一妊妇下血，服凉血之药，下血益甚，食少体倦，此脾气虚而不能摄血，余用补中益气汤而愈。后因怒而寒热，其血仍下，此肝火旺而血沸腾，用加味逍遥散血止，用补中益气汤而安。一妊妇下血，发热作渴，食少体倦，属脾气虚而肝火所侮，用四君子加柴胡、山栀。血止，因怒复作，用六君加柴胡、山栀、升麻而安。一妊娠六月，每怒下血，甚至寒热头痛，胁胀腹疼，作呕少食。余谓寒热头痛，乃肝火上冲；胁胀腹痛，乃肝气不行；作呕少食，乃肝侮脾胃；小便下血，乃肝气火血热。用小柴胡加芍药、炒黑山栀、茯苓、白术而愈。一妊娠六月，体倦食少，劳役下血，用六君加当归、熟地黄、柴胡、升麻而愈。江应宿治王祠部安人孕三月，腰腹递痛，漏下不止，气涌胀闷，速江诊视。六脉弦数，平昔脉极沉细，此必怒动肝火，挟相火而生内热，喜脉不滑，未至离经，犹可保也。以条芩、白术、枳壳、香附、茯苓、阿胶、白芍、当归、陈皮，煎调鹿角煅，酒淬细末一钱，更进抑青丸一服痛已，数剂平复。仲景云：妇人有漏下者，有半产后因续下血都不绝者，有妊娠下血者。假令妊娠腹中痛为胞阻，芎归胶艾汤主之。方见血崩。

《大全方》治妊娠三四月，腹痛时时下血。

续断二两　艾叶　当归　干地黄各六两　竹茹　阿胶　鸡苏各一两

水一升，煎取六合，空心再服。

《广济》安胎。胎病漏血腹痛。

当归　川芎　阿胶炙　人参各一两　大枣二十个

上切，以水三升，酒四升，煮二升半，分三服，五日一剂，频服三四剂无妨。

《济生》如圣汤　治胎动腹痛，或为漏胎。

鲤鱼皮　当归酒浸　熟地黄酒蒸　白芍药　阿胶蚌粉炒　川芎　续断酒浸　甘草炙。各等分　一方有干姜、竹茹。

上㕮咀，每服四钱，水一盏，苎根少许，姜五片煎，温服。《济生》有续断，无干姜、竹茹。

桑寄生散　治胎漏经血妄行，淋沥不已。

桑寄生　当归去芦，酒浸　川芎　川续断酒浸　阿胶蛤粉炒　香附子炒去毛　茯神去木　白术各一钱　人参　甘草炙。各半钱

上作一服，水二盅，生姜五片，煎至一盅，不拘时服。

郑氏人参散　治漏胎败血凑心，日渐胎干，子母危困。

人参　黄芪炙　阿胶炒。各五钱　竹茹　木香　炙甘草　附子炮。各半钱　川芎　陈皮　苎根各二钱半　生姜三钱，炮黑

上㕮咀，每四钱，糯米三七粒，水煎热服。忌生冷、鸡、鸭、鱼、面。

梅师治胎动下血，心腹疼，死生不知，服此汤活即安，死即下。即催生佛手散，方见胎产大法。即川芎、当归等分为散也。

妊娠无故卒下血不止，取阿胶三两，炙、捣末，酒一升半，煎令消，一服愈。

罗氏立圣散　治妊娠下血不止。

鸡肝三个，用酒一升煮熟，共食之，大效。

二黄散　治胎漏。

生地黄　熟地黄等分，剉

水三盏，煎半干，去滓服。

治胎漏下血

阿胶二两捣末，生地黄半斤捣取汁，以清酒三升，绞汁、分三服。

治胎漏下血不止，胎干即死，宜急治之。

生地黄汁一升　陈酒五合

上同煎三五沸，温、三服，以止为度。

地黄汤　治经血妄行，及鼻衄不止。

生地黄酒擂取汁，半两　薄荷三钱　甘草一钱

上二味为末，新汲水合地黄汁调，食后服。

《续易简》治漏血。

用野苎根二两，剉炒，家种亦可　金银各一两许

为一剂。酒水准，煎耗半，温服。若闪挫胎动欲漏，砂仁皮炒令热透，为末，二钱，酒或盐汤下。

《保命》枳壳汤　治妇人胎漏下血，及因事下血。

枳壳　黄芩各半两　白术一两

上为粗末，每服七钱，水一盏，煎七分，食前服。

子芩丸　治肝经有热，妄行下血。

细条黄芩炒为末，每服一钱，以秤锤烧赤，焠酒热调服。若脾胃虚不宜用。

防风丸　治肝经有风，以致血得风而流散不归经。

用防风为末，每服一钱，白汤调服。

防风黄芩丸　治肝经有风热，致血崩、便血、尿血。

用条芩炒焦，防风等分为末，酒糊丸桐子大。每服三五十丸，食远或食前米饮或温酒送下。

仲景云：妇人宿有癥病，经断未及三月，而得漏下不止，胎动在脐上者，为癥痼害。妊娠六月动者，前三月经水利时，胎下血者后断三月衃也。所以血不止者，其癥不去故也。当下其癥，桂枝茯苓丸主之。

桂枝茯苓丸方

桂枝　茯苓　牡丹去心　桃仁去皮尖，熬　芍药各等分

上五味末之，炼蜜和丸如兔屎大。每日食前服一丸，不知，加

至三丸。

治胎下血不止。取桃树上干不落桃子，烧灰和水服，瘥。《本草》云：桃奴破血，又治伏梁、积气。

榆白皮散 治妊孕胎漏去血，恐其难产，常宜服之。

榆白皮 葵根 瞿麦各二钱 大麻仁去壳 木通各一钱 牛膝去芦，酒浸焙，一钱半

上作一服，水二盅，煎至一盅，不拘时服。

◎ 胎漏黄汁下或如豆汁

〔**薛**〕前证肝脾湿热，用升阳除湿汤血崩。肝脾风热，用加味逍遥散。肝脾郁怒，用加味归脾汤。脾胃气虚，用钱氏白术散。若脾气下陷，用补中益气汤，肝经风热，用防风黄芩丸。风入肠胃，用胃风汤。一妊娠因怒胸膈不利，饮食少思，服消导顺气之剂，脾胃愈弱，饮食愈少，大便不实且无度，久而便黄水或带白，视其面色黄中隐白。余曰：黄色脾虚也，白色肺虚也。朝以补中益气汤升补胃气，夕以六君子培补脾气而愈。

《大全方》治妊娠忽然下黄汁如胶，或如豆汁，胎动腹痛。

粳米五合 黄芪六两

上以水七升，煎取二升，分为四服。

银苎酒见前胎动不安。

又方 用生艾汁二盏 阿胶 白蜜各一两

煎至七分，温服。如无生艾，煎干艾浓汁亦可。一方加竹茹。一方用酒不用蜜。

《脉经》云：妇人怀躯六月、七月，暴下斗余水，其胎必倚而堕，此非时孤浆预下故也。胎漏徐徐下水，今暴下而多，故知堕胎也。

◎ 跌仆伤胎 毒药伤胎

〔**《大》**〕妊娠惊胎者，乃怀妊将满，胎神已具，坠仆伤胎，甚至下血不醒。若欲验其子母安否，当参第四论治之。

〔**薛**〕愚按前证若因怒跌仆，或手足抽搐，用钩藤汤见前。若因气滞，用紫苏饮胎上逼心。若因脾胃气虚，用六君子加苏梗。若郁结

伤脾，用归脾汤。若郁怒伤肝脾，用四七汤杂病气加芎、归。若去血过多，用佛手散。如不应，胶艾汤。气血虚，八珍汤加胶、艾。

催生神妙佛手散　治妇人妊娠五七月，因事筑磕着胎，或子死腹中，恶露下，疼痛不已，口噤欲绝，用此药探之。若不损则痛止，子母俱安。若胎损，立便逐下。本出徐文仲神验胎动方，云治血上冲心腹满闷者，如汤沃雪。又治产前、产后体热败血腹痛。又名芎䓖汤。

当归六两　川芎四两，张氏方等分

上为粗末，每服三钱，水一大盏，煎令泣泣欲干，投酒一大盏，止煎一沸，去滓温服，口噤灌之。如人行五里再服，不过三五服便生。一方云：此药治伤胎去血多，崩中去血多，金疮去血多，拔牙去血多，昏晕欲倒者，以水煎服。或先以漏血，腹内疼痛，加芍药、官桂减半，随手效。余详胎产大法

治妊娠忽因倒地，或擎重作劳促损，腹中疼痛肿重，及子死腹中不出，三服立下。

川芎一两

上为细末，以热酒调服方寸匕，日三、四服。

按：川芎上窜散气，有服之暴亡者。若诊其脉举之有，按之无者，忌服。

治妊娠从高坠下，腹痛下血烦闷

生地黄　益母草各一两　当归　黄芪各半两

上㕮咀，每服四钱，水一盏，姜四片，煎至六分，去滓无时候。

《集验》疗妊娠二三月，上至七八月，顿仆失跌，胎动不安、伤损，腰腹痛欲死，若有所见，及胎奔上抢心短气，下血不止方。

干地黄　当归　艾叶各二两　阿胶　川芎各三两

上以水七升，煮取二升半，分作三服。腹痛甚，加杜仲、五加皮各三两一方无地黄，有甘草。一方无地黄，却用生姜自然汁一匙，地黄汁半合，马通半合，煎成药去滓，入此再煎三沸，温服。一方有人参、白茯苓，水煎。

〔**丹**〕妇人因闪挫伤胎，肚疼血崩。

归尾　陈皮　白术　人参　茯苓　白芍药　川芎各三钱　甘草

炙，五分

上㕮咀，分四帖，水三盏，煎取一盏，下缩砂末一钱五分，炒黑五灵胎一钱。

竹茹酒　治妊娠误有失坠损血，胎损疼痛。

青竹茹二合　好酒一升

上煮三五沸，分作三服，即安。

秦艽汤　疗妊娠或因僵仆，胎动不安，脐腹疞痛。方见胎动不安。

治妊娠偶有所伤，胎动不安，疼痛不可忍。兼治崩血，又兼治子冒，又名子痫。

缩砂不以多少和皮炒令黑色。一方用仁，熨斗内略炒为细末，热酒调下二钱，不饮酒者以米饮调下皆可。觉腹中热，则胎已安矣。此方神效，予常用之有验。

《补遗》安胎散　治卒然腰痛，下血不已。

熟地黄　艾叶　白芍药　川芎　黄芪　阿胶炒　当归　甘草　地榆各等分

上㕮咀，每四钱，姜五片，枣一枚，煎温服。

〔**薛**〕若因毒药，用甘草、黑豆、淡竹叶。若因顿仆，用阿胶散，未应，煎送知母丸。若因顿仆下血腹痛，用佛手散，未应，用八珍送知母丸。血出过多，用八珍汤斤许，益母草四两，水煎徐徐与服。若胎死，以朴硝或平胃散下之。

捷径方　治用毒药攻胎，药毒冲心，外证牙关紧急，口不能言，两手强直，握拳头低，自汗身微热。外证与中风相似，但其脉浮而软，十死一生，医多不识，若作中风治之，必死无疑。用白扁豆二两，生，去皮为末，新汲水调下即效。

阿胶散　治妊娠不问月数深浅，或因顿仆，或因毒药，胎动不安，腰痛腹满，或有所下，或胎上抢心，短气乏力。方见前胎动不安。

妊娠误服诸药毒，致胎动不安治之方。

甘草　黑豆　淡竹叶等分　浓煎汁饮之。

夺命丸　治妇人小产，下血至多，子死腹中，其人憎寒，手指、唇口、爪甲青白，面色黄黑，胎上抢心则闷绝欲死，冷汗自出，喘满不食。或食毒物，或误服草药，伤动胎气，下血不止，胎尚未损，服之可安，已死服之可下。若胎腐烂腹中危甚者，立可取出。此方的系异人传授，至妙。此即仲景茯苓桂枝丸，但用淡醋汤嚼下不同耳。方即牡丹皮、茯苓、桂枝、桃仁、赤芍药等分是也。丹溪亦称妙。

◎ 心痛

〔《大》〕妊娠心痛，乃风邪痰饮交结。若伤心正经为真心痛，朝发夕死，夕发旦死。若伤心支络，则乍安乍作。若伤于子藏，则胎动而血下。

〔薛〕前证若饮食所伤，用平胃散加枳壳、山楂。若因错杂诸邪，当审其因而治之。一妊妇心痛烦热作渴，用白术散即愈。后因停食，其痛仍作，胸腹膨满，按之则痛，此因饮食停滞，用人参养胃汤。按之不痛，乃脾胃受伤，以六君子补之而愈。一妊妇心腹作痛，胸胁作胀，吞酸不食，此肝脾气滞，用二陈、山楂、山栀、青皮、木香而愈。又因怒仍痛，胎动不食，面色青黄，肝脉弦紧，脾脉弦长，此肝木乘土，用六君子汤加升麻、柴胡、木香而愈。

火龙散　治妊娠心气疼。

川楝子　茴香炒。各三钱　艾叶末盐炒，一钱半

上作一服，水二盅，煎至一盅，不拘时服。

《产宝》治妊娠卒心痛气欲绝方。

川芎　当归　茯苓　厚朴制。各一分

上水六升，煎取二升，分二服。

白术汤　治妊娠卒心痛欲死，不可忍者。出《古今录验》

白术三两　赤芍药二两　黄芩一两半

上切，以水六升，煮取二升半，分三服，半日令尽，微下水令易生。忌桃、李、雀肉等。

《千金》疗妊娠心痛。

青竹茹一升　羊脂八两　白蜜三两

上三味合煎，每服枣核大三枚，食前顿服，日三服。

又方　青竹茹一升，酒二升，煮取一升半，去滓分温顿服。

又方　破鸡子一枚，酒调服之。

又方　大麻子三升，研水八升，煮取五升，分五服。

又方　橘皮三两　豆豉五两　为细末，炼蜜为丸如桐子大。温水下二七丸，无时候。四方并出《外室秘要》

《补遗》沉香降气汤　茯苓补心汤　四七汤　紫苏饮皆可用。

《雷公炮炙论》云：心痛欲死，急觅延胡。

◎ 心腹痛

〔《大》〕夫妊娠心腹痛者，或由宿有冷疼，或新触风寒。皆由脏虚而致发动也。邪正相击而并于气，随气上下，上冲于心则心痛，下攻于腹则腹痛，故令心腹痛也。妊娠而痛者，邪正二气交攻于内，若不时瘥者，其痛冲击胞络，必致动胎，甚则伤堕也。又云：妊娠心腹疼痛，多是风寒温冷痰饮与脏气相击，故令腹痛，攻伤不已，则致胎动也。

〔薛〕前证若风寒痰饮，用金沸草散杂病咳嗽。胎气郁结，加香附、川芎。若饮食停滞，用六君加紫苏、枳壳。若怒动肝火，前药更加柴胡、山栀。若郁结伤脾，用归脾汤杂病健忘加枳壳、山栀。一妊妇心腹作痛，吐痰恶心，胎气上攻，饮食少思，此脾虚气滞而为痰，用六君子加柴胡、枳壳，诸证渐退，饮食渐进。又用四君子加枳壳、山栀、桔梗而安。后因怒两胁气胀，中脘作痛，恶寒呕吐，用六君加柴胡、升麻、木香，一剂而愈。

当归芍药散　治妊娠腹中绞痛，心下急痛，及疗产后血晕、目虚、气乏、崩中、久痢。常服通畅血脉，不生痈疖，消痰养肾，明目益津。

白芍药半斤　当归　茯苓　白术各四两　泽泻　川芎各二两，一方芎只两半

上为细末，每服二钱，食前温酒调服。《元和纪用经》名为六气经纬丸，云能祛风补劳，养真阳，退邪热，缓中，安和神志，润泽容色，散寒邪、温瘴、时气。安期先生赐李少君久饵之药，后仲景增减为妇人怀妊腹痛方。本方用芍药四两，泽泻、茯苓、川芎各一两，当归、白术各二两，亦可以蜜丸服。出《三因方》。

阿胶散　治妊娠胎动，腹中㽲痛，不思饮食。

甘草二钱半　白茯苓　白术　川芎　阿胶各七钱半，炒　当归炒

陈皮各一两

上㕮咀，每服三钱，水一盏，姜三片，枣一枚，煎至七分服。

疗妊娠患腹痛并胎动不安

葱白切一升　人参　厚朴　阿胶　川芎各二两　当归三两

上㕮咀，以水七升，煎取三升，分三服。一方有甘草，无厚朴、川芎。

疗妊娠先患冷气，忽中心腹痛如**刀芎归汤**[1]。

川芎　人参　茯苓　吴茱萸　苦梗　当归各三两　厚朴制　芍药各二两

上㕮咀，以水九升，煎取三升，分三服，气下即安。

草豆蔻散　治妊娠心腹常痛，吃食减少，四肢不和，全不入食。

草果仁想是草豆蔻　陈橘皮　干地黄　白术各一两　川芎七钱半　当归炒　桂心　干姜　木香各半两

上为细末，每服四钱，水一盏，枣二枚，煎六分，热服。

《古今录验》疗妊娠腹内冷痛，忽胎动。

薤白一升　当归切，四两

上以水五升，煮取二升，作三服，亦可小便服。相去一炊顷再服。

《千金》疗妊娠腹中痛方　生地黄二斤取汁，酒一升，合煎减半，顿服愈。

治妊娠胎动欲落，腹中痛不可忍

上等银一斤　茅根二斤，去黑皮

以水九升，煮银取五升，入清酒一升，同煎茅根取三升，分三服立安。

治妊娠四五月，忽心腹绞痛

大红枣十四枚烧存性为末，童子小便调下。

治妊娠心腹痛不可忍方

盐一斤烧令赤，以两指取一撮，酒调服。

香莶散　治妊娠五个月以后，常胸腹间气刺满痛或肠鸣，以至

---

① 刀芎归汤：据本卷内容，应为刀刺芎归汤。

呕逆减食，此由喜怒忧虑过度，饮食失节之所致也。蔡元度宠人有子，夫人怒欲逐之，遂病。医官王师复处此方，三服而愈。

广中莪茂一两，炒　丁香半两　粉草二钱半

上为细末，空心盐汤点服一大钱，觉胸中如物按下之状，愈。

《补遗》手拈散　四七汤加归、芎。四磨汤　小乌沉汤　安胎饮除地榆。

以上诸方皆可选用。

◎ 腹痛

〔**仲**〕妇人怀胎，腹中疠痛，当归芍药散主之。见前。

〔**洁**〕**地黄当归汤**　治妇人有孕胎痛。

当归一两　熟地黄二两

上为末，作一服，水三升，煎至一升半，去滓顿服。

〔**仲**〕妇人腹中痛，小建中汤主之。方见伤寒腹痛。

〔**云**〕芎归汤　治妊娠先患冷气，忽心腹痛如刀刺。见前心腹痛。

〔**丹**〕孙院君因近丧冒恶气伤胎，肚痛手不可近，发热，口中不思食，须安胎，散滞气。

青皮三钱　黄芩　芍药各二钱　归尾一钱半　川芎一钱　木香五分　甘草炙，少许

分二帖，水三盏，先煮苎根两大片至二盏，去苎根，入前药同煎至一盏，热服。

治妊娠腹痛，用生地黄三斤，捣取汁，酒一升合煎减半，顿服愈。

〔**《脉》**〕师曰：妇人有胎腹痛，其人不安，若胎病不动[①]，欲知生死，令人摸之，如覆杯者则男，如肘颈参差起者女也。冷在何面，冷者为死，温者为生。

◎ 小腹痛

〔**《大》**〕妊娠小腹痛者，由胞络虚，风寒相搏，痛甚亦令胎动也。

---

① 动：《脉经》作“长”。

〔薛〕前证若风寒所搏，用紫苏饮加生姜。气血虚，用八珍汤。脾气虚，用六君子汤。中气虚，用补中益气汤。若腹胀痛，用安胎饮加升麻、白术；不应，兼补中益气汤。一妊妇小腹作痛，其胎不安，气攻左右，或时逆上，小便不利，用小柴胡汤加青皮、山栀，清肝火而愈。后因怒小腹胀满，小便小利，水道重坠，胎仍不安，此亦肝木炽盛所致，用龙胆泻肝汤一剂，诸证顿愈。乃以四君子加柴胡、升麻，以培脾土而安。

疗妊娠被惊恼，胎向下不安，小腹痛连腰，下血

当归　川芎各八分　阿胶炙　人参　艾叶各四分　大枣二十个　茯苓十分

上细切，以水四升，煮取二升，温分三服。

《补遗》治妊妇小腹痛，胎动不安。

川芎为细末，酒调下。

又方　川芎　当归各等分　水煎温服。

◎ 腰腹及背痛

〔《大》〕肾主腰足，因劳伤损动其经，虚则风冷乘之则腰痛，冷气乘虚入腹则腹痛，故令腰腹相引而痛，其痛不止，多动胎气。妇人肾以系胞，妊娠而腰痛甚者，则胎堕也。

〔薛〕前证若外邪所伤，用独活寄生汤杂病腰痛。劳伤元气，用八珍、杜仲、砂仁、胶艾。脾肾不足，以前药加白术、补骨脂。气血郁滞，用紫苏饮加桔梗、枳壳。肝火所动，用小柴胡汤伤寒少阳病加白术、枳壳、山栀。肝脾郁结，用归脾汤杂病健忘加柴胡、枳壳。一妊妇颈项强直，腰背作痛，此膀胱经风邪所致，用拔萃羌活汤杂病腰痛一剂而愈；又用独活寄生汤及八珍汤以祛邪固本而痊。

石山治一妇怀妊八月，尝病腰痛不能转侧，大便燥结，医用人参等补剂，痛益加。用硝黄通利之药，燥结虽行而痛如故。汪诊之，脉稍洪近驶，曰血热血滞也。宜用四物加木香、乳、没、黄柏、火麻仁，煎服四五帖，痛稍减，燥结润。复加发热面赤，或时恶寒，仍用前方去乳香、没药，加柴胡、黄芩，服二帖而寒热除。又背心觉寒，腰痛复作。汪曰：血已利矣，可于前方加人参一钱，服之而安。

江篁南治一妇，妊娠三个月，因闪挫伤损，腰痛小腹疼，下血，内有热，用当归、白术、黄芩上，熟地、川芎、防风、砂仁中，艾叶上，香附下，用水煎服。血止小腹不痛，去砂仁。又用鸡子黄三个，以酒搅化，煮熟食之即痊。

通气散　治妊娠腰痛，状不可忍，此药神效。

破故纸不以多少，瓦上炒香熟为末，嚼胡桃肉一个，空心温酒下三钱。

五加皮散　治妊娠腰痛不可忍，或连髂痛。先服此散。

杜仲四两，炒　五加皮　阿胶炙　防风　金毛狗脊　川芎　白芍药　细辛　萆薢各三两　杏仁八十枚，去尖皮，麸炒　一方有白茯苓，无白芍。

上㕮咀，以水九升，煮取二升，去滓下胶，作三服。

五加皮丸　治证同前。服前散后，次服此丸。

续断炒　杜仲各二两半　芎䓖　独活各三两　五加皮　狗脊　萆薢　芍药　诃子肉各四两

上为细末，炼蜜和丸如梧子大。空心酒下四十丸，日三。

疗触动胎以致腰痛背痛

杜仲　五加皮　当归　芍药　川芎　萆薢各等分

上细剉，以水七升，煮取一升半，分温三服。

〔**丹**〕仁六嫂有胎腰痛。

白术四钱　陈皮三钱　黄柏炒，二钱半　人参　条芩　川芎　地黄　当归尾各半两　甘草炙，一钱

上分四帖，水酒煎服。

疗妊娠气壅攻腰，痛不可忍，兼治腹痛

当归三两　阿胶　甘草各二两　葱白一升

上细剉，以水七升，煮取三升，去滓分温三服。

大地黄丸　治产前后腰腹疼，一切血疼；兼治血气虚，四肢不举，骨髓热疼。

熟地黄二两　乌梅肉　当归各一两

上为细末，炼蜜丸如弹子大。每服一丸，空心白汤嚼下。

紫酒　治妊娠腰痛如折。

大黑豆二合，炒令香熟，以酒一大盏，煮取七分，去豆，空心顿服。

〔**《本》**〕治胎动腰痛抢心，或下血。取葱白不拘多少，浓煮汁饮之。

疗妊娠腰背痛反覆不得

鹿角长六寸，烧令赤，酒中淬，再烧再淬，以角碎为度。取所淬酒饮之。一方鹿角为末，酒服亦可。

卒腰痛不安，或腰痛胎转抢心，下血不止。用菖蒲汁酒一升服之。

妊娠卒胎动不安，或但腰痛，或胎转抢心，或下血不止。

艾叶一把，如鸡子大，以酒四升，煮取二升，分为二服良。

《小品》苎根汤　疗损动胎腰，腹痛去血，胎动向下方。

生干地黄　苎根各二两　当归　芍药　阿胶　甘草各一两

上细切，以水六升，煮取二升，去滓内胶煎烊，分温三服。忌海藻、芜荑。

◎ 心腹胀满

〔**《大全》**〕夫妊娠心腹胀满者，由腹内素有寒气，致令停饮，妊娠重因触冷冻饮料发动，与气相平，故令心腹胀满也。

〔**薛**〕前证若外感风寒，内伤饮食，用藿香正气散杂病中风。若食伤脾胃，用六君子汤。若阳气壅滞，用紫苏饮胎上逼心。一妊妇饮食停滞，心腹胀满，或用人参养胃汤加青皮、山楂、枳壳，其胀益甚，其胎上攻，恶心不食，右关脉浮大，按之则弦。此脾土不足，肝木所侮，用六君子加柴胡、升麻而愈。后小腹痞闷，用补中益气汤升举脾气而瘥。一妊妇腹胀，小便不利，吐逆，诸医杂进温胃、宽气等药，服之反吐，转加胀满凑心，验之胎死已久，服下死胎药不能通，因得鲤鱼汤。其论曰：妊妇通身肿满，或心胸急胀，名曰胎水。遂去妊妇胸前看之，胸肚不分，急以鲤鱼汤三五服，大小便皆下恶水，肿消胀去，方得分娩死胎。此证盖因怀妊腹大，不自知觉，人人皆谓妊娠孕如此，终不知胎水之患也。

仓公下气汤 治妊娠心腹胀满，两胁妨闷，不下饮食，四肢无力。

羌活 赤芍药 甘草 槟榔 青皮 大腹皮 陈皮 赤茯苓 半夏 桑白皮 桂心各半两 紫苏茎二两

㕮咀，每服三钱，水一盏，姜五片，枣一个，煎七分，去滓服，无时。《局方》分心气饮大同小异，加灯心煎。

诃梨勒散 疗妊娠心腹胀满，气冲胸膈烦闷，四肢少力，不思饮食。

诃梨勒 赤茯苓 前胡各一两 陈皮 大腹皮 桑白皮各七钱半 枳壳 川芎 白术各半两

上为粗末，每服四钱，水一盏半，姜三片，枣子一个，煎至七分，去滓温服，无时。

安胎和气饮 治胎冷腹胀，痛引两胁，小便频数，大便虚滑。

诃子面裹煨，去核 白术各二钱 陈皮去白 高良姜炒 木香不见火 白芍药 陈米炒 甘草炙。各一钱

上作一服，水二盏，生姜五片，煎至一盅，不拘时服。忌食生冷之物。

治妊娠心下满，气急切痛

赤茯苓六分 桑白皮五分 前胡四分 郁李仁 槟榔各三分

上为细末，以水一升，煮取一半，去滓，夜卧服。

紫苏饮 治妊娠心腹胀满，两胁妨闷。见胎上逼心。

枳壳汤 治妇人妊胎腹胀。

枳壳三两 黄芩一两

为粗末，每服五钱，水盏半，煎温服。如胎前腹满，身体沉重，加白术一两。

〔**仲景**〕妇人怀妊六七月，脉弦发热，其胎愈胀，腹痛恶寒者，少腹如扇，所以然者，子脏寒故也。当以附子汤温其脏。

附子汤方

附子二枚，炮去皮，破八片 白术四两 茯苓 芍药各三两 人参二两

上五味，以水八升，煮取三升，去滓温服一升，日三服。

妇人伤胎怀身，腹满不得小便，从腰以上重，如有水气状，怀

身七月，太阴当养不养，此心气实，当刺泻劳宫及关元，小便微利则愈。

◎ 胎水肿满

《产宝》论曰：夫妊娠肿满，由脏气本弱，因产重虚，土不克水，血散入四肢，遂致腹胀，手足面目皆浮肿，小便秘涩。陈无择云：凡妇人宿有风寒冷湿，妊娠喜脚肿，俗呼为皱脚。亦有通身肿满，心腹急胀，名曰胎水。

论曰：凡妊娠之人，无使气极。若心静气和，则胎气安稳。若中风寒邪气及有所触犯，则随邪而生病也。凡妊娠经血壅闭以养胎，若忽然虚肿，乃胎中挟水，水血相搏，脾胃恶湿，主身之肌肉，湿渍气弱，则肌肉虚，水气流溢，故令身肿满也。然其由有自，或因泄泻下痢，脏腑虚滑，耗损脾胃；或因寒热疟疾烦渴，引饮太过，湿渍脾胃，皆能使头面或手足浮肿也。然水渍于胞，儿未成形而胎多损坏，及其临产日脚微肿，乃胞脏水少血多，水出于外，故现微肿，则易生也。宿有寒气，因寒冷所触，故能令腹胀肿满也。

《产乳集》论妊娠自三月成胎之后，两足自脚面渐肿腿膝以来，行步艰辛，以至喘闷，饮食不美，似水气状。至于脚指间有黄水出者，谓之子气，直至分娩方消。此由妇人素有风气，或冲任经有血风，未可妄投汤药，亦恐大段甚者，虑将产之际费力，有不测之忧，故不可不治于未产之前也。古方论中少有言者，按《名医录》宋少主元徽中，与徐文伯微行学针法，文伯见一妊妇足肿不能行，少主脉之，此女形也。文伯诊之曰：此男胎也，在左则胎黑色。少主怒欲破之。文伯恻然曰：臣请针之，胎遂堕，男形而色黑。此妊娠足肿之说，见于古者。今巢氏《病源》中但有子烦之论，《千金》并《产宝》方亦略言之，刘禹锡《续传广信方》以为妊妇有水气而成胎，《太平圣惠》亦言之，皆非也。元丰中，淮南陈景初，名医也，独有方论治此病，方名初谓之香附散，李伯时易名曰天仙藤散也。

〔**薛**〕前证若胸满腹胀，小便不通，遍身浮肿，用鲤鱼汤。脾胃虚弱，佐以四君子。若面目虚浮，肢体如水气，用全生白术散；如未应，用六君子汤。脾虚湿热，下部作肿，用补中益气加茯苓。若饮食失宜，呕吐泄泻，用六君子汤。若腿足发肿，喘闷不安，或指缝出水，用天仙藤散。脾胃虚弱，兼四君子汤；如未应，用补中益气汤。若脾肺气滞，用加味归脾汤佐以加味逍遥散。一妊妇每胎至五月，肢体倦怠，饮食无味，先两足肿，渐至遍身，后及头面，此是脾肺气虚，朝用补中益气，夕用六君子加苏梗而愈。凡治妊娠，毋泥月数，但见某经证，即用本药为善。一妊妇年三十八，妊娠水肿，以鲤鱼汤加五苓散、人参。湿加苍术一钱，厚朴、陈皮五分，萝卜子炒、车前子、滑石各一钱，作一帖。若喘急加苦葶苈，小便不利加木通、灯草，甚者车前子、浚川散，其湿毒自消。防己治腰以下湿热肿，如内伤胃弱者，不可用也。

天仙藤散

天仙藤洗，略炒　香附子炒　陈皮　甘草　乌药不必天台者，但得软白辛而香者良

上等分，净秤为细末，每服三钱，水一大盏，姜三片，木瓜三片，紫苏三叶，同煎至七分，放温澄清，空心食前服，日三服。小便利，气脉通，体轻肿渐消，更不须多服。元丰末，王荆公居金陵，举家病，以诗赠景初曰：举族贫兼病，烦君药石功，到家何所寄，一一问征鸿。因此见方得于李伯时家传方，录于临川张右丞宅。

《产宝》疗妊娠身肿有水气，心腹胀满，小便少。

茯苓四两　杏仁　槟榔各三两　旋覆花　郁李仁各一两

上为粗末，以水六升，煮取二升，去滓分温三服。小便通即瘥。

崔氏疗妊娠体肿有水气，心腹急满。

茯苓　白术四两　旋覆花二两　杏仁　黄芩各三两

上细切，以水七升，煮取二升半，分温三服。忌桃、李、雀肉。酢物。

疗妊娠遍身洪肿，**葶苈子散**。二方。

葶苈子一两　白术五两　茯苓　桑白皮　郁李仁各二两

上为粗末，水六升，煮取二升，分三服，小便利即瘥。

又方

泽泻　葶苈各二两　茯苓　枳壳　白术各六两

上细切，以水六升，煮取二升，分温两服，小便利即瘥。

泽泻散 治妊娠气壅，身体腹胁浮肿，喘急，大便不通，小便赤涩，宜服。

泽泻 木通 桑白皮 赤茯苓 枳壳 槟榔各一钱半

上作一服，水二盅，生姜五片，煎至一盅，食前服。

防己汤 治妊娠脾虚，通身浮肿，心腹胀满，喘促，小便不利。

防己一钱半 桑白皮 赤茯苓 紫苏茎叶各二钱 木香半钱

作一服，煎服法同前。

《千金》鲤鱼汤 治妊娠腹大，胎间有水气。

白术五两 茯苓四两 当归 芍药各三两

上细剉片，以鲤鱼一尾，修事如食法，煮取汁，去鱼不用，每服四钱，入鱼汁一盏半，生姜七片，橘皮少许，煎至七分，去滓空心服。《集验》同。

肾着汤 治妊娠腰脚肿。

茯苓 白术各四两 干姜 甘草各二两 杏仁三两

上㕮咀，每服四钱，水一盏半，煎至七分，食前服。

《指迷》五皮散 治胎水。寻常脾虚肿满亦治。

大腹皮 桑白皮 生姜皮 茯苓皮 橘皮各等分

上㕮咀，每服半两，水二盏，浓磨木香水一呷，同煎至八分，去滓空心温服。亦治男子脾虚肿满。

治妊娠两脚浮肿，名曰脆脚。因脾衰不能制水，血化成水所致。用生料平胃散，姜、枣水煎服。或为末，紫苏叶煎汤调下。

《全生》白术散 治妊娠面目虚浮，如水肿状。

白术一两 生姜皮 大腹皮 茯苓皮 陈皮各半两

上为细末，每服二钱，米饮调下，不拘时。

子和治妊娠从脚上至腹肿，小便不利，微渴。猪苓五两为末，以熟水服方寸匕，日三服。

〔**丹**〕子肿多湿，用山栀一撮，米饮吞下。

◎ 腹内钟鸣

〔**《大》**〕治孕妇腹内钟鸣，用鼠窟前后土为细末，研麝香酒调下二钱，其产妇立愈。

《补遗》治孕妇腹中儿哭，用川黄连浓煎汁，令母常呷之。

〔薛〕按《产宝》云：小儿在腹中哭，其治法亦用空房中鼠穴土或黄连煎浓汁饮之即止，想即是证，又云：脐带上疙瘩，儿含口中，因妊妇登高举臂，脱出儿口，以此作声，令妊妇曲腰就地如拾物状，仍入儿口即止。然黄连性寒，麝香开窍，当酌量用之。

◎ 积聚

〔《素》〕黄帝问曰：妇人重身，毒之何如？岐伯曰：有故无殒，亦无殒也。帝曰：愿闻其故，何谓也？岐伯曰：大积大聚，其可犯也，衰其大半而止，过者死。《至真要论》

〔丹〕血块如盘，有孕难服峻剂，此方主之。

香附子醋煮，四两　桃仁去皮尖，一两　海粉醋煮，二两　白术一两

上为末，面糊丸服。

◎ 孕痈

治孕痈立效

乌药研，出洪州软白香辣者良

上用五钱，水一盏，牛皮胶一片，同煎至七分，温服。

《补遗》治孕中有痈。薏苡仁煮汁饮之。

〔薛〕按孕痈即是腹内患痈，如前法不应，宜用牡丹皮散或薏苡仁汤。方见外科内痈。

◎ 伤食

〔《大》〕经云：饮食自倍，肠胃乃伤。又云：阴之所生，本在五味。阴之五宫，伤在五味。若妊子饮食不节，生冷毒物，恣性食啖，致伤脾胃，故妊娠伤食，最难得药，唯此二方最稳捷。木香丸、白术散。

〔薛〕东垣先生云：脾胃之气壮，则过时而不饥，多食而不伤。盖胃主司纳，脾主消化，五脏之本也。然食倍而伤者，乃脾气虚而不化也，若投以峻剂，则脾胃复伤而胎亦损矣。当审其所因而调治之。若饮食停滞，或肚腹作痛，用平胃散。呕吐恶心，加枳壳、砂

仁。吞酸嗳腐，加黄连三分、吴茱萸二分。腹满泄泻，用六君子汤。停滞肉食，倍加山楂。停滞面食，倍加麦糵。停滞糯食，用白酒曲末一味。米食停滞，倍加谷糵。鱼腥所伤，倍加陈皮。伤辛热之物，加黄连。伤生冷之物，加砂仁、木香；如不应，更加肉豆蔻、补骨脂；再不应，用四神丸。若脾气下陷，用补中益气汤。凡嗳觉药气，且戒药饵，节饮食。经云：损其脾者，调其饮食，适其寒温。大凡脾胃虚弱，饮食难化，以白术、陈皮为末等分，陈曲糊丸，常服最善。枳术丸但可暂用，枳实峻厉，能耗真气，治者慎之。一妊娠因停食，服枳术丸，胸腹不利，饮食益少，更服消导宽中之剂，其胎下坠。余谓此脾气虚而不能承载也，用补中益气及六君子汤，中气渐健，其胎渐安。又用八珍汤加柴胡、升麻，调理而痊。

木香丸　治妇人有孕伤食。

木香二钱　三棱　人参　白茯苓各三钱

上为细末，面糊丸如绿豆大。熟水吞三四十丸。

白术散　治妊娠气不调和，饮食易伤。

白术炒　干紫苏各一两　人参　白芷炒。各七钱半　川芎　诃子皮　青皮各半两　甘草二钱半

上为末，每服二钱，水一盏，姜三片，煎至七分，温服。

《局方》小七香丸杂伤饮食、保气散坐月。二方，治伤食良效。

郑氏胜金散　治妊妇因食伤胎，传于脾胃，气虚冷逼，小腹胀痛，或腰重大便秘。

吴茱萸酒浸　净陈皮　川芎　干姜炮　生姜切、焙。各一钱半　炙甘草　厚朴姜制。各三钱

细末，每服三钱，陈米饮下，入盐煎尤妙。《济生》加砂仁。

◎ 中恶

〔**《大》**〕夫妊娠忽然心腹刺痛，闷绝欲死者，谓之中恶。邪恶之气中胎，伤于人也。所以然者，血气自养而为精神之主。若血气不和，则精神衰弱，故邪毒之气得以中之，妊娠之病，亦致损胎也。

〔**薛**〕前证当调补正气为善，用金银藤一味煎汤饮之。

当归散　治妊娠中恶，心腹疠痛。

当归 丁香 川芎各三两 青橘皮二两 吴茱萸半两，去梗汤泡三次，炒黑

上为细末，无时，温酒调一钱。

又方 生干地黄一两 枳壳 木香各七钱半 为细末，每服一钱，酒调下。

又方 苦梗二两，细剉略炒 生姜半两 水煎服之。

《补遗》治妊娠中恶，心腹绞急切痛，如鬼击之状，不可按摩，或吐血，或衄血者，用熟艾如拳大煮汁频服。

又方 用盐一盏，水二盏，调和服，以冷水噀之，吐出即安。

又方 灶心土为末，每二钱，井水调服，白汤调亦可。

又法 取汗衣，用男子贴体久染汗者佳。烧灰存性，百沸汤调服。

◎ 中风

〔《大》〕论曰：夫四时八方之气为风也，常以冬至之日候之，若从其乡来者，长养万物。若不从其乡来者，名为虚邪，贼害万物，人体虚则中之。若风邪客于皮肤，入于经络，即顽痹不仁。若入于筋脉，挟寒则挛急㖞僻，挟温客弛纵。若入脏腑，则恍惚惊悸。凡五脏俞皆在背，脏腑虚寒，邪皆从俞而入，随所伤脏腑经络而为诸病，妊娠中风，若不早治，则令堕胎也。

〔薛〕按《病机机要》云：风本为热，热胜则风动，宜以静胜其躁，是亦养血也。治法须少汗，亦宜少下，多汗则虚其卫，多下则损其荣，虽有汗下之戒，而有中脏、中腑之分。中腑者多着四肢，则脉浮恶寒，拘急不仁。中脏者多著九窍，则唇缓失音，耳聋鼻塞，目瞀便秘。中腑者宜汗之，中脏者宜下之，表里已和，宜治在经，当以大药养之，此中风要法。妊妇患之，亦当以此施治，而佐以安胎之药。

防风散 治妊娠中风卒倒，心神闷乱，口噤不能言，四肢急强。

防风去芦 葛根 桑寄生各一两 羚羊角屑 细辛去苗 当归去芦 甘菊花 汉防己去皮 秦艽去芦 桂心 茯神去木 甘草炙。各半两

上为㕮咀，每服八钱，水一中盏半，生姜五片，煎至一大盏，

去滓入竹沥半合，搅匀，温服无时。

生犀角散 治妊娠卒中风不语，四肢强直，心神惛愦。

生犀角屑 麻黄去节。各一两 防风去芦 赤箭 羌活 当归 人参各去芦 葛根 赤芍药各七钱半 甘草炙 秦艽各半两 石膏一两半

上为㕮咀，每服八钱，煎服法如前。

防己散 治妊娠中风，口眼㖞斜，手足顽痹。

防己去皮 羌活 防风各去芦 麻黄去节 黄松木节 羚羊角屑。各一两 桂心 荆芥穗 薏苡仁 桑寄生 甘草炙。各半两

上㕮咀，每服五钱，水一中盏半，生姜五片，煎至一大盏，去滓温服，不拘时候。

独活散 治妊娠因洗头中风，身体强硬，牙关紧急，失音不语，并皆治之。

独活去芦 赤箭 麻黄去节 阿胶各一两，炒 乌犀角屑 羌活去芦 防风去芦 天蓼木 白附子炮。各七钱半 汉防己去皮 桂心 芎䓖 白僵蚕微炒。各半两 龙脑二钱半，细研

上为细末，入研药令匀，每服二钱，薄荷汤调下，不拘时。

白僵蚕散 治妊娠中风口噤，心膈痰涎壅滞，言语不得，四肢强直。

白僵蚕炒 天麻 独活去芦。各一两 麻黄去节，一两半 乌犀角屑七钱半 白附子炮 半夏汤洗七次，姜制 天南星炮 藿香各半两 龙脑二钱半，研

上为细末，入研药令匀，每服一钱，生姜、薄荷汤调下，不拘时日，三服。

赤箭丸 治妊娠中风，手足不随，筋脉缓急，言语謇涩，皮肤不仁。

赤箭 萆薢酒浸 麻黄去节 独活去芦 鼠黏子 熟干地黄 羚羊角屑。各一两 阿胶炒 防风去芦 芎䓖 当归炒，去芦 薏苡仁 五加皮 秦艽去芦 汉防己去皮 柏子仁 酸枣仁炒 丹参去芦。各七钱半

上为细末，炼蜜和捣三五百下，丸如梧子大。每服三十丸，豆淋酒送下，食前。

白术酒 治妊娠中风口噤，语言不得。

白术一两半　独活一两　黑豆一合，炒

上细剉，以酒三升，煎取一升半，去滓，温分四服。口噤者拗口灌之，得汗即愈。

治妊娠因感外风如中风状，不省人事

熟艾三两　陈米醋炒令极热，以绢帛裹熨脐下，良久即省。

◎ 风痓痫

〔《大》〕妊娠体虚，受风而伤太阳之经络，后复遇风寒相搏，发则口噤背强，名之曰痓。又云：痓，其候冒闷不识人，须臾自醒，良久复作，谓之风痓。一名子痫，亦名子冒，甚则反张。

〔薛〕前证若心肝风热，用钩藤汤胎动。肝脾血虚，加味逍遥散调经。肝脾郁怒，加味归脾汤杂病健忘。气逆痰滞，紫苏饮。肝火风热，钩藤散眩晕。脾郁[1]痰滞，二陈、姜汁、竹沥。若兼证相杂，当参照子烦门。

羚羊角散　治妊娠冒闷，角弓反张，名曰子痫风痓。

羚羊角镑　独活　酸枣仁炒　五加皮　薏苡仁炒　防风　当归酒浸　川芎　茯苓去木　杏仁去皮尖。各五分　木香　甘草炙。各二分

上姜水煎服。

《小品》疗妊娠忽闷，眼不识人，须臾醒复发，亦有不醒者，名为痓病，亦名子痫，亦名子冒，宜葛根汤。若竹近可速办者，当先作沥汁，次办汤也。其竹远不可即办者，当先办汤。此二疗会得其一种，竹沥偏疗诸痓绝起死也。非但偏疗妊娠产妇绝死者有效，小儿或痫痓，金疮发痓，疗之亦验。

葛根汤方　治妊娠临月，因发风痓，闷愦不识人，吐逆眩倒，小醒复发，名曰子痫。

葛根　贝母去心　牡丹皮　木防己　防风　当归　川芎　白茯苓　桂心熬　泽泻　甘草各二两　独活　石膏碎　人参各三两

上细切，以水九升，煮取三升，分三服。贝母令人易产，若未临月者，以升麻代之。忌海藻、菘菜、酢物。

① 郁：《校注妇人良方》作“虚”。

按：此方犯桂与牡丹，不如羚羊角散之妥。

羌活酒 治妊娠中风痉，口噤，四肢强直，角弓反张。

羌活去芦，一两半 防风去芦，一两 黑豆一合，炒，去皮

上二味为㕮咀，好酒五升，浸一宿，每服用黑豆一合，炒令熟，投入药酒一大盏，候沸即住，去滓，分两服灌之。

〔**丹**〕治一妇人怀妊六月，发痫，手足扬直，面紫黑色，合眼涎出，昏愦不醒人事，半时而醒。医与震灵丹五十余帖，其疾时作时止，无减证，直至临产方自愈。产一女，蓐中子母皆安。次年其夫疑丹毒必作，求治之。诊其脉，浮取弦，重取涩，按至骨则沉实带数。时正二月因未见其痫发正状，未敢与药，意其旧年痫发时乃五月，欲待其时，度此疾必作，当审谛施治。至五月半，其疾果作，皆是午巳两时，遂教以自制防风通圣散，用生甘草加桃仁多，红花少，或服或吐，至四五剂，疾渐疏而轻，后发为疥而愈。

◎ 瘛疭

〔**薛**〕瘛者筋脉急而缩也，疭者筋脉缓而伸也。一缩一伸，手足相引搐搦不已。大抵与婴孩发搐相似，谓之瘛疭也。此证多属风，盖风主摇动。骆龙吉云：心主脉，肝主筋，心属火，肝属木，火主热，木主风，风火相炽，则为瘛疭也。治法：若因风热，用钩藤汤加柴胡、山栀、黄芩、白术，以平肝木，降心火，养气血。若风痰上涌，加竹沥、南星、半夏。若风邪急搐，加全蝎、僵蚕。亏损气血，用八珍汤加钩藤、山栀为主。若无力抽搐，戴眼反折，汗出如珠者，肝绝也，皆不治。一妊妇四肢不能伸，服祛风燥血之剂，遗屎痰甚，四肢抽搐。余谓肝火血燥，用八珍汤加炒黑黄芩为主，佐以钩藤汤而安。后因怒，前证复作，小便下血，寒热少寐，饮食少思，用钩藤散加山栀、柴胡而血止。用加味逍遥散，寒热退而得寐。用六君子汤加芍药、钩藤钩，饮食进而渐愈。

钩藤汤见胎动不安。钩藤散眩晕。

◎ 眩晕

消风散 治妊娠肝脏热毒上攻太阳穴，胸膈涎壅，头旋目晕，

或腮项肿核。

石膏煅　防风去芦　川羌活去芦　甘菊花去枝梗　川芎　羚羊角镑　当归酒浸，去芦　大豆黄卷炒　荆芥穗　白芷各一钱　炙甘草半钱

上作一服，水二盅，好芽茶半钱，煎至一盅，食远服。

犀角散　治妊娠妇人诸风热困倦，时发昏眩。

犀角　楝参　山栀仁　川羌活　黄连　青黛　川芎　吴白芷　茯苓　甘草炙。各一钱

上作一服，水二盅，生姜三片，竹叶七叶，煎至一盅，食远服。

◎ 惊悸

吴丞妻孕而惊，遂病悸。医以为病在中，神越焉，无可为。沈宗常以为胆伤耳，俾服抱胆丸而愈。

大圣散　治妊娠怔悸，睡里多惊，腹胁膨胀，坐卧不宁。

白茯苓去皮　麦门冬去心　黄芪去芦，蜜炙　当归去芦，酒浸　川芎各一钱半　木香不见火　人参　甘草炙。各一钱

上作一服，水二盅，生姜五片，煎至一盅，服无时。

抱胆丸杂病癫。

◎ 喑

〔**大全**〕孕妇不语，非病也。间有如此者，不须服药，临产月但服保生丸、四物汤之类，产下便语得，亦自然之理，非药之功也。医家不说与人，临月则与寻常之药，产后能语，则以为医之功，岂其功也哉。黄帝问曰：人有重身九月而喑，此为何也？岐伯对曰：胞之络脉绝也。帝曰：何以言之？岐伯曰：胞络者，系于肾少阴之脉，贯肾系舌本，故不能言。帝曰：治之奈何？岐伯曰：无治也，当十月复。

郝翁治验，见前候胎条。

◎ 烦口干附

〔**《大全》**〕妊娠苦烦闷者，以四月受少阴君火气以养精，六月受少阳相火气以养气。若母心惊胆寒，多有烦闷，名曰子烦也。《产

宝》云：夫妊娠而子烦者，是肺脏虚而热乘于心，则令心烦也。停痰积饮在心胸之间，或冲于心，亦令烦也。若热而烦者，但热而已。若有痰饮而烦者，呕吐涎沫，恶闻食气，烦躁不安也。大凡妊娠之人，既停痰积饮，又寒热相搏，气郁不舒，或烦躁，或呕吐涎沫，剧则胎动不安，均谓子烦也。

〔**薛**〕前证若因内热，用竹叶汤。气滞，用紫苏饮。痰滞，用二陈、白术、黄芩、枳壳。气郁用分气饮加川芎。脾胃虚弱，用六君、紫苏、山栀。一妊妇烦热，吐痰恶食，恶心头晕。此脾虚风痰为患，用半夏白术天麻汤杂眩晕以补元气，祛风邪渐愈，惟头晕未痊，乃用补中益气汤加蔓荆子，以升补阳气而愈。

竹叶汤 治妊娠心惊胆怯，终日烦闷，名曰子烦。

白茯苓三钱 防风 麦门冬去心 黄芩各二钱

上作一服，水二盅，竹叶五片，煎至一盅，无时服。

竹沥汤 出《外台秘要》，与前竹叶汤同，内有竹沥 合，无竹叶。又方有知母，无黄芩。

竹茹汤 疗妊娠烦躁，或胎不安。

用淡青竹刮茹一两以水一大升，煮取四合，徐徐服尽为度。

知母饮 治妊娠心脾壅热，咽膈渴苦，烦闷多惊。

知母 麦门冬去心 赤茯苓各一钱半 黄芩 黄芪各二钱 甘草一钱

上作一服，水二盅，入桑白皮半钱，煎至一盏，再入竹沥些少，同煎二三沸服，无时。

麦门冬汤 治妊娠心惊胆怯，烦闷，名曰子烦。

麦门冬去心 白茯苓 防风各三钱 人参一钱半

上作一服，水二盅，生姜五片，淡竹叶十叶，煎至一盅，去滓，不拘时服。

麦门冬散 二方 治妊娠心烦愦闷，虚躁吐逆，恶闻食气，头眩，四肢沉重，百节疼痛，多卧少起。

麦门冬去心 子芩 赤茯苓各一两 茯神 赤芍药 陈皮 人参 苦梗 桑寄生 甘草 旋复花各半两 生地黄七钱半

上为粗末，每服四钱，水一盏，姜一钱，煎至七分，不拘时温服。

又方

麦门冬　苎根各三两　黄芩　茯神各一两　甘草炙　犀角屑各半两

上㕮咀，每服四钱，水一盏，生地黄一分，淡竹叶五片，煎至六分，去滓温服效。

柴胡散　治妊娠心烦，头目昏重，心胸烦闷，不思饮食。

柴胡一两半　赤茯苓　麦门冬各一两　枇杷叶去毛　人参　橘红　甘草各半两

㕮咀，每服四钱，水一盏，姜三片，煎至七分服。

人参散　治妊娠热气乘于心脾，津液枯少，烦躁壅热干渴。

人参　麦门冬　赤茯苓　地骨皮　家干葛　黄芩　犀角屑各七钱半　甘草半两

上㕮咀，每服三钱，水一盏，煎至六分，去滓温服。

治妊娠心烦热不止

葱白一握　豉二合

上以水二大盏，煎至一盏半，去滓温，分三服。

一母丸　治妊娠因服药致胎气不安，有似虚烦不得卧，巢氏谓之子烦也。出产乳。

知母二两，洗焙

上为细末，以枣肉为丸，如弹子大。每服一丸，煎人参汤送下。

医者不识此证，作虚烦治之，损动胎气宜矣。

烦躁口干

夫足太阴脾之经也，其气通于口，手少阴心之经，其气通于舌。若妊娠之人，脏腑气虚，荣卫不理，阴阳隔绝，热乘于心脾，津液枯少，故令心烦而口干也。

〔**薛**〕前证若胃经实火，用竹叶石膏汤。若胃经虚热，用人参黄芪散。若胃经气虚，用补中益气汤。若肺经虚热，用紫苏饮。若肝经火动，用加味逍遥散。若脾气郁结，用加味归脾汤。若肾经火动，加味地黄丸。一妊妇烦热兼咽间作痛，用知母散加山栀以清肺经而愈。后内热咳嗽，小便自遗，用补中益气加麦门、山栀，以补肺气、滋肾水而痊。

升麻散　治妊娠壅热，心神烦躁，口干渴逆。

川升麻　栝楼根　黄芩　人参　麦门冬　柴胡　栀子仁　犀角屑　茯神各一钱　知母　甘草各半钱

上作一服，水二盅，煎至一盅，不拘时服。

知母散　治妊娠烦躁，闷乱口干，及胎脏热。

知母　麦门冬　甘草各半两　黄芪　子芩　赤茯苓各七钱半

上㕮咀，每服四钱，水一盏，煎至七分，去滓入竹沥一合，更煎三二沸温服。

葛根散　治妇人妊娠数月，胸膈烦躁，唇口干渴，身热少食。

家葛根野者不用　黄芩　人参　葳蕤　黄芪　麦门冬　甘草等分，㕮咀

上每服四钱，水一盏，竹茹一团如钱大，煎七分，温服无时。

人参黄芪散　治妊娠身热烦躁，口干食少。

人参　黄芪　家葛根　麦门冬　赤茯苓　秦艽各一两　知母七钱半　甘草半两

每服四钱，姜、水、竹叶煎服。

《补遗》人参白术散、黄芪六一汤皆良。

治子烦口干不得卧。用黄连去须，细末，每服一钱，粥饮调下。

◎ 吐血衄血咳唾血

〔《大》〕妊娠吐血者，皆由脏腑有伤。凡忧思惊怒，皆伤脏腑，气逆于上，血随而溢，心闷胸满，久而不已，心闷甚者死。妊娠病此，多堕胎也。

〔薛〕前证若肝经怒火，先用小柴胡、山栀、生地，次用前药合四物，后用加味逍遥散调经。肝经风热，防风子芩丸胎漏下血。心经有热，朱砂安神丸杂病虚烦。心气不足，补心汤惊悸。思虑伤心，妙香散同上。胃经有火，犀角地黄汤吐血。膏粱积热，加味清胃散齿。郁结伤脾，加味归脾汤。健忘。肺经有火，黄芩清肺饮。淋闷。因气郁滞，紫苏饮子胎上逼心。气不摄血，用补中益气汤。肾经虚火，加味六味丸杂病虚劳。

《局方》必胜散　治男子妇人血妄流溢，吐血、衄血、呕血、咯血。

熟干地黄　小蓟并根用　人参　蒲黄微炒　当归去芦　芎䓖　乌梅肉各一两

上件药捣罗为粗散，每服五钱，水一盏半，煎至七分，去滓温服，不拘时。

治吐血不止。

马气勃用生布擦为末，浓米饮调下。

治鼻衄。以白茅花浓煎汁服。

〔**心**〕妊孕寒热往来，咳嗽血痰，或呕吐不食，无力，或喘满，乳脊相应痛，或口中唾如霜雪，出语无声，或耳鸣，或痰涎，日夜数碗，误用热药之故也。刺风门　魂户各五分　支沟　间使各相透

如寒热未解，百节之瘛疭也，昏愦。再取绝骨五分　太溪三分

如脉气未平。泻太渊　太白各二分　热府

以上穴实泻虚补，治产前病立效。此病安后半年，必有一变，四肢消瘦，单腹肿胀，即取阴交一穴，去其恶物也。

◎ 咳嗽

〔**《大全》**〕夫肺内主气，外司皮毛，皮毛不密，寒邪乘之则咳嗽。秋则肺受之，冬则肾受之，春则肝受之，夏则心受之。其嗽不已，则传于腑。妊娠病久不已，则伤胎也。

〔**薛**〕前证若秋间风邪伤肺，用金沸草散杂病咳嗽。夏间火邪克金，用人参平肺散杂病喘。冬间寒邪伤肺，用人参败毒散杂病伤湿。春间风邪伤肺，用参苏饮杂病发热。若脾肺气虚，用六君、芎、归、桔梗。若血虚四物桑白皮、杏仁、桔梗。肾火上炎，用六味丸杂病虚劳加五味子煎服。脾胃气虚，风寒所伤，用补中益气杂病劳倦加桑皮、杏仁、桔梗。盖肺属辛金，生于己土，嗽久不愈者，多因脾土虚而不能生肺气，而腠理不密，以致外邪复感，或因肺气虚不能生水，以致阴火上炎所致。治法当壮土金、生肾水为善。一妊娠气喘痰甚，诸药不效，素有带下，始于目下浮，两月余其面亦然。此气虚而有痰饮也，用六味丸料数剂而愈。一妊妇嗽则便自出，此肺气不足，肾气亏损，不能司摄，用补中益气汤以培土金，六味丸加五味以生肾气而愈。一妊妇咳嗽，其痰上涌，日五六碗许，诸药不应。予以

为此水泛为痰，用六味丸料及四君子汤各一剂，稍愈，数剂而安。一妊妇因怒，咳嗽吐痰，两胁作痛。此肝火伤肺金，以小柴胡汤加山栀、枳壳、白术、茯苓治之而愈。但欲作呕，此肝侮脾也，用六君子加升麻、柴胡而痊。

款冬花散 治妊娠心膈痰毒壅滞，肺气不顺，咳嗽头疼。

款冬花 麻黄 贝母煨 前胡 桑白皮 紫菀各半两 旋复花 白术 甘草各二钱半 石膏一两

上㕮咀，每服四钱，水一盏，姜三片，煎至七分，去滓温服。

苦梗散 治妊娠肺壅，咳嗽喘急。

桔梗 紫苏 人参 桑白皮 贝母 甘草各半两 天门冬去心 赤茯苓各一两 麻黄七钱半

每服四钱，水二盅，生姜三片，煎至一盅，不拘时服。

马兜铃散 治妊娠胎气壅滞，咳嗽喘急。

马兜铃 桔梗 人参 甘草 贝母各半两 陈皮去白 大腹子 桑白皮 紫苏各一两 五味子二钱半

上㕮咀，每服四钱，姜三片，水煎。

麻黄散 治妊娠外伤风冷，痰逆咳嗽，不食。

麻黄去节 陈皮去白 前胡各一两 半夏汤洗，炒 人参 白术 枳壳炒 贝母 甘草各半两

㕮咀，每服四钱，葱白五寸，姜三片，枣一枚，水煎服。

百合散 治妊娠风壅，咳嗽痰多，喘满。

百合蒸 紫菀茸洗 白芍药 赤茯苓去皮 桔梗炒 前胡各去芦 贝母去心。各一钱半 甘草五分

作一服，水二盅，姜五片，煎至一盅，不拘时服。

紫菀汤 治妊娠咳嗽不止，胎不安。

紫菀一两 桔梗半两 甘草 杏仁 桑白皮各二钱半 天门冬一两

上㕮咀，每服三钱，竹茹一团，水煎去滓，入蜜半匙，再煎一两沸，温服。

《局方》华盖散，治妊娠咳嗽不止，稳重有效。见杂病咳嗽。

◎ 喘

吕沧洲治经历哈散侍人病喘不得卧，众作肺气受风邪治之。吕诊之气口盛于人迎一倍，厥阴弦动而疾，两尺俱短而离经。因告之曰：病盖得之毒药动血，以致胎死不下，奔迫而上冲，非风寒作喘也。乃用催生汤加芎、归煮二三升服之，夜半果下一死胎，喘即止。哈散密嘱曰：病妾诚有怀，以室人见嫉，故药去之，众所不知也。众惭而去。

平安散 治妊娠上气喘急，大便不通，呕吐不食，腹胁胀痛。

川芎 木香各一钱半 陈皮 熟地黄洗 干姜炮 生姜 厚朴去粗皮，制。炒 甘草各一钱

上作一服，水二盅，入烧盐一捻，煎至一盅，不拘时服。

桔梗汤 **马兜铃散**并见前咳嗽条。

◎ 疟

〔《大》〕妊娠病疟，乃夏伤于暑，客于皮肤，至秋而发，阳盛则热，阴盛则寒，阴阳相离，寒热俱作。其发晏者，由风邪客于风府，循膂而下，卫气至一日一夜常大会于风府，故发日晏与早者，卫气之行风府，日下一节，二十一日下至尾骶，二十二日入脊内，上注于伏冲之脉，其行九日，出缺盆。其气既止，故发更早。其间日发者，风邪内搏五脏，横连募原，其道远，其气深，其行迟，不能日作也。妊娠而发，多伤于胎。

〔薛〕前证因脾胃虚弱，饮食停滞，或外邪所感，或郁怒伤脾，或暑邪所伏。审系饮食停滞，用六君子加桔梗、苍术、藿香。外邪多而饮食少，用藿香正气散杂病中风。外邪少而饮食多，用人参养胃汤杂疟。劳伤元气，用补中益气汤杂劳倦。若郁怒所伤，用小柴胡汤伤寒少阳病兼归脾汤健忘。若木侮土，久而不愈，用六君子为主，佐以安胎药。仍参三阴三阳经而治之。一妇人因怒患疟，举发无期，久而不已，胸腹不利，饮食少思，吞酸吐痰。用六君子加柴胡、山栀，二十余剂，寻愈。但晡热少食，又用四君子加柴胡、升麻为主，佐以逍遥散而痊。一妊妇疟久不已，嗳气下气，胸腹膨胀，食少欲呕，

便血少寐。此属肝脾郁怒，用归脾汤加柴胡、山栀渐愈；又用六君子汤加柴胡、山栀、升麻而愈。一妊妇患疟已愈，但寒热少食，头痛晡热内热，此脾虚血弱也。用补中益气汤加蔓荆子，头痛顿止；又用六君子汤加芎、归，饮食顿进；再用逍遥散加参、术而寒热愈。

驱邪散　治妊娠停食感冷，发为疟疾。

白术　草果仁　高良姜炒　缩砂仁　藿香叶　橘红　白茯苓去皮。各一钱半　甘草炙，五分

上作一服，水二盅，生姜五片，红枣一枚，煎一盅，不拘时服。

七宝散　治男妇一切疟疾，或先寒后热，或先热后寒，或寒多热少，或热多寒少，或一日一发，或一日两三发，或连日发，或间日发，或三四日一发，不问鬼疟、食疟，不伏水土，山岚瘴气似疟者，并皆治之。

常山　厚朴姜制　青皮　陈皮并不去白　甘草　槟榔　草果去皮。各等分

㕮咀，每服半两，于未发隔夜，用水酒各一盏，煎至一大盏，去滓露一宿，再用酒水煎滓一次，去滓亦露一宿，来日当发之早，烫温面东先服头药，少顷再服药滓，大有神效。予尝治一妊妇，六七个月患疟，先寒后热，六脉浮紧，医用柴胡、桂枝无效。予曰：此非常山不愈。众医难之，越数日疾甚，乃从予治，以七宝散一服瘥。黄帝问：妇人重身，毒之奈何？岐伯曰：有故无殒。帝曰：何谓也，岐伯曰：大积大聚，其可犯也，衰其大半而止。诚审药物之性，明治疗之方，何疑攻治哉。

柴胡散　治妊娠疟疾。

柴胡二钱　生大黄二钱　生黄芩一钱半　甘草一钱

上㕮咀作一服，水煎，临发日五更温服，必取利为愈。如胎上逼心，可服枳壳散。忌油面辛热等物。

又方

用大黄二两　柴胡一两半　黄芩一两　芍药一两

为细末，清水糊为丸，如梧桐子大。每服百丸，临发日五更冷汤吞下，隔两时再服五十丸，以利为度。

若妊娠疟疾，发热口干，渴饮无度者，亦用。

生地黄一两半　黄芩　麦门冬去心　人参　知母各一两　石膏二两　甘草半两　干葛一两

上㕮咀，每服五钱，入乌梅半个煎服。

又方

用常山一两　石膏一两　甘草炙　黄芩各半两　乌梅七个

细切，以水酒各一碗，浸一宿，平旦煎至一碗，去滓分二服，临发时服。

上方犯常山、大黄吐下之剂，若六脉浮紧有力，中有顽痰积热者用之，所谓有故无殒也。其他疗治方法，已备杂证疟门，兹不赘。若热甚恐致动胎者，亦如伤寒热病治法，以白药子、伏龙肝等，涂脐上下可也。

◎ 霍乱

〔**《大》**〕夫饮食过度，触冒风冷，阴阳不和，清浊相干，谓之霍乱。其间或先吐，或腹痛吐利，是因于热也。若头痛体疼发热，是挟风邪也。若风折皮肤，则气不宣通，而风热上冲为头痛。若风入肠胃则泄利呕吐，甚则手足逆冷，此阳气暴竭，谓之四逆。妊娠患之，多致伤胎也。

〔**薛**〕按前证若因内伤饮食，外感风寒，用藿香正气散。若因饮食停滞，用平胃散。果脾胃顿伤，阳气虚寒，手足逆冷者，须用温补之剂。治当详审，毋使动胎也。一妊妇霍乱已止，但不进饮食，口内味酸泛，行消导宽中。余曰：此胃气伤而虚热也，当用四君子汤。彼不信，仍服人参养胃汤，呕吐酸水，其胎不安，是药复伤也。乃与四君子汤，俾煎熟，令患者先嗅药气，不作呕则呷少许，恐复呕则胎为钓动也。如是旬余愈。

人参白术散

白术　茯苓　人参　甘草　木香　藿香各半两　干葛一两

为末，沸汤调服二钱。吐甚者，加生姜汁频频饮之。

人参散　治妊娠霍乱吐泻，心烦腹痛。

人参　厚朴姜制　橘红各二钱　当归炒　干姜　甘草炙。各一钱

作一服，水二盅，姜三片，红枣三枚，煎一盅，服无时。

白术散　治妊娠霍乱，腹痛吐利不止。

白术炒　益智仁　枳壳麸炒　橘红各七钱半　草豆蔻煨，去皮　良姜炒。各半两

上为散，每服三钱，水煎入姜半分，去滓温服，无时。

木瓜煎　治妊娠霍乱吐泻，转筋入腹则闷绝。

吴茱萸汤炮，七次　生姜切。各七钱半　木瓜切，一两半　一方有茴香七钱半　甘草一钱　茱萸半两　加紫苏煎。

上细剉，水二盏，煎一盏二分，去滓分三服，热服，无时。

缩脾饮　解伏热，除烦渴，消暑毒，止吐利。霍乱之后，服热药太多，致烦躁，宜沉井水中候冷，频频服。

草果仁四两　乌梅肉三两　甘草二两半

上㕮咀，每半两，水一碗，姜十片，煎八分，沉冷服。

妊娠霍乱腹痛，四肢冷逆，汗出脉虚弱者，理中汤治之。

上四方内，用干姜、豆蔻、茱萸，俱大温之剂。若发热烦渴，脉数阳证者，服之即死，宜用后方。

竹茹汤呕吐　益元散　桂苓甘露饮　冬葵子汤并见杂病霍乱。

◎ 泄泻

〔**薛**〕米食所伤，用六君加谷蘖。面食所伤，用六君加麦蘖。肉食所伤，用六君加山楂。若兼寒热作呕，乃肝木侮脾土，用六君加柴胡、生姜。兼呕吐腹痛，手足逆冷，乃寒水侮土，六君加姜、桂，不应，用钱氏益黄散幼科脾脏。若元气下陷，发热作渴，肢体倦怠，用补中益气汤杂病。劳倦。若泄泻色黄，乃脾土之真色，用六君加木香、肉果。若作呕不食，腹痛恶寒，乃脾土虚寒，用六君加木香、姜、桂。若泻在五更侵晨，饮食少思，乃脾肾虚弱，五更服四神丸泄泻，日间服白术散，如不应，或愈而复作，或饮食少思，急用八味丸杂病虚劳。补命门火以生脾土为善。边太常侧室，妊娠泄泻，自用枳、术、黄连之类，腹闷吐痰，发热恶寒，饮食到口即欲作呕，强匙许即吞酸不快，欲用祛痰理气。余曰：此因脾胃伤而痰滞中脘，若治痰气，复伤脾胃矣。遂以参、术、炮姜为末，丸如黍粒，不时含咽三五丸，渐加，至三日后，日进六君子汤而寻愈。进士王缴征之内

怀妊泄泻，恶食作呕。余曰：脾气伤也。其夫忧之，强进米饮。余谓饮亦能伤胃，且不必强，俟脾胃醒，宿滞自化，饮食自进。不信，别用人参养胃汤饮之，吐水酸苦；又欲投降火寒药。余曰：若然，则胃气益伤也。经云：损其脾胃者，调其饮食，适其寒温。后不药果愈。

加味理中汤

人参　白术　白芍药　白茯苓　干姜　黄连　藿香叶　木香　诃子肉　肉果　甘草各一钱

水二盅，生姜叁片，大枣二枚，煎一盅，饥时服。

余方并详第二卷泄泻及杂病泄泻门。

◎ 滞下

〔**薛**〕治痢之法，当参前篇。其下黄水，乃脾土亏损，真色下陷也，当升补中气。若黄而兼青，乃肝木克脾土，宜平肝补脾。若黄而兼白，乃子令母虚，须补脾胃。若黄而兼黑，是水反侮土矣，必温补脾胃。若黄而兼赤，乃心母益子，但补中益气。若肠胃虚弱，风邪客之，用胃风汤，或胎气不安，急补脾胃而自安矣。凡安胎之药，当临病制宜，不必拘用阿胶、艾叶之类。地官胡成甫之内，妊娠久痢，自用消导理气之剂，腹内重坠，胎气不安，又用阿胶、艾叶之类不应。余曰：腹重坠，下元气虚也。胎动不安，内热盛也。遂用补中益气汤而安，又用六君子汤全愈。壶仙翁治汤总兵夫人妊娠病痢不止。翁诊其脉，虚而滑，两关若涩，此由胎气不和，相火炎上而有热，似痢实非也。乃用黄芩、白术以安胎，四物、生地黄以调血，数剂而安。当归芍药汤　治妊娠下痢腹痛。即当归芍药散，见前心腹痛。

〔**《本》**〕治妇人胎前产后赤白痢。

生姜年少者百钱，老者二百钱，取自然汁　鸭子一枚

上将鸭子打破，倾入姜汁内搅匀，煎八分，入蒲黄三钱，再煎五七沸，空心热服，立效。

〔**无**〕妊娠下痢赤白，绞刺疼痛。

鸡子一枚，乌鸡者佳。破孔倾出清，留黄用之　黄丹一钱，入鸡子壳内同黄

搅匀，以厚纸糊牢，盐泥固济，火上煨焙干，为细末

上每服二钱，米饮调下。一服愈者是男，二服愈者是女。

〔**《大》**〕治妊娠素弱，频并下痢，腹痛羸瘦，面色痿黄，不进饮食。

厚朴一两半　白术　熟地黄　川芎　白芍药　当归　干姜　人参各一两　诃子三钱　甘草一钱

上㕮咀，每服四钱，姜三片，水煎。

又方　治妊娠下痢，腹痛小便涩。

当归　黄芪各一两　糯米一合

上细切，和匀，水煎分四服。

〔**罗**〕**大宁散**　治妊娠下痢赤白灰色[①]，泄泻疼痛垂死者。

黑豆三十五粒　粟壳二两，半生半炒　甘草二两，半生半炒

上为粗末，都作一服，生姜三片同煎，食前服。

治妊娠挟热下痢，亦治男子常痢。

黄连　黄柏各一升　山栀仁二十枚

上㕮咀，每服五钱，水二盏，浸二时久，煮十余沸，顿服。若呕加陈皮一两半　生姜三两

黄连汤　治妊娠下痢赤白，脓血不止。

黄连二两　厚朴姜制　阿胶炙　当归　干姜各一两半　艾叶　黄柏各一两

上为细末，空心米饮调下方寸匕，日三服。

疗妊娠白脓痢，腹中冷。

干姜四两　赤石脂六两　粳米一升，炒黄

上用水七升，煎取二升，温分三服。

厚朴散　治妊娠下痢，黄水不绝。

厚朴姜炙，三两　黄连三两　肉豆蔻一枚，连皮用

上为粗末，水煮顿服。

草果饮　治妊娠脏气本虚，脾胃少弱，脏腑虚滑，腹脐疼痛，日夜无度。

---

① 灰色：《卫生宝鉴》无此二字。

厚朴姜制，二两　肉豆蔻一个，面裹煨

上㕮咀，每服三钱，姜三片，水同煎。

◎ 大小便不通

〔《大》〕夫妊娠大小便不通，由脏腑之热所致。若大肠热则大便不通，小肠热则小便不利，大小肠俱热，则大小便俱不通，更推其因而药之。

〔薛〕前证若大肠血燥，用四物汤加条芩、桃仁。大肠气滞，用紫苏饮加杏仁、条芩。肠胃气虚，用六君子加紫苏、杏仁。肝脾蕴热，用龙胆泻肝汤。心肝虚热，用加味逍遥散加车前子。亚卿李蒲汀侧室，妊娠大小便不利，或用降火理气之剂，元气反虚，肝脉弦急，脾脉迟滞，视其面色，青黄不泽。余曰：此郁怒所致也，用加味归脾汤为主，佐以加味逍遥散而安。主政王天成之内，妊娠痢疾，愈后二便不通，其家世医，自用清热之剂未效。余诊其脉浮大而涩，此气血虚也。朝用八珍汤加桃仁、杏仁，夕用加味逍遥散加车前子而瘥。

《小品》疗妊娠子淋，大小便并不利，气急，已服猪苓散不瘥，宜服甘遂散下之。

甘遂散方

用泰山赤皮甘遂二两

上一味为末，以白蜜二合和服如豆大一粒，觉心下烦，得微下者，日一服。下之后，还服猪苓散。不得下，日两服，渐加至半钱，以微利为度。《经心录》同。此药太峻，不可轻用。

猪苓散　疗妊娠小便涩痛，兼治胎水。

猪苓五两，去皮　为末，白汤调方寸匕加至二匕，日三夜二。不瘥，宜转下之，服前药。

葵子汤　《古今录验》二方。治妊娠得病六七日以上，身热入脏，大小便不利，安胎除热。

葵子二升　滑石四两，碎

上以水五升，煮取一升，去滓尽服，须臾当下，便愈。

又方　葵子一合　川朴硝二两　每服三钱，水煎温服。

治妊娠大小便不通，心腹胀满妨闷，不欲饮食，手足烦热

槟榔 赤茯苓 大腹皮 木通 郁李仁去皮尖 北五味各一两 桑寄生 甘草 苦梗各半两

上为粗末，每服三钱，水一盏，煎至六分，温服。

治妊娠大小便不通，热闭心膈，腹胁胀闷，妨害饮食

大黄 木通 槟榔各一两 枳壳七钱半 大腹子三枚 诃子四个，去核，半生半煨

上为末，以童便一盏，葱白二寸，同煎至六分，调下二钱。

当归散 治胎前诸疾，或因怒中气冲子脏或冲脬脉，腹急肚胀，腰腹时疼，不思饮食，四肢浮肿，气急时喘，大便忽难，小便忽涩，产门忽肿。

当归一两 赤茯苓 枳壳 白芍药 川芎各二两 川白姜炮 木香煨 粉草各半两

上㕮咀，每服三大钱，水一盏半，生姜三片，煎至八分，去滓无时温服。如禀受气弱及南人，枳壳减半。如气实及北人，于内加分二服之。或连日大便秘涩，加蜜同煎。

初虞世治妊娠大便秘涩方。

枳壳三两 防风二两 炙草一两

上为细末，沸汤点服一二钱，空心日三。

又治虚羸大便秘方。

枳壳制 阿胶炒。各等分

上为细末，炼蜜和剂，杵二三千下，丸如梧子大，别研滑石末为衣。温汤下二十丸，半日来未通，再服三十丸，止于五十丸。

又方

车前子一两 大黄炒，半两

上为细末，每服三钱，空心蜜汤调下。

大腹皮汤 治妊妇大小便不通。

枳壳 大腹皮 赤茯苓各一两 甘草二钱

上为末，葱白汤调下二钱。

《补遗》局方八正散 治妊妇心经蕴热，脏腑秘结，大肠不通，小便赤涩癃闭见杂病淋。

上陈良甫氏所录诸方，今并存之。纳甘遂、朴硝，非至实至危，不得已而为之，不可轻用，其他亦宜审订而用之。仍味薛氏之说，而参之以杂病诸方法，庶无误也。

◎ 小便不通

〔《**大**》〕妊娠小便不通，为小肠有热，传于胞而不通耳。若兼心肺气滞，则致喘急。陈无择云：妊娠胎满逼胞，多致小便不利。若心肾气虚，清浊相干，则为诸淋。若胞系了戾，小便不通，名曰转胞。若胎满尿出，名曰遗尿。

〔**丹**〕转胞病胎妇禀受弱者，忧闷多者，性躁急者，食味浓者，大率有之。古方皆用滑利疏导药，鲜有应效。因思胞为胎所压，展在一边，胞系了戾不通耳。胎若举起，悬在中央，胞系得疏，水道自行。然胎之坠下，必有其由。一日吴宅宠人患此，脉之两手似涩，重取则弦，左手稍和。予曰：此得之忧患，涩为血少气多，弦为有饮，血少则胞弱而不能自举，气多有饮，中焦不清而隘，则胞知所避而就下，故喜坠。遂以四物汤加参、术、半夏、陈皮、生甘草、生姜空心饮，随以指探喉中，吐出药汁，候少顷气定，又与一帖，次日亦然，如是八帖而安。此法果为的确，恐偶中耳。后有数人历历有效，未知果何如耶？仲景云：妇人本肌盛头举身满，今反羸瘦举中空减，胞系了戾，亦致胞转。其义未详，必有能知之者。一妇人四十一岁，妊孕九个月，转胞小便不出，三日矣。下急脚肿，不堪存活，来告急。予往视之，见其形瘁，脉之右涩而左稍和，此饱食而气伤，胎系弱，不能自举而下坠，压著膀胱，偏在一边，气急为其所闭，所以水窍不能出也。转胞之病，大率如此。予遂制一方补血养气，血气既正，胎系自举，则不下坠，方有安之理。遂作人参、当归身尾、白芍药、白术、带白陈皮、炙甘草、半夏、生姜，煎浓汤与四帖，任其叫啖。至次早，又与四帖，药渣作一帖，煎令顿饮之，探喉令吐出此药汤，小便立通，皆黑水。后就此方加大腹皮、枳壳、青葱叶、缩砂仁二十帖与之，以防产前后之虚，果得就蓐平安，产后亦健。一妇人妊娠七八个月，患小便不通，百医不能利，转加急胀，诊其脉细弱。予意其血气虚弱，不然水载其胎，故胎重坠，下压住膀胱下口，因此溺不得出。若服补药升扶胎起，则自下。药力未至，愈加急满。遂令一老妇用香油涂手，自产门入托起其胎，溺出如注，胀急顿解。一面却以人参、黄芪、升麻、大剂煮服，或少有急满，仍用手托放取溺，如此三日后，胎渐起，小便如故。

〔**薛**〕前证亦有脾肺气虚，不能下输膀胱者；亦有气热郁结膀胱，津液不利者；亦有金为火烁，脾土湿热，甚而不利者；更当详审施治。司徒李杏冈仲子室，孕五月，小便不利，诸药不应。余曰：非八味丸不能救。不信，别用分利之药，肚腹肿胀，以致不起。儒者王文远室，患此小腹肿胀几至于殆，用八味丸一服，小便滴沥，再以前丸之料，加车前子一剂即利，肚腹顿宛而安。

〔**仲**〕问曰：妇人病饮食如故，烦热不得卧而反倚息者，何也？师曰：此名转胞，不得溺也。以胞系了戾，故致此病。但利小便则愈，宜肾气丸主之。即八味丸。方见杂病虚劳。每以酒下十五丸至二十丸，日再服。

〔**产**〕疗小便不通及胞转。

桑螵蛸捣末，米饮服方寸匕，日三。

〔**仲**〕妊娠有水气，重身[①]，小便不利，洒淅恶寒，起即头眩，**葵子茯苓散**　主之。

葵子一斤　茯苓三两

上二味杵为散，饮服方寸匕，日三服，小便利则愈。

妊娠小便难，饮食如故，**归母苦参丸**　主之。

当归　贝母　苦参各四两

上为末，炼蜜丸如小豆大。饮服三丸，加至十丸。男子加滑石半两。

〔**《大》**〕治妊娠卒不得小便。

杏仁一味去皮尖，捣丸如绿豆大，灯心汤吞七丸，立利。

〔**丹**〕朱宅妇人三十余岁，怀胎四个月，大小便闭，因与通利，冬葵子等药已通，但气未顺。此由性急，血耗气乱，须和其气，滋其血乃安。

---

① 重身：《金匮要略》作“身重”。

陈皮　青皮　芍药一钱　人参　归身尾　川芎　地黄　白术半两　茯苓　木通　甘草二分

独圣散　治妊娠小便不通。

上用蔓荆子为末，每服二钱，食前浓煎葱白汤调下。

◎ 淋

〔《大》〕妊娠小便淋者，乃肾与膀胱虚热不能制水。然妊妇胞系于肾，肾间虚热而成斯证，甚者心烦闷乱，名曰子淋也。

〔薛〕前证若颈项筋挛，语涩痰甚，用羚羊角散身体痛。若小便涩少淋沥，用安荣散。若肝经湿热，用龙胆泻肝汤前阴诸疾。若肝经虚热，用加味逍遥散。腿足转筋而小便不利，急用八味丸，缓则不救。若服燥剂而小便频数或不利，用生地黄、茯苓、牛膝、黄柏、知母、芎、归、甘草。若频数而色黄，用四物加黄柏、知母、五味、麦门、玄参。若肺气虚而短少，用补中益气加山药、麦门。若阴挺痿痹而频数，用地黄丸。若热结膀胱而不利，用五淋散淋。若脾肺燥不能化生，宜黄芩清肺饮淋。若膀胱阴虚，阳无所生，用滋肾丸淋。若膀胱阳虚，阴无所化，用肾气丸。一妇人每怒发热胁胀，小便淋涩，如遇经行，旬余未已。受胎三月，因怒前证复作。朝用加味逍遥散，夕用安胎饮各二剂而安。五月又怒，复下血如经行，四日未止，仍用前药而愈。一妊娠饮食后因恼怒，寒热呕吐，头痛恶寒，胸腹胀痛，大便不实，其面青色，小便频数，时或有血，服安胎止血之剂益甚。余曰：寒热呕吐而腹胀，此肝木克脾土而元气伤也。大便不实而面青，此饮食伤脾，兼肝侮土也。小便频数而有血，此肝热传胞而兼挺痿也。用六君子加枳壳、紫苏、山栀二剂，脾胃顿醒。又用加味逍遥散加紫苏、枳壳二剂，小便顿清。后节饮食调理而安。

地肤大黄汤　（《外台》）疗妊娠子淋宜下。

川大黄　地肤草各三两　知母　黄芩　猪苓　赤芍药　通草　川升麻　枳实　甘草各二两

上㕮咀，每服四钱，水一盏，煎七分，去滓温服。

疗妊娠患淋，小便涩不利，小腹水道热痛。

冬葵子一升　芍药二两　黄芩　赤茯苓　车前子各三两

上㕮咀，以水七升，煎至二升，温分三服。

疗妊娠数月，小便淋沥、疼痛，心烦闷乱，不思饮食

瞿麦穗　赤茯苓　桑白皮　木通　葵子各一两　黄芩　芍药　枳壳　车前子各半两

上为粗末，每服四钱，水一盏，煎至六分，温服。

安荣散　治妊娠小便涩少，遂成淋沥。

麦门冬去心　通草　滑石　人参　细辛各二钱　当归去芦，酒浸　灯草　甘草各半钱

上为细末，每服二钱，不拘时，麦门煎汤调服。

大腹皮散　治妊娠大小便赤涩。

大腹皮　枳壳去白，麸炒　甘草炙。各一钱　赤茯苓去皮，三钱

上为细末，每服二钱，不拘时，浓煎葱白汤调下。

《经心录》疗妊娠患子淋，小便数，出少或热疼痛，及子烦。

地肤子三两

上细切，水四升，煮取二升半，去滓分三服，日三服。

《补遗》治胎前诸般淋沥，小便不通。

槟榔　赤芍药各等分

上剉，每服五钱，水煎温服，甚效。

猪苓散　疗妊娠子淋，小便涩痛。方见前大小便不通。

◎ 遗尿

〔**薛**〕若脬中有热，宜用加味逍遥散。若脾肺气虚，宜用补中益气汤加益智。若肝肾阴虚，宜用六味丸。一妊妇遗尿内热，肝脉洪数，按之微弱，或两太阳作痛，胁肋作胀。余以为肝火血虚，用加味逍遥散、六味地黄丸寻愈。后又寒热，或发热，或恚怒，前证仍作。用八珍散、逍遥散兼服，以清肝火、养肝血而痊。

白薇散　疗妊娠胎满，不知小便出时。见前三卷遗尿。

桑螵蛸散　治妊娠小便不禁。

桑螵蛸二十枚，炙黄

上为细末，每服二钱，空心米饮调下。

又方　益智仁为末，米饮下，亦效。

◎ 尿血

〔《大》〕妊妇劳伤经络，有热在内，热乘于血，血得热则流溢渗入脬，故令尿血也。

〔薛〕前证因怒动火者，宜小柴胡汤加山栀。因劳动火者，宜用补中益气汤。若因厚味积热，宜用清胃散杂病齿加犀角、连翘、甘草。若因肝经血热，宜用加味逍遥散。若因脾气下陷，宜用补中益气汤。若因脾虚血热，宜用加味逍遥散。一妊妇因怒尿血，内热作渴，寒热往来，胸乳间作胀，饮食少思，肝脉弦弱，此肝经血虚而热也。用加味逍遥散、六味地黄丸兼服渐愈。又用八珍汤加柴胡、丹皮、山栀而痊。

《千金》疗妊娠卒下血及子淋方。

葵子一升，研

上以水五升，煮取二升，分温三服。

又方生艾叶一斤，研。冬用干者亦得

上以酒五升，煮取二升，分三服。

又方　生地黄一升，切

上以酒四升，煮取二升，分温三服。亦疗落身后血。

续断汤　治妊娠下血及尿血。

当归　生地黄各一两　续断半两　赤芍药二钱半

上为末，空心葱白煎汤调下二钱。

疗妊娠尿血方

阿胶　熟地黄各等分

上为细末，空心粥饮调下二钱。

《补遗》姜蜜汤　治妊娠小便尿血。

生姜七片　蜜半盏　白茅根一握

上入水，浓煎服。

五苓散去桂加阿胶炒同为粗末，每服四钱，用车前子、白茅根浓煎温服。

又方　白茅根浓煎汤，吞酒蒸黄连丸。

◎ 眼目

一妇将临月，忽然两目失明，不见灯火，头痛眩晕，项腮肿满，不能转颈，诸治不瘥，反加危困。偶得消风散服之，病减七八，获安分娩。其眼吊起，人物不辨，乃以四物汤加荆芥、防风，更服眼科天门冬饮子，二方间服，目渐稍明。大忌酒、面，煎炙、鸡、羊、鹅、鸭、豆腐、辛辣热物并房劳。此证因怀妊多居火间，衣着太暖，伏热在内，或酒面炙煿太过，以致胎热也。

天门冬饮子　治妊娠肝经风热，上攻眼目，带吊失明。

天门冬去心　知母　茺蔚子　五味子　防风去芦　茯苓去皮　川羌活去芦　人参各一钱

上作一服，水二盅，生姜三片，煎至一盅，食后服。

◎ 脏躁悲伤

陈良甫记管先生治一妊娠四五个月，脏躁悲伤，遇昼则惨凄泪下，数欠，象若神灵，如有所凭。医与巫皆无益，与仲景大枣汤，一投而愈。

〔**薛**〕前证或因寒水攻心，或肺有风邪者，治当审察。一妊妇无故自悲，用大枣汤二剂而愈。后复患，又用前汤佐以四君子加山栀而安。一妊妇悲哀烦躁，其夫询之，云：我无故但自欲悲耳。用淡竹茹汤为主，佐以八珍汤而安。

〔**仲景**〕妇人脏躁悲伤欲哭，象如神灵所作，数欠伸，甘麦大枣汤主之。

甘麦大枣汤方

甘草三两　小麦一升　大枣十枚

上以水六升，煮取三升，温分三服。亦补脾气。

许学士云：乡里有一妇人，数欠伸，无故悲泣不止，或谓之有祟，祈禳请祷备至，终不应，予忽忆《金匮》有一证云：妇人脏躁悲伤欲哭，象如神灵所作，数欠伸者，宜甘麦大枣汤。予急令治药，尽剂而愈。古人识病制方，种种绝妙如此。

淡竹茹汤　治妊妇心虚惊悸，脏躁悲伤不止。又治虚烦甚效。

麦门冬去心　小麦　半夏汤泡。各二两半　人参　白茯苓各一两半　甘草一两

上㕮散，每服四钱，姜五片，枣一枚，淡竹茹一团，如指大，同煎温服。

又方　治胎脏躁，自悲、自哭、自笑。

上以红枣烧存性，米饮调下。

◎ 妊病可下胎断胎

〔《大全》〕妊娠羸瘦，或挟疾病，脏腑虚损，气血枯竭，既不能养胎，致胎动而不坚固，终不能安者，则可下之，免害妊妇也。

〔薛〕前证宜用腰腹背痛门方论主之。其胎果不能安者，方可议下，慎之慎之。鸿胪张淑人痢疾后胎动，心神不安，肢体殊倦，用八珍散二十余剂渐愈。因劳加烦热头痛，以大剂补中益气汤加蔓荆子治之，热痛顿止，仍用前散又五十余剂而安。其后生产甚易。今大中丞许少薇公向令金坛时，夫人胎漏，疗治不止，时迫于上。许公欲因其势遂下之，谋于余，余第令服佛手散，以为可安即安，不可安即下，顺其自然而已。既数服，公忧疑不决。女科医者检方以进，乃用牛膝一两，酒煎服，谓牛膝固补下部药耳，用之何害。公遂信而服之，而胎果下。余时有从母之戚，未及知，比知而驰至，则闻盈庭皆桂麝气，盖因胞衣未下，许医又进香桂散矣，血遂暴下如大河决，不可复止，亟煎独参汤未成而卒。公哀伤甫定而过余谢，且念余曰：牛膝补药而能堕胎，何也？余对曰：生则宣而熟则补，故破血之与填精，如箭锋相拄，岂独牛膝哉？鹿角亦堕胎破血，而煎为白胶，则安胎止血，因其熟而信其生，此之谓粗工。公叹恨无已。余故特著之，以为世戒。

〔《大全》〕治妊娠母因疾病，胎不能安，可下之。

取七月七日法面《大全》作曲。四两，水二大盏，煎取一盏，三分，绵滤去滓，分温三服，立下。

又方　大曲五升，清酒一斗，煮二沸，去渣，分五服，隔宿勿食，但再服，其子如糜，母无疾苦。千金不传，炒。

又方　麦蘖一升为末，和水煮二升，服之即下。神效

又方　附子二枚为末，以淳苦酒和涂右足，去之，大良。

又方　取鸡子一枚，以三指撮盐放鸡子中，服之立出。

按：陈良甫所列有牛膝汤、桂心散诸方，娄全善皆不之取，而独取此数方，其见卓矣。

断产

〔**丹**〕断子法　用白面曲一升，无灰酒五升，打作糊，煮二升半，用绢帛滤去渣，作三服，候前月经将来日，晚下吃一服，次日五更吃一服，天明吃一服，月经即行，终身绝子。

〔**《大》**〕断产验方　故蚕纸方圆一尺，烧为末，酒饮调服，终身不复怀孕。

又方　用油煎水银一日方息，空心服枣核大一丸，永断孕，不损人。

四物汤每服五钱，加芸薹子二钱，于经行后空心温服。

〔**薛**〕前云用蚕故纸尺许烧灰为末，产后酒服之，血虚者终不复孕。大抵断产之剂，多用峻厉，往往有不起者，是则产之害未若断产之害也。吾闻阁老张罗峰、太常李恒斋俱因服断产之剂，自谓形体俱怯，遇劳必病，有由然矣。

按：《夷坚志》载：东京女子白牡丹，以售堕胎药生，得恶报。今虽列如上方，以备万一之用，用者尚其慎之。

◎ 胎自堕

〔**丹**〕阳施阴化，胎孕乃成。血气虚损，不足营养，其胎自堕。或劳怒伤情，内火便动，亦能堕胎。推原其本，皆因于热，火能消物，造化自然。《病源》乃谓风冷伤于子脏而堕，此未得病情者也。予见贾氏妇，但有孕至三月左右必堕，诊其脉，左手大而无力，重取则涩，知其血少也。以其妙年，只补中气，使血自荣。时正夏初，教以浓煎白术汤下黄芩末一钱，服三四十帖，遂得保全其生，因而思之，堕因内热而虚者，于理为多，曰热曰虚，当分轻重。盖孕至三月，正属相火，所以易堕，不然何以黄芩、熟艾、阿胶等为安胎妙药耶？好生之工，幸无轻视。一妇年三十余，或经住或成形未具，其胎必堕，察其性急多怒，色黑气实，此相火太盛，不能生气化胎，反食气伤精故也。因令住经第二月，用黄芩、白术、当归、甘草，服至三月尽止药，后生一子。一妇经住三月后，尺脉或涩或微弱，其妇却无病，知是子宫真气不全，故阳不施，阴不化，精血虽凝，终不成形。至产血块或产血胞。一妇腹渐大如怀子，至十月求易产药，察其神色甚困难，与之药，不数日生白虫半桶。盖由妇之元气太虚，精血虽凝，不能成胎而为秽腐，蕴积之久，湿化为热，湿热生虫，理之所有，亦须周十月之气，发动而产，终非佳兆。其妇不及月死。湿热生虫，譬之沟渠污浊，积久不流，则诸虫生于其间矣。

汪石山治一妇长瘦，色黄白，性躁急，年三十余，常患堕胎，已七八见矣。诊其脉，皆柔软无力，两尺虽浮而弱，不任寻按。曰：此因胎堕太多，气血耗甚，胎无滋养，故频堕，譬之水涸而禾枯，土削而木倒也。况三月五月，正属少阳火动之时，加以性躁而急发之，故堕多在三五七月也。宜大补阴汤去桂加黄柏、黄芩煎服，仍用研末蜜丸服之，庶可保生，服半年胎固而生二子。

钱仲阳治一孕妇病，医言胎且堕。钱曰：妊者五脏传养，率六旬乃更，候其月偏补之，何必堕。已而母子皆全。

陈斗岩治一妇有胎四月堕下，逾旬腹肿发热，气喘，脉洪盛，面赤口鼻舌青黑。陈诊之曰：脉洪盛者，胎未堕也。面赤，心火盛而血干也。舌青口鼻黑，肝既绝而胎死矣。内外皆曰胎堕久矣。复诊色脉如前，以蛇蜕煎汤下平胃散加芒硝、归尾一倍服之。须臾，腹鸣如雷，腰腹阵痛，复一死胎随下，病亦愈。

程仁甫治一妇，年近四十，禀气素弱，自去其胎，五日内渐渐腹胀如鼓，至心前上，吐不能食，用补药不效。诊六脉微弱，但只叫胀死，此乃损伤脾气而作胀，然急则治其标，若泥丹溪法恐缓不及事矣。用桃仁承气加枳实、厚朴，倍硝、黄，煎服四分，吐去其一，次早仍不通，事急，又服琥珀丸三钱，至申时大通，胀减，但体倦四肢无力，口不知味，发热，再用参、芪、归、芎、楂、术、陈皮八剂而安。

江应宿治汪镐妻，三十五岁，厌产误服打胎药，下血如崩旬余，腹痛一阵即行，或时鼻衄，诸药不效。诊得六脉数而微弦，乃厥阳之火泛逆，投四物换生地黄，加阿胶、炒黑山栀、蒲黄，一剂愈。

薛氏云：大抵治法，须审某月属某经育养而药之。

《济生》芎䓖补中汤 治怀孕血气虚弱，不能卫养，以致数月而堕，名曰半产。每见妇人孕不能满十月而损堕，得服此遂安全。

芎䓖 五味子 阿胶蛤粉炒 干姜炮。各一钱 黄芪去芦，蜜炙 当归酒浸 白芍药 白术各一钱半 杜仲去粗皮，炒去丝 人参 木香不见火 甘草各五分，炙

上作一服，水二盅，煎至一盅，不拘时服。

阿胶汤 治妊娠数堕胎，小腹疞痛不可忍。

阿胶炙燥 熟干地黄焙 艾叶微炒 芎䓖 当归切，焙 杜仲去粗皮，炙，剉 白术各一两

上㕮咀，每服四钱，水一盏半，枣三枚，擘破，同煎至八分，去滓食前温服。

杜仲丸 治妊娠三两个月，胎动不安，防其欲堕，宜预服之。

杜仲姜制，炒去丝 续断酒浸。各二两

为末，煮枣肉杵丸梧子大。每服七十丸，米饮下。

四制艾附丸 治妇人数堕胎，由气不升降，所以胎气不固，尤宜服此。

香附杵去毛，净一斤，分四分，一分酒浸，一分醋，一分童便，一分盐水。各浸七日，取出焙干

为细末，醋煮糊和丸梧子大，每服七十丸，空心温酒下。肥人只依本方，瘦人加泽兰叶、赤茯苓各二两。

一方 用香附子一斤 艾叶四两 当归二两。俱用醋煮

《删繁方》 治妊娠怀胎数落而不结实，或冷或热，百病之源。《经心录》同。

甘草 黄芪 人参 川芎 白术 地黄 吴茱萸各等分 一方有当归、干姜。

上为末，空心温酒调二钱。忌菘菜、桃、李、雀肉、醋物。

〔**楼**〕按：丹溪论俱是虚热而无寒者，今姑存此一方，以俟施之于千百而一者也。醋附丸 治数堕胎。方见血崩。

《千金》疗妊娠三个月，胎欲堕方。灸膝下一寸，七壮。妊子不

成，时时受胎后漏下五色，疼痛。灸胞门。关门左边二寸，名胞门，右边二寸，名子户。

胎堕后为半产

夫妊娠日月未足，胎气未全而产者，谓之半产。盖由妊妇冲任气虚，不能滋养于胎，胎气不固，或攧扑闪坠，致气血损动，或因热病温疟之类，皆令半产。仲景谓寒虚相搏，此名为革，妇人则半产漏下是也。又云：半产俗呼小产，或三四月，或五六月，皆为半产，以男女成形故也。或因忧恐悲哀暴怒，或因劳力打扑损动，或触冒暑热，忌黑神散，恐犯热药转生他疾。宜玉烛散、和经汤之类。《便产须知》云：小产不可轻视，将养十倍于正产可也。又云：半产即肌肉腐烂，补其虚损，生其肌肉，益其气血，去其风邪，养其脏气，将养过于正产十倍，无不平复，宜审之。

〔薛〕小产重于大产，盖大产如栗熟自脱，小产如生采破其皮壳，断其根蒂也。但人轻忽致死者多。治法宜补形气，生新血，去瘀血。若未足月，痛而欲产，芎归补中汤倍加知母止之。若产而血不止，人参黄芪汤补之。若产而心腹痛，当归川芎汤主之。胎气弱而小产者，八珍汤固之。若出血过多而发热，圣愈汤。汗不止[①]，急用独参汤。发热烦躁，肉瞤筋惕，八珍汤。大渴面赤，脉洪而虚，当归补血汤。身热面赤，脉沉而微，四君、姜、附[②]。

东垣云：昼发热而夜安静，是阳气自旺于阳分也，昼安静而夜发热，是阳气下陷于阴中也，如昼夜俱发热者，是重阳无阴也。当峻补其阴。王太仆云：如大寒而甚，热之不热，是无火也。热来复去，昼见夜伏，夜发昼止，时节而动，是无火也。如大热而甚，寒之不寒。是无水也。热动复止，倏忽往来，时动时止，是无水也。若阳气自旺者，补中益气汤，阳气陷于阴者，四物二连汤。重阳无阴者，四物汤，无火者，八味丸。无水者，六味丸。一妊妇五月服剪红丸堕胎，腹中胀痛，服破血药益甚，手按之愈痛。余曰：此峻药重伤，脾胃受患，用八珍倍参、芪、半夏、乳、没，二剂痛止，

---

① 汗不止：《校注妇人良方》此下有“或昏愦喘咳”五字。

② 姜、附：《校注妇人良方》此下有“以回其阳也”五字。

数剂全愈。史仲子室，年甫二十，疫[1]胎堕，时咳，服清肺解表，喘急不寐，请视。余曰：脾土虚不能生肺金，药重损之，与补中益气加茯苓、半夏、五味、炮姜，四剂渐愈；再往视，又与八珍加五味及十全大补汤而全愈。陈氏妇张，素怯弱，生女自乳，因病疥年余，遂致羸困，复因执丧礼劳顿，数欲眩仆。一日感气，忽患心脾高肿作疼，手不可按，呕吐不止，六脉微细之极。陈翁自以脉虽虚而病形则实，误臆诸痛不可补气，乃用青皮、香附、吴萸等药而愈。继复患疟且堕胎，又自投理气行血之药，病去元气转脱，再投参、芪补剂不应矣。六脉如丝欲绝，思非附子不能起，因亟请薛诊之，云：此由理气损真之误也。连投参、芪、归、术、附子、姜、桂六剂，间用八味丸五日，眠食渐甘，六脉全复。薛谕之云：向使心脾疼时即服此药，疟亦不作矣。一妊妇堕胎，昏愦不省，自汗发搐，时吐痰，自用养血化痰之剂，昏愦不省，痰涎涌出，彼以为中风，欲用祛风化痰。予曰：此属脾气虚寒所致，遂用十全大补加炮姜二十余剂，寻愈。

生地黄汤　治妊娠胎气损动，气血不调，或攧扑闪坠，以致胎堕，堕后恶滞不尽，腹中疠痛。

生干地黄焙，一两　大黄暴，煨　芍药　白茯苓去黑皮　当归切炒　细辛去苗　甘草炙　黄芩去黑皮　桂去粗皮。各半两

上㕮咀，每服五钱匕，水一盏半，入生姜、大枣拍碎，同煎至一盏，去滓不拘时温服。

人参汤　治半产后血下过多，心惊体颤，头目运转，或寒或热，脐腹虚胀疼痛。

人参　麦门冬去心，焙　生干地黄焙　当归洗，焙　芍药　黄芪　白茯苓去皮　甘草炙。各一两

㕮咀，每服三钱，水一盏，煎至七分，去滓食前温服。

〔**《大》**〕堕胎后复损经脉，而下血不止，甚则烦闷至死，皆以调补胃气为主。

〔**薛**〕前证若肝经血热，用四物、参、术、山栀。肝经风热，用

① 疫：《校注妇人良方》此下有“疾”字。

防风、黄芩丸。肝经怒火，用加味逍遥散。脾经气虚，用四君、归、地。脾经郁滞，用加味归脾汤。气滞不和，用紫苏饮。骨气下陷，用补中益气汤。

人参黄芪汤 治小产气虚，血下不止。

人参 黄芪炒 当归 白术炒 白芍药炒 艾叶各一钱 阿胶炒，二钱

上作一剂，水煎服。

治妊娠损动，下血不止，腹痛，宜服此。

阿胶一两，炒 艾叶半两

水一大盏，煎六分，去滓空心服。

治妊娠损动下血不止方

甘草一两，炙 阿胶二两 鸡子一个

上以水二大盏，煮甘草一盏，三分，去滓下鸡子、胶，候胶烊，搅匀分三服。

龙骨散 疗因损娠，下恶血不止。

龙骨 当归 地黄各二两 艾叶一两，炒 地榆 阿胶 芍药 干姜各一两半 蒲黄一两二钱半 牛角鰓炙焦，二两半。共为细末

上食前用米饮调下二钱。

《千金》疗落胎下血不止方。

上以生地黄汁一小盏，调代赭石末一钱，日三服。

治妊娠下血不止疼痛方。亦治小便不禁。

家鸡翎烧灰细研，以温酒调下二钱，如人行五里再服，以效为度。

《千金》疗妊娠胎堕下血不止方。

以丹参十二两 细切，酒五升，煮取三升，分三服。

《补遗》催生如神散，妙。

又方 香附子为末，米饮调下。

当归酒 治妊娠堕胎后血不出。

当归炙，令香 芍药炒。各二两

吹咀，每服三钱匕，无灰酒一盏，入生地黄汁一合，银器内慢火煎至七分，去滓温服，以恶血下为度。

乌金散 治妊娠堕胎后恶血不下，兼治诸疾血病。

好墨二两，折、二寸挺子，烧通赤，用好醋一升，蘸七遍，又再烧通赤，放冷，别研为末　没药研　麒麟竭各二钱半　麝香一钱

上为细末，每服温酒调下一钱匕。如血迷心，用童便加酒，调下二钱匕。

治妊娠堕胎后血不出，少腹满痛。

用羚羊角烧灰，细研如面，每服三钱，不拘时，以豆淋酒调下。

治妊娠堕胎下血不尽，苦烦满欲极，时发寒热狂闷。

鹿角屑一两，熬

上用水一大盏，煎豉一合，取汁六分，分三服，调鹿角屑二钱服，日三，须臾血下。

红蓝花散　治堕胎后血不出奔心，闷绝不识人。

红蓝微熬过　男子发烧存性　京墨烧红　血竭研　蒲黄隔纸炒。各等分

上为细末，以童便小半盏，调二钱服之，立效。

白蜜汤　治堕胎后恶血不出。

白蜜二两　生地黄取汁，一盏　酒半盏

上汁与酒，共入铜器中煎五七沸，入蜜搅匀，分两服，服三剂，百病可愈。

猪膏饮　治堕胎血不出上抢心，疼痛烦愦。

猪膏七合　白蜜三合　生地黄切，二两

上先将猪膏、地黄相和，煎令赤色，去地黄，纳蜜搅匀，分温二服，相次再服。

当归汤　治妊娠堕胎，胞衣不出。

当归切，炒　牛膝酒浸，切、焙。各一两半　木通剉　滑石研。各二两　冬葵子炒，二合　瞿麦穗一两

上㕮咀，每服三钱，水一盏半，煎至七分，去滓温服。未下再服，以下为度。

地黄汤

蒲黄炒　生姜切，炒。各二钱半　生地黄半两，以铜、竹刀切，炒

上以无灰酒三盏，于银器内同煎至二盏，去滓分三服，未下再作服。

泽兰汤

泽兰叶切，研　滑石末各半两　生麻油少许

上以水三盏，先煎泽兰至一盏半，去滓，入滑石末并油，更煎三沸，顿服之，未下更服。

蒲黄酒　作丸名槐子丸。

蒲黄炒，一合　槐子十四枚，为末

上以酒三盏，煎至二盏，去滓分温二服，未下更作服。又治妊娠不足月，欲产腹痛，为末，蜜丸酒下。

治堕胎胞衣不出，腹中疞痛，牵引腰脊。下并《圣惠》。

用蚁窟土三升炒热，帛裹拓心下，胞自出也。

又方　好墨细研末，温酒调下二钱，频服效。

治妊娠胎死腹中，衣不出，及产后卒有别病，欲至狼狈方。

刺热羊血饮一小盏，极效。

又方　以水噀其面、神验，加醋少许。

又方　洗儿水半盏，令母服，其衣即出，勿令产妇知。

又方　治胞衣未下，腹满则杀人。

用水一碗，煮猪脂一两，煎十数沸，和脂服之当下。

又方出《如宜方》以鸡子一枚，取清吞之。

又方出《如宜方》用铁斧烧令通赤，投酒中沸定，则出饮之。

当归川芎汤　治小产后瘀血心腹痛，或发热恶寒。

当归　川芎　熟地黄自制　白芍药炒　玄胡索炒　红花　香附　青皮炒　泽兰　牡丹皮　桃仁各等分

上水煎，入童便、酒各小半盏服。

若以手按腹愈痛，此瘀血为患，宜此药或失笑散消之。若按之不痛，此是血虚，宜四物、参、苓、白术。若痛而作呕，此是胃虚，宜六君子。若痛而作泻，此是脾虚，宜六君子送二神丸。

芎䓖汤　治堕胎心腹疼痛。

芎䓖　芍药　白术　阿胶炒令燥　甘草炙。各一两

上㕮咀，每服三钱，水一盏，入艾叶、糯米、生姜，同煎至六分，食前服。一方无白术，有人参。

当归散　治产后气血虚弱，恶露内停，憎寒发热。

当归 白芍药炒 川芎 黄芩炒。各一两 白术五钱

上为细末，温童便调下二钱。

圣愈汤 治血虚心烦，睡卧不宁，或五心烦热。

熟地黄酒拌蒸半日 生地黄酒拌 川芎 人参各七钱五分 当归酒拌 黄芪炒。各五钱

上水煎服。

当归补血汤 治肌热躁热，目赤面红，烦渴引饮，昼夜不息，脉洪大而虚，重按全无，此脉虚血虚也，若误服白虎汤，必死。

当归三钱 黄芪一两

上水煎服。

四物二连汤 治血虚发热，或口舌生疮，或昼安夜热。

当归 川芎 熟地黄 芍药 胡黄连 宣黄连各一钱

上作一剂，水煎服。

东垣云：妇人分娩及半产漏下，昏冒不省，瞑目无所知觉。盖因血暴亡，有形血去，则心神无所养。心与包络者，君火相火也，得血则安，亡血则危。火上炽故令人昏昌，火胜其肺，瞑目不省人事，是阴血暴去，不能镇抚也。血已亏损，往往用滑石、甘草、石膏之类，乃辛甘大寒之药，能泻气中之热，是血亏泻气，乃阴亏泻阳，使二者俱伤，反为不足。虚劳之病，昏迷不省者，上焦心肺之热也。此无形之热，用寒凉之药驱令下行，岂不知上焦之病，悉属于表，乃阴证也，汗之则愈。今反下之，幸而不死，暴亏气血，必夭天年。又不知《内经》有说，病气不足，宜补不宜泻。但瞑目之病，悉属于阴，宜汗不宜下。又不知伤寒郁冒，得汗则愈，是禁用寒凉药也。分娩半产，本气不病，是暴去其血，亡血补血，又何疑焉。补其血则神昌。常时血下降亡，今当补而升举之，心得血而养，神不昏矣。血若暴下，是秋冬之令太旺，今举而升之，助其阳则目张神不昏矣。今立一方，补血、养血、生血、益阳，以补手、足厥阴之不足也。

全生活血汤

红花三分 蔓荆子 细辛各五分 生地黄夏月加之 熟地黄各一钱 藁本 川芎各一钱半 防风诸阳既陷，何以知之，血下脱故也 羌

活 独活 甘草炙 柴胡去苗 当归身酒洗 葛根各二钱 白芍 升麻各三钱

吹咀，每服五钱，水二盏，煎至一盏，去滓食前稍热服。

◎ 胎不长

〔《大》〕夫妊娠不长者，因有宿疾，或因失调，以致脏腑衰损，气血虚弱而胎不长也。当治其疾疢，益其气血，则胎自长矣。

〔薛〕前证更当察其经络，审其所因而治之。一妊妇胎六月，体倦懒食，面黄晡热而胎不长，因劳欲坠。此脾气不足也，用八珍汤倍加参、术、茯苓，三十余剂，脾胃渐健，胎安而长矣。一妊妇因怒寒热往来，内热晡热，胁痛呕吐，胎至八月而不长。此因肝脾郁怒所致，用六君加柴胡、山栀、枳壳、紫苏、桔梗，病愈而胎亦长矣。

安胎白术散 治妊娠宿有冷，胎痿不长，或失于将理，伤胎多堕。此药补荣卫，养胎气。

白术 川芎各一两 吴茱萸汤泡，半两 甘草炙，一两半

为细末，每服二钱，食前温酒调下，忌生冷果实。

白术散见前胎动不安。

黄芪散 主妊娠胎不长。安胎和气思食，利四肢。

黄芪 白术 陈皮 麦门冬 白茯苓 前胡 人参各七钱半 川芎 甘草各半两

上吹咀，每服三钱，水一盏，姜三片，枣一枚，煎至七分，去滓温服。

人参丸 主妊娠胎不长宜服，养胎。

人参 白茯苓 当归 柴胡 刺苏 厚朴 桑寄生各一两 枳壳七钱半 甘草半两

上为细末，炼蜜为丸，如梧子大。每服二十丸，食前温水吞下。

《集验》治妇人怀胎不长方。

鲤鱼长一尺者，去肠肚鳞

以水渍没，内盐及枣煮熟，取汁稍稍饮之，当胎所腹上当汗出如牛鼻状，虽有所见，胎虽不安者，十余日辄一作此，令胎长大，

甚平安。

〔附〕**枳实槟榔丸**　安养胎气，调和经候，癥瘕癖块有似孕妇，可以久服，血气通和。

枳实生用　槟榔　黄连　黄柏　黄芩　当归　木香　阿胶灰炒、研。各半两

上为细末。水和丸如小豆大。每服三十丸，不拘时，用温米饮送下。

◎ 日月未足欲产过期不产

〔**《大全》**〕妇人怀胎有七月、八月而产者，有至九月、十月而产者，有经一年、二年乃至四年而后产者，各依后法治。

〔**楼**〕先期欲产者，凉血安胎。过期不产者，补血行滞。

〔**薛**〕一妊妇八个月，胎欲坠似产，卧久少安，日晡益甚。此气血虚弱，朝用补中益气汤加茯苓、半夏随愈，更以八珍汤调理而安。

《集验》知母丸　治日月未足而痛如欲产者，兼治产难及子烦。

知母不以多少

为细末，炼蜜丸如鸡头大。温酒嚼下，日三服。一方丸如梧子大，粥饮下二十丸。

槐子丸　治妊娠月数未足，而似欲产腹痛者。

槐子　蒲黄各等分

上为细末，蜜丸如梧子大。温酒下二十丸，以痛止为度。

又方　取蒲黄如枣核大，筛过，以井花水调服。

又方　梁上尘，灶突煤同为末，空心温酒服方寸匕。

〔**《千》**〕治日月未足欲产。捣菖蒲根汁一二升灌喉中。

〔**罗**〕治过期不产方　四物汤加香附、桃仁、枳壳、缩砂、紫苏，水煎服，即生。

◎ 鬼胎

〔**《大全》**〕夫人脏腑调和，则血气充实，风邪鬼魅，不能干之。若荣卫虚损，则精神衰弱，妖魅鬼精，得入于脏，状如怀娠，故曰

鬼胎也。

〔薛〕前证因七情脾肺亏损，气血虚弱，行失常道，冲任乖违而致之者，乃元气不足，病气有余也。若见经候不调，就行调补，庶免此证。治法以补元气为主，而佐以雄黄丸之类行散之。若脾经郁结气逆者，用加味归脾汤调补之。若脾虚血不足者，用六君、芎、归培养之。肝火血耗者，用加味逍遥散滋抑之。肝脾郁怒者，用加味归脾、逍遥二药兼服。肾肝虚弱者，用六味地黄丸。一妇人经闭八月，肚腹渐大，面色或青或黄，用胎证之药不应。余诊视之曰：面青脉涩，寒热往来，肝经血病也。面黄腹大，少食体倦，脾经血病也。此郁怒伤脾肝之证，非胎也。不信，仍用治胎散之类不验。余用加味归脾、逍遥二药各二十余剂，诸证稍愈。彼欲速效，别服通经丸一服，下血昏愦，自汗恶寒，手足俱冷，呕吐不食。余用人参、炮姜二剂渐愈，又用十全大补五十余剂而安。

雄黄丸 治妊娠是鬼胎，致腹中黑血散下腹痛。

雄黄细研 鬼臼去毛 莽草 丹砂细研 巴豆去皮、心、油 獭肝炙，令黄。各半两 蜥蜴一枚，炙黄 蜈蚣一条，炙黄

上为细末，蜜丸如梧子大。空心温酒下二丸，日二服。后当利，如不利加至三丸。初下清水，次下虫如马尾状无数，病极者下蛇、虫，或如蛤蟆卵、鸡子，或如白膏，或如豆汁，其病即除。

治妇人鬼胎及血气不可忍方

斑蝥去头、足、翅，炒 延胡索炒。各三钱

上为细末，再研如面。温酒调服半钱，胎下为度。

治妇人虚羸，有鬼胎癥块，经候不通

以芫花根三两剉炒令黄色，为细末，桃仁煎汤调下一钱，当下恶物。

《补遗》治妇人鬼胎如抱一瓮。

吴茱萸 川芎 秦艽 柴胡 僵蚕 巴戟 巴豆不去油 芫花醋煮，二两

上为末，炼蜜丸梧子大。每服七丸，蜜酒下，即出恶物而愈。

上方俱犯毒药，不可轻用，姑以古方存之耳。

◎临产坐草法

〔《脉诀》〕欲产之妇脉离经，沉细而滑也同名。夜半觉痛应分诞，来日日午定知生。《脉经》曰：离经其脉浮，腹痛引腰脊为欲生也，但离经者，不产也。又云：其脉离经，夜半觉，日中则生也。经者，常也，谓离其常处为离经。假如孕妇昨日见左沉实，为男之脉，今日或脉浮，是离其寻常之脉，而异于昨日，又且腹痛，知是将诞也。通真子引《难经》一呼三至曰离经为解。李晞范又引《难经》一呼一至曰离经，以解沉细而滑，皆非也。《难经》言损至二至虽同名离经，其脉与理则不同。且《脉经》明言离经其脉浮也，不曾引援《难经》之文合《脉诀》。因其言脉浮，又添沉细而滑，同名离经，盖以前所诊男女脉，或云浮大为女，若只脉浮为离经，若平常见浮大为女之脉，安辨离经，故又增沉细而滑，以见离为浮大之常经，为常滑也。《圣惠方》云：夜半子时觉腹痛，来日午时必定生产。谓子午相冲，正半日时数也。通真子曰：夜半痛，日午生，此言恐未为的。又曰：腹痛而腰不痛，未产也。若腹痛运腰痛甚者，即产。所以然者，肾系于腰，胞系于肾，故也。诊其尺脉转急如切绳转珠者，即产也。生产有难易，痛来有紧慢，安可定以半日，当以活法。身重体热寒又频，舌下之脉黑复青，反舌上冷子当死，腹中须遣母归冥。面赤舌青细寻看，母活子死定应难，唇口俱青沫又出，母子俱死总教拚。面青舌赤沫出频，母死子活定知真，不信若能看应验，寻之贤哲不虚阵。《脉指南》作面青舌赤。盖面以候母，舌以候子，今云子活，合以舌赤为是，若云舌青，则与前面赤舌青，母活子死之候相反。若胎先下，其子得活，如未下，子母俱亡。自身重体热寒又频至此，并不用脉，只以外候参诀子母生死，盖以临产脉不可定，但当以察色而知之。

杨子建《十产论》

一曰正产者，妇人怀胎，十月满足，忽腰腹作阵疼痛，相次胎气顿陷，至于脐腹痛极，乃至腰间重痛，谷道挺迸，继之浆破血出，儿子遂生，名曰正产。

二曰伤产者，盖一人之生，阴注阳定，各有时日，不可改移。今有未产一月以前，忽然脐腹疼痛，有如欲产，仍却无事，是名试月，非正产也。但一切产母，未有正产之候，即不可令人抱腰，产母亦不可妄乱用力，盖欲产之妇，脐腹疼痛，儿身未顺，收生之妇，却教产母虚乱用力，儿身才方转动，却被产母用力一逼，使儿错路，忽横忽倒，不能正生，皆缘产母用力未当之所致也。凡产母用力，须待儿子顺身，临逼门户，方始用力一送，令儿下生，此方是产母之用力当也。若未有正产之候，而用力伤早，并妄服药饵，令儿下生，譬如揠苗而助长，无益而有害矣。此名伤产。

〔**楼**〕上伤产一法，最为切要，慎勿轻忽也。凡十月未足，临产腹痛，或作或止，或痛不甚者，名曰弄痛，非正产之候。或腹虽痛甚而腰不甚者，非正产之候。胎高未陷下者，非正产之候。谷道未挺迸者，非正产之候。水浆未破，血未出者，非正产之候。浆血虽出而腹不痛者，非正产之候。凡未有正产候，且令扶行熟忍，如行不得，或凭物坐之，或安卧之，或服安胎药一二服，得安即止。慎勿妄服催生药饵，怆惶致令产母忧恐而挫其志。务要产母宽心存养调停，亦令坐婆先说解谕之。如觉心中烦闷，可取白蜜一匙，新汲水调下，切勿妄乱用力，先困其母。直待子逼门户，腰重痛极，眼中如火，谷道挺迸时，是正产候，方可用力，并服催生药也。予男妇于未产一月以前，腰腹俱痛，全似将产，其痛至甚，但遇巳牌稍止。如此者将十余日，计无所出，因阅此条，遂与安胎药加参、术数服，间与肉味养之，由是平复不痛，又二十余日始产一男。是时若妄动乱用力，并服催生等药，立见危亡矣。

三曰催产者，言妇人欲产，浆破血下，脐腹作阵疼痛极甚，腰重谷道挺迸已见，是正产之候。但儿却未生，即可服药以催之。或有经及数日，产母困苦，已分明见得是正产之候，但儿子难生，亦可服药以助产母之正气，令儿速得下生，此名催产。

四曰冻产者，冬月天冷，产母经血得冷则凝，以致儿子不能生下。此害最深，若冬月产者，下部不可脱去绵衣，并不可坐卧寒处，当满房着火，常有暖气，令产母背身向火，令脐下腿膝间常暖，血得热则流散，使儿易生，此名冻产。

〔**薛**〕荆妇孟冬分娩艰难，劳伤元气，产子已死，用油纸捻烧断脐带，藉其气以暖之，俄顷忽作声，此儿后无伤食作泻之证，可见前法之功不诬。

五曰热产者，盛夏之月，产妇要温凉得所，不可恣意取凉，伤损胎气，亦不可人多热气逼袭产母，使产母血沸而有发热、头痛、面赤、昏昏如醉，乃至不知人事，此名热产。若夏月风凉阴雨，亦不可任意取凉，恐生大病。

六曰横产者，儿先露手，或先露臂，此由产母未当用力而用之过也。儿身未顺，用力一逼，遂至身横不能生下，当令产母安然仰卧，后令看生之人，先推其手令入直上，渐渐逼身，以中指摩其肩推上而正之，或以指攀其耳而正之，须是产母仰卧，然后推儿直上，徐徐正之，候其身正，煎催生药一盏吃了，方可用力，令儿下生，此名横产。

七曰倒产者，产母胎气不足，关键不牢，用力太早，致令儿子不能回转，便直下先露其足。当令产母仰卧，令看生之人，推其足入去，不可令产母用分毫力，亦不得惊恐，使儿自顺云。

蛇蜕散　治妊妇欲产时，不肯伸舒行动，多曲腰眠卧忍痛，儿在腹中，不能得转，故脚先出，谓之逆生，须臾不救，母子俱亡。

用乌蛇蜕一条　蝉蜕十四枚　血余一握，用胎发

并烧灰存性，研分二服，温酒调，连进之，仰卧少顷。或用小绢针于儿脚心刺三五刺，用盐少许涂刺处，即时顺生，母子俱活。又法，以盐涂儿足底，又可爪甲搔之，并以盐摩母腹上。又以手中指取锅底墨。交画儿足下，即顺生。又方，取其父名，书儿足下即顺生。若孕妇横生不可出者，以车前子为末，酒服二钱匕。又方，菟丝子为末，酒调服一钱匕，米饮调亦得。又以百草霜、香白芷不见火。各等分。用童便与好醋各一合，调成膏，沸汤浸服。甚者二服即生。若妇人横逆难产，子死腹中，先用黑豆一大合，炒，熟水与童便合煎服，神效。又方，用艾叶半斤，酒四升，煮取一升，服之。又以当归为末，酒服方寸匕，紫苏汤调服亦可。

八曰偏产者，儿身未正，产母用力一逼，致令儿头偏拄左腿，或偏拄右腿，故头虽露，偏拄一畔，不能生下。当令产母仰卧，次令看生之人，轻轻推儿近上，以手正其头，令儿头顶端正，然后令产母用力一送，即便生下。若是小儿头后骨偏拄谷道，只露其额，当令看生之人，以绵衣炙温裹手，于谷道外方，轻轻推儿头令正，便令产母用力送儿生也。此名偏产。

九曰碍产者，儿身已顺而露正顶，不能生下，盖因儿身回转，

肚带攀其肩，以此露正顶而不能生。当令产母仰卧，令看生之人，轻推儿近上，徐徐引手，以中指按儿肩下拨其肚带，仍须候儿身正顺，方令产母用力一送，使儿生下，此名碍生。

上横产、倒产、偏产、碍产四法，若看生之人，非精良妙手，不可依用此法，恐恣其愚，以伤人命也。按：倒产者，今世往往随其倒足生下，并无后患，子母双全，不必根据推足上之法亦可。又碍产者，往往肚带有缠在儿顶上，而儿头自出在产门外，看生之人，以手拨其肚带，从儿头顶过而下之者，又有肚带缠在顶上一匝，而儿与胞衣自然同下者，皆无妨，不必以此碍产法入产门拨下也。

十曰坐产者，儿将欲生，其母疲倦久坐，椅褥抵其生路，急于高处系一手巾，令产母以手攀之，轻轻屈足坐身，令儿生下，非坐在物上也。此名坐产。

十一曰盘肠产者，临产母肠先出，然后儿生。赵都运恭人，每产则大肠先出，然后产子，产后其肠不收，甚以为苦，医不能疗。偶在建昌，得坐婆一法而收之，其法以醋半盏，新汲水七分调停，噀产母面，每噀一缩，三噀收尽，此良法也。

按：前证古方以蓖麻子仁四十九粒，研涂产母头顶，肠收上，急洗去。其肠若干，以磨刀水少许湿润之。内用磁石煎汤饮之即收上。磁石须阴阳家用有验者，若以水噀母面，恐惊则气散。

〔**丹**〕产后肠不收，香油五斤煎热，盛盆中，候温，坐油盆中约一食时，以皂角末吹入鼻中，嚏作立上，妙。《斗门》。

〔**《大》**〕半夏为末，搐鼻中，则肠上矣。又方以大纸捻蘸香油点灯吹灭，以烟熏产母鼻中，肠即上矣。

又方　肠出，盛以洁净漆器，浓煎黄芪汤浸之，肠即上。

〔**薛**〕欲产之时，觉腹内转动，即当正身仰卧，待儿转身向下时作痛，试捏产母手中指中节或本节跳动，方与临盆，即产矣。若初觉不仰卧，以待转胞，或未产而水频下，此胞衣已破，血水先干，必有逆生难产之患。若胎衣破而不得分娩者，保生无忧散以固其血，自然生息。如血已耗损，用八珍汤料一斤，益母草半斤，水数碗，煎熟不时饮之，亦有得生者，凡孕妇只腹痛，未产也。若连腰痛甚者，将产也。盖肾候于腰，胞系于肾故也。凡孕家宜预请有仁心知事稳婆，常以恩结其心，先与说知，倘有生息不顺，只说未产。或遇双胎，只说胎衣未下，恐惊则气散，愈难生息。余家亲验之，大抵难产多患于郁闷安佚富贵之家，治法虽云胎前清气，产后补血，不可专执。若脾胃不实，气血不充，宜预调补，不然临产必有患难。如因难产，或大寒时，急以大油纸捻徐徐烧断其脐带，虽儿已死，令暖气入腹，多得复生，切勿用刀断之。

◎ 催生法

〔**《大》**〕大凡生产自有时候，未见时候，切不可强服催生滑胎等药，或势不得已，则服之。又云：切不可坐早，及令坐婆乱动手。凡催生药必候腰痛甚，胎陷下，浆血破方可服。大法：滑以流通涩滞，苦以驱逐闭塞，香以开窍逐血。气滞者行气，胞浆先破，疲困者，固血。丹溪云：催生只用佛手散，最稳当，又效捷。方见胎产大法

滑剂

催生如圣散

黄蜀葵子小半合。一方二钱重。研烂，以酒滤去滓，温服，神妙。或漏血胎干难产痛极者，并进三服，良久腹中气宽，胎滑即产，须见正产候方可服之。歌曰：黄葵子炒七十粒，细研酒调济君急，若遇临危产难时，免得全家俱哭泣。

又方　以香油、白蜜、小便和匀，各半盏，调益母草末服。一方止用油、蜜、小便，能下难产。

又方　治横倒生者。

明阿胶炒　滑石末各一两　葵子二两

上水一盏半，煎至一盏，去滓分二服。

治难产五六日不得分娩者，疲困虚乏。

光明水胶二两，微火焙，好酒一升半，煎滚入胶候烊，再入新鸡子一枚，盐一钱匕，搅匀放温，令产母坐椅上，伸腰大口作二次服，觉小便重即生，缘坐草早惊动故也。

苦剂

催生柞木饮子　治产难或横或倒，死胎烂胀腹中，此方屡用神效。

大柞木枝一大堆长一尺，洗净，寸剉生用　甘草大者五寸，剉作五段

上用新汲水三升半，同入新瓷瓶内，以纸三重封紧，文武火煎至一升半，令香。候产妇腰重痛欲坐草时，温饮一小盏，腰未重痛勿服。便觉心下开豁，如觉渴，再饮一盏至三四盏，觉下重便生，此方最验。

〔**梅**〕治难产碍胎在腹中，如已见儿，胎衣不出，或胎死者。

蒺藜子、贝母各四两，为末，米饮下一匙，如人行四五里许，不下再服。

按：苦能下气，柞木、蒺藜、贝母，则又不专于苦，要之亦有利窍行血之功，兹特因娄氏所编而列之耳。

香剂

乳朱丹

用通明乳香研细，以猪心血为丸，梧子大，朱砂为衣，日干。每服一粒，催生冷酒化下，良久未下，再服一粒。若大段难产，以莲叶心蒂七个，水二盏，煎至一盏，放温化下一粒，良久未下，再服，其验如神。如胎下胞衣不下者，服此便下。若胎横逆不顺，即先服神应黑散，再服此药催之。合药时要五月五日午时极妙，或七月七日、三月三日及初上辰日亦可。

又方　通明乳香如皂角子大为末，腰痛时用新汲水一小盏，入醋少许同煎，令产母两手捉两石燕，坐婆调药饮水，须臾坐草便生，无痛楚，神良。

开骨膏五月五日午时作。

乳香研细，滴水丸如芡实大。每服一粒。无灰酒吞下。

又方　乳香　朱砂等分为细末，麝香、酒调下。

催生丹一名兔脑丸。治产妇生理不顺，产育艰难，或横或逆。

十二月兔脑髓去皮膜，研如泥　母丁香一钱，细末　乳香二钱半，另研　麝香另研，一字

上三味拌匀，以兔脑髓和丸鸡头实大，阴干，油纸裹。每服一丸，温汤下，即产儿握药出。

如意散临产腰疼方可服之。

人参为末　乳香各一钱　朱砂二钱

上同研，临产急用鸡子清一个调药末，再用生姜自然汁调开冷服。如横倒等即时端顺，子母无恙。

胜金散　郭稽中云：产难者，因儿转身，将儿枕血块破碎，与胞中败血壅滞，儿身不能便利，是以难产。急服胜金散消散其血，使儿自易生。陈无择云：多因儿未转顺，坐草太早，或努力太过，以致胞衣破而血水干，产路涩而儿难下，宜先服催生如神散以固其血，设或逆生横产，当用前法针刺之。

麝香一钱，研　盐豉一两，以青布裹了烧红，急研

上取秤锤烧赤，淬酒中，以酒调服一钱。

行气

催生汤　治妊娠欲产，痛阵尚疏，难产经三两日不生，胎死腹中，或产母气乏委顿，产道干涩。才觉痛密，破水后便可服。

苍术二两，米泔浸洗，剉，炒黄　小厚枳壳去穰，麸炒　白桔梗　薄陈皮去白　杨芍药　川白芷　大川芎　大当归去尾。各一两　交趾桂去粗皮，不见火　半夏汤洗　粉草　麻黄去节　军姜去皮　厚朴去粗皮，剉，姜汁炒　南木香不见火　杏仁去皮尖，另研　白茯苓各五钱

上为末，每服二钱，顺流水温暖调下，若觉热闷，白蜜汤下，或剉散入真米醋一合煎。方内用杨芍药、肉桂，能开通子宫，其余药皆助气之盛，关窍自通。麻黄内通阳气，阳气盛则血行，血行即产矣。外却寒邪，去积聚，皆得其宜。寒月用之甚确，隆暑不宜轻服。但以五苓散用葵子、灯心煎汤调下，却暑清魂，滑胎易产。胞浆先破，则胎干难产，用白蜜、清油，侵以热酒，令得所，顿服，胎气既润，即分娩矣。

难产

缩砂　香附醋炒　枳壳　甘草　滑石

上为末，白汤调服。

行血

《本草》主难产。捣益母草取汁七大合，煎减半，顿服立产。无新者，以干者一大握，水七合煮服。

〔丹〕**易产天麻丸**　天麻即益母草，六月间带根花叶采，晒干，不以多

少，为末，炼蜜丸龙眼大，临产熟水嚼一丸，能除产后百病。

佛手散方及加减法，见胎产大法。

如圣散 专治孕妇难产。

紫苏叶 当归各等分

上㕮咀，每服三五钱，用长流水煎服。如无流水，以水顺搅动，煎服即下。

又方 取本夫裩带五寸，烧存性，酒调服下。

又方 取槐树东枝，令产妇把之，易产。

又方 用紫苏煎汤，调益元散服之，即产。

无忧散 治胎肥气逆，临蓐难产。

当归去芦，酒浸 川芎 木香不见火 白芍药 枳壳去白，盐炒 甘草炙。各一钱半 乳香另研 血余烧存性，另研。各半钱

上作一服，水二盅，煎至一盅，入乳香、血余和匀，不拘时服。

固血

治胞浆先破，恶水来多，胎干不得下时，须先与四物汤补养血气，次更浓煎葱汤，放冷，令坐婆洗产户，须是款曲洗，令气上下通畅，更用酥调滑石末涂产户里，次服神妙乳朱丹，或葵子如圣散。

催生如圣散 治逆产横生，瘦胎。

百草霜 香白芷不见火，为末

上二味，等分研匀，每服二大钱，于临产时以童便并少米醋打为膏，沸汤调下。《集验》用酒、童便各半盏同煎，才沸即热服，不过再服即产。丹溪用芎归汤调血，血得黑则止。此药大能固血，免得干生。

妇人临产累日气尽不能生，兼恶露出尽，胞干终不产者，用赤小豆一斗，水九升，煮令熟，去豆滓，以阿胶三两，入豆汁溶化，每服止半盏，未产再服，即出。

破血

半夏汤 治胎干而不能产。

半夏曲一两半 大黄五钱 肉桂七钱半 桃仁三十枚，微炒

上为粗末，先服四物汤一二服，次服半夏汤，姜三片水煎。

又方　当归为末，酒调方寸匕，服之。

七圣散　临产腰疼方服。

延胡索　没药　白矾　白芷　姜黄　当归　桂心各等分

上为末，临产阵痛时，烧铧刃铁即犁头。令通赤，淬酒调下三钱，服一两杯立产。

胜金散　治难产，逐败血，即自生。若横逆则转正，子死腹中则胎软膨宽即产。祖宗秘传，千金不授。

王不留行　酸浆草死胎倍用　茺蔚子　白蒺藜去刺　五灵脂行血宜生用。各等分

上为散，每服三钱，取利方水一盏半，入白花刘寄奴子一撮，同煎温服，大效。

外取

如圣膏　治产难并治胞衣不下，兼治死胎。

蓖麻子七粒去壳，细研成膏，涂脚心，胞即下，速洗去，不洗肠出。却用此膏涂顶上，肠自缩入。一方，蓖麻子百粒，雄黄一钱，细研，用如上法。

催生万金不传遇仙丹

蓖麻子十四粒，去壳　朱砂研　雄黄研。各一钱半　蛇蜕一尺，烧存性

一方，蓖麻子三粒。

上为末，浆水饭和丸如弹子大。临产时先用椒汤淋渫脐下，次安药一丸于脐中，用蜡纸数重覆上，阔帛束之，头生下，急取去药。一丸可用三次。

三麻四豆脱衣裳，研碎将来入麝香，若有妇人遭产难，贴在脐中两分张。用蓖麻子三粒，巴豆四粒，去壳，入麝研细，贴脐中。

立圣丹　治产难危急者。

寒水石四两，二两生用，二两煅赤

上同研细，入朱砂同研如深桃花色，每用三分，井花水调如薄糊，以纸花剪如杏叶大，摊上贴脐心，候干再易，不过三上，便产。横逆恶候，死胎不下并治，神验。寒水石非方解石，即今人谓软石膏是也。此方异人所传，妙。

杂方

《图经》云：令产妇两手各握石燕一枚，须臾子下。

救产难经日不生，云母粉半两，温酒调服，入口即产，万不失一。陆氏云：已救三五百人，效。

治横逆产理不顺，用伏龙肝细研，每服一钱，酒调服，其土从儿头上戴出，妙。

〔《世》〕**如神散**　治催生累效，灵妙之理，人所难通，用实殊效。

临产时令人路上寻破草鞋一双，取耳烧灰，温酒调下三钱匕。得左足者男，右足者女，覆者死，侧者有惊，果是神奇。用此送催生丸尤妙。

胜金丹　治难产神妙。败兔毫笔头一枚，烧灰研细，捣生藕汁一盏下之。若产母虚弱及素有冷疾者，恐藕冷动气，即于重汤内暖过服，立产。

针灸

〔**东**〕妇人将产，预先胎破，恶水长流，坐草早，无血可养，枯竭。独阴五分，在足小指第三节间。承阴一寸五分

〔**玉**〕催生，难产及死胎。太冲八分，补百息。合谷补三阴交五分，泻，立时分解。足小指节三壮。《心术》多此一穴。产子上冲逼心。巨阙令正坐，用抱头抱腰微偃，针入六分，留七呼，得气即泻，立苏。如子掬母心，生下手心有针痕。子顶母心，人中有痕。向后枕骨有痕。是其验也。神效。合谷三分，留三呼，补之。三阴交五分，泻寸吸。

〔**张仲文**〕横产、难产。右脚小指尖头灸三壮，立产。

〔《**集**》〕又法　独阴同上法，取灸七壮，禁刺。合谷补　三阴交泻

〔**桑**〕难产。三阴交

〔**治验**〕淳于意治菑川王美人怀子而不乳，召臣意往，饮以莨菪药一撮，以酒饮之，旋乳。意复诊其脉而脉躁，躁者有余病，即饮以消石一剂，出血，血如豆比五六枚。

滑伯仁治一妇难产，七日而不乳，且食甚少。伯仁视之，以凉粥一盂，捣枫叶煎汤调，啖之旋乳。或诘其理，滑曰：此妇食甚少，

未有无谷气而生者。夫枫叶先生先落，后生后落，故以作汤饮也。

庞安常治一妇产七日而子不下，百治不效。庞视之，令其家人以汤温其腰腹，自为上下拊摩，孕者觉肠胃微痛，呻吟间生一男，其家惊喜而不知所以。庞曰：儿已出胞，但一手误执母肠不能脱，非符药所能为，吾隔腹扪儿手所在，针其虎口，痛即缩手，所以遽生，无他术也。取儿视之，右手虎口，针痕存焉。一妇累日产不下，服催生药不效。庞曰：此必坐草太早，心下怀惧，气结而不行，非不顺也。《素问》云：恐则气下。盖恐则精神怯，怯则上焦闭，闭则气逆，逆则下焦胀，气乃不行矣。以紫苏饮一服便产。及治妇人子悬证。紫苏饮见胎上逼心。

吴茭山治一妇产难，三日不下，服破血行经之药，俱罔效。吴因制一方，以车前子为君，冬葵子为臣，白芷、枳壳为佐使，巳服午产。众医异之。吴曰：《本草》谓催生以此为君，《毛诗》采芣苡以防产难是也。

刘复真遇府判女产不利，已敛。刘取红花浓煎，扶女于凳上，以绵帛蘸汤盦之，连以浇帛上，以器盛水，又暖又淋，久而苏醒，遂生男子。盖遇严冬血冷，凝滞不行，温即产见，亦神矣哉。

一医宿客店，值店妇产数日不下，下体已冷，无药甚窘。以椒、橙、茱萸等煎汤，可下手则和脐腹入门处皆淋洗之，气温血行遂产。

交骨不开

〔薛〕交骨不开，产门不闭，皆由元气素弱，胎前失于调摄，以致血气不能运达而然也。交骨不开，阴气虚也，用加味芎归汤、补中益气汤。产门不闭，气血虚也，用十全大补汤。地官李孟卿娶三十五岁女为继室，妊娠虑其产难，索加味芎归汤四帖备用，至期果产门不开，止服一帖，顿然分娩。上舍费怀德之室，产门不开，两日未生，服前药一剂，实时而产。上舍传此方，用之者无有不验。一妇人分娩最易，至四十，妊娠下血甚多，产门不开，与前汤一剂，又以无忧散斤许，煎熟时时饮之，以助其血而产。

加味芎归汤　主交骨不开，不能生产。

川芎　当归各一两　自死龟板一枚，酥炙　妇人头发生男女多者，一握，烧存性

上为散，每服五钱，水煎服，约人行五里即生。如胎死亦下。灼过龟板亦可。

◎ 下死胎法

产难子死腹中者，多因惊动太早，或触犯禁忌，致令产难，胞浆已破，无血养胎，枯涸而死故也。须验产母舌，若青黑，其胎死矣，当下之。大法：寒者热以行之，热者凉以行之，燥者滑以润之，危急者毒药下之。

热剂

乌金散　治难产热病，胎死腹中，或因颠仆，或从高坠下，或房室惊搐，或临产惊动太早，触犯禁忌，或产时未到，经血先下，恶露已尽，致胎干子死，身冷不能自出。但视产妇面赤舌青，是其候也。面青舌赤，母死子活。唇青吐沫，子母俱毙。又有双胎，或一死一活，其候难知，临时观变可也。

熟地黄洗，切，焙干，酒炒　真蒲黄　大当归　交趾桂　杨芍药　军姜去皮　粉草各一两　小黑豆四两　百草霜五钱

上为末，每用二钱，米醋半合许，沸汤六七分浸起温服。疑二之际，且进佛手散，酒水合煎二三服探之。若未死子母俱安，若胎已死，立便逐下。的知其胎死，进此药后更进香桂散，须臾如手推下。常用催生，更加好滑石末半两，葵子五十粒捶碎，黄柞叶七八片，葱白二寸，顺流水煎汤调下。盖滑石能利小便，柞叶行气逐血，葱白内通阳气，气盛血行即产矣。

〔《**大全**》〕下死胎方　桂枝二钱　麝香当门子一个　同研，暖酒服，须臾如手推下。一名桂香散。

此药比之用水银等不损血气。赵和叔传一方单用桂末一钱，痛时童便调下，名救苦散。

一稳婆之女，勤苦负重，妊娠，腹中阴冷重坠，口中甚秽。余意其胎必死，令视其舌，果青黑。与朴硝半两许服之，随下秽水而

愈。一妇胎死，服朴硝而下秽水，肢体倦怠，气息奄奄。用四君为主，佐以四物、姜、桂调补而愈。

寒剂

治妊娠三五个月，胎死在腹内不出。

大腹子　赤芍药　榆白皮各三两　当归一两，炒　滑石末七钱半　瞿麦　葵子炒　茯苓　粉草　子芩各半两

上为粗末，每服四钱，水一盏，煎至七分，去滓，不拘时温服。

邓知县传，疗死胎不出。朴硝半两研细，以温童便调服屡效。

治死胎不下，指甲青，舌青胀闷，口中作屎臭。先以平胃散一帖，作两服，每服酒水各一盏，煎至一盏，却投朴硝末半两，再煎三五沸温服，其胎化血水下。

〔**《本》**〕治子死腹中不出。用辰砂一两，水煮四五沸，末之，然后取酒调服，立出。

〔**《外》**〕疗子死腹中。真珠二两为末，酒调服尽，立出。

滑剂

《千金》治小儿死腹中。葵子末酒服方寸匕。若口噤不开，格口灌之，药下即活。

疗妊娠胎死腹中，或母疾欲下胎。榆白皮煮汁服二升。

〔**《大》**〕治子死腹中，或半生不下，或半著脊骨，在草不产，血气上荡母心，面无颜色，气欲绝。

猪脂一斤　白蜜一升　醇酒二升

上三味，合煎取二升，分温二服。不能饮，随所能服之。

〔**《妇人良方》**〕**一字神散**　治子死胎不下，胞破不生。此方屡效，救人无量。

鬼臼黄色者，不以多少，去毛，碾为末，极细如粉，不用罗，以手指捻之

上每服二钱，用无灰酒一盏，同煎至八分，通口服，立效如神。

〔**《世》**〕治生产不顺，胎死腹中，胞衣不下，临产危急，妙。

蛇退一条，全者，香油灯上烧，研　麝香少许

上为末，童便、酒各半盏，调一服即生，效。

杨氏疗有孕月数未足，子死腹中，母欲闷绝。取大豆一方黑豆。

三升，醋煮浓汁三升，顿服立效。

《本事》治妊娠热病，胎死腹中。鹿角屑一两，水一盏，葱五茎，豆豉半合，同煎至六分，去滓温分二服。

又方　取死胎，乌鸡一支，去尾细切，以水三升，煮取二升，去鸡，通手用衣帛蘸，摩脐下，胎自出。

卷之五

产后门

◎ 产后将调法

〔**《大全》**〕凡生产毕，饮热童便一盏，不得便卧，且宜闭目而坐，须臾上床，宜仰卧不宜侧卧，宜竖膝未可伸足，高倚床头，厚铺裀褥，遮围四壁，使无孔隙，免致贼风。及以醋涂鼻，或用醋炭及烧漆器，更以手从心擀至脐下，使恶露不滞，如此三日，以防血晕血逆。不问腹痛不痛，有病无病，以童便和酒半盏，温服五七服妙。酒虽行血，亦不可多，恐引血入四肢，且能昏晕。宜频食白粥少许，一月之后，宜食羊肉、猪蹄少许，仍慎言语，七情，寒暑，梳头、洗足，以百日为度。若气血素弱者，不计日月，否则患手足腰腿酸痛等证，名曰蓐劳，最难治疗。初产时不可问是男女，恐因言语而泄气，或以爱憎而动气，皆能致病。不可独宿，恐致虚惊，不可刮舌，恐伤心气，不可刷齿，恐致血逆，须血气平复，方可治事。犯时微若秋毫，成病重如山岳，可不戒哉。陈藏器云：渍苎汁与产妇服之，将苎麻与产妇枕之，止血晕。产妇腹痛，以苎安腹上则止。产妇将息如法，脏腑调和，庶无诸疾苦，须先服黑神散、四物汤、四顺理中丸、七宝散。若壮热头痛，此乳脉将行，用玉露散。头目不清，是血晕，用清魂散。粥食不美，是胃气虚，用四顺理中丸。

〔**丹**〕或曰：初产之妇，好血已亏，污血或留，彼黑神散非要药乎？答曰：至哉坤元，万物资生，理之常也。初产之妇，好血未必亏，污血未必积，脏腑未必寒，何以药为。饮食起居，勤加调护，何病之有。诚有污血，体怯而寒，与之数帖，亦自简便。或有他病，当求病起何因，病在何经，气病治气，血病治血，何用拘执此方，例令服饵。设有性急者，形瘦者，本有怒火者，夏月坐蓐者，时有火令，姜、桂皆为禁药。至于将护之法，尤为悖理，肉汁发阴经之火，易成内伤之病也。先哲具有训戒，胡为以羊、鸡浓汁作糜，而又常服。当归丸、当归建中汤、四顺理中丸，虽是补剂，并是偏热，脏腑无寒，何处消受？若夫儿之初生，母腹顿宽，便啖鸡子，且吃夥盐，不思鸡子难化，夥盐发热，展转生证，不知所因，率尔用药，宁不误人。予每见产妇之无疾者，必教之以却去黑神散，与夫鸡子、夥盐，诸品肉食，且与白粥将理，间以些少鲞鱼，煮令淡食之，半月后方与少肉；若鸡子亦须豁开淡煮，大能养胃却疾。彼富贵之家，骄恣之妇，卒有白带头风，气痛膈满，痰逆口干，经事不调，发秃体倦，皆是阳盛阴虚之病。天生血气，本自和平，曰盛曰虚，又乌知非此等缪迷有以兆之耶。

《千金》云：凡产后满百日，乃可会合，不尔至死，虚羸百疾滋长，慎之。凡妇人患风气脐下虚冷，莫不由此早行房故也。产后七日内，恶血未尽，不可服汤。候脐下块散，乃进羊肉汤。有痛甚切者，不在此例。候两三日消息，可服泽兰丸，此至满月丸药尽为佳，不尔，虚损不可平复也，至极消瘦不可救者，服五石泽兰丸补之。服法必七日之外，不得早服也。

凡妇人因暑月产乳，取凉太多，得风冷腹中积聚，百疾竞起，迄至于死，百方疗不能瘥，桃仁煎主之。出蓐后服之。妇人总令无病，每至秋冬，须服一二剂，以至年内，当将服之佳。

丹溪云：产后以大补气血为先，虽有杂证，以末治之。产后一切皆不可发表。产后不可用芍药，以酸寒伐生发之气故也。

通用方

加味四君子汤　新产之后，虽无疾故，宜将息调理脾胃，美进饮食，则脏腑易平复，气血自然和调，百疾不生也。

人参　茯苓　白术　甘草　陈皮　藿香　缩砂仁　黄芪各等分

上剉散，每服四钱，姜三片，枣一枚，煎温服。

四顺理中丸　治新产血气俱伤，脾胃不调，百日内宜常服。

人参去芦　干姜炮　白术各一两　甘草炙，半两。为细末

上炼蜜丸如桐子大。每服五十丸，空心米饮送下。

地黄丸　治产后腹痛；眼见黑花，或发狂如见鬼状；或胎衣不

下，失音不语，心胸胀满，水谷不化，口干烦渴，寒热往来，口内生疮，咽喉肿毒，心中忪悸，夜不得睡，产后中风，角弓反张，面赤，牙关紧急；或崩中如豚肝，脐腹疞痛，烦躁恍惚，四肢肿满；及受胎不稳，唇口指甲青黑。

生地黄研取汁，留滓　生姜各二斤，研取汁，留滓　蒲黄　当归各四两

上于银石器内，取生地黄汁炒生姜滓，以姜汁炒地黄滓，各令干，四味同焙，研为细末，醋煮面糊为丸如弹子大。每服一丸，食前当归酒化下。一方只用地黄、生姜，依交加法制为末，每服三钱，酒下。

当归散见前胎堕半产条。

四味汤　治产后一切诸疾，才方分娩，一服尤妙。

当归心膈烦，加半钱　玄胡索气闷喘，加半钱　血竭恶露不快，加半钱　没药心腹撮痛，加半钱

上等分为细末，每服二钱，食前以童子小便一盅，煎至六分温服。

玉露散　治产后乳脉不行，身体壮热疼痛，头目昏眩，大便涩滞，此药凉膈压热下乳。

人参　白茯苓　甘草各半两　川芎　苦梗炒　白芷各一两　当归二钱半　芍药七钱半

上为细末，每服二平钱，水一盏，煎至七分，温服。如烦热甚，大便秘者，加大黄二钱半。

地黄煎　治产后诸疾。

生地黄汁　生姜汁各一升　藕汁半升　大麻仁三两，去壳研

上和匀，以银器内慢火熬成膏，温酒调服半匙，更以北术煎膏入半匙尤佳。《产宝》方无麻仁，用白蜜，治产后虚惫、盗汗、呕吐。

地黄酒　治产后百病。未产一月先酿，产讫可服。

地黄汁　好曲　好净秫米蒸。各二升

上先以地黄汁渍曲令发，准家法酿之至熟，封七日，取清者服，常服令酒气相接，勿令绝。忌蒜、生冷、鲊滑、鸡、猪肉，一切毒物。凡妇人皆可服，但夏三月不可酿，春秋宜作，以地黄汁并滓，纳米中炊合用之。若作一石、十石，准此二升为则。先服当归汤，后服此妙。

桃仁煎　疗产后百病诸气。

桃仁一千二百枚，去皮尖及双仁，熬令黄色

上捣令极细，以上等酒一斗五升，同研三四遍，如作麦粥法，以极细为佳，入小长颈瓷瓶中密塞，以面封之，纳汤中煮一伏时，不停火，亦勿令火猛，使瓶口常出在汤上，勿令没之，候熟取出，温酒服一合，日再服。

产后醋墨

松烟细墨不拘多少，用炭火煅通红，以米醋淬之，再煅再淬，如此七度

上研令极细，用绢罗过，才产了服二钱，以童便调下。

黑神散　治妇人产后恶露不尽，胞衣不下，攻冲心胸痞满，或脐腹坚胀撮痛，及血晕神昏，眼黑口噤，产后瘀血诸疾，并皆治之。又名乌金散，治产后十八证：一曰因热病胎死腹中。二曰产难。三曰胞衣不下。四曰血晕，五曰口干心闷。六曰乍寒乍热。七曰虚肿。八曰乍见鬼神。九曰月内不语。十曰腹痛泄泻。兼服止泻调气药。十一曰遍身疼痛。十二曰血崩。十三曰血气不通，咳嗽。十四曰寒热心痛，月候不来。十五曰腹胀满，呕逆不定。次服朱砂丸三二日，炒生姜、醋汤下七丸。十六曰口鼻黑气及鼻衄。此证不可治。十七曰喉中气喘急。死不治。十八曰中风。

熟干地黄　蒲黄炒　当归　干姜炮　桂心　芍药　甘草各四两　黑豆炒去皮，半升

上为细末，每服二钱，酒、童便各半盏，同煎服。

琥珀散　治产后一切危急之疾。

琥珀　朱砂　麝香　香墨醋炙　僵蚕　当归各二钱半　鲤鱼鳞炒焦　桂心　百草霜　白附子　梁上尘炒令烟出，筛净。各半两

细末之，炒生姜、热酒调服二钱效。

《千金》增损泽兰丸　疗产后百病，理血气，补虚劳。

泽兰　甘草　当归　川芎各一两七钱半　附子炮　干姜　白术　白芷　桂心　北细辛各一两　北防风　人参　牛膝各一两二钱半　柏子仁　熟地黄[1]　石斛各一两半　厚朴　藁本　芜荑各五钱　麦门冬去心，二两

上共为细末，炼蜜丸如梧桐子大。温酒下二十丸。

① 熟地黄：《备急千金要方》作“干地黄”。

黑龙丹　治产后一切血疾，产难，胎衣不下，危急恶疾垂死者，但灌药得下，无不全活。

当归　五灵脂　川芎　良姜　熟地黄各一两

上细剉，以沙合盛，赤石脂泥缝，纸筋盐泥固济，炭火十斤，煅令通赤，去火候冷，开看成黑糟色，取出细研，却入后药。

百草霜五两　硫黄　乳香各一钱半　花蕊石　琥珀各一钱

上五味，并细研，与前五味再研，如法修制和匀，以米醋煮面糊，丸如弹子大。每服一丸，炭火烧令通赤，投于生姜自然汁与童子小便，入酒漉出，控干研细，只用此酒调下。

诊

妇人生产之后，寸口脉洪疾不调者死。沉微附骨不绝者生。妇人新生乳子，脉沉小滑者生，实大坚弦急者死。

◎ 胞衣不下

〔**《大全》**〕夫有产儿出，胞衣不落者，世谓之息胞。由产初时用力，比产儿出，而体已疲惫，不复能用力，产胞经停之间，而外冷乘之，则血道涩，故胞衣不出。须急以方药救治，不妨害于儿，所奈者胞紧连儿脐，胞不出即不得以时断脐浴洗，冷气伤儿，则成病也。旧法胞衣不出，恐损儿者依法截脐而已。产处须顺四时方面，并避五行禁忌，若有触犯，多令产妇难产。

郭稽中论曰：胎衣不下者何？答曰：母生子讫，流血入衣中，衣为血所胀，故不得下。治之稍缓，胀满腹中，以次上冲心胸，疼痛喘急者，但服夺命丹以逐去衣中之血，血散胀消，胎衣自下。牛膝汤[①]亦效。

〔**薛**〕有因恶露入衣，胀而不能出，有因元气亏损而不能送出，其恶露流衣中者，腹中胀痛，用夺命丹或失笑散以消瘀血，缓则不救。其元气不能送者，腹中不胀痛，用保生无忧散以补固元气，或用蓖麻子肉一两，细研成膏，涂母右脚心，衣下即洗去，缓则肠亦出。如肠不上，仍用此膏涂脑顶，则肠自入。益母丸亦效。家人妇

① 牛膝汤：《校注妇人良方》及本篇附方均作“牛膝散”。

胎衣不出，胸腹胀痛，手不敢近，此瘀血为患，用热酒下失笑散一剂，恶露胎衣并下。一产妇胎衣不出，腹不胀[1]痛，手按之痛稍缓，此是气虚而不能送出，用无忧散而下。前证余询诸稳婆云，宜服益母草丸，或就以产妇头发入口作呕，胎衣自出，其不出者必死，授与前法甚效。一产妇产后面赤，五心烦热，败血入胞，胞衣不下，热有冷汗。思但去其败血，其衣自下，遂用乌豆二合，炒透，然后烧红铁秤锤同豆淬其酒，将豆淋酒化下益母丹二丸，胞衣从血而出，余证尽平。

夺命丹

附子半两，泡　牡丹皮一两　干漆二钱半，碎之，炒烟尽

上为细末，以酽醋一升，大黄末一两同熬成膏，和药丸如梧子大，温酒吞五七丸，不拘时。

花蕊石散　治产后气欲绝，缘败血不尽，血迷血晕，恶血奔心，胎死腹中，胎衣不下、至死者，但心头暖，急以童子小便调一钱，取下恶物如猪肝，终身无血风血气疾。膈上有血，化为黄水，即吐出或小便中出也。若先下胎衣，则泛泛之药不能达，若先治血闷，则寻常之药无此功，无如此药有两全之效。

花蕊石一斤　上色硫黄四两，各研细

上二味，相拌令匀，先用纸和胶泥固瓦罐子一个，内可容药，候泥干，入药在内，密泥封口了，焙笼内焙令透热，安在四方砖上，砖上书八卦五行字。用炭一秤，笼叠周匝，自巳午时从下生火，令渐渐上彻，有坠下火放夹火上，直至经宿，炭消火冷，又放经宿，冷定取出，细研，以绢罗至细，瓷合内盛，依法用之。此药便是疗金疮花蕊石散，寻常人自宜时时收蓄防急。

一亲戚妇人，产后胞衣不下，血涨迷闷，不省人事，告之曰：死矣。予曰：此血胀也，可用花蕊石散救之。因以一钱，童便调灌下即苏，其胎衣与恶水旋即下而无恙。

芎䓖散　治胎衣不下。

芎䓖　当归焙。各半两　榆白皮一两，剉

① 不胀：《校注妇人良方》作“作”，即“腹作痛”。

为细末，每服二钱，食前用生地黄汁同温酒调下。

《必效方》牛膝汤　治胎衣不出，脐腹坚胀急痛，即杀人。服此药胞即烂下，死胎亦下。

牛膝　瞿麦各四两　当归三两　通草六两　滑石八两　葵子五两

上细切，以水九升，煮取三升，分三服。若衣不下，腹满即杀人，宜服此药，衣即烂出也。

牛膝散　治妊娠五六月堕胎，胞衣不出。

牛膝　川芎　朴硝　蒲黄各七钱半　桂心半两　当归一两半

上为粗末，每服四钱，水一盏，姜三片，生地黄一分，煎至六分，去滓，温，频服。

千金备急丹　治产后恶血冲心，胎衣不下，腹中血块。

以锦纹大黄一两为细末，用酽醋半升，同煎如膏，丸如桐子大，温醋汤吞五丸，或七丸，须臾恶血即下，愈。

《保命》治胎衣不下，或子死腹中，或血冲上昏闷，或血暴下及胎干不能生产。半夏汤主之。方见前催生。

下胎丸

半夏　白蔹各半两

上细末，丸如桐子大。食后半夏汤下三十丸，渐加至五十丸。如未效者，须广大其药，榆白皮散主之。又不效，用大圣散主之。有宿热者，宜服人参荆芥散。

治胞衣不出，若腹胀则杀人

黑豆一合炒令熟

上入醋一盏，煎三五沸，去豆，分为三服。酒煮亦可。

《必效方》治胎衣不下。服蒲黄如枣大。《集验》《千金》《崔氏方》并同。

又方　生地黄汁一升　苦酒三合　暖服之。

又方　牛膝一两　葵子一合　杵碎，以水一盏半，煎至一盏，去滓分二服。

《广济》治胎衣不出方。

以灶突中土三指撮，以水服之。《集验》《千金》《备急》同。

又方　伏龙肝一大块，研碎　用好醋调令相合，纳脐中，续煎生甘草汤三四合服。

又方 醋汤饮之出。

又方 鸡子一枚 苦酒一合 和饮之，立出。

《延年方》治胎衣不出，腹胀则杀人。

吞鸡子黄三个，仍解痺刺喉中令呕，即出。若困极，以水煮蝼蛄[1]一枚，二十沸[2]，灌入口，汁下即出。崔氏同。

《救急方》 赤小豆男七粒，女十四粒 东流顺水吞下。

疗胞衣不下方

栝楼实一个取子研令细

上酒、童便各半盏、相和，煎至七分，去滓温服。如无实，根亦得。

又方 红花一两 酒煮浓汁服。

又方 以鹿角镑屑，研细三分，煮葱白汤调下。

凡欲产时，必先脱常所着衣以笼灶，胞衣自下，仍易产。

《广济方》胞衣不出取夫单衣盖井上，立出。

又方 取产母鞋底，火炙热，熨小腹上下二七次。

又方 取路傍破草鞋前截，连鼻烧灰，童便和酒调下。

又方 皂角刺烧为末，每服一钱，温酒调下。

《宝庆方》云：妇人百病，莫甚于生产，产科之难，临产莫重于催生，既产莫甚于胞衣不下，惟有花蕊石散一药，最为紧要。如黑神散、琥珀散诸方之类，虽皆有验，然乡居或远于药局，仓卒之间，无法可施。今有一妙法，若产讫胞衣不下，停待稍久，非特产母疲倦，又且血流入胞中，为血所胀，上冲心胸，喘急疼痛，必致危笃。若有此证，宜急断脐带，以少物系坠，以物系坠之时，切宜用心，先系然后截断，不尔则胞上掩心而死。使其子血脉不潮入胞中，则胞衣自当痿缩而下，纵淹延数日，亦不害人。只要产母心怀安泰，终自下矣。累试有验，不可轻信坐婆，妄用手法，多有因此而亡者，慎之慎之。

---

① 蝼蛄：《外台秘要》作“栝楼”。

② 二十沸：《外台秘要》作“三两沸”。

针灸

胞衣不下　三阴交　中极各泻之。

〔**《标幽》**〕又法　照海　内关

〔**《甲》**〕女子字难，若胞不出，昆仑主之。

◎ 血晕厥逆附

〔**《金匮》**〕问曰：新产妇人有三病，一者病痓，二者病郁冒，三者大便难，何谓也？师曰：新产血虚，多汗出，喜中风，故令病痓。亡血复汗，寒多，故令郁冒。亡津液，胃燥，故大便难。按产妇郁冒，即今世所谓血晕也。

〔**《大全》**〕产后血晕者，由败血流入肝经，眼黑花，头目旋晕，不能起坐，甚致昏闷不省人事，谓之血晕，细酒调黑神散最佳。庸医或作暗风、中风治之。凡晕，血热乘虚逆上凑心，故昏迷不省，气闭欲绝是也。然其由有三：有用心使力过多而晕，有下血多而晕，有下血少而晕。其晕虽同，治之则异，当详审之。下血多而晕者，但昏闷烦乱而已，当以补血清心药。下血少而晕者，乃恶露不下，上抢于心，心下满急，神昏口噤，绝不知人，当以破血行血药。古法有云：产妇才分娩讫，预烧秤锤或黄石子，硬炭烧令通赤，置器中，急于床前以醋沃之，得醋气可除血晕，产后一月，时作为妙。崔氏云：凡晕者皆是虚热，血气奔送腹中空所致，欲分娩者，第一须先取酽醋以涂口鼻，仍置醋于傍，使闻其气，兼细细饮之，此为上法。如觉晕，即以醋噀面，苏来即饮醋，仍少与解之。一云，仍少与水解之。一法烧干漆令烟浓熏产母面即醒。如无干漆，取旧漆器火烧烟熏亦妙。

郭稽中论曰：产后血晕者何？答曰：产后气血暴虚，未得安静，血随气上，迷乱心神，故眼前生花，极甚者令人闷绝不知人，口噤神昏气冷，医者不识，呼为暗风，若作此治之，病必难愈，但服清魂散即省。

〔**薛**〕产后元气亏损，恶露乘虚上攻，眼花头晕，或心下满闷，神昏口噤，或痰壅盛者，急用失笑散主之。若血下多而晕，或神昏烦乱者，大剂芎归汤补之，或芸苔子散，或童子小便，有痰加二陈汤。若因劳心力而致者，宜补中益气汤加香附。若因气血虚极不省人事，用清魂散，继以芎归汤及大补气血之剂。凡产可用醋、漆器熏，或用半夏末冷水和丸入鼻孔中，并无前患。丹溪先生云：血晕因气血俱虚，痰火泛上，宜以二陈导痰，或加减朱砂安神丸，以麦门冬汤下亦可。大凡产后口眼㖞斜等证，当大补气血为主，而兼以治痰。若脾胃虚而不能固者，用六君子汤。至五七个月，当服安胎饮。至八九个月再加大腹皮、黄杨脑。如临产时，更宜服保生无忧散，庶无前患。家人妇产后小腹作痛，忽牙关紧急，灌以失笑散，良久而苏，又用四物加炮姜、白术、陈皮而愈。一产妇两手麻木，服愈风丹，天麻丸，遍身皆麻，神思倦怠，晡热作渴，自汗盗汗，此气血俱虚也。用十全大补加炮姜数剂，诸证悉退，却去炮姜，又数剂而愈。但内热，此血虚也，用逍遥散而痊。一妇八月胎下坠或动，面黄体倦，饮食少思，此脾气虚弱，用补中益气汤倍白术，加苏梗，三十余剂而安。产后眩晕胸满，咳嗽，用四物加茯苓、半夏、桔梗而愈。一产妇因产饮酒，恶露甚多，患血晕，口出酒气，此血得酒热而妄行，虚而作晕也。以佛手散加干葛二钱，一剂而痊。酒性慓悍，入月及产后不宜饮，恐致前证。产室人众，喧嚷气热，亦致此证。

丹溪治一妇面白形长，心郁，半夜生产，侵晨晕厥，急灸气海十五壮而苏。后以参、术等药，服两月而安。此阳虚也。

奉化陆严，治新昌徐氏妇病产后暴死，但胸膈微热。陸诊之曰：此血闷也。用红花数十斤，以大锅煮之，候汤沸，以木桶盛之，将病者寝其上熏之，汤气微复加之。有顷，妇人指动，半日遂苏。此与许胤宗治王太后之意同。

清魂散

泽兰叶　人参各二钱半　川芎半两　荆芥一两　一方有甘草二钱

上为末，用温酒热汤各半盏，调一钱，急灌之，下咽眼即开，气定即醒。

《保命》荆芥散　治产后风虚血晕，精神昏昧。

荆芥一两三钱　桃仁炒五钱

上细末，熟水下三钱。微喘加杏仁、炒甘草各三钱。

《衍义》治产后血晕，用荆芥穗为末，童便调下二三钱，极妙。产后血晕，身痉直戴眼，口角与目外眵向上牵急，不知人。取鸡子一枚，去壳取清，以荆芥末二钱调服，遂仍依次调治，若无他疾，则不须治，甚为敏捷。

上荆芥例，气虚人不可服。

来苏散 治临产用力太过，气血晕闷，不省人事。

木香不见火 神曲炒 陈皮去白 白芍药 阿胶蛤粉炒 麦蘖炒 黄芪去芦 生姜炒黑。各一钱 糯米一撮 苎根洗净，一钱半 甘草炙，半钱

上作一服，水二盅，煎至一盅，斡开口灌下，连进为愈。

芎归汤 治产后去血过多，血晕不省。

川芎 当归各等分

上作一服，水二盅，煎至一盅，食前服。腹中刺痛，加白芍药，口干烦渴加乌梅、麦门冬，发寒热加白芍药，水停心下加茯苓、生姜，虚烦不得眠，加人参、竹叶。

芎归加芍药汤，治产后去血过多而晕。方见产后血不止。

《保命集》治产后血晕危困。

生地黄汁一大盏 当归 赤芍药各二钱半，剉

上水煎三五沸、温服。如觉烦热，去当归，入童子小便半盏服之。

《广济》治产后血晕，心闷不识人，或神言鬼语，气急欲绝。

芍药 甘草各一两 丹参七钱半，并为㕮咀 生地黄汁一升 生姜汁 白蜜各三合

上水二升，先煎前药取八合，下二汁及蜜和匀，分两服。

梅师治产后余血攻心，或下血不止，心闷面青身冷，气欲绝。

新羊血一盏饮之妙，日三服。

产后忽冒闷，汗出不识人者，暴虚故也。

破鸡子三枚，吞之便醒。若未醒，可与童便一升，甚验。若产后去血多者，又增此疾，与鸡子不醒者，可急作竹沥汁一服五合，须臾不定。再与五合，频与三五服，瘥。

又方 松烟墨二钱，烧通红，窨灭为末，温酒或醋汤调服半匕。

〔**丹**〕妇人产后血晕，此乃虚火载血，渐渐晕将上来，用鹿角烧灰，出火毒，研极细，用好酒、童便调灌下，一呷即醒。此物行血极效。

独行散　治产后血晕，昏迷不省，冲心闷绝。

五灵脂二两，半生半炒

上为细末，每服二钱，温酒调下。口噤者拗开口灌之，入喉即愈。一方加荆芥为末，童便调服，如血崩不止，加当归，酒、童便煎，不拘时服。

治下胎或产后血上冲心已死。

用郁金烧存性为末，二钱，酽醋一合调灌之，立活。

产后血晕、心闷气绝。

红花一两　捣为末，分作二服，酒二盅，煎取一盅，并服，如口噤，斡开灌之，效。

一方用红花三两新者，无灰酒、童便各半升，煮取一盏服。

《肘后》治血晕。

苏木三两，细剉，水五升，煮取二升，分再服瘥。无苏木，取绯衣煮汁饮之亦得。

《圣惠》治产后血晕不知人，及狂语。

麒麟竭一两，细研为末，非时以温酒调下二钱匕。

夺命散　治产后血晕，血入心经，语言颠倒，健忘失志，及产后百病。

没药　血竭各等分

上研细为末，才产下便用童便、细酒各半盏，煎一两沸，调下二钱，良久再服，其恶血自循下行，更不冲上，免生百疾，专治妇人方只用白汤调。五羊洪运使子舍孺人，产后语言颠倒，谵语不已，如有神灵，服诸药无效，召陈诊之，六脉和平，陈以此药两服愈。

红花散（《保命》）　治产后血昏血晕血崩，及月事不匀，远年干血气。

干荷叶　牡丹皮　川当归　红花　蒲黄炒。各等分

上细末，每半酒煎和渣温服。如胎衣不下，榆白皮汤调半两。

上破血轻剂。

牡丹散（《三因》）　治产后血晕闷绝，口噤，则斡开口灌之。

牡丹皮　大黄煨　芒硝各一两　冬瓜子半合　桃仁三十粒，去皮尖

上剉，每服五钱，水三盅，煎一盅半，去滓，入硝又煎，分二服。

《产书》治产后心烦，手脚烦热，气力欲尽，血晕连心，头硬，及寒热不禁。

接骨木破之如筭子一握，以水一升，煎取半升，分温二服。或小便数，恶血不止，服之即瘥。此木煎三遍，其力一般，此是起死之方。

上重剂，血点滴不出者宜用。

花蕊石散　治产后气欲绝，恶血奔心欲死者，但以童便调一钱服之，取下恶物为妙。胞衣不下。

黑神散　治产后血晕，用细酒调服佳。产后通用方。

上方寒多者用之。

治产后血晕心闷乱，恍惚如见鬼

生益母草汁三合，如无，根亦可　生地黄汁二合　童便一合　鸡子清三枚

上以前三味煎三四沸，后入鸡子清搅停，作一服。

治产后血晕，狂语不识人，狂乱

童便二合　生地黄汁一合　赤马通七枚　红雪八分

上以上二味浸赤马通，绞去滓下红雪，温为两服。

上方热多者用之。

仲景云：产妇郁冒，其脉微弱，呕不能食，大便反坚，但头汗出，所以然者，血虚而厥，厥而必冒，冒家欲解，必大汗出，以血虚下厥，孤阳上出，故头汗出。所以产妇喜汗出者，亡阴血虚，阳气独盛，故当汗出，阴阳乃复，大便坚，呕不能食，小柴胡汤主之。病解能食，七八日更发热者，此为胃实，大承气汤主之。今按：郁冒即晕也，观此则产后血晕，有汗、下、和解三法，当分表里虚实，精而别之。

张氏方治产后血晕，全不省人事，极危殆者。

上切韭菜入有嘴瓷瓶内煎热，醋沃之，便密扎瓶口，以瓶嘴向

产妇鼻孔，令醋气透入，须先扶病患起坐，恶血冲心，故有此证。韭能去心之滞血，加以醋气运达之，用无不效。又方，半夏洗，不以多少，为末，丸如大豆，内鼻中即苏，亦疗五绝。

治胎后血上冲心，生姜五片切，以水八升，煮取三升，分三服。

崔氏疗产乳晕绝方，以洗儿水饮三合良。或恶血服少许良。

醋墨产后通用方。

针灸

〔《摘》〕产后血晕不省人事。三里　支沟　三阴交《心术》无此一穴。

〔《标幽》〕又法　阴交　阳别

〔《世》〕又法　神门　内关不应，取后穴　关元灸

厥逆

产后手足厥逆，肩井主之。一妇人产后日食茶粥二十余碗，至一月后遍身冰冷数块，人以指按其冷处，即冷从指下上应至心，如是者二年，诸治不效，以八物汤去地黄，加橘红入姜汁、竹沥一酒盅，十服乃温。

◎ 血不下

〔《全》〕夫恶露不下者，由产后脏腑劳伤，气血虚损，或胞络挟于宿冷，或产后当风取凉，风冷乘虚而搏于血，血则壅滞不宣，积蓄在内，故令恶露不下也。

〔薛〕前症若恶露不下，用失笑散见后心痛。若气滞血凝，用花蕊石散胞衣不下。一产妇患前证，服峻厉之剂，恶露随下，久而昏愦，以手护其腹。余曰：此脾气复伤作痛，故用手护也。以人参理中汤加肉桂二剂，补之而愈。

《大全》疗产后三四日恶露不下。

芍药十分　知母八分　生姜　当归　蒲黄各四分　红花二分　荷叶中心蒂七枚　生地黄汁二合

上细切，以水二升，煎至七合，去滓服。

荷叶散　疗产后恶露不下，腹中疼痛，心神烦闷。

干荷叶二两　鬼箭羽　桃仁　刘寄奴　蒲黄各一两

上为粗末，每服三钱，以童便一大盏，姜二片，生地黄一分，捶碎同煎至六分，去滓，无时热服。

《广济》疗产后恶露不多下方。

川牛膝 大黄各二两 牡丹皮 当归各一两半 芍药 蒲黄 桂心各一两

上为末，以生地黄汁调酒服方寸匕，日二服，血下愈。

没药丸 治产后恶露方行，而忽然断绝，骤作寒热，脐腹百脉，皆痛如锥刺非常，此由冷热不调，或思虑动作，气所拥遏，血蓄经络。

当归一两 桂心 芍药各半两 桃仁去皮尖，炒研 没药研。各二钱半 虻虫去足翅，炒 水蛭炒焦。各三十枚

上为末，醋糊丸如豌豆大，醋汤下三丸。

《千金》备急丹见胞衣不下。

《保命》治妇人恶血不下。

当归炒 芫花炒等分

上为细末，每服三钱，酒下。又方，用好墨醋焠，末，以童便酒下妙。

梅师治产后血不下。蒲黄三两，水三升，煮取一升，顿服。

《本事方》治产后血不下。益母草捣绞汁，每服一小盅，入酒一合，搅匀温服。

《千金》治产后血不去[①]。麻子五升，酒一升，浸一宿，明旦去渣温服一升，不瘥再服一升，不吐不下。不得与男子通，一月将养，如初瘥。

黑龙丸见通用方内。

生料五积散 治产后恶露不快，腹中疼痛，或腹内有块及发寒热，并加醋少许煎，通口服。亦能疗血崩。

◎ 血不止

〔《大》〕夫产后恶露不绝者，由产后伤于经血虚损不足，或分解

① 不去：《千金方》此下有“麻子酒方”四字。

之时，恶血不尽，在于腹中，而脏腑挟于宿冷，致气血不调，故令恶露淋沥不绝也。

〔**薛**〕前证若肝气热而不能主血，用六味地黄丸。若肝气虚不能藏血，用逍遥散。若脾气虚而不能摄血，用六君子汤。胃气下陷而不能统血，用补中益气汤。若脾经郁热而血不归源，用加味归脾汤。若肝经怒火而血妄行，用加味四物汤。若气血俱虚，用十全大补汤。若肝经风邪而血沸腾，用一味防风丸。一产妇恶露淋漓，体倦面黄，食少恶寒，昼夜不寐，惊悸汗出，此脾经虚热，用加味归脾汤而痊。后因怒胁胀，作呕少食，用六君加柴胡治之而痊。

芎归加芍药汤 治产后血崩眩晕，不知人事。

川芎 当归 芍药各等分

上㕮咀，每服四钱，以水一盅半，煎至七分，去滓，无时热服。

云岐治产后血崩如豆汁，紫黑过多者，四物汤加蒲黄、生地黄汁、阿胶、蓟根、艾、白芷，煎服。

疗产后七八日，恶露不止

败酱草 当归各六分 芍药 续断各八分 川芎 竹茹各四分 生地黄炒干，十二分

上细剉，以水二升，煮取八合，空心顿服。

〔**丹**〕二七孺人，产后冒寒哭多，血再下，身瞤脉沉。

当归 白术 陈皮 川芎 干姜 黄芩各二钱 芍药一钱 炙甘草少许

上分二帖，水煎服。

王孺人因忧虑，堕胎后两月余血不止，腹痛，此体虚气滞，恶物行不尽。

陈皮一钱 白术二钱 芍药一钱 木通 川芎五分 甘草二分，炙

作汤，下五芝丸六十粒，食前服。

独圣汤 疗产后亡血过多，心腹彻痛，然后血下，久而不止。亦治赤白带下，年深诸药不能疗者，良验。

贯众状如刺猬者一个，全用，只揉去毛花蔓，用之不剉断

上用好醋蘸湿，慢火炙令香熟，候冷为细末，用米饮调下二钱，空心食前服。

《千金》治产后恶血不尽，或经月，或半岁者[①]。升麻三两，清酒五升，煮取二升半，分温再服。

牡蛎散　治产后恶露淋沥不绝，心闷短气，四肢乏弱，头目昏重，烦热不思饮食，面黄体瘦。

牡蛎煅　川芎　熟地黄　白茯苓　龙骨各一两　续断　当归　艾叶酒炒　人参　五味子　地榆各半两　甘草二钱半

上为末，每服二钱，水一中盏，生姜三片，枣一枚，煎至六分，去滓食前服。

《产书》产后犹有余血水气者，宜服**豆淋酒**。黑豆五升，熬令烟尽，于瓷器内以酒一斗瀌之。盖豆淋酒治污血，又能发表也。

治产后恶血不绝，崩血不可禁，腹中绞痛，气息急。治蓐中三十六疾。《广济方》

乱发烧，一两　阿胶二两　代赭石　干姜各三两　马蹄壳一枚，烧　干地黄四两　牛角䚡五两，酥炙

上为细末，炼蜜丸如梧桐子大。每服三四十丸，空心米饮下，日二服。

返魂丹见前胎产大法。

文仲、葛氏，治恶露不绝方。以锯截桑木取屑五指撮，酒服之。

又方　炙桑白皮煮水饮之。

《秘录》治胎落下血不止，以桑木中蠹虫烧末，酒服方寸匕，日二服。

疗产后泄血不止无禁度，及治腹痛胸膈闷。以姜黄为末，酒服方寸匕，日三四服。胡氏云：姜黄治恶露不止。

疗产后血不止，虚羸迨死。亦治血气。蒲黄二两，水二升，煎八合，顿服。

◎ 心痛

〔**《大全》**〕产后心痛，为阴血亏损，随火上冲心络，名曰心胞络痛，宜大岩蜜汤治之。若寒伤心经，名曰真心痛，朝发夕死，夕发

① 或经月，或半岁者：《千金方》作“或经一月、半月、一岁。升麻汤方”。

朝死，无药可救。

〔薛〕前证若阳气虚寒，用岩蜜汤温之。瘀血上冲，用失笑散散之。血既散而痛仍作，用八珍汤补之。大凡心腹作痛，以手按之却不痛，此血虚也，须用补养之剂。一产妇患前证，昏愦口噤，冷汗不止，手足厥逆，用六君子加附子一钱，以回其阳。二剂顿苏，又以十全大补汤养其血气而安。一产妇患前证，手不敢近腹，用失笑散一服，下瘀血而愈。次日腹痛，亦用前药而安。一产妇患前证，用大黄等药，其血虽下，复患头痛发热恶寒，次日昏愦，自以两手坚护其腹，不得诊脉，视其面色青白。余谓脾气虚寒而痛也。用六君子汤加姜、桂而痛止，又用八珍汤加姜、桂，调理而安。

七气手拈散 治产后心气攻痛。

玄胡索 小茴香 白芍药 干漆炒 枳壳各二钱 黄连 石菖蒲 香附子 苏叶各一钱半 没药 乳香各一钱 甘草六分

上剉散，分作二服，每服用水一盏半，姜三片，煎至七分，空心服。

大岩蜜汤

生干地黄 当归 独活 吴茱萸 芍药 干姜 甘草 桂心 小草各一两 细辛半两

上为散，每服半两，水三盏，煎至一盏，去滓稍热服。

评曰：产后心痛，虽非产蓐常疾，痛或有九痛，未必便是血痛，设是，岩蜜汤岂可用熟地黄。熟地黄泥血，安能去痛。此方本出《千金》，用生干地黄耳。茱萸一升，合准五两，干姜三两，细辛治停寒在下焦，方本一两，却减半两，制奇制偶，量病浅深，自有品数，不可妄意加减，然以岩蜜汤治血痛，不若失笑散更捷。

失笑散 治心腹痛欲死，百药不效，服此顿愈。此方与紫金丸大同小异。

五灵脂 蒲黄各等分

上为末，先用酽醋调二钱熬膏，入水一盏，煎至七分，食前热服，良验。

《经心录》蜀椒汤 疗产后心痛，此大寒所为。

蜀椒二合 芍药三两 半夏 当归 桂心 人参 甘草 茯苓各二

两　生姜汁五合　蜜一升

上切，以水九升，煮椒令沸，下诸药，煮取三升半，去滓下姜汁及蜜，更煎取三升，服五合至六合。

火龙散亦治产后心痛。方见胎前心痛。

治产后血不尽，心腹痛。

荷叶熬令香，为末，水煎下方寸匕。

《圣惠》治产后恶血冲心痛，气闷欲绝。

用桂心三两，捣罗为散，狗胆汁和丸如樱桃大，不拘时候，热酒磨下二丸。

玄胡索散　**手拈散**俱心腹痛。

◎ 腹痛

〔**薛**〕产后小腹作痛，俗名儿枕块，用失笑散行散之。若恶露既去而仍痛，用四神散调补之。若不应，用八珍汤。若痛而恶心，或欲作呕，用六君子汤。若痛而泄泻，用六君子汤送四神丸。若泄泻痛而或后重，用补中益气汤送四神丸。若胸膈饱胀，或恶食吞酸，或腹痛手不可按，此是饮食所致，当用二陈加山楂、白术以消导。若食既消而仍痛，或按之不痛，或更加头痛烦热，作渴恶寒欲呕等证，此是中气被伤，宜补脾胃为主。若发热腹痛，按之痛甚，不恶食，不吞酸，此是瘀血停滞，用失笑散以消之。若止是发热头痛，或兼腹痛，按之却不痛，此是血虚，用四物加炮姜、参、术以补之。《病机要》云：胎产之病，从厥阴经论之，无犯胃气及上中二焦，为之三禁，不可汗，不可下，不可利小便。发汗者同伤寒下早之证，利大便则脉数而已动于脾，利小便则内亡津液，胃中枯燥。制药之法，能不犯三禁，则荣卫自和而寒热止矣。如发渴，用白虎，气弱用黄芪，血刺痛则用当归，腹中痛则加芍药，宜详察脉证而用之。

丹溪先生云：产后当大补气血为先，虽有杂证，从末治之，一切病多是血虚，皆不可发表。一产妇腹痛发热，气口脉大，余以为饮食停滞，不信，乃破血补虚，反寒热头痛，呕吐涎沫，又用降火化痰理气，四肢逆冷，泄泻下坠，始悔。问余曰：何也？余曰：此脾胃虚之变症也。法当温补，遂用六君加炮姜二钱，肉桂、木香各一钱，四剂，诸证悉退，再用补中益气之剂，元气悉复。一妇人产后腹痛后重，去痢无度，形体倦怠，饮食不甘，怀抱久郁，患茧唇，寐而盗汗如雨，竟夜不敢寐，神思消烁。余曰：气血虚而有热，用当归六黄汤内黄芩、连、柏炒黑，一剂汗顿止，再剂全止。乃用归脾汤、八珍散兼服，元气渐复而愈。一产妇小腹作痛，服行气破血之药不效，其脉洪数，此瘀血内溃为脓也，以瓜子仁汤二剂痛止，更以太乙膏下脓而愈。产后多有此病，纵非痈，用之更效。一产妇小腹痛，小便不利，用薏苡仁汤二剂痛止，更以四物加红花、桃仁，下瘀血而愈。大抵此证皆因荣卫不调，或瘀血停滞所致，若脉洪数已有脓，脉但数微有脓，脉迟紧乃瘀血，下之即愈。若腹胀大，转侧作水声，或脓从脐出，或从大便出，宜用蜡矾丸、太乙膏及托里药。一产妇小腹作痛有块，脉芤而涩，以四物加玄胡、红花、桃仁、牛膝、木香治之而愈。一妇产后小腹患痛，服瓜子仁汤下瘀血而痊。凡瘀血停滞，宜急治之，缓则腐化为脓，最难治疗。若流注关节，则患骨疽，失治多为败证。一妇人寒月中产后腹大痛，觉有块，百方不治，一人教以羊肉四两，熟地黄二两，生姜一两，水煎服之，二三次愈。

〔**《大》**〕儿枕者，由母胎中宿有血块，因产时其血破散，与儿俱下则无患也。若产妇脏腑风冷，使血凝滞在于小腹，不能流通，则令结聚疼痛，名之曰儿枕也。

延胡索散 治产后儿枕腹痛。

延胡索 当归各一两 真琥珀 蒲黄炒。各二钱半 赤芍药半两 桂心半两 红蓝花二钱

上为细末，以童便合酒，温调三钱，食前服。

疗新产后七八日，腹痛两胁痛

当归 刘寄奴 苦梗各十二分 延胡索别为末 桂心 陈皮各四分 茯苓 芍药各八分

上㕮咀，以水二升，煮取八合，调延胡索末，空心服。

疗先患冷气，因产后发腹痛

川芎 桂心 当归 吴茱萸 茯苓 芍药 甘草各六分 桃仁十分

上㕮咀，以水七升，煮取二升，去滓分三服。

〔**丹**〕产后三日，血块痛，发热。

五灵脂略炒　牡丹皮　没药　滑石

上研细，分五帖，豆淋酒调下之，食前。

冯宅产后发热，腹中痛有块，自汗恶寒，曾服黑神散。

白术　芍药三钱　滑石五钱　黄芩　牡丹皮各二钱半　人参　川芎　当归尾　陈皮　荆芥　干姜各一钱　甘草少许

治血瘕痛无定处

童便三升　生地黄汁　生藕汁各一升　生姜汁二升

上先煎三味，约三分减二，次下姜汁，慢火煎如稀饧，每取一合，温酒调下。

黑神散　疗产后血块痛，经脉行后腹疼，并经脉不调。

熟地黄一斤　陈生姜半斤

上二味，同和炒干为末。每服二钱，用乌梅调下，常服酒调，经脉不通，乌梅、荆芥酒调下。

一方　用山楂浓煎汁，入砂糖少许，再煎热服。

治儿枕痛，乃血瘕也。用真蒲黄研细，调酒服二钱。如躁渴者，新汲水调下。

又方　隔年蟹壳烧灰，酒调下。

治产后儿枕大痛，**黑白散。**

乌金石醋煅七次，另研　寒水石煅存性，为末

上各收之。痛时各抄一钱半，米饮调下，痛止勿服，未止再服。

海藏云：四物加玄胡索、没药、白芷汤，治产后败血作痛。通治妇人诸疾。

四物苦楝汤杂病腹痛。

一方治脐下痛不可忍，四物汤加玄胡索二钱半服之。

紫金丸　治产后脐下痛，即失笑散醋为丸是也。

立效散　治产枕痛不可忍。

用五灵脂慢火炒干为末，温酒下二钱立瘥。

恶露不尽

〔**《金匮》**〕产后七八日，无太阳证，少腹坚痛，此恶露不尽，不大便，烦躁发热，切脉微实，再倍发热，日晡时烦躁者，不食，食

则谵语，至夜即愈，宜大承气汤主之，热在里，结在膀胱也。

〔**《大全》**〕产后恶血虽常通行，或因外感五邪，内伤七气，致令斩然而止，余血壅滞，所下不尽，故令腹痛，当审其因而治之。一产妇小腹痛甚，牙关紧急，此瘀血内停，灌以失笑散，下血而苏。又用四物加炮姜、白术、陈皮而愈。一妇人经水来比常度过多不止，遂用涩药止之，致腹作痛，此乃气血凝滞也，用失笑散二服而愈。

地黄散　治产后恶血不尽，腹中疼痛。

生地黄炒　当归各二钱　生姜半两，切如芡实大，新瓦上焙令焦黑

上为细末，每服二钱，空心姜、酒调下。

当归血竭丸　治妇人产后恶露不下，结聚成块，心胸痞闷，及脐下坚痛。

当归　血竭　芍药　蓬术炮。各二两　五灵脂四两

上为细末，醋糊和丸如梧桐子大。每服五十丸，食前温酒送下。

温隐居泽兰汤　治产后恶露不尽，腹痛往来，兼胸满少气。

泽兰熬　生干地黄　当归各七钱半　芍药　生姜细切龟头大，新瓦上炒焦。各二两半　甘草一两半　大枣十四枚

细切，水九升，煮三升，分三服。欲死涂身，得瘥。

卷荷散　治产后血上冲心，血刺、血晕、血气腹痛，恶露不快。

卷荷初出水者　红花　当归各一两　蒲黄隔纸炒　牡丹皮各半两

上为细末，每服二钱，空心盐酒调下，一腊内童子小便调。

又方　产后下血不尽，腹内坚痛不可忍。

当归　芍药　桂心各三两　桃仁一百二十粒，制

上水六升，煮二升，温分两服。未瘥加大黄。

又方　产后血结下不尽，腹中绞痛不止。

大黄别浸　生干地黄　当归各十分　川芎　桂心　芍药各八分　甘草　黄芩各六分　桃仁四十九粒，制

细切，水七升，煮二升半，入大黄煎三沸，分温三服。

又产后血下不尽，腹中痛无计。

青木香　当归　牛膝　川芎　黄芪　芍药各八分　大黄十三分浸　芒硝十二分

细切，水七升，煮二升半，入大黄更三沸，分三服。

又产后恶露不尽，结聚小腹疼痛。

当归七钱半　制香附子一两　琥珀　没药　青皮　赤芍药　木香　桂心各半两

上为细末以乌豆淋酒调二钱。

《产宝》治产后余血作疼兼块者。

桂心　姜黄各等分，为细末　酒调方寸匕，血下尽妙。

《产乳方》芸苔散　产后恶露不尽，血结刺痛，名血母块。兼治心腹诸疾。

芸苔子隔纸炒　当归　桂心　赤芍药各等分

细末，酒调二钱。产后可常服。

黑神散　治产后恶露不尽，心胸痞闷，脐腹撮痛，污血诸疾。产后通用方。

〔**丹**〕治产后恶露未尽，小腹作痛。

五灵脂末　香附末

上合和醋为丸，甚者加留尖桃仁。一方加蛤粉。

救急疗恶露不尽腹胀痛　取乱发如鸡子大，灰水洗垢净，烧存性末之，酒调服二钱。

又疗产后血不尽，心腹痛闷方。取荷叶烧灰存性，热汤和服，煮取汁饮之亦良。

又方　以铁秤锤一枚，烧赤投酒中酒准五升，用此酒煮当归三两，取二升，去滓分温再服。《千金》同。一方无当归。

《大全》以恶露不尽腹痛，及儿枕心腹刺痛、小腹疼痛、寒疝，分为四门。由母胎中宿有血块，产后不与儿俱下而仍在腹作痛，谓之儿枕。其恶露下不快而作痛者，胎中原无积聚，不为儿枕也。若恶露已尽，或由它故腹痛，如仲景枳实芍药散证，或由血虚腹痛，如仲景当归生姜羊肉汤证，自当别论。故复胪列诸名方于后，若服枳实芍药散不愈，仍当求责瘀血也，故下瘀血汤诸方附焉，而补虚诸方终之，不复立寒疝条。

《金匮》云：产后腹痛烦满不得卧，枳实芍药散主之。

枳实芍药散方

枳实烧令黑，勿太过　芍药各等分

上二味，杵为散，服方寸匕，日三服。并主痈脓，以麦粥下之。

〔薛〕前证若因气滞，用延胡索散。若因外寒，用五积散。若因怒气，用四物加木香、柴胡。若因血虚，用四物、参、术、炮姜。若因阳气虚弱，用四君、当归、炮姜。若因脾虚血弱，用六君、当归、炮姜治之。一产妇患前证，或作呕，或昏愦，此脾气虚寒，用人参理中汤渐愈，又以补中益气汤加茯苓、半夏全愈。后复作痛而兼喘，仍用补中益气汤，培补脾肺而瘥。

师曰：产妇腹痛，法当以枳实芍药散，假令不愈者，此为腹中有干血着脐下，宜下瘀血汤主之。

下瘀血汤方

大黄二两　桃仁二十枚　䗪虫二十枚，熬去足

上三味，末之，炼蜜和为四丸，以酒一升，煎一丸，取八合，顿服之，新血下如豚肝。

《保命方》治血晕血结，或聚于胸中，或偏于小腹，或连于胁肋，四物汤四两，倍当归、川芎，加鬼箭羽、红花、玄胡各一两，同为粗末，加下四味煎，调没药散服。

虻虫一钱，去翅足，炒　水蛭一钱，炒　麝香少许　没药三钱

上为末，入前药调服，血下痛止，只服一服。

《千金》桃仁芍药汤　治产后腹痛。

桃仁半升　芍药　川芎　当归　桂心　干漆碎，熬　甘草各二两

细切，水八升，煮二升半，分三服。

延胡索散　治产后脐下痛。

延胡索　桂心各半两　当归一两

上为细末，热酒调下二钱。

香桂散　治产后脐下疼痛不止。

川芎　当归各二钱半　桂心半两

上为细末，分为三服，每服酒一盏，煎三五沸，更入童便少许，煎至七分，温服。甚者不过再服即瘥。

又方

釜底墨醋炒令干　延胡索　刘寄奴　桂心　菴蕳子

上等分为末，热酒调下二钱。

紫金丸　治产后恶露不快，腰痛小腹如刺，时作寒热头痛，不思饮食。亦治久有瘀血，月水不调，黄瘦不思饮食，并能治之。亦可疗心痛。与失笑散同。

五灵脂水淘去砂石，焙干，秤，炒为末　真蒲黄

上以好米醋调五灵脂，慢火熬成膏，次以蒲黄末搜和，丸如樱桃大。每服一丸，水与童便各半盏，煎至七分，令药化，温服之，少顷再一服，恶露即下。久有瘀血成块，月信不利者，并用酒磨下。

当归养血丸　治产后恶血不散，发渴，心腹疼痛及恶露不快，脐下急痛，连及腰脚疼痛。

当归　赤芍药　牡丹皮　延胡索各二两　桂心一两

为末，炼蜜丸梧子大。空心酒下三、四十丸，痛甚者细嚼下。

《金匮》产后腹中㽲痛，当归生姜羊肉汤主之。并治腹中寒疝，虚劳不足。

当归生姜羊肉汤

当归三两　生姜五两　羊肉一斤

上三味，以水八升，煮取三升，温服七合，日三服。若寒多者，加生姜成一斤，痛多而呕者，加橘皮、白术。加生姜者，亦加水五升，煮取三升二合服之。

〔《衍》〕一妇人产当寒月，寒气入产门，脐下胀满，手不得犯，此寒疝也。医将治之以抵当汤，谓其有瘀血也。予教之曰：非其治也，可服张仲景羊肉汤，少减水，作二服，遂愈。

产后六七日，忽然脐腹痛，皆由呼吸之间，冷气乘虚而入，宜服当归建中汤、四顺理中丸共研，再丸作小丸，饭饮吞下，极妙。

仲景内补当归建中汤　治妇人产后虚羸不足，腹中刺痛不止，吸吸少气，或苦少腹中急，痛引腰背，不能饮食，产后一月，日得服四五剂为善，令人强壮。

当归四两　桂枝三两　芍药六两　生姜三两　甘草二两　大枣十二枚

上六味，以水一斗，煮取三升，分温三服，一日令尽。若大虚加饴糖六两，汤成内于火上暖令饴消。若去血过多，崩伤内衄不止，加地黄六两，阿胶二两，合八味。汤成，内阿胶服之。

《济生》增损四物汤　治产后阴阳不和，乍寒乍热，恶露停滞，

亦令寒热，但看小腹急痛为异。

当归酒浸　白芍药　川芎　人参各一两　甘草炙，半两　干姜一两

上㕮咀，每服四钱，姜三片，水煎，无时热服。

《千金》治产后余疾，腹中绞痛，瘦乏不下食。

当归　黄芪　芍药各六分　干地黄　白术各八分　桂心　甘草各四分　大枣十四枚

上㕮咀，水二升，煮取八合，空心服，忌生葱。

丹溪云:《局方》五积散治产后余血作痛，以苍术为君，麻黄为臣，厚朴、枳实为使，虽有当归、芍药之补血，仅及苍术三分之一，不思产后之妇，有何寒邪，血气未充，似难发汗，借曰药性温和，可以推陈致新，岂可用麻黄之悍，附以苍术、枳、朴之散乎？虚而又虚，祸不旋踵矣。

附肠中痒

治妇人产后肠中痒不可忍，以针线袋安所卧褥下，勿令人知。又方，取箭簳及镞，安所卧席下，勿令妇知。

◎ 胁胀痛

〔《大》〕产后两胁胀满气痛，由膀胱宿有停水，因产后恶露下不尽，水壅，痞与气相搏，积在膀胱，故令胁肋胀满，气与水相激，故令痛也。

〔薛〕前证若肝经血瘀，用玄胡索散。若肝经气滞，用四君、青皮、柴胡。若肝经血虚，用四物、参、术、柴胡。气血俱虚，用八珍、柴胡。若肾水不足，不能生肝，用六味丸。若肺金势盛，克制肝木，用泻白散。仍参前各论主之。一产妇因怒，两胁胀痛，吐血甚多，发热恶寒，胸腹胀痛。余以为气血俱虚，用八珍加柴胡、丹皮、炮姜而血顿止，又用十全大补汤而寒热渐退。此证苟非用姜、桂辛温，助脾肺以行药势，不惟无以施其功，而反助其胀耳。

《经效》疗产后血气，胁肋胀痛。

当归十二分　芍药　苦梗　槟榔　枳壳各八分　桂心　青木香　柴胡各六分

上㕮咀，以水二升，煎取八合，去滓，空心分温二服。

疗产后恶露不下，血气壅痞，胁胀痛，不下食。

苏木　紫葛各十二分　芍药　当归各八分　桂心　蒲黄各六分　生地黄汁三合

上㕮咀，以水二升，煎取七合，下蒲黄，分两服。

当归散　治产后腹痛，胁肋胀满。

当归　干姜等分

上为末，每服三钱，水一盏，煎八分，入盐醋少许，食前热服。《选奇方》用酒煎。

《经效》理血气烦闷，胁肋胀满及痛。

芍药八分　蒲黄　延胡索各四分　当归六分　荷叶蒂炙，三枚

上水二升，煎取七合，后入蒲黄，空心分作两服。

《广济》疗产后腹痛气胀，胁下闷，不下食，兼微利。

茯苓　人参　当归　甘草各六分　生姜　陈皮各四分　厚朴八分

上㕮咀，以水二升，煎取八合，去滓分温服。

抵圣汤　治产后腹胁闷满或呕吐者。

赤芍药　半夏　泽兰叶　陈皮　人参　甘草等分

上㕮咀，每四钱，姜五片，煎温服。

◎ 腰痛

〔**《大》**〕肾主腰脚，产后腰痛者，为女人肾位系于胞，产则劳伤肾气，损动胞络，虚未平复，而风冷客之，冷气乘腰，故令腰痛也。若寒冷邪气，连滞背脊，则痛久未已，后忽有娠，必致损动，盖胞络属肾，肾主腰故也。

〔**薛**〕前证真气虚，邪乘之者，用当归黄芪汤，或十全大补为主，佐以寄生汤。如不应，用十全大补加附子。一产妇腰痛腹胀，善噫，诸药皆呕。余以为脾虚血弱，用白术一味炒黄，每剂一两，米泔煎，时饮匙许，四剂后渐安，百余剂而愈。

疗产后风冷，腰痛不可转侧，四肢沉重，行步艰难。

独活　川芎　芍药炒黄　桂心　续断　生姜　桑寄生各六分　当归　防风各八分

上㕮咀，以水三升，煮取一升，去滓空心分二服。

千金大豆酒 疗产后中风，腰背强痛，中风烦热苦渴，头身皆重，此因风冷及伤寒所致。

用大豆五升，炒令烟出以酒一升投之，密盖令温，去豆服一升，日夜数服，卧取微汗，避风。亦有加羌活服者，亦佳。

生料五积散加桃仁煎，亦妙。

《保命》治血癖，腹乃刺刺[1]，腰痛。

用四物汤细末三两，加酒煮玄胡索末二两，每服三钱，酒下。

《广济》疗产后虚冷，血气流入腰腿，痛不可转。

败酱 当归各八分 川芎 桂心 芍药各六分

上㕮咀，水二升，煮取八合，分温二服。忌葱。

《救急》疗妇人产后余血不尽，血流入腰脚疼痛，胸满气急，两胁痛方。

生姜一斤 淡竹叶一升，切

上二味，以水二升，煮取一升，去滓分温二服。

生地黄汤（《广济》）疗产后三日，患腰疼，腹中余血未尽，并手脚疼，不下食。

生地黄汁一升 芍药 甘草各二两 丹参四两 蜜一合 生姜汁半合

上以水三升，煮取一升，去滓纳地黄汁、蜜、姜汁，微火煎一两沸，一服三合，日二夜三，利一两行，中间进食，与药更进服。

如神汤方见腰痛。

产后恶露方行，忽然渐少，断绝不来，腰中重痛，下注两股，痛如锥刀刺痛入骨中，此由血滞于经络，不即通之，有大痛处必作痈疽，宜桃仁汤。恐作痈者，预服五香连翘汤。

桃仁汤方

桃仁去皮尖 苏木 生地黄各半两 虻虫去足翅，炒 水蛭炒。各三十枚

上为粗末，每服三钱，水一盏，煎至六分，去滓温服，无时。恶露下即住服。

---

① 刺刺：《保命集》作“腹痛及血刺”。

五香连翘汤方一方有大黄一两。

木香　沉香　丁香　乳香　麝香　升麻　独活　桑寄生　连翘　木通各二两，共为粗末

每服五钱，水二盏，煎一盏，去滓，入竹沥少许，温服。

紫金丸　治产后恶露不快，腰痛，小腹如刺，寒热腹痛，久有瘀血，月水不调，亦可治心痛，方见前。

当归黄芪汤　治产后腰痛，不可转侧，自汗壮热，身体强，气短。

黄芪　芍药各二两　当归三两

上剉，每服四钱，姜四片，水煎温服。

◎ 头痛

〔**《大》**〕夫人头者，诸阳之会也。凡产后五脏皆虚，胃气亏弱，饮食不充，谷气尚乏，则令虚热，阳气不守，上凑于头，阳实阴虚，则令头痛也。又有产后败血头痛，不可不知。黑龙丹言之甚详。

〔**薛**〕前证若中气虚，用补中益气汤加蔓荆子。若血虚，用四物加参、术。血气俱虚，用八珍汤。若因风寒所伤，用补中益气汤加川芎。一产妇患头痛，日用补中益气汤不缺，已三年矣。稍劳则恶寒内热，为阳气虚。以前汤加附子一钱，数剂不发。一妇人产后头痛面青，二年矣。日服四物等药。余谓肾水不能生肝木而血虚，用六味丸加五味子，两月而痊。

川芎散　治产后头痛。

真天台乌药皮　大川芎等分

上为细末，每服三钱，烧红秤锤淬酒调服。

一奇散　治同前。

取当归、川芎为细末，每服二钱，水一盏，煎七分，温服。

芎附散　治产后败血作梗，头痛诸药不效者。

大附子一枚，酽醋一碗，用火四畔炙透，蘸醋令尽，去皮脐，加川芎一两，并为末，每服一钱，又作二钱。茶清调下。

郭茂恂嫂金华君，产七日不食，始言头痛，头痛已又心痛作，既而目睛痛如割如刺，更作更止，相去无瞬息间。每头痛甚，欲取大石压良久渐定。心痛作则以十指抓壁，血流满掌，痛定目复痛，

又以两手自剜取之。如是十日不已，众医无计。进黑龙丹半粒，疾少间，中夜再服下，瞑目寝如平时，至清晨下一行，约三升许，如蝗虫子，三疾减半。巳刻又行如前，则顿愈矣。黑龙丹见前产后通用方。

〔**丹**〕一妇年三十余，产后身热头痛肚痛。

陈皮　白术　白芍药各二钱　黄芩二钱半　川芎一钱　干姜　牡丹皮　甘草各一钱半　荆芥半钱

上分四帖，水煎服。

加减四物汤[①]（《保命》）治产后头痛。血虚、痰癖、寒厥，皆令头痛。

苍术一两六钱　羌活　川芎　防风　香附炒　白芷各一两　石膏二两半　细辛一两半　当归　甘草各半两

上粗末，每用一两，水煎，不拘时服。如有汗者，知气弱头痛也。方中加芍药三两、桂一两半，生姜煎。如痰癖头痛，加半夏三两、茯苓一两，生姜煎。如热痰头痛，加白芷三两、石膏三两、知母一两。如寒厥头痛，加天麻三两、附子一两半、生姜三片，煎服。

◎ 脚气

〔**《大全》**〕产后热闷气上，转为脚气者何？答曰：产卧血虚生热，复因春夏取凉过多，地之蒸湿，因足履之，所以着为脚气。其状热闷，掣疭惊悸心烦，呕吐气上，皆其候也。可服小续命汤方见杂病中风。二三剂必愈。若医者误以逐败血药攻之，则血去而疾益增矣。

陈无择评曰：脚气固是常病，未闻产后能转为者，往往读《千金》见产妇多有此疾之语，便出是证，文辞害意，盖可见矣。设是热闷气上，如何便服续命汤，此药本主少阳经中风，非均治诸经脚气，要须根据脚气方论阴阳经络调之，此涉专门，未易轻论，既非产后要病，更不繁引。

陈无择虽有此论，然小续命汤加减与之，用无不效。故《百问》云：寒中三阳，所患必冷，小续命汤主之加生姜汁更快。暑中三阴，所患必热，小续命汤去附子，减桂一半。大烦躁者，紫雪最良予取《百问》中

---

① 加减四物汤：《保命集》本方中有“熟地黄一两”。

加减法，庶使后人均得治疗。如无紫雪，用真薄荷煎冷水嚼下。楼云：诸方必与四物汤各半服之。

〔薛〕前证当补气血为主，佐以小续命汤、寄生汤。如不应，用大防风汤。一产妇患前证，或用独活寄生汤而痊。后复作，服前汤，其汗如水，更加口噤吐痰。余用十全大补汤培养血气，渐愈。后饮食日少，肌体日瘦，吐痰如涌。此命门火衰，脾土虚寒，用八味丸及加味归脾汤，诸证渐退，肌肉渐生。

独活寄生汤 治肝肾虚弱，或久履湿冷之地，或洗足当风，湿毒内攻，两胫缓纵，挛痛痹弱，或皮肉紫破，足膝挛重。又专治产后脚气。

川独活三两 桑寄生如无，以续断代 杜仲炒 牛膝去芦，酒浸 细辛 官桂不见火 白茯苓 防风 川芎 当归 人参 熟地黄酒洗 芍药 秦艽各二两 甘草炙，一两

上为㕮咀，每服四钱，姜五片，水煎温服。

◎ 遍身疼痛

〔《大》〕产后遍身疼痛者何？答曰：产后百节开张，血脉流散，遇气弱则经络肉分之间，血多留滞，累日不散，则骨节不利，筋脉急引，故腰背不得转侧，手足不能动摇，身热头痛也。若医以为伤寒治之，则汗出而筋脉动惕，手足厥冷，变生他病，但服趁痛散除之。

〔薛〕前证若以手按而痛甚，是血滞也。用四物、炮姜、红花、桃仁、泽兰，补而散之。若按而痛稍缓，此是血虚也。用四物、炮姜、人参、白术，补而散之。一产妇身腹作痛，发热不食，烦躁不寐，盗汗胁痛，服解散祛血之药，不时昏愦，六脉洪大如无，用补中益气加炮姜、半夏，一剂顿退二三，又剂寝食甘美，但背强而痛，用八珍散大补汤调理而安。一产妇遍身头项作痛，恶寒拘急，脉浮紧，此风寒之证也。用五积散一剂，汗出而愈。但倦怠发热，此邪气去而真气虚也，用八珍汤调补而痊。一妇六月产后多汗，人倦不敢袒被，故汗出被里，冷则浸渍，得风湿疼痛，遂以羌活续断汤数服而愈。

趁痛散（《云岐》） 治产后气弱血滞，遍身疼痛，及身热头疼。

牛膝　当归　桂心　白术　黄芪　独活　生姜各半两　甘草　薤白各二钱半

上㕮咀，每服半两，水叁盏，煎至一盏半，去渣，食前服。

陈无择评曰：趁痛散不特治产后气弱血滞，兼能治太阳经感风头疼，腰背痛，自汗发热。若其感寒伤食，忧恐惊怒，皆致身疼发热头痛，况有蓐劳，诸证尤甚，趁痛散皆不能疗。不若五积散入醋煎用却不妨。

五积散加酒煎，治感寒头痛身疼，方见伤寒门。恐与四物各半服之稳当。加桃仁煎，治腰痛，逐败血，去风湿。

〔《大》〕治产后遍身青肿疼痛，及众疾。

牛膝　大麦蘖各等分

上为细末，以新瓦罐子中填一重麦蘖，一重牛膝，如此填满，用盐泥固济，火煅过赤，放冷，研为散。但是产后诸疾，热酒调二钱下。

活血丹　苍术四物各半汤并见杂病身痛。

乌金散，治产后骨节四肢疼痛。见后狂言谵语。

◎ 中风

〔《大》〕夫产后中风者，由产时伤动血气，劳损腑脏，未曾平复，起早劳动，致使气虚而风邪乘虚入之，故中风。风邪冷气，客于皮肤经络，但疼痹羸乏不任，少气。大凡筋脉挟寒，则挛急喎僻，挟温则纵缓虚弱。若入诸脏，恍惚惊悸。随其所伤腑脏经络而生病焉。

郭稽中论曰：产后中风者何？答曰：产后五七日内，强力下床，或一月之内，伤于房室，或怀忧怒，扰荡冲和，或因食生硬，伤动脏腑。得病之初，眼涩口噤，肌肉瞤搐，渐至腰脊，筋急强直者不可治。此乃人作，非偶尔中风所得也。

〔薛〕前证果外邪所属，形气不足，病气有余，当补元气为主，稍佐以治病之药。若强力不休[①]，月内入房，属形气[②]俱不足，当纯补

① 不休：《校注妇人良方》作“下床”。

② 形气：《校注妇人良方》下有“病气”二字。

元气，多有复苏者。若误投风药，乃促其危也。

〔**丹**〕产后中风，口眼㖞斜，必用大补气血，然后治痰。当以左右手脉，分其气血多少以治，切不可作中风治，用小续命汤及发表治风之药。

防风汤　治产后中风，背项强急，胸满短气。

防风　独活各去芦　葛根各五两　当归　人参各去芦　白芍药　甘草炙。各二两

上为㕮咀，每服八钱，水一盏半，枣子二枚，擘破，同煎至一盏，去滓温服，不拘时。

川芎散　治产后中风，身背拘急，有如绳束。

川芎　羌活去芦　酸枣仁　羚羊角屑　芍药各四两　桑白皮一两半　防风去芦，一两二钱

为㕮咀，每服一两，水二大盏，煎至一盏半，去滓不拘时服，日进三服。

《经效》茯苓汤　治产后风虚头痛，语言謇涩。

茯苓去皮　防风去芦　干葛各八钱　麦门冬去心，一两　芍药　黄芩各六钱　犀角屑四钱　甘草炙，二两

上㕮咀，每服一两，水一大盏半，煎至一盏，去滓温服，不拘时。

鹿肉汤　治产后中风，头痛壮热，言语謇涩。

鹿肉三斤　阿胶炒胀　黄芩　茯神去木　黄芪蜜炙　甘草炙　白芍药　人参　独活各去芦。各三两　桂心　干地黄　川芎各二两　半夏汤洗，一两

上为㕮咀，每服五钱，水四盏，鹿肉五钱，姜五片，同煎至二盏，去鹿肉，再煎至盏半，入阿胶消化，去渣温服，不拘时，日进二服。

〔**云岐**〕治产后中风，半身手足不遂，言语謇涩，恍忽多忘，精神不定。

独活　当归　芍药　防风　川芎　玄参　天麻各五钱　桂心三钱

上㕮咀，以水八升，煮取二升半，分为三服，觉效更作一剂。又作丸，每服二十丸。如有热，加葛根五钱。有冷，加白术五钱。

若有气证，加生姜一两半。若手足不遂，加牛膝一钱半，萆薢三钱，黄芪四钱。若腹痛，加当归、芍药各七钱半。若不食，加人参五钱，玄参一两。若寒中三阴，所患必冷，小续命汤加生姜煎。若暑中三阳，所患必热，小续命汤去附子、减桂心一半，加薄荷煎。

《保命》血气汤[1] 治产后诸风，痿挛无力。

秦艽 羌活 防风 白芷 川芎 芍药 当归 白术 茯苓 熟地黄各等分

上为末，一半蜜丸，一半散，酒调下五七十丸，妙。

治产后风虚，五缓六急，手足顽痹，气血不调。

大豆一升，炒令熟，热投三升酒中，蜜封，饮之。

《小品》治产后中风语涩，四肢拘急。

羌活三两为末，每服五钱，水酒各半盏，煎去滓，温服。

华佗愈风散 治妇人产后中风口噤，手足瘛疭如角弓，或产后血晕不省人事，四肢强直，或心眼倒筑，吐泻欲死。

用荆芥穗微焙为末。每服三钱，豆淋酒调服，或童子小便服之。口噤则挑齿灌之，龂噤则灌入鼻中，其效如神。大抵产后大眩，则汗出而腠理疏，则易于中风也。

时珍曰：此方诸书盛称其妙，姚僧坦《集验方》以酒服名如圣散，云药下可立待应效。陈氏方名举卿古拜散，萧存敬方，用古老钱煎汤服，名一捻金。王贶《指迷方》加当归等分水煎服。许叔微《本事方》云：此药委有奇效神圣之功。一妇人产后睡久，及醒则昏昏如醉，不省人事，医用此药及交加散，云服后当睡，必以左手搔头，用之果然。昝殷《产宝》方云：此病多因怒气伤肝，或忧气内郁，或坐草受风而成，急宜服此药也。戴氏《证治要诀》名独行散。贾似道《悦生随抄》呼为再生丹。

上产后中风，用续命汤及羌活等发散之药，必详气血，以四物、四君子相与各半，停对，分两服之可也。

虚极生风

〔《大》〕产后下血过多，虚极生风者何？答曰：妇人以荣血为

① 血气汤：《保命集》作“血风汤”。

主，因产血下太多，气无所主，唇青肉冷，汗出目眩神昏，命在须臾者，此但虚极生风也。如此则急服济危上丹，若以风药治之，则误矣。

〔**薛**〕前证若心脾血气俱虚，用十全大补汤；如不应，加附子、钩藤钩。若肝经血虚，用逍遥散加钩藤钩。经云：脾之荣在唇，心之液为汗。若心脾二脏虚极，急用参附汤救之。一妇人患前证，或用诸补剂，四肢逆冷，自汗泄泻，肠鸣腹痛。余以阳气虚寒，用六君子、姜、附各加至五钱，不应，以参、附各一两，始应。良久不服，仍肠鸣腹痛，复灸关元穴百余壮，及服十全大补汤方效。

济危上丹

乳香　五灵脂　硫黄　玄精石同研极细　阿胶炒胀　卷柏生用　桑寄生　陈皮去白。各等分

上将上四味同研停，于银石器内微火炒，勿焦了，再研极细，后入余药为末拌匀，生地黄汁和丸如梧子大。每服二十丸，温酒或当归酒送下，食前。

当归建中汤见产后腹痛。

口噤

〔**《大》**〕夫产后中风口噤者，是血气虚而风入于颔颊夹口之筋也。手三阳之筋结入于颔，产则劳损腑脏，伤于筋脉，风若乘之，其三阳之筋脉则偏持之，筋得风冷则急，故令口噤也。

葛根汤　治产后中风，口噤仆地，头目眩晕，痰盛气急，及治产后诸疾。

葛根　生姜各六两　独活四两　当归三两。各去芦　甘草炙　桂心　白茯苓去皮　石膏　人参去芦　白术　防风各去芦　川芎各二两

上为㕮咀，每服五钱，水二盏，煎至一盏半，去滓温服，无时，日进二服。

干葛汤深师　疗产后中风，口噤不能言。

独活去芦，二两　干葛一两半　甘半两，炙　生姜一两二钱半

上为㕮咀，每服一两，水二大盏，煎至一大盏，去滓，温服无时。

天麻散　治产后中风口噤。

天麻七钱半　白附子炮　天南星炮　半夏汤洗七遍，去滑，姜制　干蝎炒。各半两

上为细末，每服一钱，生姜、薄荷、酒调下。斡开口灌之，不拘时。

当归散　治妇人产后中风，牙关紧急，不省人事，口吐涎沫，手足瘛疭。

当归去芦　荆芥穗各等分

上为细末，每服二钱，水一盏，酒半盏，煎至一盏，灌之。如牙关紧急，斡开微微灌之，但下咽即生。屡用救人，大有神效。

伏龙肝散　治产后中风口噤，不能语言，腰背疼痛。

伏龙肝一两半　干姜半两，炮

为细末，每服二钱，温酒调下，不拘时，日进二服。

交加散　治产前后百病，兼治妇人荣卫不通，经脉不调，腹中撮痛，气多血少，结聚为瘕，产后中风，并宜服之。

生地黄一升，研取自然汁　生姜十二两，研取自然汁

上先将地黄汁炒生姜滓，生姜汁炒地黄滓，各稍干，焙为细末。每服三钱，温酒调下。寻常腹痛亦宜服，产后尤不可离。

角弓反张

〔《**大**》〕夫产后角弓反张者，是体虚受风，风入诸阳之经也。人阴阳经络，周环于身，风邪乘虚入于诸阳之经，则腰背反折，挛急如角弓之状也。

〔**薛**〕前证因气血耗损，腠理不密，汗出过多而患之者，乃虚象也。宜固气血为主，佐以本方。丹溪云：产后当大补气血为先，虽有他证，以末治之。如恶寒发热等证乃气血虚甚之极也，宜大剂参、芪、归、术、肉桂以培养之。如不应，急用炮附子。再不应，用人参一两，炮附子二三钱，名参附汤。若犹未应，乃药力未能及也，宜多用之。

愈风散　**当归汤**　**羌活酒**并见前。

羚羊角散　治产后中风，身体反张。

羚羊角屑　当归各七钱半　独活　防风各去芦　麻黄去节。各一两　人参去芦　赤芍药　细辛去苗　桂心各半两

上为㕮咀，每服八钱，水一大盏半，生姜五片，煎至一大盏，去滓温服，不拘时。

《小品》疗产后中风，虚人不可服他药者，**一物独活汤**主之，及一物白鲜汤主之，亦可与独活合煮之。

川独活三两，细切

上水三升，煮取一升，分服。耐酒者，亦可酒水煮。

一物白鲜汤　用白鲜皮，亦根据独活法。

产后中风痉，口噤面青，手足急强者。

以竹沥二升，分为五服，温温频服，大效。

治产后中风，角弓反张，口噤不语方。

川乌五两，剉如豆大

上取黑豆半升，同炒半黑，以酒三升，倾于铛内，急搅，以绢滤取酒，微温，服一小盏取汗。若口不开者，斡开口灌之，未效加乌鸡粪一合，炒熟入酒中服之，以瘥为度。

《千金》鸡矢醴　疗产后中风，及男子诸风，并产后百疾神效方。又治产后中风口噤拘，困笃[①]，腰背强直，时时反折。

乌鸡屎三升　大豆二升

上先炒豆令声绝，次炒鸡屎令黄，以酒一升，先淋鸡屎，取汁淋大豆，每服一升。重者凡四五服，极妙。

张文仲疗产后中风风痉，遍身冷直，口噤不识人方。

白术四两，细切，以酒三升，煮取一升，顿服效。

汗出多而变痉

〔**《大》**〕产后血虚，腠理不密，故多汗，因遇风邪搏之则变痉，痉者口噤不开，背强而直，如发痫状，摇头马鸣，身反折，须臾十发[②]，气息如绝，宜速斡口灌小续命汤，稍缓即汗止，如两手摸控者，不可治也。

---

① 困笃：修敬堂本作“拘急困笃”。

② 十发：修敬堂本作“又发”。

〔**薛**〕产后发痉，因去血过多，元气亏极，或外邪相搏，以致牙关紧急，四肢痉强，或腰背反张，肢体抽搐。若有汗而不恶寒者，曰柔痉；若无汗而恶寒，曰刚痉。然产后患之，实由亡血过多，筋无所养而致。故伤寒汗下过多，溃疡脓血大泄多患之，乃败证也。若大补血气，多保无虞，若攻风邪，死无疑矣。一产妇牙关紧急，腰背反张，四肢抽搐，两目连劄。余以为去血过多，元气亏损，阴火炽盛，用十全大补加炮姜，一剂而苏，又数剂而安。余在吴江史万湖第，入更时，闻喧嚷云：某家人妇忽仆，牙关紧急，已死矣。询云：是新产妇出直厨。余意其劳伤血气而发痉也，急用十全大补加附子，煎滚，令人推正其身，一人以手夹正其面，却挖开其口，将药灌之不咽，药已冷，令侧其面出之，仍正其面，复灌以热药，又冷，又灌，如此五次方咽下，随灌以熟药遂苏。

《夷坚志》云：杜壬治郝质子妇，产四日，瘛疭戴眼，弓背反张。壬以为痉病，与大豆紫汤、独活汤而愈。政和间，余妻方分娩，犹在蓐中，忽作此证，头足反接，相去几二尺，家人惊骇，以数婢强拗之不直，适记所云，而药草有独活，乃急为之，召医未至，连进三剂，遂能直，医至即愈矣。更不须用大豆紫汤，古人处方，神验屡矣。

小续命汤　治产后中风，及刚痉柔痉。

陈临川云：虽然陈无择评曰产后汗出多变痉，亦令服续命汤，此又难信。既汗多，如何更服麻黄、官桂、防己、黄芩辈，不若大豆紫汤为佳。《局方》大圣散亦良药也。愚观朱奉议云：凡刚柔二痉，小续命汤并可加减与之。若柔痉自汗者，去麻黄加葛根之说，朱奉议必有所据。虽大豆紫汤、大圣散良，亦不可偏见曲说，有妨古人之意。

大豆紫汤　治中风头眩，恶风自汗，吐冷水，及产后百病。或中风痱痉，背强口噤，直视烦热。脉紧大者不治。《小品方》主产后中风、困笃，背强口噤，或但烦躁或头身皆重，或身重痒，发呕吐、直视，并宜服之。

川独活去芦，一两半　大豆半升　酒三升

上先用酒浸独活，煎一两沸，别炒大豆极焦烟出，急投酒中，密封候冷，去豆，每服一二合许，得少汗则愈，日进十服。此药能去风消血结，如妊娠折伤，胎死腹中，服此得瘥。

陈临川云：凡产后口噤，腰背强直，角弓反张，皆名曰痉，又名曰痓。古人察有汗无汗，以分刚柔阴阳而治。今《产宝》诸书有中风口噤一门，又有角弓反张一门，其实一也。如憎寒发热，有类伤寒，皆不论及，岂可只以一二药治之。

大豆汤　治产后中风，发则仆地，不省人事，及妊娠挟风，兼治蓐草之间，诸般病证。

大豆五升，炒黄　独活去芦　葛根各八两　防己去皮，六两

上㕮咀，每服五钱，酒二盏，煎至一盏半，去渣温服，不拘时，日三服。

羚羊角饮子　治产后气实，腹中坚硬，两胁胀满，心中烦热，渴欲饮水，欲成刚痓、中风之疾。

羚羊角半两，镑　防风　羌活　桔梗并去芦　败酱各八钱　桂心　柴胡去芦　大黄浸过煨。各一两二钱

为㕮咀，每服五钱，水一大盏半，同煎至一盏，去渣温服，不拘时候。更服地黄酒，用地黄切一升，炒令黑，瓷瓶中下热酒三升，密封口煮令减半，任意服之。

防风当归散

防风　当归　川芎　地黄各一两

上剉，每服一两，水三盏，煎至二盏，温服。

楼氏云：续命汤、大豆紫汤、举卿古拜散，太阳厥阴药也。邪实脉浮弦有力者固宜，但产后血气太虚之人，不宜轻发其表，但用防风当归散治之为妙。

◎ 瘛疭

〔**薛**〕瘛者，筋脉拘急也。疭者，筋脉张纵也。经云：肝主筋而藏血。盖肝气为阳为火，肝血为阴为水。前证因产后阴血去多，阳火炽盛，筋无所养而然耳。故痈疽脓水过多，金疮出血过甚，则阳随阴散，亦多致此。治法当用八珍加丹皮、钩藤以生阴血，则阳火自退，诸证自愈。如不应，当用四君、芎、归、丹皮、钩藤以补脾

土。盖血生于至阴，至阴者，脾土也。故小儿吐泻之后，脾胃亏损，亦多患之，乃虚象也，无风可逐，无痰可消。若属阳气脱陷者，用补中益气加姜、桂。阳气虚败者，用十全大补加桂、附，亦有复生者。此等证候，若肢体恶寒，脉微细者，此为真状。若脉浮大，发热烦渴，此为假象，惟当固本为善。若无力抽搐，戴眼反折，汗出如珠流者，皆不治。一产妇因劳，两臂不能屈，服苏合香丸，肢体痿软，汗出如水。余谓前药辛香，耗散真气，腠理虚而津液妄泄也。先用十全大补汤加五味子，补实腠理，收敛真气，汗顿止。又佐以四君子，调补元气渐愈，用逍遥散、大补汤调理而痊。一产妇先胸胁乳内胀痛，后因怒，口噤吐痰，臂不能伸，小便自遗，左三部脉弦。余谓此肝经血虚而风火所致，不能养筋，先用加味逍遥散治之，臂能屈伸。又以补肝散、六味丸，诸证悉愈。一妇人发瘛遗尿，自汗面赤，或时面青，饮食如故，肝脉弦紧。余曰：此肝经血燥风热，名瘛也。肝主小便，其色青，入心则赤，法当滋阴血，清肝火，遂用加味逍遥散，不数剂，诸证悉退而安。一妇人产后血风患此，以小续命汤数服而安。

产后因虚伤风瘛疭，同伤寒表证，未传入里，宜服防风汤。

防风汤　治风虚发热，项背拘挛，关节不随，恍惚狂言，来去无时，不自觉悟。亦治脚气缓弱甚效。此药温和不虚人。

秦艽去苗土　独活去芦　麻黄去节　半夏汤洗七次，切片　防风去芦。各二两　升麻　防己　白术　石膏煅　芍药白者　黄芩　甘草　当归去芦　远志去骨　人参去芦。各一两

上为粗末，入半夏片令匀，每服四钱，水二中盏，生姜七八片，煎至一盏，去滓取清汁六分，入麝香末少许，食后临卧带热服。

海藏愈风汤即华佗愈风散。**交加散**即当归散。并见产后中风。

增损柴胡汤　治产后感异证，手足牵搐，涎潮昏闷。

柴胡三钱　黄芩一钱二分　人参　甘草炙　半夏各一钱半　知母一钱　石膏二钱　黄芪二钱半

上㕮咀，分二服，水二盏，姜三片，枣二枚，煎八分，不拘时服。

秦艽汤　前证已去，次服此药，去其风邪。

秦艽　芍药　柴胡各一钱七分　甘草炙，一钱三分　黄芩　防风各一钱二分　人参　半夏各一钱

上为㕮咀，分二帖，每帖水二盏，姜三片，煎八分，食远服。

◎ 拘挛

〔《大》〕产后中风，筋脉四肢挛急者，是气血不足，脏腑俱虚，月内未满，起早劳役，动伤脏腑，虚损未复，为风所乘，风邪冷气。初客于皮肤经络，则令人顽痹不仁，羸乏少气。风气入于筋脉，挟寒则挛急也。

〔**薛**〕肝属木而主筋，前证若肝经风热血燥，用加味逍遥散，如不应，当用六味地黄丸以补肾水。经云：风客淫气，精乃亡，邪伤肝也。仍参前杂证诸风血方论治之。一产妇筋挛臂软，肌肉掣动，此气血俱虚而自热也，用十全大补汤而安。一产妇手麻，服愈风丹，遍身皆麻，神思倦怠。余谓气血虚弱，用十全大补加炮姜，数剂渐愈，去姜又数剂，及逍遥散而痊。

芎䓖散　治产后中风，四肢筋脉挛急疼痛，背项强急。

芎䓖　羌活　当归各去芦　酸枣仁炒　羚羊角屑各七钱半　防风去芦　牛蒡子各一两，炒　桂心　赤芍药各半两

上为㕮咀，每服八钱，水一大盏半，煎至一大盏，去渣温服，不拘时。

〔**薛**〕前方如未应，当用八珍汤。更不应，用十全大补汤。

防己膏　治产后中风，四肢筋脉挛急，身体麻痹，并宜用之。

汉防已去皮，半斤　茵芋五两

上为㕮咀，用酒五升，浸药一宿，取猪肪脂一斤，文武火熬三上三下成膏，摊在纸花上，贴病人患处，以热手不住摩膏上。

◎ 不语

〔《大》〕人心有七孔三毛，产后虚弱，多致停积败血，闭于心窍，神志不能明了。又心气通于舌，心气闭塞，则舌亦强矣，故令不语，但服七珍散。

〔**薛**〕经云：大肠之脉，散舌下。又云：脾之脉，是动则病舌

本强，不能言。又云：肾之别脉，上入于心，系舌本，虚则不能言。窃谓前证，若心肾气虚，用七珍散。肾虚风热，地黄饮。大肠风热，加味逍遥散加防风、白芷。脾经风热，秦艽升麻汤。肝经风热，柴胡清肝散加防风、白芷。脾气郁结，加味归脾汤加升麻。肝木太过，小柴胡加钩藤钩。脾受土侮，六君加升麻、白芷、钩藤钩。肝脾血虚，用佛手散。脾气虚，用四君子。气血俱虚，八珍汤；如不应，用独参汤；更不应，急加附子补其气而生其血。若竟用血药，则误矣。一产妇不语，用七珍散而愈。后复不语，内热晡热，肢体倦怠，饮食不进，用加味归脾汤为主，佐以七珍散而愈。后因怒，不语口噤，腰背反张，手足发搐，或小便见血，面赤或青或黄，或时兼赤。余曰：面青肝之本色也，黄者脾气虚也，赤者心血虚也。用八珍汤加钩藤钩、茯苓、远志渐愈，又用加味归脾汤而痊。

七珍散

人参　石菖蒲　生地黄　川芎各一两　细辛一钱　防风　辰砂别研。各半两

上为极细末，每服一钱，薄荷汤调下，无时。

胡氏孤凤散　治产后闭目不语。

用生白矾末，每服一钱，热水调下。

治产后不语

人参　石莲肉不去心　石菖蒲各等分

上每服五钱，水煎。

逐血补心汤　治产后失音不语。

红花　赤芍药　生地黄　桔梗　苏叶　前胡　茯苓　防风　牛胆南星　黄连　粉葛各二钱　当归三钱　薄荷　人参　升麻各一钱五分　半夏二钱五分　甘草一钱

上剉为散，分作二服，每服水一盅半，姜三片，煎至七分，空心服，滓再煎服。

◎ 狂言谵语

〔《**大**》〕夫产后语言颠倒，或狂言谵语，如见鬼神者，其源不一，须仔细辨证用药治疗。产后惊风，言语乱道，如见鬼神，精神

不定者，研好朱砂，酒调下龙虎丹方见《局方》。三丸，作一服，兼琥珀地黄丸服之。一则因产后心虚败血停积，上干于心而狂言独语者，当在乍见鬼神条求之。二则产后脏虚，心神惊悸，志意不安。言语错乱不自觉知，神思不安者，当在惊悸条求之。三则宿有风毒，因产心虚气弱，腰背强直，或歌哭嗔笑，言语乱道，当作风痓治疗，当在心惊中风条求之。四则产后心虚，中风心神恍惚，言语错乱，当在中风恍惚条求之。五则产后多因败血迷乱心经而颠狂，言语错乱无常，或晕闷者，当于本卷血晕类中求之。六则因产后感冒风寒，恶露斩然不行，憎寒发热如疟，昼日明了，暮则谵语如见鬼状，当作热入血室治之。宜琥珀地黄丸及四物汤，只用生干地黄加北柴胡等分煎服；如不退者，以小柴胡汤加生干地黄如黄芩分两，煎服愈。虽然以上诸证，大抵胎前产后，自有专门一定之法，毫发不同。如产后首当逐散生新，然后仔细详辨疾证，不可妄立名色，自生新意，加减方药，大宜对证根据古法施治，未有不安者也。

〔薛〕前证当固胃气为主，而佐以见证之药。若一于攻痰，则误矣。一产妇形体甚倦，时发谵语，用柏子散稍愈，又用加味归脾汤而愈。又因怒，仍狂言胁痛，小便下血，用加味逍遥散，以清肝火、养肝血，顿瘥，又佐以加味归脾汤而安。

云岐夺命散血晕　治产后败血冲心，发热狂言奔走，脉虚大者。

干荷叶　生干地黄　牡丹皮等分

上三味，浓煎汤，调生蒲黄末二钱匕，一服即定。

《局方》妙香散　治产后心神颠倒，语言错乱，如见鬼神。

用生干地黄、当归二味，煎汤调服立效。

乌金散　治产后三五日或半月之间，忽狂言乱语，目见神鬼等证。

当归　远志肉　川芎　酸枣仁　白术　赤芍药　香附子　辰砂另研入　熟地黄　羌活　防风各二钱　茯神二钱半　半夏三钱　全蝎　麦门冬　人参　牛膝　天麻各一钱　甘草九分　陈皮　白芷各一钱五分

上剉散作二服，水一盅半，姜三片，葱三枝，入金银同煎一碗，不拘时温服。

四物补心汤　治产后言语恍惚，颠倒错乱。

当归五钱　川芎　生地黄　白芍药　茯神　半夏　桔梗　白术各四钱　陈皮三钱　甘草一钱

上剉为散，分作六服，每服用水一盅，姜三片，煎至七分，空心温服，滓再煎服。有热加酒炒黄连二钱，无热不用。

◎ 颠狂

〔《大》〕疗产后因惊，败血冲心，昏闷发狂，如有鬼祟，宜用《局方》大圣泽兰散宜自合者方有效加好辰砂研令极细，每服加一字许，煎酸枣仁汤调下，一服可安。

〔薛〕前证乃血虚神不守舍，非补养元气不可，仍参后各门互用。一产妇患前证，或用大泽兰汤而愈。后又怔忡妄言，其痰甚多，用茯苓散补其心虚顿愈。又用八珍散加远志、茯神，养其气血而瘥。一产妇亦患此证，用化痰安神等药，病益甚，神思消烁。余以为心脾血气不足，用大剂参、术、芎、归、茯神、酸枣仁四斤余而安。乃以归脾汤，五十余剂而愈。

大圣泽兰散　治妇人血海虚冷，久无子息，及产后败血冲心，中风口噤，子死腹中，擘开口灌药，须臾生下，便得无恙。治堕胎腹中攻刺疼痛，横生逆产，胎衣不下，血运、血癖、血滞、血崩，血入四肢，应血脏有患及诸种风气，或伤寒吐逆咳嗽，寒热往来，遍身生疮，头痛恶心，经脉不调，赤白带下，乳生恶气，胎脏虚冷，数曾堕胎，崩中不定，因此成疾。室女经脉不通，并宜服之。常服暖子宫，和血气，悦颜色，退风冷，消除万病。兼疗丈夫五劳七伤，虚损等病。

泽兰叶　石膏研。各二两　卷柏去根　白茯苓去皮　防风去芦　厚朴去粗皮，姜汁炙　细辛去苗　柏子仁微炒　桔梗　吴茱萸汤洗七次，焙炒。各一两　五味子拣净　人参　藁本去苗　干姜炮　川椒去目闭口，微炒出汗　白芷　白术　黄芪去苗　川乌头炮，去皮脐　丹参各七钱半　芜荑微炒、赤　甘草炙　川芎　芍药　当归各一两七钱半　白薇　阿胶碎，炒燥。各半两　肉桂一两二钱半　生干地黄一两半

上为细末，每服二钱，空心临卧热酒调下。若急疾，不拘时，日三服。

何氏方　治产后因败血及邪气入心，如见祟物，颠狂。大辰砂一二钱重，研令极细，人乳三四茶脚许调，仍掘紫项活地龙一条入药，候地龙滚三滚，取出地龙不用，不令带药出，但欲得地龙身上涎耳，却入无灰酒，与前乳汁相和七八分盏，重汤温，遇疾作分三二服。

◎ 乍见鬼神

〔《**大**》〕心主身之血脉，因产伤耗血脉，心气虚则败血停积，上干于心，心不受触，遂致心中烦躁，卧起不安，乍见鬼神，言语颠错，医人不识，呼为风邪，如此治疾，必不得愈，但服调经散，每服加龙脑一捻，得睡即安。

〔**薛**〕前证若败血停滞，用调经散。若血虚发热，用八珍加炮姜。若心血虚损，用柏子仁散。大抵此证皆心脾血少所致，但调补胃气，则痰清而神自安矣。若果系鬼祟所附，即灸鬼哭可愈。其或不起者，多因豁痰降火，攻伐之过也。一产妇患前证，或用调经散，愈而复作，仍服前药，益甚，痰涎上涌，朝寒暮热。余朝用八珍散，夕用加味归脾汤，各五十余剂而愈。

云岐治产后发热狂言奔走，脉虚大者，四物汤加柴胡；如不愈，加甘草、柴胡、生地黄等分煎服亦可。

《广济》治产后血晕，心闷不识人，神言鬼语，气急欲绝。见血晕。

调经散

没药　琥珀并细研　桂心各一钱　芍药　当归各二钱半　麝香研　细辛各半钱

上为末，每服半钱，生姜汁、温酒各少许调服。

茯神散　治产后血邪，心神恍惚，言语失度，睡卧不安。

茯神一两，去皮木　人参　龙齿研　虎珀研　赤芍药　黄芪　牛膝各七钱半　生地黄一两半　桂心半两

上为末，每服三钱，水一盏，煎至七分，不拘时，去渣温服。

治方产一日，言语颠倒，用苏合香丸一钱，以童便调服即苏。

柏子仁散　治产后狂言乱语，皆因内虚，败血挟邪气攻心。

柏子仁　远志去心　人参　桑寄生　防风　琥珀别研　当归焙　生地黄焙　甘草各等分

上为粗末，先用白羊心一个切片，以水一大盏半，先煮至九分，去羊心，入药末五钱，煎至六分，去渣无时服。

与前颠狂谵语门参看。

◎ 惊悸

〔《大》〕产后脏虚，心神惊悸者，由体虚心气不足，心之经为风邪所乘也。或恐惧忧迫，令心气受于风邪，邪搏于心，则惊不自安。若惊不已，则悸动不定。其状目睛不转，而不能动，诊其脉动而弱者惊悸也。动则为惊，弱则为悸矣。

〔薛〕按人之所主者心，心之所主者血，心血一虚，神气不守，此惊悸所由作也。当补气血为主。一产妇患前证二度，服琥珀地黄丸、《局方》妙香散随效。再患服之，其症益甚，而脉浮大，按之如无，发热恶寒，此血气俱虚。用十全大补、加味归脾二汤，各百余剂而愈。后遇惊恐劳怒复作，仍服前药而安。

〔《大》〕产后心闷气绝，眼张口噤，遍身强直，腰背反偃，状如痫疾，心忪惊悸，言语错乱，皆是宿有风毒，因产心气虚弱，发成风痉。

〔薛〕按仲景先生云：有汗为柔痉，用桂枝汤。无汗为刚痉，用麻黄汤。然产后得此，血气俱乏之败证也，不可与伤寒例看。丹溪先生云：产后当大补气血为主，可用十全大补汤以补元气；如不应，急加附子；更不应，是药力弗逮也，仍用参附汤多服。余常治大虚之证，参芪数斤，附子数枚方愈。一产妇患此，不省人事，言语妄甚，恶风寒，喜热饮，形气倦怠，脉虚浮无力。余谓血气虚寒，用十全大补汤二十余剂不应，又二十余剂，稍缓，乃渐加附子至一钱，服数剂，诸证减一二，又二十余剂，十退三四，乃去附子五分，数剂，诸证顿退而安。又发，仍服前药，加附子三五分而愈。

白茯苓散　治产后心神惊悸，言语失常，心神昏愦。

白茯苓去皮　熟地黄　人参去芦。各一两半　远志去心　白芍药　黄芪去芦　桂心　当归炒，去芦　甘草炙　麦门冬各一两，去心　石菖

蒲 桑寄生各七钱半

上为㕮咀，每服八钱，水一大盏半，生姜五片，枣三枚，竹叶三七片，煎至一大盏，去渣温服，无时。

熟干地黄散 治产后心虚惊悸，神思不安。

熟干地黄二两 黄芪去芦 白薇 龙齿另研。各一两 人参去芦 茯神去木 羌活 远志肉各七钱半 桂心 防风去芦 甘草炙。各半两

上为㕮咀，每服五钱，水一大盏半，生姜五片，枣三枚，煎至一大盏，去渣温服，不拘时。一方无黄芪，有荆芥。

产乳七宝散 初产后服之，调和血气，补虚安心神，镇惊悸。

朱砂水飞 桂心 当归去芦 川芎 人参去芦 白茯苓去皮 羚羊角烧存性。各二钱 干姜一钱

为细末，每服一钱，用羌活、豆淋酒调下。将护产妇用之。不饮酒，用清米饮调下。如觉心烦热闷，以麦门冬去心煎汤调下。若心下烦闷而痛，用童便调下。若觉心胸烦热，即减姜、桂；觉寒，却加之。腹痛加当归，心闷加羚羊角。心虚气怯，加桂心。不思饮食，或恶心，加人参。虚烦加茯苓。以意斟酌，日二夜一服之。

海藏大效牡丹散 治血脏虚风，及头目不利，不思饮食，手足烦热，肢节拘急疼痛，胸膈不利，大肠不调，阴阳相干，心惊怯悸，或时旋晕。

牡丹皮 川芎 枳壳麸炒。各一两 陈皮 玄胡索 甘草 羌活 半夏汤洗。各半两 木香 诃子肉 芍药各七钱半 三棱炒 干姜炮 桂心各五钱 当归一两半 白术炒，三钱

上为细末，每服二钱，水一盏半，煎五七沸，食前温服。益血海，退血风劳攻注，消寒痰，实脾胃，理血气攻刺，及气虚、恶寒、潮热证至妙。

远志丸 治产后脏虚不足，心神惊悸，志意不安，腹中急痛，或时怕怖，夜卧不安。

远志 麦门冬各去心 黄芪 当归炒 人参 白术 独活各去芦 白茯苓去皮 桂心 柏子仁 石菖蒲 熟干地黄 山茱萸 钟乳粉 阿胶碎、炒。各一两

上为细末，炼蜜和捣五七百下，丸如梧桐子大。每服三十丸，

温酒送下，不拘时候， 日进二服。

白茯苓丸 治产后心虚惊悸，神志不安。

白茯苓去皮 熟干地黄各一两 人参去芦 桂心 远志去心 石菖蒲 柏子仁 琥珀各半两，另研细

上为细末，炼蜜和捣三二百下，丸如梧子大。每服三十丸，不拘时，粥饮送下。

上方俱用桂，中无热而脉迟且微者宜之。

人参散 治产后脏腑虚，心怔惊悸，言语错乱。

人参去芦 麦门冬去心。各八钱 牛黄研 白薇各二钱 茯神去木 独活 防风各去芦 远志去心 生地黄 朱砂水飞 天竺黄另研 甘草炙 龙齿研。各四钱 龙脑另研 麝香细、研。各一钱

上为细末，每服二钱，薄荷酒调下，不拘时。

琥珀地黄散 治血虚多惊，及产后败血诸疾。

辰砂 琥珀 没药并细研 当归各等分

上为细末，每服二钱，空心白汤调下，日三服。

茯苓散 疗产后狂语，志意不定，精神昏乱，心气虚，风邪所致。

茯苓一方用茯神 生地黄各三两 远志 白薇 龙齿各二两五钱 防风 人参 独活各二两，以上共为末

上以银一大斤，水一斗五升，煮取七升，下诸药，煮取三升，温分三服。忌菘菜、猪肉、生冷。一方，治产后风邪所干，心神恍惚，志意不定，加荆芥二两，甘草一两二钱半。

疗产后多虚羸弱，若大汗、利，皆至于死，此重虚故也。若中风语谬，昏闷不知人者，宜服此。

人参 茯苓 羌活 大枣 远志各二两 竹沥一升

上用水六升，煮取三升，下竹沥更煎取二升半，分三服。

抱胆丸 治产后血虚，惊气入心，及颠痫风狂，或室女经脉通行，惊邪蕴结。

水银二两 黑铅一两半 朱砂一两，另细研 乳香一两，另细研

上将黑铅入铫子内溶化，下水银结成砂子，次下朱砂、滴乳末，乘热用柳木槌研匀，丸如芡实大。每服一丸，空心，金、银、薄荷

汤化下，得睡切莫惊动，觉来即安。妙香散亦善。

◎ 恍惚

〔《大》〕产后中风恍惚者，由心主血，血气通于荣卫脏腑，遍循经络，产则血气俱伤，五脏皆虚，荣卫不足，即为风邪所乘，则令心神恍惚不定也。

〔薛〕前证当大补血气为主，而佐以后方为善。盖风为虚极之假象也，固其本源，诸病自退。若专治风，则速其危矣。一产妇患前证，盗汗自汗，发热晡热，面色黄白，四肢畏冷，此气血俱虚，用八珍汤不应，更用十全大补、加味归脾二汤始应。后因劳怒，发厥昏愦，左目牵紧，两唇抽动，小便自遗。余谓肝火炽盛，用十全大补加钩藤、山栀而安，再用十全大补汤、辰砂远志丸而愈。

《千金》疗产后暴苦，心悸不定，言语错乱恍惚，皆因心虚所致。

茯苓三两　芍药二两　甘草　桂心　当归各一两　生姜一两半　麦门冬去心，一升　大枣三十枚

上为散，水三升，煎取一升，去渣分作两服。

《经效》疗产后心虚忪悸，志意不定，烦躁恍惚。

茯神　当归　黄芩　麦门冬去心　甘草　人参　芍药　酸枣仁　白鲜皮各三两　大枣七枚

上为粗末，水二升，煮取七合，去渣温服。

琥珀散　治产后中风，恍惚语涩，心神烦闷，四肢不随。

琥珀另研　茯神去木。各一两　远志去心　石菖蒲　黄芪　防风　独活　人参各去芦　麦门冬去心　芎䓖　桑寄生　赤芍药　羚羊角屑各半两　甘草二钱半，炙

上为㕮咀，每服五钱，水一中盏半，煎至一大盏，去渣温服，不拘时。

远志散　治产后中风，心神恍惚，言语错乱，烦闷，睡卧不安。

远志去心　防风去芦。各一两　麦门冬去心　酸枣仁炒　桑寄生　独活去芦　桂心　当归去芦，炒　茯神去木　羚羊角屑各七钱半　甘草炙，半两

上为㕮咀，每服五钱，煎服法同前。

天麻丸　疗产后中风，恍惚语涩，四肢不随。

天麻　朱砂水飞　防风　羌活去芦。各一两　僵蚕炒，七钱半　干蝎炒　白附子炮　五灵脂炒。各半两　雄雀粪炒　牛黄另研。各二钱半

上为细末，糯米饭为丸，如梧子大。每服二三十丸，薄荷酒送下，日进二服。

辰砂远志丸　主产后中风，消风化痰，安神镇心。

石菖蒲　远志肉甘草煮　人参　茯神去木　辰砂各五钱　川芎　山药　铁粉　麦门冬去心　细辛　天麻　半夏汤泡　南星　白附子各一两

上为末，姜汁煮，糊丸如绿豆大。别以朱砂为衣。每服三十丸，夜卧生姜汤吞下。

◎ 虚烦

〔薛〕论见发热条。

四物汤加茯神、远志，治产后虚烦，十全大补汤尤效。

〔《大》〕余血奔心，盖是分解了不便，与童子小便，并擀心下，及卧太速，兼食不相宜之物所致，但能根据方疗之，无不痊可。

疗产后余血不尽，奔冲心，烦闷腹痛。

川芎　生干地黄　枳壳　芍药各等分为末

上酒服方寸匕，日二服。

《集验》疗产后血气烦方。《千金》同。

生地黄汁　清酒各一升

上相和煎一沸，分为两服。

《广济》疗血气烦闷方　生藕汁饮二升效。竹沥亦得。

疗产后七日内宿血不散，时时冲心迷闷。

荷叶一两七钱半　延胡索二两　地黄汁二合

上水二升，煮二味，取八合，下延胡索，分三服，空心。忌肉食一日。

疗产后余血攻心，或下血不止，心闷面青，冷气欲绝。

羊血一盏，顿服。若不定，更服立效。

《经效》疗产后气虚，冷搏于血，血气结滞，上冲心腹胀满。

当归　桂心　川芎　吴茱萸　橘皮　生姜各一两　芍药二两

上㕮咀，以水三升，煮取一升，去渣空心服。

治产后余血奔心。

用陈白梅捶碎，溻，煎汤饮。

金黄散 治产后恶血冲心，时发烦躁。

玄胡索 蒲黄各半两 桂心二钱半

上为细末，乌梅煎汤，冷调下二钱。

没药丸 治产后心胸烦躁，恶血不快。

没药研 蛮姜 延胡索 干漆炒 当归 桂心 牛膝 牡丹皮 干姜各等分

上为细末，醋煮面糊丸，如梧桐子大。煎曲汤下十丸至十五丸。

《补遗》治产后余血冲心，烦闷腹痛。

用蒲黄不以多少，隔纸炒，每一钱，东流水煎汤调下。又失笑散亦佳。

治产后短气欲绝，心中烦闷，**竹叶汤**。

竹叶切细 麦门冬 小麦各一升 甘草一两 生姜二两 大枣十二枚

上切，以水一斗，煮竹叶、小麦至八升，去渣纳余药，煮取三升，去渣温服。虚悸加人参二两，少气力加糯米五合。

甘竹茹汤 治产后内虚，烦热短气方。

甘竹茹一升 人参 茯苓 甘草各一两 黄芩三两

上㕮咀，以水六升，煮取二升，去渣分三服，日三。

人参当归汤 治产后去血过多，血虚则阴虚，阴虚生内热，令人心烦短气，自汗头痛。

熟地黄 人参去芦 当归身去芦 肉桂去粗皮 麦门冬去心。各二钱 白芍药炒，二钱半 血热甚者，加生地黄二钱。

水二盅，粳米一合，竹叶十片，煎至一盅，食远服。

薤白汤 治产后胸中烦热逆气方。

薤白 半夏 甘草 人参各一两 栝楼根二两 麦门冬半升

上㕮咀，以水一斗三升，煮取四升，去渣分五服，日三夜二。热甚加知母一两。

云岐治产后虚烦不得眠。**芍药栀豉汤**。

芍药 当归 栀子各五钱 香豉半合

上如栀子豉汤修服。产后伤寒，便同下后变证。此方虽云岐法，不若仲景酸枣汤稳当。

仲景二物黄芩汤　妇人在草褥，自发露得风，四肢苦烦热头痛者，与小柴胡汤，头不痛但烦者，此汤主之。小柴胡汤见伤寒少阳病。

黄芩一两　苦参二两　干地黄四两

上三味，以水八升，煮取二升，温服一升，多吐下虫。

妇人产中虚，烦乱呕逆，安中益气，**竹皮大丸**主之。

生竹茹　石膏各二分　桂枝　白薇各一分　甘草七分

上五味末之，枣肉和丸，弹子大。每以饮服一丸，日三夜二服。有热者倍白薇，烦喘者加柏实一分。

〔**陈**〕寻常治诸虚烦热者。以竹叶石膏汤、温胆汤，殊不知产后与寻常不同，如石膏等药，不宜轻用，用之必死。

经验方　治产后烦躁。

禹余粮一枚，状如酸馅者，入地埋一半，四面筑紧，用炭一秤，发顶火一斤煅，去火，三分耗二为度，用湿沙土罨一宿，方取出，打去外面一层，只用里内，细研水淘，澄五七度，将纸衬干，再研数千遍，用甘草煎汤调二钱匕，一服立效。

◎ 渴

〔**熊**〕产后心烦发渴，宜清心连子饮杂病白浊。

〔**薛**〕前证若出血过多，虚火上炎，用童子小便，或四物、白术、麦门、丹皮。若胃气虚而有热，用竹叶归芪汤。若血虚发热，用八珍加麦门、五味。若血脱发热烦躁，用当归补血汤。若胃气虚弱，用补中益气汤，或七味白术散。一产妇患前证，朝寒暮热，肚腹作痛，以手按之不痛，余以为血气俱虚，用八珍之类治之。彼反行逐血，更加发热烦躁。余用当归补血汤，热躁渐止，用八珍、麦门、五味，气血渐复。

熟地黄汤　治产后虚渴不止，少气脚弱，眼眩，饮食无味。

熟地黄酒洗净，蒸焙，一钱半　人参去芦　麦门冬去心。各二钱　栝楼根二钱　甘草炙。半钱

上作一服，水二盅，糯米一撮，生姜三片，红枣三枚，同煎至

一盅，不拘时服。

《产宝》疗产后大渴不止。

芦根切，一升 瓜蒌 人参 甘草 茯苓各三两 大枣二十枚 麦门冬生，四两

上以水九升，煮取三升，分三服，顿服四剂，即瘥。忌菘菜。

黄芩散杨氏 治产后血渴，饮水不止。

黄芩 麦门冬各等分

㕮咀，每服三钱，水盏半，煎至八分，去渣温服无时。

栝楼根汤（《集验》）疗产后血渴。

栝楼根四两 麦门冬去心 人参各三两 生干地黄 甘草各二两 土瓜根五两 大枣二十枚《产宝》无地黄、麦门冬，有牡蛎粉等分。

㕮咀，以水八升，煮取二升半，分三服。

《千金》竹叶汤 疗产后虚渴，少气力。

竹叶三升 甘草 人参 茯苓各一两 小麦五合 生姜 半夏各三两 麦门冬五两 大枣十五枚

上㕮咀，以水九升，先煮竹叶、小麦、姜、枣，取七升，去渣，内药再煎取二升，去渣一服五合，日三夜一。

七味白术散 治中气虚弱，津液短少，口干作渴，或因吐泻所致者。

人参 白术炒 木香 白茯苓 甘草炒 藿香 干葛各一钱

上水煎服。

竹叶归芪汤 治胃气虚弱，口干作渴，恶冷冻饮料食者。

竹叶一钱半 黄芪二钱 白术 人参 当作各一钱 麦门冬去心，七分 甘草炒，五分

上水煎服。

玄胡索散 治产后失血，渴不止。

郁金 干葛 桂心 青皮 枳壳 玄胡索

上各等分，以好醋浸一宿，焙干末之。每服二钱，陈皮汤调下，日三夜一。

桃花散 治产后不烦而渴。

新石灰一两 黄丹五钱

上为细末，渴时井水调下一钱。

〔《本》〕治产后出血太多，虚烦发渴[1]。用真正蒲黄末二钱，白汤调下。如渴燥甚，井花水下。

治产后中风烦渴。用红花子五合，微炒研碎，以水煎浓，徐徐呷之。

疗血渴及产后渴疾。用莲子心生取为细末，米饮调下二钱效。

◎ 自汗

〔《大》〕夫虚汗不止者，由阴气虚而阳气加之，里虚表实，阳气独发于外，故汗出也。血为阴，产则伤血，是为阴气虚也。气为阳，其气实者阳加于阴，故令汗出。而阴气虚弱不复者，则汗出不止也。凡产后血气皆虚，故多汗，因之遇风则变成痉，纵不成痉，亦虚乏短气，身体柴瘦，唇口干燥，久则经水断绝，由津液竭故也。

〔薛〕按前证属血气俱虚，急用十全大补汤；如不应，用参附、芪附等汤。若汗多亡阳发痉，尤当用前药。王海藏先生云：头汗出至颈而还，额上偏多，盖额为六阳之所会也，由虚热熏蒸而出。窃谓前证当以部位分之，额左属肝，额右属肺，鼻属脾，颐属肾，额属心，治者审之。一产妇略闻音响，其汗如水而昏愦，诸药到口即呕。余以为脾气虚败，用参、附末为细丸，时含三五粒，随液咽下，乃渐加之，至钱许，却服参附汤而痊。一产妇盗汗不止，遂致废寐，神思疲甚，口干引饮。余谓血虚有热，用当归补血汤以代茶；又以当归六黄汤，内黄芩、连、柏炒黑，倍加人参、五味子，二剂而愈。

〔《大》〕凡产后忽冒闷汗出不识人，治用鸡子及竹沥二法，见前血晕。

〔薛〕前证属大虚，宜固元气为主。其汗不止，必变柔痉。东垣先生云：妇人分娩，及半产漏下，昏冒目瞑，盖因血暴亡而火上炽，但补其血则神自昌。若常时血下，当补而升举其气。阳得血而神安，则目明矣。今立一方，以补手足厥阴之血，兼益阳气，名曰全生活血汤。

---

① 虚烦发渴：《本事方》此下有方名“蒲黄散”。

全生活血汤　治发热，自汗盗汗，目睆睆，四肢无力，口干头晕，行步欹侧。

升麻　芍药炒。各三钱　柴胡　当归　防风　羌活　独活　葛根　甘草炒。各二钱　川芎　藁本各一钱五分　生地黄　熟地黄各一钱　细辛　蔓荆子各五分　红花三分

上每服五钱，水煎热服。

麻黄根散　二方治产后虚汗不止。

当归　黄芪　麻黄根　牡蛎煅为粉　人参　粉草各等分

上㕮咀，每服四钱，水一盏，煎至七分，去渣温服。

又方

当归　黄芪各一两　麻黄根二两

上㕮咀，每服三钱，水一盏，煎七分，去渣服。

《千金》疗产后风虚，汗出不止，小便难，四肢拘急，难以屈伸。

甘草炙，一两　附子半个，炮去皮尖　桂心　芍药各一两半

上㕮咀，每服三钱，水一盏，生姜四片，枣一枚，煎七分，去渣空心温服。忌猪肉、冷水、生葱等物。

《经效》疗产后汗出不止。

黄芪十二分　白术　牡蛎煅　茯苓　防风　麦门冬去心　生地黄各八分　大枣七枚

上㕮咀，水二升，煮取七合，去渣，空心分温两服。

疗产后血气暴虚汗出。

淡竹叶煎汤三合，微温服之，须臾再服。

又方马齿苋研取汁三大合，煮一沸，投蜜匙许，冷停顿服。无新者，用干者煮汁入蜜服。

止汗散　治产后盗汗不止，一应汗多者，皆可服。

牡蛎煅，研粉　小麦面炒令黄色，碾为粉

上等分和匀，煮生猪肉汁调下二钱，无时。

人参汤　治产后诸虚不足，发热盗汗。

人参　当归各等分

上为末，以猪腰子一只，去脂膜，切小片子，以水三升，糯米

半合，葱白两条，煮米熟，取清汁一盏，入药二钱，煎至八分，温服不拘时。

当归六黄汤　治气血虚热，盗汗不止；不应，加人参、白术。心血不足，加酸枣仁炒。

当归　熟地黄自制　黄芪炒。各二钱　生地黄　黄柏炒黑　黄芩炒黑　黄连炒黑。各一钱

上水煎服。

参附汤　治阳气虚寒，自汗恶寒，或手足逆冷，大便自利，或脐腹疼痛，吃逆不食，或汗多发痉等证。

人参一两　附子炮，五钱

上作一服，姜、枣水煎徐徐服。去人参加黄，名芪附汤。

芪附汤　治阳气虚脱，恶寒自汗，或口噤痰涌，四肢逆冷，或吐泻腹痛，饮食不入，及一切虚寒等证。

黄芪一两　附子炮，五钱

上作一剂，姜、枣水煎服。如不应，倍加附子，方得全济。

当归补血汤见前。十全大补汤见下虚羸。

◎ 黄疸

〔**丹**〕治一妇人四月内产，发黄，四肢倦怠，食少，经事不来，时发热，脉弦。

白术一两　人参　秦艽　牡丹皮　生地黄　木通　柴胡　芍药各半两　川芎　黄芩　干葛各一钱　甘草五分

上分十二帖，水煎，食前热服。

◎ 发热

〔**薛**〕产后虚烦发热，乃阳随阴散，气血俱虚。若恶寒发热，烦躁作渴，急用十全大补汤。若热愈甚，急加桂、附。若作渴面赤，宜用当归补血汤。若误认为火证，投以凉剂，祸在反掌。王太仆先生云：如大寒而甚，热之不热，是无火也。热来复去，昼见夜伏，夜发昼止，不时而热，是无火也，当治其心。如大热而甚，寒之不寒，是无水也。热动复止，倏忽往来，时动时止，是无水也，当助

其肾。故心盛则生热，肾盛则生寒。肾虚则寒动于中，心虚则热收于内。又热不胜寒，是无火也。寒不胜热，是无水也。治法：前证无水者，六味丸。无火者，八味丸。气血俱虚者，八珍汤与十全大补汤。大尹俞君之内，产后发热晡热，吐血便血，兼盗汗，小便频数，胸胁胀痛，肚腹痞闷。余曰：此诸脏虚损也，治当固本为善。自恃知医，用降火之剂，更加泻利肠鸣，呕吐不食，腹痛足冷，始信余言。诊其脉，或浮洪，或沉细，或如无。其面或青黄，或赤、白，此虚寒假热之状。时虽仲夏，当舍时从证，先用六君子汤加炮姜、肉桂数剂，胃气渐复，诸证渐退，更佐以十全大补汤，半载全愈。儒者杨敬之内人，所患同前，但唾痰涎，或用温补化痰之剂，不应。面色黧黑，两尺浮大，按之微细，此因命门火虚，不能生脾土，脾土不能生诸脏而为患也。用八味丸补土之母而痊。一妇产后三日起早，况气血未定，遂感身热目暗如风状，即以清魂散二服，得微汗而愈。

滑伯仁治一产妇恶露不行，脐腹痛，头疼寒热。众皆以为感寒，温以姜、附，益大热，手足搐搦，语谵目撺。诊其脉弦而洪数，面赤目闭，语喃喃不可辨，舌黑如炲，燥无津润，胸腹按之不胜手。盖燥剂搏其血，内热而风生，血蓄而为痛也。曰：此产后热入血室，因而生风。即先为清热降火，治风凉血，两服颇爽；继以琥珀牛黄等稍解人事，后以张从正三和散行血破瘀，三四服恶露大下如初。时产已十日矣，于是诸证悉平。一妇盛暑月中产三日发热，其脉虚疾而大，恶露不行，败血攻心，狂言叫呼奔走，拏捉不住。以干荷叶、生地黄、牡丹皮，浓煎汤调下生蒲黄二钱，一服即定，恶露旋下而安。一妇产后时发昏瞀，身热汗多，眩晕口渴，或时头痛恶心。医用四物凉血之剂，病不减，又用小柴胡，病益甚。石山至诊，得浮洪搏指。汪曰：产后而得是脉，又且汗多而脉不为汗衰，法在不治。所幸者，不喘不泄耳。其脉如是，盖凉药所激也。用人参三钱，黄芪二钱，甘草、当归各七分，白术、门冬各一钱，干姜、陈皮、黄芩各五分煎服，五剂脉敛而病渐安。王佥宪宜人产后，因沐浴发热呕恶，渴欲引冷水瓜果，谵语若狂，饮食不进，体素丰厚，不受补，医用清凉，热增剧。诊得六脉浮大、洪数。汪曰：产后暴损气血，孤阳外浮，内真寒而外假热，宜大补气血。与八珍汤加炮姜八分，热减大半。病患自以素不宜参、芪，不肯再服，过一日复大热如火，复与前剂，潜加参、芪、炮姜，连进二三服，热退身凉而愈。

当归养血丸产后腹痛。当归黄芪汤腰痛。当归补血汤　当归散并见胎自堕半产条。大全人参汤见上自汗。

罗氏犀角饮子　治产后亡津液虚损，时自汗出，发热困倦，唇口干燥。

犀角　麦门冬　白术各半两　柴胡一两　枳壳麸炒　地骨皮　生地黄　甘草炒　当归　人参　茯苓　黄芩　黄芪各七钱

上㕮咀，每服四钱，姜三片，浮麦七十粒，水煎服。

三之一汤　治产后虚劳发热，日久不安。

柴胡　黄芩　人参　半夏　川芎　当归　芍药　熟地黄　甘草各一钱半

作一服，水二盅，姜三片，红枣一枚，煎一盅，无时服。

三分散　治产后日久，虚劳发热。

川芎　当归　芍药　熟地黄　白术　白茯苓　黄芪各一钱　柴胡　人参各一钱半　黄芩　半夏　甘草各半钱

上作一服，水二盅，生姜三片，红枣一枚，煎至一盅，食前服。

加味逍遥散　治产后发热，口干作渴，唇裂生疮。

当归　白芍药　干葛各二钱　生地黄　川芎　黄芩各一钱半　人参九分　麦门冬九分　柴胡一钱　乌梅二个　甘草六分

上剉散，分作二服，用水一盅，煎至七分，空心服。

〔**楼**〕产后发热，多属虚寒，惟干姜加入补药中神效，此丹溪法也。

人参当归汤　治产后去血过多，血虚则阴虚，阴虚则生内热，心胸烦满，呼吸短气，头痛闷乱，晡时转甚，与大病后虚烦相类。方见前产后虚烦。

◎往来寒热

〔**郭**〕产后乍寒乍热者何？答曰：阴阳不和，败血不散，能令乍寒乍热。产后血气虚损，阴阳不和，阴胜则乍寒，阳胜则乍热，阴阳相乘则或寒或热。若因产劳伤脏腑，血弱不得宣越，故令败血不散，入于肺则热，入于脾则寒，医人若误作疟疾治之则谬矣。阴阳不和，宜增损四物汤。败血不散，宜夺命丹。又问：二者何以别之？时有刺痛者，败血也，但寒热无他证者，阴阳不和也。增损四物汤不一，皆随病加减。

〔薛〕产后寒热因气血虚弱或脾胃亏损，乃不足之证。经云：阴虚则发热，阳虚则恶寒。若兼大便不通，尤属气血虚弱，切不可用发表降火。若寸口脉微，名阳气不足，阴气上入于阳中则恶寒，用补中益气汤。尺部脉弱，名阴气不足，阳气下陷于阴中则发热，用六味地黄丸。大抵阴不足，阳往从之，则阳内陷而发热。阳不足，阴往从之，则阴上入而恶寒。此阴阳不归其分，以致寒热交争，故恶寒而发热也，当用八珍汤。若病后四肢发热，或形气倦怠，此元气未复，湿热乘之故耳，宜补中益气汤。若肌热大渴引饮，目赤面红，此血虚发热，用当归补血汤。若认为实则误矣。一产妇恶寒发热，用十全大补加炮姜治之而愈。但饮食不甘，肢体倦怠，用补中益气而安。又饮食后犯怒，恶寒发热，抽搐切牙，难候其脉，视其面色青中隐黄，欲按其腹，以手护之，此肝木侮脾土，饮食停滞而作，用六君加木香，一剂而安。一产妇恶寒发热，余欲用八珍加炮姜治之，其家知医，以为风寒，用小柴胡汤。余曰：寒热不时，乃气血虚也。不信，仍服一剂，汗出不止，谵语不绝，烦热作渴，肢体抽搐。余用十全大补汤二剂益甚，脉洪大，重按如无，仍以前汤加附子四剂稍缓，数剂而安。

吴茭山治一妇人产后去血过多，食后着恼头疼身痛，寒热如疟，左手弦大，微有寒邪，右手弦滑不匀，食饮痰火也。二者因虚而得，宜养正祛邪。遂以茯苓补心汤去地黄加羌活、青皮、葱、枣，二服汗出身凉，其患渐差，然后以八物汤调理半月后全愈。一妇产后恶露未尽，瘀血入络，又感寒邪，身热如疟，即以生料五积散五帖，恶露自下而寒热除。又一妇产后恶露未尽，因起抹身，寒气客于经络，乍寒乍热，脉紧而弦，以葱白散二帖安。一少妇初产四日，冷物伤脾胃，但觉身分不快，呕逆，饮食少思，心腹满闷，时或腹胁刺痛，晨恶寒，晚潮热，夜则恍惚谵语，昼则抽搐，颇类风状，变异多端，诸医莫测，或作虚风，或云血凝实热，用甘温而行血，以寒凉退实热，如此半月不效。汪至，见医满座，亦踞缩，诊其脉弦而紧，遂令按之小腹急痛，知瘀血未尽也。思患者大势恶露已下，未必还有余血，偶因寒凉所伤，瘀血停滞下焦，日久客于经络，所以变生诸证，须得大调经散倍入琥珀化诸恶血成水，其患方愈。遂合前药服之，五日后行恶水斗许，臭不可近，患人觉倦，病势渐减，然后以人参养荣汤数十帖，月余如初。

〔云〕产后往来寒热，四物内加小柴胡汤。

〔《保》〕治日久虚劳，微有寒热，脉沉而数，宜**柴胡四物汤**。

川芎　当归　芍药　熟地黄各一钱半[1]　柴胡八钱　人参　黄芩　甘草　半夏各三钱

上为末，水煎服。

〔云〕产后往来寒热，脉弦者少阳也，**小柴胡加生地黄汤**。

柴胡二两　黄芩五钱　人参三钱　半夏一两半，汤洗　大枣三枚　生地黄　栀子　枳壳麸炒。各五钱

上如前煎服。

增损柴胡汤　治产后虚，发寒热，饮食少，腹胀。

柴胡　人参　甘草　半夏　陈皮　川芎　白芍药各等分为㕮咀

上每服三钱，姜五片，枣二枚，水同煎，食后日二服。

增损四物汤方见本卷腹痛。

评曰：乍寒乍热，荣卫不和，难以轻议。若其败血不散，岂止入脾肺二脏邪。大抵一阴闭一阳即作寒热，阴胜故寒，阳胜故热，只可云败血循经流入，闭诸阴则寒，闭诸阳则热，血气与卫气解则休，遇再会而复作。大调经散、五积散入醋煎佳。

云岐熟地黄散　治产后蓐劳，皆由体虚气力未壮，劳复所起，四肢烦疼，时发寒热，不思饮食。

熟地黄　人参　白芍药　白茯苓　白术　续断各一两　黄芪　桂心　五味子　当归　川芎各七钱半。《大全》方有麦门冬七钱半

---

① 一钱半：《保命集》作“一两半”。

上㕮咀，每服四钱，姜三片，枣一枚，水煎服。一方无桂心、五味、续断，有柴胡、黄芩、半夏各七钱半作散。

黄芪丸　治产后蓐劳，寒热进退，头目眩痛，骨节酸疼，气力羸乏。

黄芪　鳖甲　当归炒。各一两桂心　白芍药　续断　川芎　牛膝　苁蓉　沉香　柏子仁　枳壳各七钱半　五味子　熟地黄各半两，共为细末

上炼蜜和丸，梧子大。每服四、五十丸，食后粥饮下。

大调经散　治产后血虚，恶露未消，气为败浊凝滞，荣卫不调，阴阳相乘，憎寒发热，或自汗，或肿满，皆气血未平之所为也。

大豆一两半，炒去皮　茯神一两　真琥珀一钱

上为细末，浓煎乌豆、紫苏汤调下。

加减乌金散　治产后寒热似疟。

厚朴　柴胡　黄芩　麻黄各二钱　陈皮　当归　川芎　桔梗　茯苓各一钱五分　桂枝　苍术　白芷　枳壳各一钱　羌活　草果　半夏各二钱　甘草九分　白芍药　熟地黄各一钱五分

上剉为散，分作二服，每服用水一盅半，姜三片，葱三茎，煎至一盅，不拘时服。有汗，多当归、川芎、白芍药、熟地黄。有胀，多厚朴、陈皮。有热，多柴胡、黄芩。有寒，多苍术、草果、桂枝。有痰，多半夏、桔梗、茯苓。有头痛，多川芎、白芷、羌活。有泻，去枳壳、甘草不用。如方用有余血块在腹，作潮热疼痛，加三棱、莪术，多用玄胡索、八角茴香。遍身痛，加羌活、独活。寒热往来，加黄芩、柴胡。

《产宝》疗产后恶寒壮热，一夜三五度，发恶语，口中生疮，时时干呕，困乏闷绝。

人参　独活　白鲜皮　葛根　防风　青竹茹　远志各一两半　茯神二两　白蔹二两半　玄参三两　竹沥二升半

上取银一斤，水一斗五升，煮取七升，下诸药重煮，取三升分温三服。忌鱼、酒、湿面等。

知母汤　治产后乍寒乍热，通身温壮，胸心烦闷。

知母三两　芍药　黄芩各二两　桂心　甘草各一两，以上为㕮咀

上水五升，煮取二升半，分三服。一方不用桂心，用生地黄。

◎ 疟

〔楼〕产后疟疾，多由污血挟寒热而作。大法宜柴胡四物汤调之。热多者草果饮子，寒多者生熟饮子。

〔薛〕产后疟疾，因脾胃虚弱，饮食停滞，或因外邪所感，或郁怒伤脾，或暑邪所伏。审系饮食，用六君加桔梗、苍术、藿香。如外邪多而饮食少，用藿香正气散。如外邪少而饮食多，用人参养胃汤。饮食劳役，用补中益气汤。气血虚弱，用十全大补加炮姜。虚寒，用六君加姜、桂。元气脱陷，急加附子。大凡久疟多属元气虚寒，盖气虚则寒，血虚则热，胃虚则恶寒，阴火下流[①]则寒热交作，或吐泻不食，腹痛烦渴，发热谵语，或手足逆冷，寒战如栗。虽见百证，当峻温补[②]，其病自退。若误用清脾、截疟之类，多致不起。一产妇患疟，发热作渴，胸膈胀满，遍身作痛，三日不食，咽酸呕气，此是饮食所伤，脾胃不能消化，用六君加神曲、山楂，四剂而不作酸，乃去神曲、山楂，又数剂而饮食进。其大便不通，至三十五日，计进饮食七十余碗，腹始闷，令用猪胆汁导而通之，其粪且不甚燥。一产妇患疟久不愈，百病蜂起，其脉或洪大，或微细，或弦紧，或沉伏，难以名状。用六君加炮姜，二十余剂，脉证稍得，又用参、术煎膏，佐以归脾汤百余剂而瘥。一产妇朝寒暮热，或不时寒热，久不愈。用六君子、补中益气兼服，百余剂而寻愈。

草果饮子 治妇人产后疟疾，寒热相半者，或多热者宜此。

半夏汤泡 赤茯苓 甘草炙 草果炮去皮 川芎 陈皮 白芷各二钱 青皮去白 良姜 紫苏各二钱半 干葛四钱

上㕮咀，每服三钱，水一大盏，姜三片，枣二个，同煎至七分，去渣，当发日侵早，连进三服，无有不安。

生熟饮子 治产后疟疾多寒者。

肉豆蔻 草果仁 厚朴生去粗皮 半夏 陈皮 甘草 大枣去核 生姜

---

① 阴火下流：《校注妇人良方》作“胃气下陷”。

② 当峻温补：《校注妇人良方》作“但温补脾胃”。

上八味，等分细剉和匀，一半生，一半用湿绵纸裹煨令香熟，去纸，与一半生者和匀，每服秤五钱重，水二盏，煎至七分，食前一服，食后一服。

《补遗》产后疟疾，热多寒少者，清脾汤。寒多热少者，养胃汤。久而不已者，七宝饮截之。方并见杂病疟。

◎ 蓐劳

夫产后蓐劳者，此由生产日浅，血气虚弱，饮食未平复，不满日月，气血虚羸，将养失所，而风冷客之。风冷搏于气血，则不能温于肌肤，使人虚乏劳倦，乍卧乍起，颜容憔悴，食饮不消。风冷邪气而感于肺，肺受微寒，故咳嗽口干，遂觉头昏，百节疼痛。荣卫受于风邪，流注脏腑，须臾频发，时有盗汗，寒热如疟，背膊烦闷，四肢不举，沉重着床。此则蓐劳之候也。又曰：妇人因产理不顺，疲极筋力，忧劳心虑，致令虚羸喘乏，寒热如疟，头痛自汗，肢体倦怠，咳嗽痰逆，腹中绞刺，名曰蓐劳。

〔**薛**〕按前证当扶养正气为主，用六君子汤加当归。若脾肺气虚而咳嗽口干，用补中益气加麦门、五味。若因中气虚而口干头晕，用补中益气加蔓荆子。若肝经血虚而肢体作痛，用四物、参、术。若因肝肾虚弱而自汗盗汗，寒热往来者，用六味丸加五味子。若因脾虚血弱，肚腹作痛，月经不调，用八珍汤倍加白术。若因脾虚血燥，皮肤瘙痒用加味逍遥散。大抵此证，多因脾胃虚弱，饮食减少，以致诸经疲惫而作。当补脾胃，饮食一进，精气生化，诸脏有所倚赖，其病自愈矣。仍参虚烦发热方论主治。

〔**汪**〕一妇产未满月，因怒气血流如水，三日方止，随又劳苦，四肢无力，睡而汗出，日晡潮热，口干，五心如炙。诸医皆用柴、芩、薄荷之类，其热愈炽。诊其脉弦大无力，此蓐劳也。以四物汤一两，入胡黄连、秦艽、青蒿各半钱，数服热退身凉。后以黄连八珍丸，一料而安。

石子汤　疗产后虚羸喘乏，乍寒乍热如疟，四肢疼痛，面色痿黄，名曰蓐劳。

猪石子一双，去脂膜，四破　香豉一方无此，有知母　葱白切　粳

米　当归　芍药各二两

上㕮咀，分两剂，每剂用水三升，煮取一小碗，去渣分三服。《广济》无芍药，有人参。

增损柴胡汤见前往来寒热。

猪腰子粥　治蓐劳发热。

用猪腰子一枚，去白膜，切作柳叶片，以盐酒拌。先用粳米一合，入葱、椒煮粥，盐、醋和，将腰子铺碗底，以热粥盖之，如作盦生状，空心服。

人参鳖甲散　治蓐劳。皆由在产内未满百日，体中虚损，血气尚弱，失于将理，或劳动作伤，致成蓐劳。其状虚羸，乍起乍卧，饮食不消，时有咳嗽，头目昏痛，发歇无常，夜有盗汗，寒热如疟，背膊拘急，沉困在床，服此大效。

人参　桂心　当归　桑寄生　白茯苓　白芍药　桃仁　麦门冬去心　熟地黄　甘草各半两　续断二钱半　牛膝七钱半　鳖甲　黄芪各一两

上为细末，每服先以猪肾一对，去筋膜，以水两大盏，生姜半分，枣三枚，煎至一盏，去猪肾、姜、枣，然后入药末二钱，葱白三寸，乌梅一个，荆芥五穗，煎至七分，去渣，空心晚食前温服，此药神妙。

许仁则疗产后日浅，久坐视听言语多，或运用气力，遂觉项膊肢节皮肉痛，乍寒乍热，此为蓐劳。

猪肾一双，去脂膜四破　当归　芍药　生姜各二两　葱白切　桂心各一两

上水八升，煮肾取六升，下药煮取二升，分温二服。

熟地黄散见前往来寒热。

白茯苓散　治蓐劳，缘生产日浅，久坐多语，运动用力，致头目四肢疼痛，寒热如疟状，宜此。

白茯苓一两　当归　川芎　桂心　白芍药　黄芪　人参各半两　熟干地黄一两

㕮咀，先以水二盏，入猪肾一双，去脂膜切、姜三片、枣三枚　煎一盏，去三物，入药半两，煎七分，去渣食前分温三服。

黄芪丸往来寒热。

胡氏牡丹散 治产后虚羸发热，自汗，欲变蓐劳；或血气所搏，经候不调，或寒热羸瘦。

白芍药 当归 五加皮 地骨皮 人参各半两 没药 桂心各二钱 牡丹皮三钱

上为细末，每服二钱，水酒各半盏，如不饮酒，只用水一盏，开元钱一枚，麻油蘸之，同煎七分，去渣通口服。煎不得搅，吃不得吹。

黄芪煮散 治产后蓐劳，肌肤黄瘦，面无颜色；或憎寒壮热，四肢酸疼，心烦头痛。

鳖甲醋炙 黄芪各一两 桂心 当归炒 桑寄生 白茯苓 白芍药 人参 熟地黄 麦门冬去心 甘草炙。各半两 牛膝七钱半

上为细末，每服用猪石子一对，去脂膜切破，先以水一盏，入姜半分，枣三枚，煎至七分，去石子、姜、枣，却下药五钱，更煎至四分，去渣，空心晚食前温服，二渣并煎。

黄芪建中汤 治产后诸虚不足，发热或恶寒腹痛。

黄芪炒 肉桂各一两 白芍药炒，二两 甘草炒，七钱

每服五钱，姜、枣水煎服，日二三服，虚甚者加附子。

紫河车丸 治蓐劳及产后虚弱大效。猫犬产儿，即食其胞衣，故无产疾。方见虚劳。

◎ 虚羸

《产宝》云：产后虚羸者，皆由产后亏损血气所致，须当慎起居，节饮食，六淫七情，调养百日，庶保无疾。若中年及难产者，毋论日期，必须调养平复，方可涉喧，否则气血复伤，虚羸之证作矣。

〔**薛**〕前证产伤气血者，用八珍汤。饮食伤胃者，用四君子汤。停食伤脾者，用六君子汤。劳伤元气者，用补中益气汤。若嗳气觉有药味者，此药复伤胃也。但用四君子汤徐徐少饮，以调脾胃。若胃气一健，血气自生，诸证自愈矣。

〔**丹**〕产后补虚

人参 白术各一钱 黄芪 归身尾各五分 川芎半两 陈皮三分

上水煎服。如有寒，加干姜三分，茯苓一钱。

《保命》三元汤　治产日久，虚劳而脉浮大者。即小柴胡合四物也。

治产后日久，虚劳针灸不效者，**三合散**。此四君子、四物、小柴胡三方合和是也。

白术　川当归　芍药　黄芪　茯苓　熟地黄各一两　柴胡　人参各一两半　黄芩　半夏　甘草各六钱　川芎一两

上为粗末，每服一两，水一盅半，煎服，日三。

当归羊肉汤　治产后虽无疾者，但觉虚弱，兼心腹痛。

肥羊肉一斤，去脂，水一斗，煮取八升，去肉　当归五两　黄芪四两　生姜六两

上以肉汁煮三味，取二升五合，分为四服。若觉恶露不尽，加桂三两。恶露下多，加芎三两。有寒，加茱萸一两。有气，加细辛二两，有热，加生地黄汁二合。

《保命》治产妇虚劳不能食。十全散，即十全大补汤。

十全大补汤　治诸脏亏损，气血俱虚，恶寒发热；或自汗盗汗，便血吐血；或大便不实，饮食少思；或胸腹作痛，口舌生疮；或耳目不明，牙齿不固。

人参　白术　白茯苓　黄芪　当归　熟地黄酒洗，蒸焙　白芍药炒　川芎各一钱　肉桂　甘草炙。各五分

上姜、枣水煎服。

当归建中汤见前腹痛。

云岐治产后虚损，饮食不下。四物加建中、人参、白术、茯苓主之。

疗产后大虚，心腹急痛，血气上抢心，气息乏，补益方

黄芪　白术　当归　人参　甘草各二两　生姜四两

先以白羊肉三斤去膜，水一斗九升，煮肉取汁五升，下诸药，煮三升，分三服。

冷劳

〔《大》〕夫产则血气劳伤，脏腑虚弱，而风冷客之，冷搏于血

气，血气不能温于肌肤，使人虚乏疲顿，致羸损不平复，若久不平复，风冷入于子脏，则胞脏冷，使人无子。

〔**薛**〕前证若血气虚弱，用八珍汤。血气虚寒，用十全大补汤。胃气虚弱，用补中益气汤。脾气虚弱，用六君子汤。命门火衰，用八味丸。肝脾血虚，用加味逍遥散。肝脾郁怒，用加味归脾汤。

《产宝》疗产后风虚，羸瘦劳弱，不生肌肉

黄芪　当归　芍药　人参各三分　桂心　甘草　川芎　生姜各四分　大枣十二枚

上九味，水七升，煮三升，分温三服。

疗产后虚劳，骨节疼痛，头痛汗不出

当归　人参　生姜各二两　黄芪三两　淡豉三合　猪肾二枚　粳米三合　薤白三合

上水一斗五升，先煮猪肾取六升，下诸药煮取二升，分为三服。

又方　猪肾一双，煮，入葱、豉作臛，如常食之。

◎ 痞闷

〔**郭**〕问产后口干痞闷者何？答：产后荣卫大虚，血气未定，食面太早，胃不能消化，面毒结聚于胃脘，上熏胸中，是以口干燥渴，心下痞闷，医者不识，认为胸膈壅滞，以药下之，万不得一，但服见晛丸则愈。

陈无择评曰：产后口干痞闷，未必只因食面，或产母内积忧烦，外伤燥热，饮食甘肥，使口干痞闷。当随其所因，调之可也。心烦宜四物汤去地黄加人参、乌梅煎。若外伤燥热，看属何经，当随经为治，难以备举。饮食所伤，见晛丸却能作效。

〔**薛**〕前证若宿食停滞，用六君、枳实、神曲。若因肉食所致，更加山楂。若因鱼鲙之类，再加陈皮。其物既消而仍痞，或反作痛作呕，此脾胃受伤，用六君子汤。或咽酸嗳腐，加炮姜。作泻，更加升麻。如不应，佐以四神丸，或间用补中益气汤。一妇人食角黍烦渴，痞闷腹痛，大便欲去不去，服消导之药不应，饮食日减，肌体日瘦，半年矣。余谓此食积为患，用大酒曲炒为末，温酒调服二钱。俄而腹鸣，良久仍下粽而愈。一妇人食鱼鲊，腹痛患痢，诸药不应，用陈皮、白术等分为末，以陈皮汤送下，数剂而愈。

见岘丸

姜黄炒　三棱醋炒　毕澄茄　陈皮去白　良姜　人参　蓬莪茂酒炒。各等分

上为细末，用萝卜捣烂，绞取汁，煮面糊丸如梧子大。每服三十丸，萝卜汤下，白汤亦可。

◎ 腹胀

〔**郭**〕产后腹胀满闷，呕吐不定者何？答曰：败血散于脾胃，脾受之则不能运化精微，而成腹胀。胃受之则不能受纳水谷，而生吐逆。医者不识，若以寻常治胀止吐药治之，病与药不相干，转更伤动正气，疾愈难治，但服抵圣汤则愈。

〔**薛**〕前证若败血伤于脾胃，宜用前方。若饮食停于脾，宜用六君、厚朴。若饮食伤于胃，宜用六君子汤，大凡损其脾者，当节其饮食为善。一产妇患前证，或用抵当汤，败血已下，前证益甚，小腹重坠，似欲去后。余谓此脾气虚而下陷，用补中益气汤加炮姜，温补脾气，重坠如失。又用六君子汤而安。

抵圣汤入生姜半两，焙干水煎。方见胎前腹胀。薛氏云：此方最宜用之。

《局方》平胃散加人参亦可。

◎ 水肿

〔**郭**〕产后四肢浮肿者，败血乘虚停积，循经流入四肢，留淫日深，却还不得，腐坏如水故令面黄，四肢浮肿，医人不识，便作水气治之。凡治水多用导水药，极虚人。夫产后既虚，又以药虚之，是谓重虚，往往多致夭枉。但服小调经散，血行肿消则愈。

陈无择曰：产后浮肿多端，有自怀妊肿至产后不退者，亦有产后失于将理，外感寒暑风湿，内则喜怒忧惊，血与气搏，留滞经络，气分血分不可不辨，要当随所因脉证治之，宜得其情。小调经散治血分固效，但力浅难凭，不若吴茱萸汤、枳术汤、夺魂散、大调经散，皆要药也。

又论曰：夫产后劳伤血气，腠理虚则为风邪所乘，邪搏于气，

不得宣越，故令虚肿、轻浮，是邪搏于气，气肿也。若皮肤如熟李状，则变为水肿，气肿者发汗即愈，水肿者，利小便瘥也。

〔**洁古**〕如产后风寒在表，面目四肢浮肿，宜局方七圣丸，白汤下，日加，以利为度。如浮肿至膝，喘嗽，加木香、槟榔倍之，谓气多也。如浮肿又头痛昏冒，加羌活、川芎，谓风多也。如只浮肿，止七圣丸本方服。

〔**东垣**〕中满分消丸杂病胀满。用四物汤吞之。

〔**丹**〕产后肿，必用大补气血为主，少佐以苍术、茯苓，使水自利。

〔**薛**〕前证若寒水侮土，宜养脾肺。若气虚浮肿，宜益脾胃。若水气浮肿，宜补中气。当参杂证本门主治。一产妇饮食少思，服消导之剂，四肢浮肿。余谓中气不足，朝用补中益气汤，夕用六君子汤而愈。后因怒腹胀，误服沉香化气丸，吐泻不止，饮食不进，小便不利，肚腹四肢浮肿，用金匮加减肾气丸而愈。一产妇泄泻，四肢面目浮肿，喘促恶寒。余谓脾肺虚寒，用六君加姜、桂而泄泻愈，用补中益气而脾胃健。

〔**杜**〕张宣徽侍宠产后半月，忽患浮肿，急召产科医治，经半月不瘥，病势转剧。召杜治之，杜至曰：诸医作何病？张曰：皆云水气浮肿。杜曰：非也，且水气发咳嗽，小便涩是也。今爱宠小便不涩，不作咳嗽，惟手足寒，乃血脏虚，气塞不通，流面生浮肿。遂用益血和气药治之。旬日病去七八，经半月全愈。所用之药，乃《灵苑方》牡丹散也。其方云：治血脏风虚冷，今产科家多用此药，治产后诸病如神，更名损金汤者是也。牡丹散见血晕。一妇产后四肢浮肿，寒热往来，盖因败血流入经络，渗入四肢，气喘咳嗽，胸膈不利，口吐酸水，两胁疼痛，遂用旋覆花汤，微汗渐解；频服小调经，用泽兰梗煎汤调下，肿气渐消。

大调经散　治产后肿满，喘急烦渴，小便不利。方见产后寒热。

小调经散

没药　琥珀　桂心　芍药　当归各一钱　细辛　麝香各半钱

上为细末，每服半钱，姜汁、温酒各少许调停服。

治产后遍身青肿疼痛，及产后血水疾。出《妇人经验方》。

干漆　大麦糵等分

上各为细末，以新瓦罐子中铺一重麦糵，一重干漆，如此填满，用盐泥固济，火煅通赤，放冷，研为散。但是产后诸疾，热酒调下二钱。

经云：产后肌浮，柑皮酒服。橘皮为末，每服二钱，酒调。

白术汤　治心腹坚大如盘，边如旋盘，水饮所作，名曰气分。

枳实一两半　白术三两

上㕮咀，每服四钱，水一盏半，煎至七分，去滓温服。腹中软，即当散也。

〔**丹**〕妇人产后浮肿，小便少，口渴恶寒，无力，脉皆沉，此体虚而有湿热之积，必上焦满闷，宜补中导水行气可也。

白术二两半　陈皮一两　川芎半两　木通六钱　茯苓三钱

上用水煎，下与点丸二十五丸。黄芩为末，粥丸，名与点丸，亦名清金丸。

夺魂散　治产后虚肿喘促，利小便则愈。

生姜三两，取汁　白面三两　大半夏七枚

上以生姜汁搜面裹半夏，为七饼子，煨焦熟为末，水调一盏，小便利为效。

张氏方　治产后血虚，风肿水肿。

泽兰叶　防己等分

上为末，每服二钱，温酒调下。不饮者，醋汤调亦可。

汉防己散　此药虚人戒服。

汉防己　猪苓　枳壳　桑白皮各一两　商陆　甘草各七钱半

上为粗末，每服四钱，水一盏半，姜三片，煎至七分，去滓空心温服。

七圣丸杂病大便不通。

加减吴茱萸汤　治妇人脏气本虚，宿挟风冷，胸膈满痛，腹胁绞刺，呕吐恶心，饮食减少，身面虚浮，恶寒战栗，或泄泻不止，少气羸困，及因生产，脏气暴虚，邪冷内胜，宿疾转增。

吴茱萸一两半　苦梗　干姜　甘草　麦门冬　防风　半夏　细辛　当归　赤茯苓　牡丹皮　桂心各半两

上为粗末，每服四钱，水一盏半，煎至七分，去滓食前热服。

金匮加减肾气丸方见杂病水肿。

加味八物汤 治产后遍身浮肿，气急潮热。

人参 白茯苓 熟地黄 小茴香各三钱 白术 川芎各四钱 当归 白芍药 香附子各五钱 甘草 黄芩 柴胡各一钱

上剉散，分作六七服，每服水一盅半，姜三片，煎至七分，空心热服，尽此药，方服调经丸。若肚痛加延胡索、干漆、枳壳各三钱。若呕吐恶心，加良姜、砂仁各二钱。若手足麻痹，加肉桂一钱半。若咳嗽，加五味子、款冬花、杏仁。

◎ 积聚血瘕，即儿枕，宜参看。

〔**《大》**〕夫积者，阴气也，五脏所生。聚者，阳气也，六腑所成。皆由饮食不节，寒热不调，致五脏之气积，六腑之气聚，积者痛不离其部。聚者其痛无有常处。所以然者，积为阴气，阴性沉伏，故痛不离其部。聚为阳气，阳性浮动，故痛无常处，产后血气伤于脏腑，脏腑虚弱，为风冷所乘，搏于脏腑，与血气相结，故成积聚癥块也。

〔**薛**〕前证乃真气亏损，邪气乘之，况产后得之，尤当固真气为主。若求旦夕之效，而攻其邪，则速其危矣。当参前杂证积聚诸方论治之。一产妇腹中似有一块，或时作痛而转动，按之不痛，面色痿黄，痛则皖白，脉浮而涩，余谓此肝气虚而血弱也，不信，乃用破血行气，痛益甚，转动无常。又认以为血鳖，专用破血驱逐之药，痛攻两胁，肚腹尤甚，益信为鳖确。服下虫等药，去血甚多，形气愈虚，肢节间各结小核，隐于肉里，以为鳖子畏药而走于外。余曰：肝藏血而养诸筋，此因肝血复损，筋涸而挛结耳。盖肢节胸项，皆属肝胆部分，养其脾上，补金水，以滋肝血，则筋白舒。遂用八珍汤、逍遥散、归脾汤加减，调治而愈。一妇月经不调，两拗肿胀，小便涩滞，腹中一块作痛，或上攻胁腹，或下攻小腹，发热晡热，恶寒，肌肤消瘦，饮食无味，殊类瘵证，久而不愈。余谓肝脾血气亏损，用八珍汤、逍遥散、归脾汤，随证互服而愈。

〔**《大》**〕新产后有血与气相搏而痛者，谓之瘕。瘕之言假也，谓其痛浮假无定处也。此由夙有风冷血气，不治，至产血下则少，故致此病也。不急治，则多成积结，妨害月水，轻则痞涩，重则不通也。

〔薛〕前证乃寒邪乘客，气血壅结，此因气病而血病也。当补养胃气，调和月经，宽缓静养为善。《难经》云：任脉之病，男子为七疝，女子为瘕聚。当参前后各论治之。

〔丹〕南山妇人年三十八，于九月二十三日月经行，比前过后十日，得草药以败血海，为下胎之谋，有数滴血下，因此腹痛，在小腹下有块如碗大，不可按，汤熨则痛稍定，大小便抽痛，小便涩，大便略下少赤积垢，食不进，口略渴发热，此胃气为草药所败，加以受伤之血妄行而不得泄，所以为病也。

砂仁　甘草炙　川芎　黄芩各三分　滑石一钱半　牛膝二钱　桃仁七粒

上水、酒煎服。

芍药汤（《保命》）治产后诸积不可攻，宜养阴去热，其病自安。

芍药一斤　黄芩　茯苓各六两

上剉散，每以半两，水煎温服，日三。

〔丹〕产后消血块。

滑石三钱　没药　血竭各二钱

上为细末，醋糊丸。如恶露不下，以五灵脂为细末，面糊丸，白术汤、陈皮汤任下。

又方　消血块。

香附童便浸　桃仁去皮留尖，等分

为末，醋糊丸。

治血瘕作痛，脐下胀满，或月经不行，发热体倦。

当归二两　桂心　芍药　血竭　蒲黄炒。各一两半　延胡索炒，一两

上为末，每服二钱，空心热酒调下。

葛氏方[1]治证同前。桂心为末，每服一钱，空心酒调下。

---

① 葛氏方：《外台秘要》作"崔氏方"。

《产宝》疗血瘕，痛无定处。

童便三升　生地黄汁　生藕汁各一升　生姜汁三升

上先煎前三味，约三分减二，次下姜汁，慢火煎如稀饧，每服取一合，暖酒调下。

《千金》疗血瘕。

先干地黄一两　乌贼鱼骨二两

上为细末，空心温酒调服二钱匕。

四神散　治产后瘀血不消，积聚作块，心腹切痛。

川芎　当归去芦　干姜炮　赤芍药各等分

上为细末，每服二钱，食远用温酒调服。

桂心丸　治产后血气不散，积聚成块，上攻心腹，或成寒热，四肢羸瘦烦疼。

桂心　当归　赤芍药　牡丹皮　没药　槟榔各半两　青皮　干漆炒烟尽。各七钱半　大黄　桃仁去皮尖　三棱煨　玄胡索　鳖甲酥炙　厚朴制。各一两

上为细末，炼蜜和丸梧子大。每服三四十丸，食前用温酒送下。

◎ 霍乱

〔《大》〕产后霍乱，气血俱伤，脏腑虚损，或饮食不消，触冒风冷所致。阴阳不顺，清浊相干，气乱于肠胃之间，真邪相搏，冷热不调，上吐下痢。故曰霍乱也。经云：渴而饮水者，五苓散。寒多不饮水者，理中丸。大段虚冷者，加附子，来复丹亦妙。

〔薛〕一产妇停食霍乱，用藿香正气散之类，已愈。后胸腹膨胀，饮食稍过即呕吐，或作泻。余谓此脾胃俱虚，用六君子汤加木香治之，渐愈。后因饮食失调，兼恚怒，患霍乱，胸腹大痛，手足逆冷，用附子散，又用八味丸，以补土母而康。设泥痛无补法而用辛散，或用平补之剂，必致不起。一产妇吐泻咽酸，面目浮肿，此脾气虚寒。先用六君加炮姜为主，佐以越鞠丸而咽酸愈。又用补中益气加茯苓、半夏而脾胃康。

白术散　治产后霍乱吐利，腹痛烦渴，手足逆冷。

白术　橘红　麦门冬去心　干姜　人参各一两　甘草半两

为粗末，每服四钱，水一盏，生姜五片，煎去渣，温服。

温中散 治产后霍乱，吐泻不止。

人参 白术 当归 草豆蔻仁 干姜各一两 厚朴一两半，制

上为粗末，每服三钱，水煎服。

附子散 疗产后霍乱不止，手足逆冷。

附子炮 白术 当归 吴茱萸洗 桂心 人参 丁香 橘红 甘草各半两

上为细末，每服二钱，粥饮调下，不拘时。

高良姜散 治产后霍乱吐利，腹中疞痛。

良姜 当归 草豆蔻仁

上等分为细末，每服二钱，用粥饮调下。

上二方非真寒不可用。

《局方》参苓白术散，疗产后霍乱吐利，身热带渴者良。方见杂病泄泻。

若吐逆不受汤药，以伏龙肝细末三钱，米汤调下即受。

余详杂病霍乱门。

◎ 呕吐

〔《大》〕夫胃为水谷之海，水谷之精以为血气，荣润脏腑。因产则脏腑伤动，有时而气独盛者，则气乘肠胃，肠胃燥涩，其气则逆，故呕逆不下食也。

〔薛〕前证若因饮食过时，用四君子汤。饮食过多，用六君子汤。饮食过时而兼劳役，用补中益气。若因饮食停滞，用人参养胃汤。脾胃气虚，用六君子汤。胃气虚寒，加炮姜、木香。寒水侮土，用益黄散。肝木侮脾土，用六君、升麻、柴胡。命门火衰不能生土，用八味丸。呕吐泄泻，手足俱冷，或肚腹作痛，乃阳气虚寒，急用附子理中汤，多有生者。一产妇朝吐痰，夜发热，昼夜无寐，或用清痰降火，肌体日瘦，饮食日少，前证愈甚。余曰：早间吐痰，脾气虚也。夜间发热，肝血虚也。昼夜无寐，脾血耗也，遂用六君子汤、加味逍遥散、加味归脾汤，以次调理而痊。

开胃散 治产后胃气不和，呕吐不止，全不纳食，宜服此。

诃子肉一两半　人参一两　甘草半两

上三味为细末，别以半夏半分，生姜一分，薤白二七茎，水一大盏，煎至六分，去渣分为两服。

疗产后呕逆不止。郑知县传。

橘红一两　半夏曲　甘草各半两　藿香三两

上为细末，每服二钱，水一盏半，姜三片，煎至六分，温服，无时。

治产后更无他疾，但多呕逆不能食。

白术一两二钱半　生姜一两半

上细切，酒水各二升，煎取一升，分三服。

产后呕逆不已，四君子汤加陈皮、半夏、藿香、砂仁。

石莲散　治产后咳逆呕吐，心怔目晕。

石莲子去壳，一两半　白茯苓一两　丁香五钱

上为细末，米饮调服三钱，无时。

内热呕吐，服前药不效者，以枇杷叶去毛蜜炙、茅根各五钱，煎浓汤，入芦根汁半盏和匀服。

◎ 吃逆

〔**《大》**〕夫肺主气，五脏六腑俱禀于气，产后则气血伤，脏腑皆损，而风冷搏于气，气则逆上，而又脾虚聚冷，胃中伏寒，因食热物，冷热气相冲击，使气厥而不顺，则吃逆也。脾者主中焦，为三焦之关，五脏之仓廪，贮积水谷，若阴阳气虚，使荣卫气厥逆，则致生斯病也。经云：吃噫者，胃寒所生，服药无效者，灸期门三壮必愈。期门穴乃胃之大络。

〔**薛**〕前证属胃气虚寒之恶候，如用后方未应，急投参附汤，亦有复生者。

参附汤见前自汗。

丁香散　治产后心烦，咳噫不止。

丁香　白豆蔻仁各半两　伏龙肝一两

上为细末，煎桃仁、吴茱萸汤调下一钱，如人行五里再服。

石莲散见呕吐。

《产宝》疗产后吃逆，三日不止，欲死方。

桂心半两　姜汁三合

上同煎取二合，以大火炙手摩背，热时涂药汁尽，妙。

治产后吃逆方　用干柿一枚切碎，以水一盏，煎至六分，热呷之。

又方　古壁镜窠三四个，水一小盏，煎至半小盏，热服。

羌活散（《灵苑》）　治吃逆。

羌活　附子炮　茴香炒。各半两　木香　白姜炮。各二钱半

上五味为末，每服二钱，水一盏，盐一捻，煎十数沸，热服，一服止。

《补遗》治产后吃逆。橘皮汤及大小橘皮汤皆效。

上诸方当审寒热虚实用之，如寒者宜丁香、姜、桂，热者宜干柿、竹茹，实者宜香附、橘皮，虚者宜人参，甚则附子佐之。误施则有噬脐之悔，慎之。

◎ 咳嗽

〔**《大》**〕夫肺者主气，因产后血虚，肺经一感微邪，便成咳嗽，或风、或热、或寒、或湿，皆令人咳嗽也。若产后吃盐太早而咳嗽者，难治。

产后血气不通，咳嗽者何？答曰：产后咳嗽，多因食热面壅滞，或热病，或有气块，发时冲心痛，气急咳嗽，四肢寒热，心闷口干，或时烦躁，睡梦惊悸，气虚肢体无力，宜服《局方》黑神散、五积散加枣煎服。

〔**薛**〕产后咳嗽，或因阴血耗损，或因肺气亏伤，或阴火上炎，或风寒所感。主治之法，若阴血虚者，用芎、归、熟地、参、术。肺气伤者，用四君、芎、归、桔梗。阴火上炎者，六味地黄加参、术。风寒所感者，补中益气加桔梗、紫苏。若瘀血入肺发喘，急用二味参苏饮，多有得生者。若兼口鼻起黑，或鼻出血，急用前饮，亦有得生者。然而所患悉因胃气不足，盖胃为五脏之根本，人身之根蒂，胃气一虚，五脏失所，百病生焉。但患者多谓腠理不密所致，殊不知肺属辛金，生于己土，亦因土虚不能生金，而腠理不密，外

邪所感。其阴火上炎，亦壮土金，生肾水，以制火为善。若迳治其病，则误矣。一产妇咳嗽声重，鼻塞流涕，此风寒所感，用参苏饮一盅，顿愈六七，乃与补中益气加桔梗、茯苓、半夏，一剂而痊。又与六君加黄芪，以实其腠理而安。一产妇咳嗽痰盛，面赤口干，内热晡热，彻作无时。此阴火上炎，当补脾肾，遂用补中益气汤、六味地黄丸而愈。

一产妇咳而腹满不食，涕唾面肿气逆，此病在胃，关于肺，用异功散而愈。

旋覆汤即旋覆花汤，见喘。有汗者去麻黄。

知母饮 治产后恶露上攻，流入于肺经咳嗽，宜服此药。若伤风痰嗽，却以寻常伤风药主治。一名二母散。

知母 贝母 白茯苓 人参各二钱 桃仁 杏仁并生去皮尖。各一钱

上作一服，水二盅，煎至一盅，食后服。

《集验》疗产后感风，伤寒咳嗽，多痰唾黏

甘草 苦梗各一两半 款冬花一两 生麦门冬 生地黄各三两 葱白一握 豉二合 旧方无葱白与豉。

上㕮咀，水二升，煮取八合，去渣，食后分两服。

《经效》疗咳嗽多痰，唾黏气急

前胡 五味子 紫菀 贝母各一两半 桑白皮 茯苓各二两 淡竹叶二十片

上㕮咀，水二升，煎取八合，去渣、食后分两服。

疗产后咳嗽气喘

百部根 苦梗各六分 桑白皮二十分 干百合 赤茯苓各八分

上㕮咀，水二升，煮取七合，去渣食后分两服。

自制噙化丸见前杂病咳嗽。

◎ 喘

〔**楼**〕产后喘极危，多死也。

〔**郭**〕产后喉中气急喘促者何？答曰：荣者血也。卫者气也。荣行脉中，卫行脉外，相随上下，谓之荣卫。因产所下过多，荣血暴竭，卫气无主，独聚肺中，故令喘也。此名孤阳绝阴，为难治。若

恶露不快，败血停凝，上熏于肺，亦令喘急，但服夺命丹，胞衣不下。血去喘自定。

陈无择评曰：产后喘急固可畏，若是败血上熏于肺，犹可责效夺命丹。若感风寒，或因忧怒饮食咸冷等，夺命丹未可均济，况孤阳绝阴乎。若荣血暴绝，宜大料煮芎䓖汤亦可救。伤风寒，宜旋覆花汤。性理郁发，宜小调经散①，用桑白皮、杏仁煎汤调下。伤食，宜服见晛丸、五积散、芎䓖汤②。

〔薛〕前证若脾肺气虚弱，用六君、桔梗。若兼外邪，更加紫苏。若中气虚寒，用补中益气加炮姜、肉桂。若阳气虚脱，更加附子。若瘀血入肺，急用二味参苏饮。一产妇喘促自汗，手足俱冷，常以手护脐腹。此阳气虚脱，用参附汤四剂而愈。浦江吴辉妻，孕时足肿，七月初旬产后二月洗浴，即气喘，但坐不得卧者五个月，恶风得暖稍宽，两关脉动，尺寸皆虚，百药不效。用牡丹皮、桃仁、桂枝、茯苓、干姜、枳实、厚朴、桑白皮、紫苏、五味、瓜蒌仁煎汤服之即宽，二三服得卧，其痰如失。盖作污血感寒治之也。

血竭散　治产后败血冲心，胸满上喘，命在须臾，宜服。

真血竭如无，紫矿代　没药

上等分，研细频节，再研取尽为度。每服二钱，用童便合好酒半大盏，煎一沸温调下。方产下，一服上床，良久再服，其恶血自循经下行，更不冲上，免生百病。

云岐参苏饮　治产后血入于肺，面黑发喘欲死者。

人参一两，为末　苏木二两

上以水两碗，煮取苏木一碗以下，去渣调参末，随时加减服，神效。

旋覆花汤　治产后伤风寒，喘、咳嗽，痰涎壅盛，坐卧不宁。

旋覆花　赤芍药　荆芥穗　半夏曲　前胡　甘草炙　茯苓　五味子　杏仁去皮尖，麸炒　麻黄各等分一方，芍药、茯苓多一倍。

上㕮咀，每服四钱，水一盏半，生姜三片，枣一枚，煎至七分，

① 小调经散：《三因方》作“大调经散”。
② 芎䓖汤：《三因方》无此三字。

去渣食前温服。有汗者，不宜服。

若伤咸冷冻饮料食而喘者，宜见晛丸。见前痞闷。

五味子汤 治产后喘促，脉伏而厥。

五味子杵，炒 人参 杏仁各二钱 麦门冬去心 陈皮各一钱

上姜三片，枣二枚，水煎服。

大补汤 治产后百日外，面青浮肿唇白，气急有汗，乃大虚之证，急宜服此。

当归头 大川芎 大白术 白芍药 白茯苓多 人参多 黄芪多 五味子 熟地黄 干姜上下 甘草少

上㕮散，水煎服。此二帖不退，即加川乌、木香，另磨入服。有泻，加诃子、肉豆蔻、粟壳。

◎ 鼻衄

〔郭〕产后口鼻黑气起及鼻衄者何？答曰：阳明者，经脉之海，起于鼻，交頞中，还出頬口，交人中，左之右，右之左。产后气虚血散，荣卫不理，散乱入于诸经，却还不得，故令口鼻气起及变鼻衄，此缘产后虚热，变生此证，胃绝肺败，不可治。

《经验方》云：急取绯线一条，并产妇顶心发两条，紧扎中指节上即止。无药可治，亦禳厌之一端也。

〔薛〕按胃脉侠口绕承浆，盖鼻准属脾土，鼻孔属肺金。诚胃虚肺损，气脱血死之证，急用二味参苏饮加附子五钱，亦有得生者。

〔汪〕一妇产后，血逆上行，鼻衄口干，心躁舌黑，盖因瘀血上升，遂用益母丸二丸，童便化下，鼻衄渐止，下血渐通。

◎ 血崩

〔陈〕产后血崩者何？答曰：产卧伤耗经脉，未得平复，劳役损动，致血暴崩，淋沥不止。或因酸咸不节，伤蠹荣卫衰弱，亦变崩中。若小腹满痛，肝经已坏为难治，急服固经丸以止之。

陈无择评曰：血崩不是轻病，况产后有此，是谓重伤。恐不止咸酸不节而能致之，多因惊忧恚怒，脏气不平，或产后服断血药早，致恶血不消，郁满作坚，亦成崩中。固经丸自难责效。不若大料煮

芎䓖　汤加芍药，候定，续次随证诸药治之为得。

〔薛〕前证若血滞小腹胀满，用失笑散。血少小腹虚痞，芎䓖　汤。肝火血妄行，加味逍遥散。脾郁不统血，加味归脾汤。脾气虚不摄血，补中益气汤。厚味积热伤血，清胃散加槐花。风热相搏伤血，四君子、防风、枳壳。一产妇血崩，小腹胀痛，用破气行血之剂，其崩如涌，四肢不收，恶寒呕吐，大便频泻。余用六君加炮黑干姜，四剂稍愈，又以十全大补三十余剂而痊。一产妇血崩，因怒其血如涌，仆地口噤目斜，手足抽搐，此肝经血耗生风。余用六味丸料一剂，诸证悉退，但食少晡热，佐以四君、柴胡、牡丹皮而愈。

固经丸

艾叶　赤石脂煅　补骨脂炒　木贼各半两　附子一枚炮

上为末，陈米饭和丸如梧子大。每服二十丸，食前温酒下，米饮亦可。

芎䓖汤加芍药方

芎䓖　当归　芍药各等分

上㕮咀，每服四钱，水一盏半，煎至七分，去渣热服，无时。

熟干地黄散　治产后崩中，头目旋晕，神思昏迷，四肢烦乱，不知人事。

熟干地黄　伏龙肝　黄芪　赤石脂各一两　阿胶　甘草　白术　艾叶炒　川芎　人参各半两　当归七钱半

上㕮咀，每服四钱，水一盏半，姜三片，煎至七分，去渣温服。

白芍药散　治产后崩中下血，淋沥不绝，黄瘦虚损。

白芍药　牡蛎　干姜　熟干地黄　桂心　黄芪　乌贼鱼骨　鹿角胶　龙骨各一两

上为末，每服二钱，食前温酒下。

又方

赤石脂　熟地黄各一两　鹿茸　牡蛎　当归各半两

上为细末，食前以粥饮调下二钱。

阿胶丸　治产后崩中下血不止，虚羸无力。

阿胶　赤石脂各一两半　续断　川芎　当归　甘草　丹参各一两　龙骨　鹿茸酥炙　乌贼鱼骨　鳖甲炙。各二两，共为细末上炼蜜丸如梧桐子大，空心温酒下二、三十丸。

菖蒲酒 治产后崩中下血不止。

菖蒲一两半细剉，以酒二盏，煮取一盏，去渣，分温三服，食前。

瑞莲散 治产后恶血崩漏，状如泉水。

瑞莲百枚，烧存性 棕榈烧存性 当归 桂心各一两 鲤鱼鳞烧 川芎各七钱半 槟榔二枚

上为细末，每服三钱，煨姜酒调下。如未止，更进一服。或非时血崩，无药可治，但进三服即止。

《补遗》治产后血崩

香附子炒赤，二两 莲蓬壳五枚，烧存性

上为末，米饮调下二钱、

产后血崩，素有热者，奇效四物汤良。方见血崩。

◎ 月水不调

〔《大》〕产后月水不调者，由产伤动血气，虚损未复，而风邪冷热之气客于经络，乍冷乍热，冷则血结，热则血消，故令血或多或少，或在月前，或在月后，故名不调也。

〔薛〕前证若过期而作痛者，气血俱虚也，八珍加柴胡、丹皮。不及期而来，血热也，四物、山栀、柴胡。将来而作痛者，血实也，四物加桃仁、红花。过期而来者，血虚也，四物加参、术。紫黑成块者，血热也，四物加炒栀、炒连、丹皮。作痛而色淡者，痰多也，四物合二陈。治当临证制宜。一产妇月经不调，内热燥渴，服寒凉之剂，血更如崩，腹胀寒热，作呕少食。用六君子二十余剂，诸病悉愈，以加味逍遥散调理而安。

琥珀散 治产后经脉不调，四肢烦疼，饮食全少，日渐羸瘦。

琥珀 牛膝 生干地黄 当归各一两 桃仁 赤芍药各半两

上为粗末，每服三钱，水一盏，姜三片，煎至六分，去滓服。

姜黄丸 治产后虚乏不足，胸心短气，腹内紧急，腰背疼痛，月水不调，食少烦渴，四肢无力。

姜黄 当归 熟地黄 牡丹皮 厚朴制 桂心 川芎 续断 桃仁 白术各一两 赤芍药 木香各七钱半 羚羊角屑二钱半

上为细末，炼蜜丸如梧子大。每服三十丸，食前温酒下。

◎ 月水不通

〔《大》〕夫产伤动于血气，其后虚损未复，而为风冷所伤，血之为性，得冷则凝结，故风冷伤于经血，结于胞络之间，故令月水不通也。凡血结月水不通，则成血瘕，水血相并，复遇脾胃衰弱，肌肉虚者，则为水肿也。

妇人冲任之脉，为经络之海，皆起于胞内，而手太阳小肠之经、手少阴心之经，此二经上为乳汁，下为月水，若产后月水不通者，盖新产之后，劳伤气血，或去血过多，乳汁通行，自是不通，若乳子岁半或一岁之内，而月经不行，此是常候，即非病也，何必通之。谚云奶假是也。若半岁而行者，或四五个月便经行者，皆是少壮血盛之人，注受极易，产乳必众，其子失乳，必四肢尪羸，肚大青筋，头大发焦，好啖泥土，病名无辜。若经血有余者，不可以药止之。若产后一二岁，月经不通，而无疾苦，何必服药。或劳伤气血，冲任脉虚，气血衰少而不能行者，但服健脾胃，资气血之药，自然通行。若用牛膝、红花、苏木、干漆、虻虫、水蛭等药以通之，则为害滋大，经水枯竭则无以滋养，其能行乎。初虞世所谓譬犹索万金于乞丐之手，虽捶楚并下，而不可得也。后之学者，更宜详番而疗之。

〔薛〕前证脾胃虚弱，用六君子汤。若兼郁火伤脾，用归脾汤加丹皮、山栀。若怒火伤血，宜用四物合小柴胡。气血俱虚，用八珍、牡丹皮。仍参前论主之。一产妇月经年余不通，内热晡热，服分气丸，经行不止，恶寒作渴，食少倦怠，胸满气壅。朝用加味逍遥散，夕用四君子汤，月许，诸证稍愈。佐以八珍汤，兼服两月而愈。

以上三证，宜于调经门中参看通用。

◎ 泻利

〔郭〕产后腹痛及泻利者何？答曰：产后肠胃虚怯，寒邪易侵。若未满月，饮冷当风，乘虚袭留于肓膜，散于腹胁，故腹痛作阵，或如锥刀所刺，流入大肠，水谷不化，洞泄肠鸣，或下赤白，胠胁膜胀，或痛走不定，急服调中汤立愈。若医者以为积滞取之，祸不旋踵，谨之谨之。

陈无择评曰：产后下痢，非止一证，当随所因而调之。既云饮冷当风，何所不至，寒热风湿，本属外因，喜怒忧思，还从内性，况劳逸饥饱，皆能致病。若其洞泄，可服调中汤。赤白滞下，非此能愈，各随门类，别有正方。

〔薛〕产后泻痢，或因饮食伤损脾土，或脾土虚不能消食，当审而治之。若米食所伤，用六君加谷蘖。若面食所伤，用六君加麦蘖。若肉食所伤，用六君加山楂、神曲。凡兼呕吐，皆加藿香。若兼咽酸或呕吐，用前药送越鞠丸。若肝木来侮脾土，用六君加柴胡、炮姜。若寒水反来侮土，用钱氏益黄散。若久泻，或元气下陷，兼补中益气汤以升发阳气。若泻痢色黄，乃脾土真气，宜加木香、肉果。若脾土虚寒，当用六君子加木香、姜、桂。若脾肾虚寒，用补中益气及四神丸。若属命门火衰，而脾土虚寒，用八味丸以补土母。若小便涩滞，肢体渐肿，或兼喘咳，用金匮肾气丸以补脾肾，利水道。若胃气虚弱而四肢浮肿，治须补胃为主。若久而不愈，或非饮食所伤而致，乃属肾气亏损，盖胞胎主于任而系于肾，况九月、十月，乃肾与膀胱所养，必用四神、六味、八味三药以补肾。若用分利导水之剂，是虚其虚也。一产妇泻痢，发热，作渴，吐痰甚多，肌体消瘦，饮食少思，或胸膈痞满，或小腹胀坠，年余矣。余以为脾胃泻，朝用二神丸，夕用六君子，三月余而痊。一妇产后泄泻，兼呕吐咽酸，面目浮肿，此脾气虚寒。先用六君加炮姜为主，佐以越鞠丸而咽酸愈；又用补中益气加茯苓、半夏，而脾胃康。一产妇泻利年余，形体骨立，内热晡热，自汗盗汗，口舌糜烂，日吐痰三碗许，脉洪大，重按全无，此命门火衰，脾土虚寒而假热，吐痰者，乃脾虚不能统摄归源也。用八味丸补火以生土，用补中益气汤兼补肺金而脾胃健。一产妇腹痛后重，去痢无度，形体倦怠，饮食不进。与死为邻，此脾肾俱虚。用四神丸、十全大补汤而愈。但饮食难化，肢体倦怠，用补中益气汤而康。一妇人五月患痢，日夜无度，小腹坠痛，发热恶寒，用六君子汤送香连丸，二服渐愈。仍以前汤送四神丸四服全愈。至七月终，怠惰嗜卧，四肢不收，体重节痛，口舌干燥，饮食无味，大便不实，小便频数，洒淅恶寒，凄惨不乐，此肺之脾胃俱虚，而阳气寒不伸也。用升阳益胃汤而痊。

汪石山治一妇产后滑泄，勺水粒米弗容，时即泄下。如此半月余，众皆危之，或用五苓散、平胃散，病益甚。汪诊之，脉皆濡缓而弱。曰：此产中劳力以伤其胃也，若用汤药，愈滋胃湿，非所宜也。令以参苓白术散除砂仁，加陈皮、肉豆蔻，煎姜、枣汤调服，旬余而安。

〔**丹**〕治产后泄泻，恶露不行，此余血渗入大肠为泻，洞泄不禁，下青白黑色。用荆芥大者四五穗，于盏内烧灰，不得犯油火，入麝香研，汤三呷调下。此药虽微，能治大病。方名的奇散。

产后泄方

茯苓　川芎　黄芩　白术　干姜　滑石　陈皮　芍药炒各[①]

上水煎服之。

调中汤

高良姜　当归　桂心　芍药　附子炮　川芎各一两　甘草半两

上为粗末，每服三钱匕，水三盏，煎至一盏，去渣热服。

上方惟寒中洞泄者宜之。其肠胃有热者，当服黄连而愈，如如金丸、香连丸之类。若戊己丸、固肠丸、四神丸、五味子丸之类，皆产后大便不实必用之药，已详载杂病及前泄泻门中，兹不赘引。

◎ 赤白痢

〔**《大》**〕产后痢疾者，由产劳伤，脏腑不足，日月未满，虚乏未复，或劳动太早，或误食生冷，若行起太早，则外伤风冷，乘虚入于肠胃，若误食生冷难化之物，伤于脾胃，皆令洞泄水泻，甚者变为痢也。若血渗入大肠则为血痢，难治，世谓之产子痢也。得冷则白，或如鱼脑，得热则赤黄，或为骤血。若冷热相搏，则下痢赤白，或脓血相杂。若下痢青色，则极冷也。若饮食不进，便利无常，日夜无度。产后本虚，更加久痢不止，无力瘦乏，愈见羸弱，谓之虚羸下痢。又有产后气宇不顺，而下痢赤白，谓之气痢。治之之法，

---

① 各：此字下，疑有脱文。

热则凉之，冷则温之，冷热相搏则调之，滑者涩之，虚羸者补之，水谷不分者当利小便。若产妇性情执着，不能宽解，须当顺其气，未有不安者也。

〔**薛**〕前证白属气分，而赤属血分也。其论详见泻利。一产妇食鸡子，腹中作痛，面色青黄，服平胃、二陈，更下痢腹胀。用流气饮子，又小腹一块不时上攻，饮食愈少。此脾胃虚寒，肝木克侮所致。用补中益气加木香、吴茱渐愈。又用八珍大补，兼服调理寻愈。一妇产后痢未至月满，因食冷物及酒，冷热与血攻击，滞下纯血，缠坠极痛，其脉大无力，口干，用黄芩芍药汤三服而安。

〔**熊**〕治产后赤白痢证　用四君子汤加黄芪、粟壳神效。

〔**云**〕**救急散**　治产后赤白痢，腹中绞痛。

芍药　阿胶　艾叶　熟地黄各一两　甘草　当归各三两

上㕮咀，水煎分二服，空心饮。

〔**《大》**〕当归芍药散　治妊娠腹中绞痛，心下急痛，及疗产后血晕，崩中久痢。方见血崩。

疗妊娠血痢　用阿胶二两，以酒一升半，煮一升，顿服。

产后诸痢　煮薤白食之。又方，羊肾脂炒薤白，空心食之，甚佳。

〔**经**〕治产后、胎前痢疾　败龟甲一枚，米醋炙研为末，醋汤调下。丹溪云：龟甲大补阴，治劳倦。

〔**丹**〕妇人患堕胎后膈满食少，痢不止，脉虚，左手尤甚。

滑石　白芍药炒　苍术各五钱　白术二钱五分　诃子二钱，煨　干姜四钱　茯苓一钱

上为细末，调下保和丸四五十粒。

〔**云**〕产后血痢，脐腹疼痛　四物汤加槐花、黄连、御米壳等药。

黄连丸　治产后赤白痢，腹中搅痛不可忍。

黄连四两　阿胶　蒲黄　栀子仁各一两　当归二两半　黄芩　黄柏各二两

上为末，炼蜜丸如桐子大。每服六七十丸，米饮吞下，日三夜一。

〔**仲**〕产后下痢虚极，**白头翁加甘草阿胶汤**主之。《脉经》作热痢重下，新产虚极者。

白头翁 阿胶各二两 黄连 黄柏 秦皮各三两 甘草二两

上以水七升，煮取二升半，纳胶令消尽，温分三服。

妇人临产痢疾。山栀不拘多少，烧灰为细末，空心温熟水调下一钱，甚者不过五服。

产后血痢，小便不通，脐腹疼痛。

用生马齿苋捣汁二大合，煎一沸，下蜜一合调，顿服。

〔**梅**〕治产后血泄不禁，余血作痛兼块。

桂心、干姜等分为末，空心酒调服方寸匕。

〔**《大》**〕疗产后痢，日五十行者，取木里蛀虫粪屑炒黄，急以水沃之，令稠稀得所，服之即瘥。

〔**圣**〕治产后诸痢方。取苍耳叶捣汁、半盏，日三四，温服。

渴

产后下痢作渴者，水谷之精，化为血气津液，以养脏腑，脏腑虚燥，故痢而渴。若引饮则难止，反溢水气，脾胃既虚，不能克水，水自流溢，浸渍皮肤，则令人肿。但止其渴，痢则自瘥。

〔**薛**〕前证若渴而不喜冷饮，属胃气虚，不能生津液，宜用七味白术散。夜间发热口渴，属肾水弱而不能润，宜用六味丸，并佐以益气汤，以滋化源。一产妇泻痢，发热作渴，吐痰，肌体消瘦，饮食少思，或胸膈痞闷，或小腹胀坠，年余矣。余以为脾肾之泻，朝用二神丸，夕用六君子，三月余而痊。一产妇患前证，形体倦怠，饮食不进，与死为邻，此脾胃俱虚也。用四神丸、十全大补汤而愈。

《必效》疗产后痢而渴饮无度数。

麦门冬三两 乌梅二十个

细剉，水一升，煮取七合，细呷。

《经效》疗产后久痢，津液涸，渴不止。

龙骨十二分 厚朴 茯苓 黄芪 麦门冬 人参各八分 生姜六分 大枣十四个，并细剉上以水一大升，煮取七合，空心分两服。

疗产后痢，日久津液枯竭，四肢浮肿，口干舌燥。《古今录验》

冬瓜一枚　黄泥糊浓五寸，煨烂熟，去皮，绞汁服之瘥。

《补遗》人参白术散，治产后痢，津液竭，渴不止。方见胎前霍乱。

◎ 大便秘涩

〔**郭**〕产后大便秘涩者何？答曰：产卧水血俱下，肠胃虚竭，津液不足，是以大便秘涩不通也。若过五六日，腹中闷胀者，此乃燥屎在脏腑，以其干涩未能出耳。宜服麻仁丸以津润之。若误以为有热，投之寒药，则阳消阴长，变证百出，性命危矣。

〔**薛**〕产后大便不通，因去血过多，大肠干涸，或血虚火燥干涸，不可计其日期，饮食数多，用药通之、润之，必待腹满觉胀，自欲去而不能者，乃结在直肠，宜用猪胆汁润之。若服苦参药润通[①]，反伤中焦元气，或愈加难通，或通而泻不能止，必成败证。若属血虚火燥，用加味逍遥散。气血俱虚，八珍汤。慎不可用麻子、杏仁、枳壳之类。一产妇大便不通七日矣，饮食如常，腹中如故。余曰：饮食所入，虽倍常数，腹不满胀，用八珍加桃仁、杏仁。至二十一日，腹满欲去，用猪胆汁润之，先去干粪五七块，后皆常粪而安。一产妇大便八日不通，用通利之药，中脘作痛，饮食甚少，或云通则不痛，痛则不通。乃用蜜导之，大便不禁，吃逆不食。余曰：此脾肾复伤，用六君加吴茱、肉果，骨脂、五味数剂，喜其年壮而愈。不然，多致不起。一产妇大便秘结，小腹胀痛，用大黄等药，致吐泻不食，腹痛胸痞。余用六君子加木香、炮姜，治之而愈。一妇人大便秘涩，诸药不应，苦不可言，令饮人乳而愈。

麻仁丸

麻仁研如泥　枳壳　人参各一两　大黄半两

上为末，炼蜜丸如梧桐子大。空心温酒下二十丸，未通渐加丸数，不可太过。

评曰：产后不得利，利者百无一生。去血过多，脏燥大便秘涩，

① 苦参药润通：《校注妇人良方》作“苦寒疏通”。

则固当滑之，大黄似难轻用，唯葱涎调腊茶为丸，复以腊茶下之必通。予常用《局方》四物汤，以生地黄易熟地黄，加青皮去白煎服，甚效。

〔**《本事》**〕妇人产后有三种疾，郁冒则多汗，汗多则大便秘，故难于用药，唯麻子、苏子粥最为稳当。用紫苏子、大麻子二味，各半合，洗净研极细，用水再研取汁，一盏，分二次煮粥啜下。此粥不唯产后可服，大抵老人诸虚风秘，皆宜服之。当有一人母年八十四，忽尔腹满头疼，恶心不食，召医数人，议皆用补脾进食，治风清利头目等药，数日虽愈，全不入食，其家忧惶。余辨说前药皆误矣，此证正是老人风秘，脏腑壅滞，聚于胸中则腹胀恶心，不思饮食，又上至于颠则头痛，神不清也。若脏腑流畅，诸疾悉去矣。予令作此粥，两啜而气泄，先下结粪如胡椒者十余枚，后渐得通利，不用药而自愈矣。

〔**丹**〕产后秘结不通，膨满者，气急坐卧俱难，用大麦蘖炒黄为末，酒下一合，神效。出《兵部手集》。

◎ 大小便不通

〔**《大》**〕产后大小便不通者，肠胃本挟于热，因产血水俱下，津液燥竭，肠胃痞涩，热气结于肠胃，故令大小便不通也。

〔**薛**〕尝治一产妇大小便不通，诸药不应，将危矣。令饮牛乳，一日稍通，三日而痊。人乳尤善。

桃花散　治膀胱气滞血涩，大小便秘。

桃仁　葵子　滑石　槟榔各等分

上为细末，每服二钱，空心葱白汤调下。

疗产后大小便不利，下血。

车前子　黄芩　蒲黄　牡蛎　生地黄　芍药各一两五钱

上为细末，空心米饮服方寸匕。忌面、蒜。

通气散，治产后大小便不通。亦可用封脐法。见前杂证大便不通。

〔**心**〕治妇人产后，忽小腹胀如蛊，大小便不通。气海、三里、关元、三阴交、阴谷主之。

◎ 遗尿

〔薛〕产后遗尿，若脾肾虚弱，用还少丹，仍以补中益气汤为主。虚寒加肉豆蔻、补骨脂，或四神丸。若脾肾虚寒，用八味丸兼四神丸，仍佐以前二方。

按：产后遗尿，乃肾气不固，宜五味子丸主之。杂病泄泻。

一产妇大便不实，饮食少思，或侵晨遗尿，此中气虚寒，脾肾不足，用补中益气送四神丸而痊。一产妇小便出粪，名大小肠交。乃气血俱虚，失行常道，先用六君子汤二剂，又用五苓散二剂而痊。寻常肠交，亦可用。

《广济》疗产后遗粪方。

取故燕窠中草，烧为末，以酒调下半盏。亦治男子。

《集验方》疗产后遗粪。亦治男子。

矾石枯　牡蛎煅，各等分

上为末，酒服方寸匕，日三服。

《补遗》疗产后遗粪不知出时方。

白蔹　芍药各等分，为末酒服方寸匕。

《补遗》治产后遗粪不知觉，可服固肠丸。方见前杂症泄泻条。

华佗云：病患卧，遗尿不觉者死。

◎ 淋闷

〔《大》〕产后诸淋，因产有热气客于脬中，内虚则起数，热则小便涩痛，故谓之淋。又有因产损气虚则挟热，热则搏于血，即流渗于胞中，故血随小便出而为血淋。淋者，淋沥之谓也。《三因》论曰：治诸产前后淋秘，其法不同，产前当安胎，产后当去血。如其冷、热、膏、石、气淋等，为治则一，但量其虚实而用之。瞿麦、蒲黄，最是产后要药，唯当寻究其所因，则不失机要矣。

〔薛〕按前证若膀胱虚热，用六味丸。若阴虚而阳无以化，用滋阴肾气丸。盖土生金，金生水，当滋化源也。一产妇小水淋沥，或时自出，用分利降火之剂，二年不愈。余以为脾肾之气虚，用补中益气汤、六味地黄丸而痊。

茅根汤 治产后诸淋，无问冷、热、膏、石、气结，悉主之。

白茅根八两 瞿麦穗 白茯苓各四两 葵子 人参各二两 蒲黄 桃胶 滑石贝十枚，煅 石首鱼头中石二十枚，烧

上剉散，每服四大钱，水一盏半，姜三片，灯心二十茎，煎至七分，去滓温服。亦可为末，木通煎汤调下二钱。如气壅闭，木通、橘皮煎汤调下。

滑石散（《千金》） 疗产后淋。

滑石一两二钱半，研 通草 车前子 葵子各一两

上为末，以浆水调服方寸匕至二匕为妙。

张不愚疗产后小便不通淋闭方。

陈皮一两，去白为末 空心温酒调下二钱，一服便通。

疗卒不得小便方。

杏仁十四枚，去皮尖

上炒为末，和饮顿服，通。

疗产后淋，小便痛及血淋。

白茅根五两 瞿麦 车前子各二两 鲤鱼齿一百枚，为末 通草三两 冬葵子二合

上水二升，煮取一升，入鱼齿末，空心服。

治产后小便不通，腹胀如鼓，闷乱不醒，盖缘未产之前，内积冷气，遂致产时尿胞运动不顺。用盐于产脐中填可与脐平，却用葱白剥去粗皮十余根，作一缚，切作一指厚，安盐上，用大艾炷满葱饼子大小，以火灸之，觉热气直入腹内，即时便通，神验不可具述。出《产乳集》。

◎ 小便数

〔**《大》**〕夫产后小便数者，乃气虚不能制故也。

〔**薛**〕前证若因稳婆不慎，以致胞损而小便淋沥者。用八珍汤以补气血。若因膀胱气虚而小便频数，当补脾肺。若膀胱阴虚而小便淋沥，须补肺肾。一产妇小便频数，时复寒战，乃属脾肺虚弱。用补中益气汤加山茱、山药为主，佐以桑螵蛸散而愈。后患发热晡热，盗汗自汗，月水不调，用加味逍遥散而安。一产妇患前证，吐痰发

热，日晡作渴，此膀胱阴虚。用补中益气汤，以六味丸而愈。又患痢后小便频数，手足俱冷，属阳气虚寒，用前汤及八味丸而瘳。

桑螵蛸散（《千金》） 治产后小便数及遗尿。

桑螵蛸三十枚，煨　鹿茸酥炙　黄芪各三两　牡蛎煨　人参　厚朴　赤石脂各二两

上为末，空心粥饮调下二钱。《外台》无厚朴、石脂，有甘草、生姜。

瓜蒌汤（《集验》） 疗产后小便数兼渴。

桑螵蛸　甘草并炙　黄连　生姜各二两　栝楼根三两　人参三两　大枣五十枚

上细切，用水七升，煮二升半，分三服。忌猪肉、冷水。

《补遗》疗产后小便数，或遗尿。益智仁为末，米饮调服。

◎ 小便不禁

〔**陈**〕妇人产蓐产理不顺，致伤膀胱，遗尿无时。

〔**丹**〕尝见收生者不谨，损破产妇尿脬，致病淋沥，遂成废疾。一日有徐妇年壮难产得此，因思肌肉破伤在外者，宜可补完，胞虽在腹，恐亦可治。遂诊其脉虚甚，予曰：难产之由，多是气虚，产后血气尤虚，试与峻补。因以参、芪为君，芎、归为臣，桃仁、陈皮、黄芪①、茯苓为佐，煎以猪、羊胞中汤，极饥时饮之。但剂小率用一两，至一月而安。盖令气血骤长，其胞自完，恐稍缓亦难成功矣。

〔**乔町**〕妇人产后尿不禁，面微浮，略发热于午后，此膀胱为坐婆所伤。

黄芪　归身尾　芍药各一钱半　白术一钱　人参　陈皮各五分　甘草炙，少许

上水煎，热服之。

〔**薛**〕前证若脾肺阳虚，用补中益气汤。若肝肾阴虚，用六味地黄丸。若肝肾之气虚寒，用八味地黄丸。一产妇小便不禁，二年不愈，面色或青赤、或黄白，此肝脾气虚血热，用加味逍遥散为主，

---

① 黄芪：疑为衍文。

渐愈，佐以六味地黄丸而痊。后因怒，小便自遗，大便不实，左目顿紧，面色顿赤，仍用前散，佐以六君子汤，以清肝火，生肝血，培脾土而痊。

《广济》疗产后小便不禁

鸡尾毛烧存性，酒调下一匕，日三服。

《千金》治产后遗尿不知出

白薇　芍药各等分

为末，酒服方寸匕，日三。

又方

桑螵蛸半两，炒　龙骨一两

上为末，食前粥饮调下二钱。

固脬散　治妇人临产时伤手脬破，小便不禁。

黄丝绢自然黄者，染黄者不用。三尺，以炭灰汁煮极烂，以清水洗去灰，令净，入黄蜡半两，蜜一两，白茅根二钱，马屁勃末二钱

上用水二升，再煎至一盏，空心顿服。服时饮气服之，不得作声，如作声无效。

《补遗》补脬饮　治产后伤动脬破，终日不小便，但淋湿不干。

生丝绢黄色者，一尺白牡丹根皮木　白及各一钱

用水一碗，煎至绢烂如饧服之，勿作声，作声无效。

鸡内金散　治产后溺床失禁。

以鸡胜胵一具，并肠，洗、烧为末，酒调服方寸匕。

◎ 小便出血

〔《大》〕产后小便出血者，因血气虚而热乘之，血得热则流散，渗于胞内，故血随小便出。

〔薛〕一产妇尿血，面黄，胁胀少食，此肝木乘脾土也。用加味逍遥、补中益气兼服而愈。后为怀抱不乐，食少体倦，惊悸无寐，血仍作，用加味归脾汤二十余剂，将愈。惑于众论，服犀角地黄汤，诸证复作，仍服前汤而愈。

治小便利血方。

乱发汤洗垢腻净

上烧研为末，米饮调服方寸匕。

又方　用滑石研　发灰等分每服一钱，地黄汁调下。

崔氏方　疗产后血渗入大小肠。

蜜一大合　车前草捣汁，一升

上相和煎沸，分两服。

《补遗》方　治产后小便出血。

川牛膝去芦　水煎服。

又方

生地黄汁半升　生姜自然汁半合

上相和服之。

◎ 大便下血

〔**薛**〕产后便血，或饮食起居，或六淫七情，以致元气亏损，阳络外伤。治法：若因膏粱积热，用加味清胃散。若因醇酒湿毒，葛花解酲汤。若因怒动肝火，六君加芍药、柴胡、芎、归。若因郁结伤脾，加味归脾汤。若因思虑伤心，妙香散。若因大肠风热，四物加侧柏、荆、防、枳壳、槐花。若因大肠血热，四物加芩、连。若因肠胃虚弱，六君加升麻、柴胡。若因肠胃虚寒，六君加肉蔻、木香。若因元气下陷，补中益气加茯苓、半夏。若因气虚，用六君、升麻。若因血虚，用四物。气血俱虚，用八珍，俱加柴胡、升麻。大凡病久或元气虚弱，见病百端，皆因脾胃亏损，内真寒而外假热，但用六君子或补中益气加炮姜，温补脾气，诸证悉退。若四肢畏冷，属阳气虚寒，急加附子。病因多端，当临证制宜，庶无误矣。一产妇粪后下血，诸药不应，饮食少思，肢体倦怠，此中气虚弱，用补中益气加吴茱、炒黄连五分，四剂顿止。但怔忡、少寐，盗汗未止，用归脾汤治之而痊。一妇人但怒便血，寒热口苦，或胸胁胀痛，或小腹痞闷，此木乘土。用六君加山栀、柴胡而愈。又用补中益气、加味逍遥二药而不复作。一妇人久下血，在粪前，属脾胃虚寒，元气下陷。用补中益气汤加连、炒吴茱一钱，数剂稍缓。乃加生吴茱五分，数剂而愈。一妇人产后便血，口干饮汤，胸胁膨满，小腹闷坠，内热晡热，饮食不甘，体倦面黄，日晡则赤，洒淅恶寒，此脾肺气虚。先用六君加炮姜、木香，诸证渐愈。用补中益气，将愈。用归脾汤全愈。后饮食失节，劳役兼怒气，发热血崩，夜间热甚，谵语不绝，此热入血室。用加味小柴胡二剂而热退，用补中益气而血止，用逍遥散、归脾汤调理而康。

◎ 阴脱产门不闭

〔**《三因》**〕妇人趣产，劳力努咽太过，致阴下脱，若脱肛状，及阴下挺出，逼迫肿痛，举重房劳，皆能发作，清水续续，小便淋露。

硫黄散 治产后劳伤阴脱。

硫黄 乌贼鱼骨各半两 五味子二钱半

上为末，掺患处。

桃仁膏 治产后阴肿妨闷。

桃仁去皮尖 枯矾 五倍子各等分

上以下二味为末，研桃仁为膏。拌匀傅之。

硫黄汤 治产劳，玉门开而不闭。

硫黄四两 吴茱萸 菟丝子各一两半 蛇床子二两

上每服四钱，水一碗，煎数沸，滤渣，洗玉门，日再洗。

熨法

单炒蛇床子，乘热布裹熨患处。亦治产后阴痛。

当归散 治阴下脱。

当归 黄芩各二两 芍药一两钱半 猬皮烧存性，半两 牡蛎煅，二两半

为末，每服二钱，温酒米汤任意调下。忌登高举重。

〔**丹溪**〕一妇人三十余岁，生女二日后，产户一物如手帕，下有帕尖，约重一斤。予思之，此因胎前劳乏，伤气，成肝痿所致，却喜血不甚虚，其时岁暮天寒，恐冷干坏了，急与炙黄芪半钱，人参一钱，白术五分，当归一钱半，升麻五分，三帖，连服之即收上，得汗通身乃安。但下裔沾席处干者落一片，约五六两重，盖脂膜也。食进得眠，诊其脉皆涩，左略弦，视其形却实。与白术、芍药各钱半，陈皮一钱，生姜一片，煎二三帖以养之。一妇人产子后，阴户中下一物如合钵状，有二歧。其夫来求治，予思之，此子宫也，必气血弱而下坠。遂用升麻、当归、黄芪，大料二帖与之，半日后，

其夫复来曰，服二次后觉响一声，视之已收阴户讫，但因经宿干着席上，破一片如掌心大在席，某妻在家哭泣，恐伤破不可复生。予思之，此非肠胃，乃胎膏也。肌肉破，尚可复完，若气血充盛，必可生满。遂用四物汤加人参，与一百帖，三年后复有子。治子宫下，用黄芪一钱半，人参一钱，当归七分，升麻三分，甘草二分，作一帖，水一盅，煎至五分，去渣食前服。却用五倍子末泡汤洗。又用末傅之，如此数次，宜多服药，永不下。

〔**薛**〕玉门不闭，气血虚弱也，用十全大补汤。肿胀焮痛，肝经虚热也，加味逍遥散。若因忧怒，肝脾气血伤也，加味归脾汤。若因暴怒，肝火血伤也，龙胆泻肝汤。一产妇玉门不闭，发热恶寒，用十全大补加五味子，数剂而寒热退。用补中益气加五味子，数剂而玉门闭。一妇人脾胃素弱，兼有肝火，产后玉门肿痛，寒热作渴，呕吐不食，外敷大黄等药，内用驱利之剂，肿及于臀，诸证蜂起，此真气虚而邪气盛也。先用六君子以固肠胃，次用补中益气以升阳气，不数剂而全愈。一产妇患此失治，肿溃不已，形体消瘦，饮食少思，朝寒暮热，自汗盗汗，半年矣。用补中益气汤加茯苓、半夏，脓水渐少，饮食渐进。又用归脾汤共五十余剂而愈。一产妇玉门不闭，小便淋沥，腹内一块，攻走胁下，或胀或痛，用加味逍遥散加车前子而愈。一妇人子宫肿大，二日方入，损落一片，殊类猪肝，面黄体倦，饮食无味，内热晡热，自汗盗汗，用十全大补汤二十余剂，诸证悉愈，仍复生育。

治产后阴肿下脱内出，玉门不闭

石灰一升，炒极热　汤二升，投灰中，适温冷，澄清坐水中以浸玉门，斯须平复如故。

又方，以铁精粉上推内之。又灸脐下横纹五七壮。

一法，用铁精、羊脂二味，搅令稠，布裹炙热熨，推内之。铁精是锻铁炉中飞出如尘，紫色而轻虚，可以莹磨器皿者。

〔**《子母》**〕疗产后阴下脱，烧兔头末傅之。

《补遗》治产后生肠不收。用枳壳煎汤，浸良久即入。又方，五倍子、白矾煎汤浸亦良。又方，酸筜草俗名老鸦酸煎汤，用草坐不开孔，才熏收一半，稍温下手洗，并收入而安。

又方，子宫脱出，以温水洗软，却用雄鼠粪烧烟熏入。又法，蓖麻子十四粒，去壳捣烂涂顶心，如入即洗去。

〔东〕妇人胞胎门落颓不收，常湿。神关　玉泉五十壮　身交脐下指缝中，灸五十壮，三报。又法　玉泉傍开三寸灸随年壮，三报　女人阴门冷肿。皈来三十壮

〔甲〕妇人阴挺出，四肢淫泺，身闷。少海主之。一作照海。

阴中肉线

一妇产后水道中出肉线一条，长三四尺，动之则痛欲绝。先服失笑散数次，以带皮姜三斤，研烂入清油二斤，煎油干为度，用绢兜起肉线，屈曲于水道边，以前姜熏之，冷则熨之。一日夜缩其大半，二日即尽入。再服失笑散、芎归汤调理之。如肉线断则不可治矣。

◎ 阴蚀

〔《大》〕凡妇人少阴脉数而滑者，阴中必生疮，名曰䘌疮。或痛或痒，如虫行状，淋露脓汁，阴蚀几尽者。此皆由心神烦郁，胃气虚弱，致气血留滞。故经云：诸痛痒疮，皆属于心。又云：阳明主肌肉，痛痒皆属于心。治之当补心养胃，外以熏洗坐导药治之乃可。

〔薛〕前证乃肝脾郁结之证，木旺生虫耳。宜解郁清肝。备见前杂证阴中生疮类。一产妇素有肝火，患此内溃痒痛，食少热渴，小水淋沥，用加味逍遥散、加味归脾汤兼服，间以芦荟丸，外以鹤虱草煎洗而愈。

《千金方》　蒲黄三升　水银一两　二味研匀以粉上。

又方　肥猪肉十斤，水一硕，煮水浸，冷即易，不过三两度。

洗拓汤方

甘草　干漆各一两　黄芩　干地黄　当归　芍药各二两　龟甲五两

上细切，以水七升，煮耗一半，以绵帛内汤中，以搨疮处，良久即易，日二度。每拓汤，可人行十里许，即裛干，捻取甘湿散薄傅疮上使遍，可经半日，又以汤拓，拓讫如前傅药。

余家婢遇此疾，医疗不差，蚀处作两疮，深半寸，余因检得此

方，仍以自处蚺蛇胆散，不经七日，疮乃平复，甚效。凡治数十人应手而瘥，请广布之。

甘湿散又名蚺蛇胆散　疗疳虫阴蚀。

蚺蛇胆真者　青木香　石硫黄　铁精　麝香各四分。临时分之多少入。缘麝香辟蛇毒，若先以相和，蛇胆即无力也。旧用五月五日蛤蟆。

上六味，各等分为末，更细研。有患取如三棋子，和井花水日再服讫，先令便利了，即以后方桃枝熏下部讫，然后取药如棋子，安竹管里吹入下部中。亦用再度老少量减。其熏法，每日一度，不用再为之良。

疗疳虫蚀下部及五脏方。取桃东南枝三七枚，轻捶头使散；以绵缠之。又捣石硫黄为末，将此绵缠桃枝捻转之，令末少厚，又截一短竹筒先内下部中，以所捻药桃枝熟燃熏之。

文仲疗阴蚀欲尽者方。以蛤蟆、兔屎等分为末，傅之良。

狼牙汤（《古今录验》）疗妇人阴蚀，其中烂伤，脓水淋漓臭秽。

狼牙三两

上㕮咀，以水四升，煮取半升，去滓，内苦酒如鸡子中黄大，沸汤一杯消尽，夜适寒温，以绵缠箸头大如茧，濡汤以沥疮中，日四五度即瘥。

《补遗》治产后阴户生疮。

青黛　黄丹　水粉　五倍子等分为末

用卖肉铺上拭肉巾，烧为末，和前药。先以荆芥、薄荷、柏叶煎汤，洗净后掺药。如疮干，可用油调末涂之。

又方　平胃散加贯众末，每二钱，熟煮猪肝拌药，内阴户中。

◎ 乳少

〔《大》〕凡妇人乳汁或行或不行者，皆由气血虚弱，经络不调所致也。乳汁勿令投于地，虫蚁食之，令乳无汁。若乳盈溢，可泼东壁上佳。或有产后必有乳，若乳虽胀而产后臖[①]者，此年少之人，初经产乳，有风热耳。须服清利之药则乳行。若累经产而无乳者，亡

---

① 臖（xìng 性）：肿痛。

津液故也。须服滋溢之药以动之。若虽有乳，却又不甚多者，须服通经之药以动之，仍以羹臛引之。盖妇人之乳资于冲脉，与胃经通故也。有屡经产而乳汁常多者，亦妇人血气不衰使然也。大抵妇人素有疾在冲任经者，乳汁少而其色带黄，所生之子怯弱而多疾。

〔《三因》〕产妇有二种乳脉不行，有气血盛而壅闭不行者，有血少气弱涩而不行者。虚当补之，盛当疏之。盛者当用通草、漏芦、土瓜根辈；虚者当用炼成钟乳粉、猪蹄、鲫鱼之属。概可见矣。

〔薛〕前证若气血虚弱而不能化生，宜壮脾胃。怒动肝胆而乳肿汁出，宜清肝火。夫乳汁乃气血所化，在上为乳，在下为经。若屡产无乳，或大便涩滞，当滋化源。

漏芦散 疗乳妇气脉壅塞，乳汁不行，及经络凝滞，奶乳胀痛，留蓄邪毒，或作痈肿。此药服之，自然内消，乳汁通行。

漏芦二两半　蛇蜕十条，炙　瓜蒌十枚，急火烧焦存性

上为末，温酒调下二钱，无时候。服药后即以猪蹄羹投之。《经验方》有牡蛎，烧存性。一方只用牡蛎煅末酒调。

又方

葵菜子炒香　缩砂仁各等分

上为细末，每服二钱，热酒调下。滋益气脉荣卫，行津液。上蔡张不愚方，常用极有验。

《产宝》疗产后乳无汁方。

土瓜根　漏芦各三两　甘草二两　通草四两

上水八升，煎取二升，分温三服，忌如常法。一方加桂心，并为末，酒服方寸匕。

《产书》下乳汁。

土瓜根为末，酒调服一钱，日三四服。

下乳汁。以京三棱三个，水二碗，煎取一碗洗，取汁下为度，极妙。

涌泉散 成都教授单骧方。疗产乳无汁，亦治乳结痈肿。

穿山甲洗净，一两，灰炒燥　为细末，酒调

服方寸匕。

《必用方》云：漏芦、瓜蒌皆要药。或云：多食猪蹄羹。瓜蒌取子净洗，炒令香熟，捶破取仁，瓦上摊浥令白色，研为细末，温酒调下一钱。服了合面卧少时，未效再作。

一方　瓜蒌一枚，熟捣，以白酒一斗，煮取四升，去渣温饮一升，日三。

成炼钟乳散　疗乳妇气少血衰，脉涩不行，乳汁绝少。

成炼钟乳粉研细浓煎漏芦汤调下二钱。

《灵苑》下乳汁立效方。

粳米　糯米各半合　莴苣子一合，并淘净　生甘草半两

用水二升，煎汁一升，去滓分三服，立下。

又方　猪蹄一双　通草四两　水一斗，煮作羹食之妙。

〔薛〕一产妇因乳少，服药通之，致乳房肿胀，发热作渴。余谓血气虚，以玉露散补之而愈。

玉露散　治乳脉不行，身休壮热疼痛，头目昏痛，大便涩滞等证。

川芎　桔梗　白芷各二钱　芍药　当归各一钱半　人参　白茯苓　甘草各一钱

上作一服，水二盅，煎至一盅，食后服。如头热甚，大便秘者，加大黄三钱。

罗氏涌泉散　治妇人乳汁因气绝少。

瞿麦穗　麦门冬去心　龙骨　穿山甲炮黄　王不留行各等分

上为细末，每服一钱，热酒调下，后吃猪蹄羹少许。又用木梳于左右乳上各梳三二十梳。日三服，根据前法。

又方　治奶汁少。

栝楼根　薄荷干身等分

上为粗末，先吃羊蹄汁一碗，次服药，后再吃葱丝羊羹汤少许，立效。

有人乳汁不行，已十七日，诸药无效，遇有人送赤豆一斗，遂时常煮粥食之，当夜乳脉通行。

又方　麦门冬不拘多少，去心焙为末，以酒磨犀角约一钱许，暖犀角酒调门冬末二钱服之，不过两服，乳汁便下。

乳汁自出

〔《大》〕产后乳汁自出，盖是身虚所致，宜服补药以止之。若乳多温满急痛者，温帛熨之。《产宝》有是论，却无方以治之。若有此证，但以漏芦散亦可。有未产前乳汁自出者，谓之乳泣，生子多不育，经书未尝论及。

〔薛〕前证气血俱虚，用十全大补汤。肝经血热，用加味逍遥散。肝经怒火，用四物、参、术、柴、栀。肝脾郁怒，用加味归脾汤。一产妇劳役，忽乳汁如涌，昏昧吐痰，此阳气虚而厥也。灌以独参汤而苏，更以十全大补汤数剂而安。若妇人气血方盛，乳房作胀，或无儿饮胀痛，憎寒发热，用麦芽二三两，炒熟，水煎服立消。其耗散血气如此，何脾胃虚弱，饮食不消方中多用之？

漏芦散见前。

◎ 吹奶

〔《大》〕产后吹奶者，因儿吃奶之次，儿忽自睡，呼气不通，乳不时泄，蓄积在内，遂成肿硬，壅闭乳道，津液不通，伤结疼痛。亦有不痒不痛，肿硬如石，名曰吹奶。若不急治，肿甚成痈。产后吹奶，最宜急治，不尔结痈，逮至死者。速服皂角散、瓜蒌散，敷以天南星散，以手揉之则散矣。

〔薛〕前证用药，切不可损其气血。余详外科乳痈条。

瓜蒌散方

乳香一钱，研　瓜蒌实一个　研匀，温酒煎服。

天南星散

南星为末温汤调，以鹅翎蘸涂患处。

皂角散

歌曰：妇人吹奶治如何？皂角烧灰蛤粉和，热酒一杯调八字，须臾揉散笑呵呵。

治奶结硬疼痛。

百药煎为细末，每服三钱，酒一盏，煎数沸，热服。

乳硬作痛

嫩桑叶生研，以米饮调，摊纸花贴肿处。

《补遗》治产后吹奶，结实肿痛。

用陈皮一两　甘草一钱

水二碗，煎至一碗，分两服。次用荆芥、羌活、独活煎汤熏洗，即散。

◎ 妬乳

夫妬乳者，由新产后儿未能饮之，及乳不泄，或乳胀捏其汁不尽，皆令乳汁蓄结，与血气相搏，即壮热大渴引饮，牢强掣痛，手不得近是也。初觉便知以手捋捏去汁，更令旁人助吮引之，不尔，或作疮有脓，其热势盛，必成痈也。轻则为吹乳、妒乳，重则为痈。虽有专门，不可不知。

连翘汤　治产后妬乳并痈。

连翘　升麻　芒硝　玄参　芍药　白蔹　防风　射干　大黄　杏仁　甘草各一钱

上作一服，水二盅，煎至一盅，食后服。

疗产后妇乳初结胀不消，令败乳自退方。

瓜蒌一个，半生半炒　大粉草一寸，半生半炙　生姜一块，半生半煨

上同剉，用酒一碗，煮取一盏，去渣服之。其痛一会不可忍，即搜去败乳，临卧再一服，顺所患处乳侧卧于床上，令其药行故也。

疗产后吹乳作痈。

葵茎及子

上捣筛为散，酒服方寸匕，即愈。

又方　鸡屎干为末，酒服方寸匕，须臾三服愈。

又方　皂角十条，以酒一升，揉取汁，消石半两，煎成膏傅之。

疗乳肿将次结成痈方。

上以马溺涂之立愈。

《补遗》疗产后吹奶、妬奶，但未结成痈，或成痈未作有脓者。

蔓荆子捣烂酒服，仍以渣敷患处。

又方　用赤小豆酒研烂，温酒服，滓封患处。

又方　仙人掌草一握，小酒糟一块，生姜一大块，同研烂，入桂末少许炒，酒服留滓罨患处。

《集验》论曰：凡妇人女子，乳头生小浅热疮，搔之黄汁出，浸淫为长，百种疗不差者，动经年月，名为妬乳病。妇人饮儿者，乳皆欲断，世谓苟抄乳是也。宜以赤龙皮汤及天麻汤洗之，傅二物飞乌膏及飞乌散佳。始作者可傅以黄芩漏芦散、黄连胡粉散并佳。

赤龙皮汤

槲皮三升，切

上以水一斗，煮五升，夏冷用，秋冬温之，分以洗乳。

天麻汤

天麻草五升，切

上以水一斗半，煎取一斗，随寒温分洗乳以杀痒也。此草叶如麻叶，冬生，夏着花，赤如鼠尾花。亦以洗浸淫黄烂热疮、痒疽、湿阴蚀疮、小儿头疮，洗毕傅膏散。

飞乌膏散方

用烧朱砂作水银上黑烟名维粉者三两，熬令焦燥　矾石三两，烧粉

上二味，以绢筛细，以甲煎和之，令如脂，以傅乳疮，日三。作者不须和，有汁自着可用散。亦傅诸热疮，黄烂浸淫汁疮，蜜疮，丈夫阴蚀痒湿，诸小儿头疮，疳蚀，口浸淫疮，蜗疮等，并以此傅之。

又**黄连胡粉膏散**方

黄连二两　胡粉二两半　水银一两，同研令消散

上三味，捣黄连为末，三物相和，皮裹熟挼之，自和合也。纵不成一家，且得水银细散人粉中，以傅乳疮，诸湿痒、黄烂肥疮。若着甲煎为膏，《千金》同。

《补遗》妇人乳头小浅疮烂痒。以芙蓉花或叶干为末，掺之。又有妇人乳头裂痛，取秋后冷落茄子花裂开者，阴干烧存性，水调涂之。

方名索引

一画

二画

三画

四画

五画

六画

七画

八画

九画

十画

十一画

十二画

十三画

十四画

十五画

十六画及以上